现代妇产科治疗新进展

主编　侯　晓　孙　芳　李兴华　宫献兰
　　　程　慧　曹迎春　陈翠丽　梁惠珍

U0243191

中国海洋大学出版社
·青岛·

图书在版编目（CIP）数据

现代妇产科治疗新进展 / 侯晓等主编. —青岛：
中国海洋大学出版社，2023.8
ISBN 978-7-5670-3410-5

Ⅰ．①现… Ⅱ．①侯… Ⅲ．①妇产科病－治疗 Ⅳ．
①R710.5

中国国家版本馆CIP数据核字（2023）第166961号

出版发行	中国海洋大学出版社			
社　　址	青岛市香港东路23号	**邮政编码**	266071	
出 版 人	刘文菁			
网　　址	http://pub.ouc.edu.cn			
电子信箱	369839221@qq.com			
订购电话	0532-82032573（传真）			
责任编辑	韩玉堂	**电　　话**	0532-85902349	
印　　制	日照报业印刷有限公司			
版　　次	2023年8月第1版			
印　　次	2023年8月第1次印刷			
成品尺寸	185 mm×260 mm			
印　　张	28.5			
字　　数	723千			
印　　数	1～1000			
定　　价	158.00元			

发现印装质量问题，请致电0633-8221365，由印刷厂负责调换。

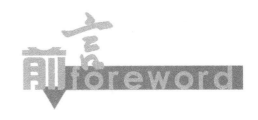

前言 foreword

　　妇产科是一个病情瞬间多变的高风险学科,尤其是产科,维系着母子的性命,关系着优生优育的国策。当今妇产科学不仅沿袭了我国传统医学历史长河中有益的经验和科学的学术思想,而且总结了近现代妇产科名家的先进经验和方法,同时还吸收了现代科学技术发展的新成就,使其逐步成为一门既具有我国传统医学特色和优势,又具有新时代特征的重要临床学科。近半个世纪以来,随着生产力的飞速发展和科学技术的不断进步,我国妇产科学也获得了长足的进展。国内外学术交流日趋频繁,促进了新理论、新设备在国内的推广、应用。新的诊疗技术拓展了治疗领域,增加了治疗方法的选择范围,提高了治疗效果,但只有严格掌握每项新技术的理论基础、适应证、操作方法及其优缺点,才能使患者获得满意疗效。为了培养临床医师诊治疾病的思维能力与实践能力,我们精心编写了《现代妇产科治疗新进展》一书。

　　本书妇科内容涵盖了医师在临床工作中遇到的各种常见病,对每种疾病均阐述了其临床表现、诊断要点、鉴别诊断及治疗原则;产科的内容详细阐述了妇女妊娠、分娩的一般过程,以及在此过程中出现的各种病理情况和并发症的处理。本书涵盖面广,又不长篇累牍,具有较强的实用性与科学性,可供妇产科住院医师、进修医师、实习医师及在校医学生参考使用。

　　在本书编写过程中,我们竭尽所能,力求表述准确、深入浅出,尽可能既体现出现代妇产科学的进展,又具有可读性和权威性。但由于我们学识水平有限,书中不足之处在所难免,望广大读者批评指正。

《现代妇产科治疗新进展》编委会

2023 年 6 月

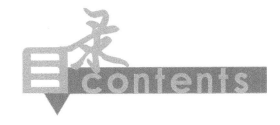

目录 contents

第一章

女性生殖系统生理

第一节　女性各阶段生理特点

女性从胚胎形成到衰老是一个渐进的生理过程,它体现了下丘脑-垂体-卵巢轴功能发育、成熟和衰退的变化过程。根据年龄和生理特征可将女性一生分为七个阶段,但其并无截然界限,可因遗传、环境、营养等因素的影响而有个体差异。

一、胎儿期

胎儿期是指从卵子受精至出生,共 266 d(从末次月经算起 280 d)。受精卵是由父系和母系来源的 23 对(46 条)染色体组成的新个体,其中 1 对染色体在性发育中起决定性作用,称性染色体。性染色体X 与 Y 决定着胎儿的性别,即 XY 合子发育为男性,XX 合子发育为女性。胚胎 6 周后原始性腺开始分化。若胚胎细胞不含 Y 染色体即无 H-Y 抗原时,性腺分化缓慢,至胚胎 8~10 周性腺组织才出现卵巢的结构。卵巢形成后,因无雄激素,无副中肾管抑制因子,所以中肾管退化,两条副中肾管发育成为女性生殖道。

二、新生儿期

出生后 4 周内称新生儿期。女性胎儿由于受胎盘及母体性腺产生的女性激素影响,其外阴较丰满,子宫、卵巢有一定程度的发育,乳房略隆起或少许泌乳。出生后脱离母体环境,血中女性激素水平迅速下降,可出现少量阴道流血。这些均属生理现象,短期内即可消退。

三、儿童期

从出生 4 周到 12 岁左右称儿童期。儿童早期(8 岁之前)下丘脑-垂体-卵巢轴功能处于抑制状态,这与下丘脑、垂体对低水平雌激素(≤10 pg/mL)的负反馈及中枢性抑制因素高度敏感有关。此期生殖器为幼稚型。外阴和阴道上皮很薄,阴道狭长,无皱襞,细胞内缺乏糖原,阴道酸度低,抵抗力弱,易发生炎症;宫体较小,而宫颈较长,两者比例为 1∶2,子宫肌层薄;输卵管弯曲而细长;卵巢长而窄,卵泡虽能大量自主生长,但仅发育到窦前期即萎缩、退化。子宫、输卵管及卵巢均位于腹腔内。儿童后期(约 8 岁起)下丘脑促性腺激素释放激素抑制状态解除,卵巢内卵泡

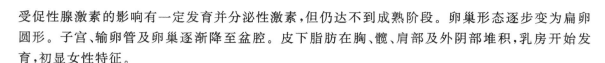

受促性腺激素的影响有一定发育并分泌性激素,但仍达不到成熟阶段。卵巢形态逐步变为扁卵圆形。子宫、输卵管及卵巢逐渐降至盆腔。皮下脂肪在胸、髋、肩部及外阴部堆积,乳房开始发育,初显女性特征。

四、青春期

由儿童期向性成熟期过渡的一段快速生长时期,是内分泌、生殖、体格、心理等逐渐发育成熟的过程。世界卫生组织规定青春期为 10～19 岁。

青春期的发动通常始于 8～10 岁,此时中枢性负反馈抑制状态解除,促性腺激素释放激素(gonadotropin releasing hormone,GnRH)开始呈脉冲式释放,继而引起促性腺激素和卵巢性激素水平升高、第二性征出现,并最终获得成熟的生殖功能。青春期发动的时间主要取决于遗传因素,此外,尚与地理位置、体质、营养状况以及心理精神因素有关。

女性青春期第一性征的变化是在促性腺激素作用下,卵巢增大,卵泡开始发育和分泌雌激素,生殖器从幼稚型变为成人型。阴阜隆起,大、小阴唇变肥厚并有色素沉着;阴道长度及宽度增加,阴道黏膜变厚并出现皱襞;子宫增大,尤其宫体明显增大,宫体与宫颈的比例为 2∶1;输卵管变粗,弯曲度减小,黏膜出现许多皱襞与纤毛;卵巢增大,皮质内有不同发育阶段的卵泡,致使卵巢表面稍呈凹凸不平。此时虽已初步具有生育能力,但整个生殖系统的功能尚未完善。

除生殖器以外,其他女性特有的性征即第二性征包括音调变高,乳房发育,出现阴毛及腋毛,骨盆横径发育大于前后径,胸、肩部皮下脂肪增多等,这些变化呈现女性特征。

青春期按照顺序先后经历以下四个不同的阶段,各阶段有重叠,共需大约 4.5 年的时间。

(一)乳房萌发

乳房萌发是女性第二性征的最初特征。一般女孩接近 10 岁时乳房开始发育,约经过 3.5 年时间发育为成熟型。

(二)肾上腺功能初现

青春期肾上腺雄激素分泌增加引起阴毛和腋毛的生长,称为肾上腺功能初现。阴毛首先发育,2 年后腋毛开始发育。该阶段肾上腺皮质功能逐渐增强,血循环中脱氢表雄酮、硫酸脱氢表雄酮和雄烯二酮升高,肾上腺 17α-羟化酶和 17,20-裂解酶活性增强。肾上腺功能初现提示下丘脑-垂体-肾上腺雄性激素轴功能渐趋完善。

(三)生长加速

11～12 岁青春期少女体格生长呈直线加速,平均每年生长 9 cm,月经初潮后生长减缓。青春期生长加速是由于雌激素、生长激素(GH)和胰岛素样生长因子-1(IGF-1)分泌增加所致。

(四)月经初潮

女孩第一次月经来潮称月经初潮,为青春期的重要标志。月经初潮平均晚于乳房发育 2.5 年时间。月经来潮提示卵巢产生的雌激素足以使子宫内膜增殖,雌激素达到一定水平且有明显波动时,引起子宫内膜脱落即出现月经。由于此时中枢对雌激素的正反馈机制尚未成熟,即使卵泡发育成熟也不能排卵,故月经周期常不规律,经 5～7 年建立规律的周期性排卵后,月经才逐渐正常。

此外,青春期女孩发生较大心理变化,出现性别意识,对异性有好奇心,情绪和智力发生明显变化,容易激动,想象力和判断力明显增强。

五、性成熟期

卵巢功能成熟并有周期性性激素分泌及排卵的时期称为性成熟期,一般自18岁左右开始,历时约30年。在性成熟期,生殖器及乳房在卵巢分泌的性激素作用下发生周期性变化,此阶段是妇女生育功能最旺盛的时期,故也称生育期。

六、绝经过渡期

卵巢功能开始衰退至最后一次月经的时期。可始于40岁,历时短为1~2年,长至10余年。此期由于卵巢功能逐渐衰退,卵泡不能发育成熟及排卵,因而月经不规律,常为无排卵性月经。最终由于卵巢内卵泡自然耗竭,对垂体促性腺激素丧失反应,导致卵巢功能衰竭,月经永久性停止,称绝经。中国妇女平均绝经年龄为50岁左右。以往一直采用"更年期"一词来形容女性这一特殊生理变更时期。由于更年期概念模糊,1994年WHO废除"更年期"这一术语,推荐采用"围绝经期"一词,将其定义为从卵巢功能开始衰退直至绝经后1年内的时期。在围绝经期由于雌激素水平降低,可出现血管舒缩障碍和精神神经症状,在机体自主神经系统的调节和代偿下,大多数妇女无明显症状,部分妇女可出现潮热、出汗、失眠、抑郁或烦躁等,称为绝经综合征。

七、绝经后期

为绝经后的生命时期。在早期阶段,虽然卵巢停止分泌雌激素,但其间质仍能分泌少量雄激素。此期由雄激素在外周转化而来的雌酮成为循环中的主要雌激素。妇女60岁以后机体逐渐老化,进入老年期。此期卵巢功能已完全衰竭,除整个机体发生衰老改变外,生殖器进一步萎缩老化,主要表现为雌激素水平低落,不足以维持女性第二性征,易感染发生老年性阴道炎,骨代谢失常引起骨质疏松,易发生骨折。

（陈　乐）

第二节　卵巢周期调节

卵巢为女性的性腺,其主要功能为产生卵子并排卵和分泌女性激素。

从青春期开始到绝经前,卵巢在形态和功能上发生周期性变化称为卵巢周期。

一、卵泡发育和排卵

胚胎期,卵泡即已自主发育和闭锁;从青春期开始,卵泡周而复始地不断发育、成熟直至绝经前。

(一)卵泡发育

卵泡发育主要包括卵巢周期前卵泡形成与发育和卵巢周期中卵泡发育和成熟。

1.卵巢周期前卵泡形成与发育

胚胎6~8周时,原始生殖细胞不断有丝分裂,细胞数增多,体积增大,称为卵原细胞,约60万个。自胚胎11~12周开始卵原细胞进入第一次减数分裂,并静止于前期双线期,改称为初级卵母细胞。胚胎16～20周时生殖细胞数目达到高峰，两侧卵巢共含 600～700 万个(卵原细胞占 1/3，初级卵母细胞占 2/3)。胚胎 16 周至生后 6 个月，单层梭形前颗粒细胞围绕着停留于减数分裂双线期的初级卵母细胞形成始基卵泡，这是女性的基本生殖单位，也是卵细胞储备的唯一形式。胎儿期的卵泡不断闭锁，出生时约剩 200 万个，儿童期多数卵泡退化，至青春期只剩下约 30 万个。

卵泡自胚胎形成后即进入自主发育和闭锁的轨道，此过程不依赖于促性腺激素，其机制尚不清楚。

2.卵巢周期中卵泡发育和成熟

进入青春期后，卵泡由自主发育推进至发育成熟的过程则依赖于促性腺激素的刺激。生育期每月发育一批(3～11 个)卵泡，经过募集、选择，其中一般只有一个优势卵泡可达完全成熟，并排出卵子。其余的卵泡发育到一定程度通过细胞凋亡机制而自行退化，称卵泡闭锁。女性一生中一般只有 400～500 个卵泡发育成熟并排卵，仅占总数的 0.1％左右。

卵泡的发育始于始基卵泡到初级卵泡的转化，始基卵泡可以在卵巢内处于休眠状态数十年。始基卵泡发育远在月经周期起始之前，从始基卵泡至形成窦前卵泡需 9 个月以上的时间，从窦前卵泡发育到成熟卵泡经历持续生长期(1～4 级卵泡)和指数生长期(5～8 级卵泡)，共需 85 d 时间，实际上跨越了 3 个月经周期。一般卵泡生长的最后阶段正常需 15 d，是月经周期的卵泡期。

根据卵泡的形态、大小、生长速度和组织学特征，可将其生长过程分为以下几个阶段(图 1-1)。

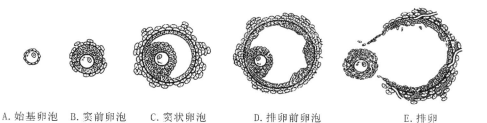

A.始基卵泡　　B.窦前卵泡　　C.窦状卵泡　　D.排卵前卵泡　　　E.排卵

图 1-1　不同发育阶段的卵泡形态

(1)始基卵泡：由停留于减数分裂双线期的初级卵母细胞被单层梭形前颗粒细胞围绕而形成。

(2)窦前卵泡：始基卵泡的梭形前颗粒细胞分化为单层立方形细胞之后成为初级卵泡。与此同时，颗粒细胞合成和分泌黏多糖，在卵子周围形成一透明环形区，称透明带。颗粒细胞的胞膜突起可穿过透明带与卵子的胞膜形成缝隙连接，这些胞膜的接触为卵子的信息传递和营养提供了一条通道。最后初级卵泡颗粒细胞的增殖使细胞的层数增至 6～8 层(600 个细胞以下)，卵泡增大，形成次级卵泡。颗粒细胞内出现卵泡刺激素(follicle-stimulating hormone，FSH)、雌激素(estrogen，E)和雄激素(androgen，A)三种受体，具备了对上述激素的反应性。卵泡基底膜附近的梭形细胞形成两层卵泡膜，即卵泡内膜和卵泡外膜。卵泡内膜细胞出现黄体生成素(LH)受体，具备了合成甾体激素的能力。

(3)窦状卵泡：在雌激素和 FSH 的协同作用下，颗粒细胞间积聚的卵泡液增加，最后融合形成卵泡腔，卵泡增大直径达 500 μm，称为窦状卵泡。窦状卵泡发育的后期，相当于前一卵巢周期的黄体晚期及本周期卵泡早期,血清 FSH 水平及其生物活性增高,超过一定阈值后,卵巢内有一组窦状卵泡群进入了"生长发育轨道",这种现象称为募集。约在月经周期第 7 天,在被募集的发育卵泡群中,FSH 阈值最低的一个卵泡,优先发育成为优势卵泡,其余的卵泡逐渐退化闭锁,这个现象称为选择。月经周期第 11~13 天,优势卵泡增大至 18 mm,分泌雌激素量增多,使血清雌激素量达到 300 pg/mL。不仅如此,在 FSH 刺激下,颗粒细胞内又出现了 LH 受体及催乳激素(PRL)受体,具备了对 LH、PRL 的反应性。此时便形成了排卵前卵泡。

(4)排卵前卵泡:为卵泡发育的最后阶段,亦称格拉夫卵泡。卵泡液急骤增加,卵泡腔增大,卵泡体积显著增大,直径可达 18~23 mm,卵泡向卵巢表面突出,其结构从外到内如下。

卵泡外膜:为致密的卵巢间质组织,与卵巢间质无明显界限。

卵泡内膜:由卵巢皮质层间质细胞衍化而来,细胞呈多边形,较颗粒细胞大。此层含丰富血管。

颗粒细胞:细胞呈立方形,细胞间无血管存在,营养来自外周的卵泡内膜。

卵泡腔:腔内充满大量清澈的卵泡液和雌激素。

卵丘:呈丘状突出于卵泡腔,卵细胞深藏其中。

放射冠:直接围绕卵细胞的一层颗粒细胞,呈放射状排列。

透明带:在放射冠与卵细胞之间有一层很薄的透明膜,称透明带。

(二)排卵

卵母细胞及包绕它的卵丘颗粒细胞一起排出的过程称排卵。排卵过程包括卵母细胞完成第一次减数分裂和卵泡壁胶原层的分解及小孔形成后卵子的排出活动。排卵前,由于成熟卵泡分泌的雌二醇在循环中达到对下丘脑起正反馈调节作用的峰值($E_2 \geqslant 200$ pg/mL),促使下丘脑 GnRH 的大量释放,继而引起垂体释放促性腺激素,出现 LH/FSH 峰。LH 峰是即将排卵的可靠指标,出现于卵泡破裂前 36 h。LH 峰使初级卵母细胞完成第一次减数分裂,排出第一极体,成熟为次级卵母细胞。在 LH 峰作用下排卵前卵泡黄素化,产生少量孕酮。LH/FSH 排卵峰与孕酮协同作用,激活卵泡液内蛋白溶酶活性,使卵泡壁隆起尖端部分的胶原消化形成小孔,称排卵孔。排卵前卵泡液中前列腺素显著增加,排卵时达高峰。前列腺素可促进卵泡壁释放蛋白溶酶,有助于排卵。排卵时随卵细胞同时排出的还有透明带、放射冠及小部分卵丘内的颗粒细胞。排卵多发生在下次月经来潮前 14 d 左右,卵子可由两次卵巢轮流排出,也可由一侧卵巢连续排出。卵子排出后,经输卵管伞部捡拾、输卵管壁蠕动以及输卵管黏膜纤毛活动等协同作用通过输卵管,并被运送到子宫腔。

(三)黄体形成及退化

排卵后卵泡液流出,卵泡腔内压下降,卵泡壁塌陷,形成许多皱襞,卵泡壁的卵泡颗粒细胞和卵泡内膜细胞向内侵入,周围由结缔组织的卵泡外膜包围,共同形成黄体。

卵泡颗粒细胞和卵泡内膜细胞在 LH 排卵峰的作用下进一步黄素化,分别形成颗粒黄体细胞及卵泡膜黄体细胞。两种黄体细胞内都含有胡萝卜素,该色素含量多寡决定黄体颜色的深浅。黄体细胞的直径由原来的 12~14 μm 增大到 35~50 μm。在血管内皮生长因子(VEGF)作用下颗粒细胞血管化。排卵后 7~8 d(相当于月经周期第 22 天左右)黄体体积和功能达到高峰,直径 1~2 cm,外观黄色。正常黄体功能的建立需要理想的排卵前卵泡发育,特别是 FSH 刺激,以及一定水平的持续性 LH 维持。

若排出的卵子受精,则黄体在胚胎滋养细胞分泌的绒毛膜促性腺激素(human chorionic gonado tropin,HCG)作用下增大,转变为妊娠黄体,至妊娠 3 个月末才退化。此后胎盘形成并分泌甾体激素维持妊娠。

若卵子未受精,黄体在排卵后 9～10 d 开始退化,黄体功能限于 14 d,其机制尚未完全明确,可能与其分泌的雌激素溶黄体作用有关,其作用由卵巢局部前列腺素和内皮素-1 所介导。黄体退化时黄体细胞逐渐萎缩变小,周围的结缔组织及成纤维细胞侵入黄体,逐渐由结缔组织所代替,组织纤维化,外观色白,称白体。黄体衰退后月经来潮,卵巢中又有新的卵泡发育,开始新的周期。

二、卵巢性激素的合成及分泌

卵巢合成及分泌的性激素主要为雌激素、孕激素及少量雄激素,均为甾体激素。卵泡膜细胞为排卵前雌激素的主要来源,黄体细胞在排卵后分泌大量的孕激素及雌激素。雄激素(睾酮)主要由卵巢门细胞产生。

(一)甾体激素的基本化学结构

甾体激素属类固醇激素,其基本化学结构为环戊烷多氢菲环,由 3 个 6-碳环和 1 个 5-碳环组成,其中第 1 个为苯环,第 2 个为萘环,第 3 个为菲环外加环戊烷。它们是构成类固醇激素的核心结构。根据碳原子数目分为 3 组。

(1)21-碳类固醇,包括孕酮,基本结构是孕烷核。

(2)19-碳类固醇,包括所有雄激素,基本结构是雄烷核。

(3)18-碳类固醇,包括雌二醇、雌酮、雌三醇,基本结构为雌烷核。

(二)甾体激素的生物合成与分泌

卵巢甾体激素生物合成需要多种羟化酶及芳香化酶的作用,它们都属于细胞色素 P450 超基因家族。在 LH 的刺激下,卵泡膜细胞内胆固醇经线粒体内细胞色素 P450 侧链裂解酶催化,形成孕烯醇酮,这是性激素合成的限速步骤。孕烯醇酮合成雄烯二酮有 Δ^4 和 Δ^5 两条途径。卵巢在排卵前以 Δ^5 途径合成雌激素,排卵后可通过 Δ^4 和 Δ^5 两条途径合成雌激素。孕酮的合成是通过 Δ^4 途径。卵巢雌激素的合成是由卵泡膜细胞与颗粒细胞在 FSH 与 LH 的共同作用下完成的;LH 与卵泡膜细胞 LH 受体结合后可使胆固醇形成睾酮和雄烯二酮,后二者进入颗粒细胞内成为雌激素的前身物质;FSH 与颗粒细胞上 FSH 受体结合后激活芳香化酶,将睾酮和雄烯二酮分别转化为雌二醇和雌酮,进入血循环和卵泡液中。这就是 Falck(1959 年)提出的雌激素合成的两细胞-两促性腺激素学说。

(三)甾体激素的代谢

甾体激素主要在肝内代谢。雌二醇的代谢产物为雌酮及其硫酸盐、雌三醇、2-羟雌酮等,主要经肾脏排出;有一部分经胆汁排入肠内可再吸收入肝,即肝肠循环。孕激素主要代谢为孕二醇,经肾脏排出体外;睾酮代谢为雄酮、原胆烷醇酮,主要以葡糖醛酸盐的形式经肾脏排出体外。

(四)卵巢性激素分泌的周期性变化

1.雌激素

卵泡开始发育时,只分泌少量雌激素;至月经第 7 天卵泡分泌雌激素量迅速增加,于排卵前形成高峰,排卵后稍减少。在排卵后 1～2 d,黄体开始分泌雌激素使血循环中雌激素又逐渐上升。在排卵后 7～8 d 黄体成熟时,形成血循环中雌激素第二高峰,此峰低于排卵前第一高峰。

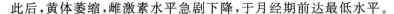

此后,黄体萎缩,雌激素水平急剧下降,于月经期前达最低水平。

2.孕激素

卵泡期卵泡不分泌孕酮,排卵前成熟卵泡的颗粒细胞在 LH 排卵高峰的作用下黄素化,并开始分泌少量孕酮;排卵后黄体分泌孕酮逐渐增加,至排卵后 7~8 d 黄体成熟时,分泌量达最高峰,以后逐渐下降,到月经来潮时降至卵泡期水平。

3.雄激素

女性雄激素主要来自肾上腺;卵巢也能分泌部分雄激素,包括睾酮、雄烯二酮和脱氢表雄酮。卵巢内泡膜层是合成分泌雄烯二酮的主要部位,卵巢间质细胞和门细胞主要合成与分泌睾酮。排卵前循环中雄激素升高,一方面可促进非优势卵泡闭锁,另一方面可提高性欲。

(五)卵巢性激素的作用

1.雌激素的生理作用

(1)子宫内膜:使内膜间质和腺体增殖和修复。

(2)子宫肌:促进子宫平滑肌细胞的增生肥大,使肌层增厚;增进血运,促使和维持子宫发育;增加子宫平滑肌对缩宫素的敏感性。

(3)宫颈:使宫颈口松弛、扩张,宫颈黏液分泌增加,性状变稀薄,富有弹性易拉成丝状,有利于精子通过。

(4)输卵管:促进输卵管肌层发育及上皮的分泌活动,并可加强输卵管肌节律性收缩的振幅。

(5)阴道上皮:促进阴道上皮基底层细胞增生、分化、成熟及表浅上皮细胞角化,黏膜变厚,并增加细胞内糖原含量,使阴道维持酸性环境。

(6)外生殖器:使阴唇发育、丰满、色素加深。

(7)第二性征:使乳腺管增生,乳头、乳晕着色,促使其他第二性征的发育。

(8)卵巢:协同促性腺激素促使卵泡发育。

(9)下丘脑、垂体:通过对下丘脑和垂体的正负反馈调节,控制促性腺激素的分泌。

(10)代谢作用:促进水钠潴留;促进肝脏高密度脂蛋白合成,抑制低密度脂蛋白合成,降低循环中胆固醇水平,维持血管张力,保持血流稳定;维持和促进骨基质代谢,对肠道钙的吸收,肾脏钙的重吸收及钙盐、磷盐在骨质中沉积均具有促进作用,以维持正常骨质。

2.孕激素的生理作用

孕激素通常在雌激素的作用基础上发挥作用。

(1)子宫内膜:使增殖期子宫内膜转化为分泌期内膜,为受精卵着床及其后的胚胎发育做好准备。

(2)子宫肌:降低子宫平滑肌兴奋性及其对缩宫素的敏感性,从而抑制子宫收缩,有利于胚胎及胎儿宫内生长发育。

(3)宫颈:使宫颈口闭合,黏液变黏稠,形成黏液栓阻塞宫颈口,阻止精子及微生物进入。

(4)输卵管:使输卵管上皮纤毛细胞和管腔黏液的分泌减少,抑制输卵管肌节律性收缩的振幅。

(5)阴道上皮:加快阴道上皮细胞脱落。

(6)乳房:促进乳腺腺泡发育。

(7)下丘脑、垂体:孕激素在月经中期具有增强雌激素对垂体 LH 排卵峰释放的正反馈作用;在黄体期对下丘脑、垂体有负反馈作用,抑制促性腺激素分泌。

（8）代谢作用：促进水钠排泄。

（9）体温：孕酮对体温调节中枢具有兴奋作用，可使基础体温（basal body temperature，BBT）在排卵后升高 0.3 ℃～0.5 ℃。临床上可以此作为判断是否排卵、排卵日期及黄体功能的标志之一。

（10）孕激素与雌激素的协同和拮抗作用：一方面，孕激素在雌激素作用的基础上，进一步促使女性生殖器和乳房的发育，为妊娠准备条件，二者有协同作用；另一方面，雌激素和孕激素又有拮抗作用，雌激素促进子宫内膜增生及修复，孕激素则限制子宫内膜增生，并使增生的子宫内膜转化为分泌期。其他拮抗作用表现在子宫收缩、输卵管蠕动、宫颈黏液变化、阴道上皮细胞角化和脱落以及水钠潴留与排泄等方面。

3.雄激素的生理作用

（1）对女性生殖系统的影响：自青春期开始，雄激素分泌增加，促使阴蒂、阴唇和阴阜的发育，促进阴毛、腋毛的生长。但雄激素过多会对雌激素产生拮抗作用，如减缓子宫及其内膜的生长和增殖，抑制阴道上皮的增生和角化。长期使用雄激素，可出现男性化的表现。雄激素还与性欲有关。

（2）对机体代谢功能的影响：雄激素能促进蛋白合成，促进肌肉生长，并刺激骨髓中红细胞的增生。在性成熟期前，促使长骨骨基质生长和钙的保留；性成熟后可导致骨骺的关闭，使生长停止。可促进肾远曲小管对水、钠的重吸收并保留钙。

（六）甾体激素的作用机制

甾体激素具有脂溶性，主要通过扩散方式进入细胞内，与胞浆受体结合，形成激素-胞浆受体复合物。靶细胞胞浆中存在的甾体激素受体是蛋白质，与相应激素结合具有很强的亲和力和专一性。当激素进入细胞内与胞浆受体结合后，受体蛋白发生构型变化和热休克蛋白（HSP）解离，从而使激素-胞浆受体复合物获得进入细胞核内的能力，并由胞浆转移至核内，与核内受体结合，形成激素-核受体复合物，从而引发 DNA 的转录过程，生成特异的 mRNA，在胞浆核糖体内翻译，生成蛋白质，发挥相应的生物效应。

三、卵巢分泌的多肽物质

卵巢除分泌甾体激素外，还分泌一些多肽激素、细胞因子和生长因子。

（一）多肽激素

在卵泡液中可分离到三种多肽，根据它们对 FSH 产生的影响不同，分为抑制素、激活素和卵泡抑制素（follistatin，FS）。它们既来源于卵巢颗粒细胞，也产生于垂体促性腺细胞，与卵巢甾体激素系统一样，构成调节垂体促性腺激素合成与分泌的激活素-抑制素-卵泡抑制素系统。

1.抑制素

有两个不同的亚单位（α 和 β）通过二硫键连接，β 亚单位再分为 β_A 和 β_B，形成抑制素 A（$\alpha\beta_A$）和抑制素 B（$\alpha\beta_B$）。它的主要生理作用是选择性地抑制垂体 FSH 的产生，包括 FS 的合成和分泌，另外，它也能增强 LH 的活性。

2.激活素

由抑制素的两个 β 亚单位组成，形成激活素 A（$\beta_A\beta_A$）、激活素 AB（$\beta_A\beta_B$）和激活素 B（$\beta_B\beta_B$）。近年来发现激活素还有其他亚单位，如 βc、βd、βe 等。激活素主要在垂体局部通过自分泌作用，增加垂体细胞的 GnRH 受体数量，提高垂体对 GnRH 的反应性，从而刺激 FSH 的产生。

3.卵泡抑制素

卵泡抑制素是一个高度糖基化的多肽,它与抑制素和激活素的 β 亚单位具有亲和力。激活素与之结合后,失去刺激 FSH 产生的能力。卵泡抑制素的主要功能是通过自分泌/旁分泌作用,抑制 FSH 的产生。

(二)细胞因子和生长因子

白细胞介素-1、肿瘤坏死因子-α、胰岛素样生长因子、血管内皮生长因子、表皮生长因子、成纤维细胞生长因子、转化生长因子、血小板衍生生长因子等细胞因子和生长因子通过自分泌或旁分泌形式也参与卵泡生长发育的调节。

（孙　芳）

第三节　生殖器其他部位周期性调节

在卵巢性激素周期性作用下,阴道黏膜、宫颈黏液、输卵管以及乳房组织也发生相应性变化。

一、阴道黏膜周期性变化

月经周期中阴道黏膜上皮呈现周期性变化,以阴道上段最为明显。排卵前,阴道上皮在雌激素的作用下,底层细胞增生,逐渐演变成中层与表层细胞,使阴道黏膜增厚;表层细胞角化程度增高,至排卵期程度最高;细胞内糖原含量增多,经阴道内的乳酸杆菌分解成乳酸,使阴道内保持酸性环境,从而抑制了致病菌的繁殖。排卵后在孕激素作用下,阴道表层细胞脱落。临床上可借助阴道脱落细胞的变化了解体内雌激素水平和有无排卵。

二、宫颈黏液周期性变化

宫颈黏膜腺细胞分泌的黏液在卵巢性激素的影响下也有明显的周期性改变。雌、孕激素可调节宫颈黏膜腺细胞的分泌功能。月经来潮后,体内雌激素水平降低,此时宫颈管分泌的黏液量很少。随着雌激素水平提高,黏液分泌量不断增加,至排卵期宫颈分泌的黏液变得非常稀薄、透明,拉丝度可达 10 cm 以上。宫颈黏液涂片干燥后置于显微镜下检查,可见羊齿植物叶状结晶。这种结晶在月经周期第 6～7 天即可出现,到排卵期结晶形状最清晰而典型。排卵后受孕激素影响,黏液分泌量逐渐减少,质地变黏稠而浑浊,拉丝度差,易断裂。涂片检查可发现结晶逐渐模糊,至月经周期第 22 天左右完全消失,而代之以排列成行的椭圆体。临床上根据宫颈黏液检查,可了解卵巢的功能状态。

宫颈黏液是含有糖蛋白、血浆蛋白、氯化钠和水分的水凝胶。宫颈黏液中的氯化钠含量在月经周期中发生明显变化。在月经前后,氯化钠含量仅占黏液干重的 2%～20%,而排卵期则为 40%～70%。由于黏液是等渗的,排卵期宫颈黏液氯化钠比例的增加使其水分亦相应增加,故排卵期的宫颈黏液稀薄而量多。宫颈黏液中的糖蛋白排列成网状。近排卵时,在雌激素影响下网眼变大,以适宜精子通过。雌、孕激素的作用使宫颈在月经周期中对精子穿透发挥生物阀的作用。

三、输卵管周期性变化

输卵管的形态及功能在雌、孕激素作用下同样发生周期性变化。在雌激素的作用下,输卵管黏膜上皮纤毛细胞生长,体积增大;非纤毛细胞分泌增加,为卵子提供运输和种植前的营养物质。雌激素还促进输卵管的发育及加强输卵管肌层节律性收缩的振幅。孕激素则能抑制输卵管收缩的振幅,并可抑制输卵管黏膜上皮纤毛细胞的生长,降低分泌细胞分泌黏液的能力。在雌、孕激素的协同作用下,受精卵才能通过输卵管正常到达子宫腔。

四、乳房周期性变化

雌激素促进乳腺管增生,而孕激素则促进乳腺小叶及腺泡生长。某些女性在经前期有乳房肿胀和疼痛感,可能是由于乳腺管的扩张、充血以及乳房间质水肿所致。由于雌、孕激素撤退,月经来潮后上述症状大多消退。

(宫献兰)

第四节　月经周期调节

女性生殖系统周期性变化是其重要的生理特点,而月经是该变化的重要标志。月经周期调节是一个非常复杂的过程,主要涉及下丘脑、垂体和卵巢。下丘脑分泌促性腺激素释放激素通过调节垂体促性腺激素的分泌来调控卵巢功能。卵巢分泌的性激素对下丘脑-垂体又有反馈调节作用。下丘脑、垂体与卵巢之间相互调节、相互影响,形成一个完整而协调的神经内分泌系统,称为下丘脑-垂体-卵巢轴(hypothalamic-pituitary-ovarian axis,HPO)。除下丘脑、垂体和卵巢激素之间的相互调节外,抑制素-激活素-卵泡抑制素系统也参与 HPO 对月经周期的调节。此外,HPO 的神经内分泌活动还受到大脑高级中枢的影响。

一、下丘脑促性腺激素释放激素

促性腺激素释放激素(gonadotropin-releasing hormone,GnRH)是下丘脑弓状核神经细胞分泌的一种十肽激素,通过垂体门脉系统输送到腺垂体,其生理功能是调节垂体促性腺激素的合成和分泌。其分泌特征是脉冲式释放,脉冲频率为 60~120 min,其频率与月经周期时相有关。正常月经周期的生理功能和病理变化均伴有相应的 GnRH 脉冲式分泌模式变化。GnRH 的脉冲式释放可调节 LH/FSH 的比值。脉冲频率减慢时,血中 FSH 水平升高,LH 水平降低,从而导致 LH/FSH 比值下降;频率增加时,LH/FSH 比值升高。

下丘脑是 HPO 的启动中心,GnRH 的分泌受垂体促性腺激素和卵巢性激素的反馈调节,包括起促进作用的正反馈和起抑制作用的负反馈调节。反馈调节包括长反馈、短反馈和超短反馈三种。长反馈指卵巢分泌到循环中的性激素对下丘脑的反馈作用;短反馈是指垂体激素对下丘脑 GnRH 分泌的负反馈调节;超短反馈是指 GnRH 对其本身合成的负反馈调节。这些激素反馈信号和来自神经系统高级中枢的神经信号一样,通过多种神经递质,包括去甲肾上腺素、多巴胺、内啡肽、5-羟色胺和降黑素等调节 GnRH 的分泌。去甲肾上腺素促进 GnRH 的释放,内源性鸦片肽抑制 GnRH 的释放,多巴胺对 GnRH 的释放则具有促进和抑制双重作用。

二、垂体生殖激素

腺垂体分泌的直接与生殖有关的激素有促性腺激素和催乳激素。

(一)促性腺激素

腺垂体的促性腺激素细胞分泌卵泡刺激素(follicle-stimulating hormone,FSH)和黄体生成素(luteinizing hormone,LH)。它们对 GnRH 的脉冲式刺激起反应,自身亦呈脉冲式分泌,并受卵巢性激素和抑制素的调节。FSH 和 LH 均为糖蛋白激素,皆由 α 与 β 两个亚单位肽链以共价键结合而成。它们的 α 亚基结构相同,β 亚基结构不同。β 亚基是决定激素特异抗原性和特异功能的部分,但必须与 α 亚基结合成完整分子才具有生物活性。人类的促甲状腺激素(TSH)和人绒毛膜促性腺激素(HCG)也均由 α 和 β 两个亚单位组成。这四种糖蛋白激素的 α 亚单位中的氨基酸组成及其序列基本相同,它们的免疫反应也基本相同,各激素的特异性均存在于 β 亚单位。

FSH 是卵泡发育必需的激素,其主要生理作用包括:①直接促进窦前卵泡及窦状卵泡颗粒细胞增殖与分化,分泌卵泡液,使卵泡生长发育;②激活颗粒细胞芳香化酶,合成与分泌雌二醇;③在前一周期的黄体晚期及卵泡早期,促使卵巢内窦状卵泡群的募集;④促使颗粒细胞合成分泌 IGF 及其受体、抑制素、激活素等物质,并与这些物质协同作用,调节优势卵泡的选择与非优势卵泡的闭锁退化;⑤在卵泡期晚期与雌激素协同,诱导颗粒细胞生成 LH 受体,为排卵及黄素化作准备。

LH 的生理作用包括:①在卵泡期刺激卵泡膜细胞合成雄激素,主要是雄烯二酮,为雌二醇的合成提供底物;②排卵前促使卵母细胞最终成熟及排卵;③在黄体期维持黄体功能,促进孕激素、雌二醇和抑制素 A 的合成与分泌。

(二)催乳激素(prolactin,PRL)

PRL 是由腺垂体的催乳细胞分泌的、由 198 个氨基酸组成的多肽激素,具有促进乳汁合成功能。其分泌主要受下丘脑释放入门脉循环的多巴胺(PRL 抑制因子)抑制性调节。促甲状腺激素释放激素(TRH)亦能刺激 PRL 的分泌。由于多巴胺与 GnRH 对同一刺激或抑制作用常同时发生效应,因此,当 GnRH 的分泌受到抑制时,可出现促性腺激素水平下降,而 PRL 水平上升,临床表现为闭经泌乳综合征。另外,由于 TRH 升高,可使一些甲状腺功能减退的妇女出现泌乳现象。

三、卵巢性激素的反馈调节

卵巢分泌的雌、孕激素对下丘脑-垂体的反馈调节作用如下。

(一)雌激素

雌激素对下丘脑产生负反馈和正反馈两种作用。在卵泡期早期,一定水平的雌激素负反馈作用于下丘脑,抑制 GnRH 释放,并降低垂体对 GnRH 的反应性,从而实现对垂体促性腺激素脉冲式分泌的抑制。在卵泡期晚期,随着卵泡的发育成熟,当雌激素的分泌达到阈值($\geqslant 200$ pg/mL)并维持 48 h 以上,雌激素即可发挥正反馈作用,刺激 LH 分泌高峰。在黄体期,协同孕激素对下丘脑有负反馈作用。

（二）孕激素

在排卵前,低水平的孕激素可增强雌激素对促性腺激素的正反馈作用。在黄体期,高水平的孕激素对促性腺激素的脉冲分泌产生负反馈抑制作用。

四、月经周期调控过程

（一）卵泡期

在一次月经周期的黄体萎缩后,雌、孕激素和抑制素 A 水平降至最低,对下丘脑和垂体的抑制解除,下丘脑又开始分泌 GnRH,使垂体 FSH 分泌增加,促进卵泡发育,分泌雌激素,子宫内膜发生增生期变化。随着雌激素逐渐增加,其对下丘脑的负反馈增强,抑制下丘脑 GnRH 的分泌,加之抑制素 B 的作用,使垂体 FSH 分泌减少。随着卵泡逐渐发育,接近成熟时卵泡分泌的雌激素达到 200 pg/mL 以上,并持续 48 h,即对下丘脑和垂体产生正反馈作用,形成 LH 和 FSH 峰。两者协同作用,促使成熟卵泡排卵。

（二）黄体期

排卵后循环中 LH 和 FSH 均急剧下降,在少量 LH 和 FSH 作用下,黄体形成并逐渐发育成熟。黄体主要分泌孕激素,也分泌雌二醇,使子宫内膜发生分泌期变化。排卵后第 7～8 天循环中孕激素达到高峰,雌激素亦达到又一高峰。由于大量孕激素和雌激素以及抑制素 A 的共同负反馈作用,又使垂体 LH 和 FSH 分泌相应减少,黄体开始萎缩,雌、孕激素分泌减少,子宫内膜失去性激素支持,发生剥脱而月经来潮。雌、孕激素和抑制素 A 的减少解除了对下丘脑和垂体的负反馈抑制,FSH 分泌增加,卵泡开始发育,下一个月经周期重新开始,如此周而复始。

月经周期主要受 HPO 的神经内分泌调控,同时也受抑制素-激活素-卵泡抑制素系统的调节。此外,其他腺体内分泌激素对月经周期也有影响。HPO 的生理活动还受大脑皮层神经中枢的调节,如外界环境、精神因素等均可影响月经周期。大脑皮层、下丘脑、垂体和卵巢任何一个环节发生障碍,都会引起卵巢功能紊乱,导致月经失调。

（侯　晓）

第五节　其他内分泌腺对生殖系统的影响

机体其他内分泌腺及前列腺素也对生殖系统产生影响,尤以肾上腺和甲状腺最为明显。

一、肾上腺

除卵巢外,肾上腺是合成并分泌甾体激素最重要的器官。它不仅具有合成和分泌糖皮质激素、盐皮质激素的功能,还能合成和分泌少量雄激素和极微量雌激素、孕激素。肾上腺皮质是女性雄激素的主要来源。少量雄激素为正常妇女的阴毛、腋毛、肌肉和全身发育所必需。若雄激素分泌过多,可抑制下丘脑分泌 GnRH,并对抗雌激素的作用,使卵巢功能受到抑制而出现闭经及男性化表现。多囊卵巢综合征的病因之一即为肾上腺源性的雄激素过多所致。先天性肾上腺皮质增生症患者存在 21-羟化酶缺陷,皮质激素合成不足,引起促肾上腺皮质激素（ACTH）代偿性增加,促使肾上腺皮质网状带雄激素分泌过多,导致女性男性化或女性假两性畸形。

二、甲状腺

甲状腺分泌的甲状腺素（thyroxine，T_4）和三碘甲状腺原氨酸（triiodothyronine，T_3）受下丘脑分泌的 TRH 调控。T_4 和 T_3 不仅参与机体各种物质的新陈代谢，还对性腺的发育成熟、维持正常月经和生殖功能具有重要影响。若甲状腺功能减退发生在青春期之前，可表现为性发育障碍、原发性闭经、月经初潮延迟等；若发生在青春期之后，则表现为月经过少、稀发，甚至闭经。患者多合并不孕，自然流产和畸胎发生率增加。甲状腺功能轻度亢进时甾体激素分泌与释放增加，子宫内膜过度增生，临床表现为月经过多、过频，甚至发生功能失调性子宫出血。当甲状腺功能亢进进一步加重时，甾体激素的分泌、释放及代谢等过程受到抑制，临床表现为月经稀发、月经减少，甚至闭经。

三、胰腺

胰岛素不仅参与糖代谢，而且对维持正常的卵巢功能有重要影响。胰岛素依赖型糖尿病患者常伴有卵巢功能低下。胰岛素拮抗的高胰岛素血症患者，过多的胰岛素将促进卵巢产生过多雄激素，从而发生高雄激素血症，导致月经失调，甚至闭经。

四、前列腺素

前列腺素（prostaglandin，PG）广泛存在于机体组织和体液中，含量极微，而效应很强。PG在卵巢、输卵管黏膜、子宫内膜及月经血中均有分布，对女性生殖功能有一定影响。

（一）对下丘脑-垂体功能的影响

PG 有诱发释放 GnRH、LH 的功能。

（二）对卵巢功能的影响

PG 可促使卵泡发育、卵巢激素分泌、诱发排卵、参与黄体维持及溶解过程。

（三）对月经的影响

子宫内膜能合成 PG，其含量随月经周期而异。其中前列腺素 $F_{2\alpha}$（$PGF_{2\alpha}$）可引起子宫收缩，而前列腺素 E_2（PGE_2）则可抑制子宫收缩。研究发现，$PGF_{2\alpha}$ 能促使子宫内膜螺旋小动脉收缩，加速内膜缺血、坏死及血管断裂，因此，月经来潮可能与 $PGF_{2\alpha}$ 密切相关。原发性痛经妇女经血中 $PGF_{2\alpha}$ 含量较正常妇女增高，可能是痛经的原因之一。

（四）对子宫肌的影响

PG 对子宫肌的作用，因 PG 的类型和子宫生理状态而异。前列腺素 E（PGE）能使非妊娠子宫肌松弛，妊娠子宫肌收缩；PGF 则使非妊娠及妊娠子宫肌均收缩。

（五）对分娩的影响

妊娠期，羊水中含有多种 PG。在分娩过程中，子宫收缩时，羊水和母体静脉血中 PG 浓度升高，子宫收缩间歇期 PG 浓度则下降，妊娠子宫尤其近分娩期子宫对 PG 极为敏感，提示 PG 可能为参与分娩发动的重要体液因素。另外，在分娩时，宫颈特异性产生大量 PGE_2，尤其是在宫颈成熟过程中，PGE_2 明显增加，提示 PGE_2 可能在宫颈成熟中起较大作用。

（六）对输卵管的影响

输卵管黏膜内含有高浓度的 PG。前列腺素 F（PGF）促进输卵管收缩，而 PGE 则抑制其收缩。PG 通过影响输卵管的活动来调节卵子运输。

（侯　晓）

第二章

女性生殖系统疾病常见症状

第一节 白带异常

白带是由阴道黏膜渗出液、宫颈管、子宫内膜及输卵管黏膜腺体分泌物混合而成,正常白带呈白色稀糊状或蛋清样,高度黏稠,无腥臭味,量少。白带量多少与雌激素相关:月经前后 2～3 d 量少,排卵期增多,青春期前、绝经后少,妊娠期量多。生殖道炎病或肿瘤时,白带量明显增多且特点有改变。

一、原因

白带异常主要见于两类疾病:生殖器炎症和生殖器肿瘤。

(一)生殖器炎病

阴道炎(较常见的有滴虫阴道炎、假丝酵母菌阴道炎、细菌性阴道病、萎缩性阴道炎),宫颈炎,盆腔炎性疾病等。

(二)生殖器肿瘤

子宫黏膜下肌瘤、阴道癌、宫颈癌、子宫内膜癌、输卵管癌等。

(三)其他

阴道腺病、卵巢功能失调、阴道内异物、放置宫内节育器等。

二、鉴别要点

(一)灰黄色或黄白色泡沫状稀薄白带

此为滴虫阴道炎的特征,多伴外阴瘙痒。

(二)凝乳或豆渣样白带

此为假丝酵母菌阴道炎的特征,多伴外阴奇痒或灼痛。

(三)灰白色匀质白带

此常见于细菌性阴道病,有鱼腥味,可伴外阴瘙痒。

(四)透明黏性白带

外观正常,量明显增多,应考虑卵巢功能失调、阴道腺病或宫颈高分化腺癌。

（五）脓性白带

此为细菌感染所致,色黄或黄绿,黏稠,有臭味,可见于阴道炎、急性宫颈炎及宫颈管炎、宫腔积脓、阴道内异物、阴道癌或宫颈癌并发感染。

（六）血性白带

血性白带是指白带中混有血液,血量多少不定,可考虑宫颈癌、子宫内膜癌、宫颈息肉、子宫黏膜下肌瘤、放置宫内节育器等。

（七）水样白带

水样白带是指持续流出淘米水样白带,具奇臭者,一般为晚期宫颈癌。间断性排出清澈黄红色水样白带,应考虑为输卵管癌。

（侯　晓）

第二节　外　阴　瘙　痒

外阴瘙痒是由多种不同病变引起的一种症状,但也可能发生在正常妇女。严重时影响生活、工作和休息。

一、病因

（一）局部原因

1.阴道分泌物刺激

患有慢性宫颈炎及各种阴道炎时,由于其分泌物增多刺激外阴部皮肤而常引起外阴瘙痒,滴虫性阴道炎和假丝酵母菌性阴道炎是引起外阴瘙痒的最常见原因。

2.外阴营养不良

外阴发育营养不良者,其外阴瘙痒难忍。

3.不良卫生习惯

不注意外阴清洁,经血、大小便等长期刺激,月经垫不洁及穿不透气的化纤内裤等,均能诱发外阴瘙痒。

4.化学物品、药品刺激及过敏

肥皂、避孕套、某些药物等的直接刺激或过敏,均能引起外阴瘙痒。

5.其他

阴虱、疥疮、疱疹、尖锐湿疣、外阴湿疹、蛲虫感染等亦能引起外阴瘙痒。

（二）全身原因

糖尿病及黄疸患者尿液对外阴皮肤的刺激,维生素缺乏,尤其是维生素 A、B 族维生素的缺乏,妊娠期肝内胆汁淤积病,妊娠期或经前期外阴部充血等,均可引起外阴不同程度的瘙痒。另有部分患者虽外阴瘙痒十分严重,但原因不明,可能与精神或心理方面因素有关。

二、临床表现及诊断

主要症状是外阴瘙痒,瘙痒多位于阴蒂、大小阴唇、会阴、肛周。一般是在夜间或食用刺激性食物或经期加重。瘙痒程度因个体及病因不同而有差异。局部检查可见局部潮红或有抓痕,或皮肤粗糙及色素减退等。有时继发感染。诊断时应详细询问病史,进行局部检查及必要的化验,尽可能查出病因。

三、治疗

(一)一般治疗

保持外阴皮肤清洁、干燥,切忌搔抓。不用热水烫洗,忌用肥皂,有感染时可用高锰酸钾液坐浴。内裤应宽松透气。

(二)病因治疗

积极治疗引起外阴瘙痒的疾病,如各种阴道炎、糖尿病等。若有阴虱应剔净阴毛,内裤和被褥要煮洗、消毒,局部应用氧化氨基汞软膏,配偶也应同时治疗。

(三)对病治疗

1.外用药

急性炎病期可用3％硼酸液湿敷,洗后局部涂搽40％氧化锌软膏、炉甘石洗剂等。慢性瘙痒可使用皮质激素或2％苯海拉明软膏涂擦,有止痒作用。

2.内服药

症状严重者,服用镇静、脱敏药物,如氯苯那敏、苯海拉明等。

3.乙醇注射法

对外阴皮肤正常、瘙痒严重、其他疗法无效的难治性患者,可采用纯乙醇皮下注射。

4.中药熏洗

(1)蛇床子散:蛇床子、花椒、明矾、百部、苦参各9～15 g,煎水先熏后坐浴,每天2次,连用10 d。

(2)茵苦洗剂:茵陈、苦参各9 g,煎水熏洗。

(3)皮炎洗剂:透骨草9 g,蒲公英、马齿苋、紫花地丁、黄芩、防风、独活、羌活各5 g,艾叶6 g,甘草3 g,煎水熏洗。

(侯 晓)

第三节 阴道流血

阴道流血为女性患者就诊时最常见的主诉,指妇女生殖道任何部位的出血,包括宫体、宫颈、阴道和外阴等处。虽然绝大多数出血来自宫体,但无论其源自何处,除正常月经外,均称"阴道流血"。阴道流血也可为凝血功能异常的一种表现,如白血病、再生障碍性贫血、特发性血小板减少性紫癜及肝功能损害等。

一、原因

根据患者年龄及性生活等情况鉴别阴道流血的病因。

(一)若患者为青春期女性

应首先排除卵巢内分泌功能变化引起的子宫出血,包括无排卵性功能失调性子宫出血及排卵性月经失调两类。另外,月经间期卵泡破裂、雌激素水平短暂下降也可致子宫出血。

(二)若患者为生育期女性且性生活正常

应首先考虑与妊娠有关的子宫出血,常见的有先兆流产、不全流产、异位妊娠、妊娠滋养细胞疾病、产后胎盘部分残留、胎盘息肉和子宫复旧不全等。其次考虑卵巢内分泌功能变化引起的出血,包括无排卵性和排卵性异常子宫出血,以及月经间期卵泡破裂。最后考虑生殖器炎病,如外阴出血见于外阴溃疡、尿道肉阜等;阴道出血见于阴道溃疡、阴道炎;宫颈出血见于急、慢性宫颈炎,宫颈糜烂,宫颈溃疡,宫颈息肉等;子宫出血见于急、慢性子宫内膜炎,慢性子宫肌炎,急、慢性盆腔炎等;以及生殖器肿瘤,如子宫肌瘤、宫颈癌、子宫内膜癌等。此外,性交所致处女膜或阴道损伤、放置宫内节育器、雌激素或孕激素使用不当(包括含性激素保健品使用不当),也可引起不规则阴道出血。

(三)若患者为绝经过渡期和绝经后女性

应首先排除生殖器肿瘤,如外阴癌、阴道癌、宫颈癌、子宫内膜癌、子宫肉瘤、绒毛膜癌、某些具有内分泌功能的卵巢肿瘤。其次考虑生殖器炎病,如外阴炎、阴道炎、宫颈炎和子宫内膜炎等,以及卵巢内分泌功能变化引起的子宫出血,如无排卵性功能失调性子宫出血。

(四)若患者为儿童期女性

首先排除损伤、异物和外源性性激素等因素,如外阴、阴道骑跨伤、幼女玩弄别针等而放入阴道而引起的出血。其次考虑有性早熟或生殖道恶性肿瘤可能。新生女婴出生后数天有少量阴道流血,是因为离开母体后雌激素水平骤然下降、子宫内膜脱落所致。

(五)与全身疾病有关的阴道流血

如白血病、再生障碍性贫血、特发性血小板减少性紫癜及肝功能损害等均可导致子宫出血。

二、临床表现

阴道流血的形式有以下几种。

(一)经量增多

月经周期基本正常,但经量多(>80 mL)或经期延长,为子宫肌瘤的典型症状,其他如子宫腺肌病、排卵性月经失调、放置宫内节育器,均可有经量增多。

(二)周期不规则的阴道流血

多为无排卵性功能失调性子宫出血,但围绝经期妇女应注意排除早期子宫内膜癌。性激素药物应用不当或使用避孕药后也会引起周期不规则阴道流血。

(三)无任何周期可辨的长期持续阴道流血

多为生殖道恶性肿瘤所致,首先应考虑宫颈癌或子宫内膜癌的可能。

(四)停经后阴道流血

若患者为育龄妇女,伴或不伴有下腹疼痛、恶心等症状,应首先考虑与妊娠有关的疾病,如流产、异位妊娠、葡萄胎等;若患者为青春期无性生活史女性或围绝经期女性,多为无排卵性功能失调性子宫出血,但应排除生殖道恶性肿瘤。

(五)阴道流血伴白带增多

一般应考虑晚期宫颈癌、子宫内膜癌或子宫黏膜下肌瘤伴感染。

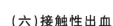

（六）接触性出血

于性交后或阴道检查后立即有阴道出血,色鲜红,量可多可少,应考虑急性宫颈炎、早期宫颈癌、宫颈息肉或子宫黏膜下肌瘤可能。

（七）月经间期出血

发生于下次月经来潮前 14～15 d,历时 3～4 d,一般出血量少于月经量,偶可伴有下腹疼痛和不适。此类出血是月经间期卵泡破裂、雌激素水平暂时下降所致,又称排卵期出血。

（八）经前或经后点滴出血

月经来潮前数天或来潮后数天持续少量阴道流血,常淋漓不尽。可见于排卵期月经失调或为放置宫内节育器的不良反应。此外,子宫内膜异位症亦可能出现类似情况。

（九）绝经多年后阴道流血

一般流血量较少,历时 2～3 d 即净,多为绝经后子宫内膜脱落引起的出血或萎缩性阴道炎;若流血量较多,流血持续不净或反复阴道流血,应考虑子宫内膜癌的可能。

（十）间歇性阴道排出血性液体

应警惕有输卵管癌可能。

（十一）外伤后阴道流血

常见于骑跨伤后,流血量可多可少。

（侯　晓）

第四节　下腹部肿块

下腹部肿块是妇科患者就医时的常见主诉。肿块可能是患者本人或家属无意发现,或因其他症状(如下腹痛、阴道流血等)做妇科检查时或行 B 型超声检查盆腔时发现。女性下腹肿块可以来自子宫与附件、肠道、腹膜后、泌尿系统及腹壁组织。根据肿块质地不同,分为囊性和实性。囊性肿块多为良性病变,如充盈膀胱、卵巢囊肿、输卵管卵巢囊肿、输卵管积水等。实性肿块除妊娠子宫、子宫肌瘤、卵巢纤维瘤、盆腔炎性包块等为良性外,其他实性肿块均应首先考虑为恶性肿瘤。

下腹部肿块可以是子宫增大、子宫附件肿块、肠道肿块、泌尿系肿块、腹壁或腹腔肿块。

一、子宫增大

位于下腹正中且与宫颈相连的肿块,多为子宫增大。子宫增大的原因如下。

（一）妊娠子宫

育龄妇女有停经史,下腹部扪及包块,应首先考虑为妊娠子宫。停经后出现不规则阴道流血,且子宫增大超过停经周数者,可能为葡萄胎。妊娠早期子宫峡部变软,宫体似与宫颈分离,此时应警惕将宫颈误认为宫体,将妊娠子宫误认为卵巢肿瘤。

（二）子宫肌瘤

子宫均匀增大,或表面有单个或多个球形隆起。子宫肌瘤典型症状为月经过多。带蒂的浆膜下肌瘤仅蒂与宫体相连,不扭转无症状,妇科检查时有可能将其误诊为卵巢实性肿瘤。

(三)子宫腺肌病

子宫均匀增大,通常不超过手拳大小,质硬。患者多伴有逐年加剧的痛经、经量增多及经期延长。

(四)子宫恶性肿瘤

老年患者子宫增大且伴有不规则阴道流血,应考虑子宫内膜癌。子宫增长迅速伴有腹痛及不规则阴道流血,可能为子宫肉瘤。有生育史或流产史,特别是有葡萄胎史,子宫增大且外形不规则及子宫不规则出血时,应想到子宫绒毛膜癌的可能。

(五)子宫畸形

双子宫或残角子宫可扪及子宫另一侧有与其对称或不对称的包块,两者相连,硬度也相似。

(六)经血外流受阻

患者至青春期无月经来潮,有周期性腹痛并扪及下腹部肿块,应考虑处女膜闭锁或阴道无孔横膈。宫腔积脓或积液也可使子宫增大,见于子宫内膜癌合并宫腔积脓。

二、子宫附件肿块

附件包括输卵管和卵巢。输卵管和卵巢常不能扪及。当子宫附件出现肿块时,多属病理现象。临床常见的子宫附件肿块有以下几种。

(一)输卵管妊娠

肿块位于子宫旁,大小、形状不一,有明显触痛。患者多有短期停经史,随后出现阴道持续少量流血及腹痛史。

(二)附件炎性肿块

肿块多为双侧性,位于子宫两旁,与子宫有粘连,压痛明显。急性附件炎病患者有发热、腹痛症状。慢性附件炎性疾病患者,多有不育及下腹隐痛史,甚至出现反复急性盆腔炎病发作。

(三)卵巢非赘生性囊肿

多为单侧、可活动的囊性包块,直径通常≤8 cm。黄体囊肿可在妊娠早期扪及。葡萄胎常并发卵巢双侧或一侧黄素囊肿。卵巢子宫内膜异位囊肿多为与子宫有粘连、活动受限、有压痛的囊性肿块。输卵管卵巢囊肿常有不孕或盆腔感染病史,附件区囊性块物,可有触痛,边界清或不清,活动受限。

(四)卵巢赘生性肿块

无论肿块大小,其表面光滑、囊性且可活动者,多为良性囊肿。肿块为实性,表面不规则,活动受限,特别是盆腔内扪及其他结节或伴有胃肠道症状者,多为卵巢恶性肿瘤。

三、肠道及肠系膜肿块

(一)粪块嵌顿

肿块位于左下腹,多呈圆锥状,直径为4～6 cm,质偏实,略能推动。排便后肿块消失。

(二)阑尾周围脓肿

肿块位于右下腹,边界不清,距子宫较远且固定,有明显压痛伴发热、白细胞增多和红细胞沉降率加快。初发病时先有脐周疼痛,随后疼痛逐渐转移并局限于右下腹。

(三)腹部手术或感染后继发的肠管、大网膜粘连

肿块边界不清,叩诊时部分区域呈鼓音。患者以往有手术史或盆腔感染史。

(四)肠系膜肿块

部位较高,肿块表面光滑,左右移动度大,上下移动受限制,易误诊为卵巢肿瘤。

(五)结肠癌

肿块位于一侧下腹部,呈条块状,略能推动,有轻压痛。患者多有下腹隐痛、便秘、腹泻或便秘、腹泻交替,以及粪便带血史,晚期出现贫血、恶病质。

四、泌尿系统肿块

(一)充盈膀胱

肿块位于下腹正中、耻骨联合上方,呈囊性,表面光滑,不活动。导尿后囊性肿块消失。

(二)异位肾

先天异位肾多位于髂窝部或盆腔内,形状类似正常肾,但略小。通常无自觉症状。静脉尿路造影可确诊。

五、腹壁或腹腔肿块

(一)腹壁血肿或脓肿

位于腹壁内,与子宫不相连。患者有腹部手术或外伤史。抬起患者头部使腹肌紧张,若肿块更明显,多为腹壁肿块。

(二)腹膜后肿瘤或脓肿

肿块位于直肠和阴道后方,与后腹壁固定,不活动,多为实性,以肉瘤最常见;亦可为囊性,如良性畸胎瘤、脓肿等。静脉尿路造影可见输尿管移位。

(三)腹水

大量腹水常与巨大卵巢囊肿相混淆。腹部两侧叩诊浊音,脐周鼓音为腹水特征。腹水合并卵巢肿瘤,腹部冲击触诊法可发现潜在肿块。

(四)盆腔结核包裹性积液

肿块为囊性,表面光滑,界限不清,固定不活动。囊肿可随患者病情加剧而增大或好转而缩小。

(五)直肠子宫陷凹囊(脓)肿

肿块呈囊性,向后穹隆突出,压痛明显,伴发热及急性盆腔腹膜炎体征。后穹隆穿刺抽出脓液可确诊。

(侯　晓)

第三章

女性生殖系统疾病常用检查

第一节 妇科体格检查

妇科体格检查是妇产科的一种基本检查方法,是正确诊断妇科疾病的重要手段,包括腹部检查、外阴阴道检查、双合诊、三合诊及肛腹诊。通过视诊和触诊了解女性内生殖器、外生殖器的情况。

一、检查前注意事项

(1)详细了解病情,对初次受检或精神过度紧张者应耐心解释,解除其思想顾虑和紧张情绪,取得患者的合作。

(2)检查前必须排空膀胱,必要时排空大便,以免误诊。

(3)月经期一般不做阴道检查,以免带进细菌而导致感染或引起子宫内膜异位症。如有不正常阴道出血须做阴道检查时,应先消毒外阴,用消毒的润滑剂、窥器和手套检查。

(4)对未婚者禁做窥器检查及双合诊,限做肛腹诊。若确有必要,应先征得患者本人及其家属同意后,方可进行。

二、检查内容和步骤

(一)腹部检查

观察腹部外形,有无蛙腹或隆起。触诊如有肿块,注意其部位、外形、大小、软硬度、活动度、压痛等。然后叩诊注意有无移动性浊音。

(二)外阴阴道检查

1.外阴部检查

观察外阴发育、阴毛多少和分布情况。有无畸形、水肿、皮炎、溃疡、赘生物或肿块。注意皮肤颜色、软硬度,有无增厚、变薄或萎缩。注意阴蒂长短,有无肥大、水肿、赘生物。未婚者处女膜多完整未破,经产妇的处女膜仅留处女膜痕。检查时注意尿道旁腺和前庭大腺有无肿胀,若有脓性分泌物,应做涂片检菌和培养。

2.窥器检查

观察阴道及宫颈情况,常用的为两叶窥阴器。若有条件,应采用一次性窥阴器,避免交叉感染。

放置窥器时应将窥器两叶合拢,蘸润滑剂,避开敏感的尿道口周围,沿阴道侧后壁缓慢斜插入阴道内,待窥器进入一半后,逐渐将两叶转平并张开,暴露宫颈及阴道壁和穹隆部。若取阴道分泌物或做宫颈刮片,宜用生理盐水作为润滑剂,以免影响检查结果。

检查阴道时应观察阴道壁黏膜的色泽、弹性及是否光滑,有无阴道隔或双阴道等先天畸形,有无溃疡、肿物、膨出、异物、瘘管,注意穹隆部有无裂伤,注意阴道分泌物的多少、性质、颜色,有无臭味等。

检查子宫颈时应观察子宫颈的大小、颜色、外口形状,有无糜烂、撕裂、外翻、腺囊肿、息肉、肿块,有无子宫颈延长、脱垂。

(三)阴道检查

主要检查阴道及子宫颈。检查者戴消毒手套,示指、中指蘸润滑剂后轻轻进入阴道,在通过阴道口时,用示指和拇指扪触阴道口两侧有无肿块或触痛(如前庭大腺炎或囊肿存在)。然后进一步检查阴道的松紧度、长度,有无狭窄、瘢痕、结节、肿块、畸形(阴道横隔、阴道纵隔),以及穹隆部有无触痛、饱满、硬结。扪触子宫颈时注意其大小、硬度,有无接触性出血。若拨动子宫颈时患者感疼痛,称宫颈举痛。若怀疑宫颈管有肿瘤,则应伸一指入松弛的宫颈管内触摸。

(四)双合诊

阴道内手指触诊的同时用另一只手放置在腹部。若合检查称为双合诊,主要检查子宫及附件。

1.子宫

将阴道内手指放在前穹隆,另一只手压下腹部。如两手间摸到子宫体,则为前位子宫;若在前穹隆未触及子宫体,则将阴道内手指放在后穹隆。两手配合,若能摸到子宫体,则为后位子宫。检查时注意子宫的位置、大小、形状、软硬度、活动度及有无压痛,表面是否光滑等。

2.附件

将阴道内手指置于一侧穹隆,另一只手移向同侧下腹部,向下深压使两手能对合,以了解附件区情况。正常时输卵管不能扪及,而卵巢偶可扪及,应注意其位置、大小、软硬度、活动度及有无触痛。若扪及肿块,应注意其位置、大小、形状、表面情况、活动度、囊性或实性、与子宫的关系。

(五)三合诊

腹部、阴道、肛门联合检查称为三合诊。一只手示指放入阴道、中指放入直肠,另一只手放置下腹部联合检查。三合诊的目的在于弥补双合诊的不足,主要借以更清楚地了解位于盆腔较后部及直肠子宫陷凹窝、子宫后壁、宫骶骨韧带、直肠阴道隔、主韧带、子宫颈旁、盆腔内侧壁及直肠本身的情况。

(六)肛腹诊

一只手示指伸入直肠,另一只手在腹部配合检查,称为肛腹诊。一般适用于未婚、阴道狭窄或闭锁者。

(梁惠珍)

第二节　产科体格检查

一、全身检查

应注意全身发育、营养状况，身高和体重、步态、精神状况，有无全身水肿，各器官有无病灶，特别注意血压测量、心肺检查（心脏有无扩大、杂音、心力衰竭现象、肺部有无呼吸音变化或啰音）、乳房检查（乳房发育、乳头大小及是否凹陷，能否矫正），腹壁有无妊娠纹、静脉怒张、有无腹水，肝、脾是否肿大，四肢有无畸形、活动度有无限制，下肢有无静脉曲张或水肿，外阴部有无瘢痕、畸形、水肿或静脉曲张。全身检查对于发现有关疾病，判断妊娠能否允许继续，或孕期中需要特别注意的事项，及时矫治并发症，甚至对分娩处理方法的决定都有重要关系，不容忽视。值得特别提出的是体重测量与血压测定。

二、胎儿检查

探测胎儿在宫内的情况及胎儿大小、产式、先露部与胎位，有以下几种检查方法。

（一）视诊

观察腹部（实为子宫）大小及形状，借以估计胎儿大小。

（二）触诊

除查知胎儿的产式与胎位外，并可测知先露部是否入盆，鉴别异常情况，进一步了解胎儿大小。一般在妊娠 3 个月后做腹部检查，6 个月后可做四步诊查。

1.第一步

检查子宫底住腹壁的高度及子宫底部为胎儿的哪一部分。

2.第二步

主要鉴别胎背与胎肢的部位。检查者用两手掌分别向下移动至子宫两侧，左、右手交替按触子宫胎背平整，胎肢为不规则的隆凸且有移动性。

3.第三步

检查者将右手拇指及其他四指展开，深探耻骨联合上方，触摸先露部，注意其大小及性状，以鉴别是胎头还是胎臀；并从其深陷程度判断衔接情况。

4.第四步

检查者两手放在先露部两侧，沿骨盆入口方向向下缓缓探入，可查知先露部下降程度。

（三）听诊

自腹壁相当于胎儿背部听取胎心音最清晰，其心率为120～160 次/分钟，一般须至妊娠 5 个月才能听到胎心音，借以了解胎儿在子宫内的生活状况，并能作为判断胎位的参考。

（四）腹围与子宫底的测量

测量腹围与子宫底以估计胎儿的大小。腹围可用带尺环绕脐周围测量，子宫底高度为子宫底部距耻骨联合上缘的距离，可用骨盆测量计测量，也可用横指粗测子宫底距耻骨联合上缘（耻骨上）或脐（脐上或脐下）或剑突（剑突下）的距离（横指数）。

三、肛诊

孕期一般不做肛诊,仅在妊娠后期经腹部检查胎位不能明确时行之。

四、阴道检查

阴道检查常在妊娠早期进行。除了解子宫变化外,还要注意阴道、附件、盆腔及骨盆有无异常。妊娠 28 周后,腹部检查与肛诊不能明确胎位时,可与外阴消毒下进行阴道检查。

五、骨盆测量

骨盆测量可以大致估计骨产道是否能容许足月胎儿娩出。骨盆测量一般有内测量、外测量及 X 线测量 3 种。

(一)外测量

1.髂棘间径

髂棘间径为两髂前上棘外缘间的距离,平均为 23 cm。

2.髂嵴间径

髂嵴间径为两髂嵴外缘间最宽距离,平均为 26 cm。

3.大转子间径(粗隆间径)

大转子间径为左、右股骨大转子间的距离,平均为 30 cm。

4.骶耻外径

自第五腰椎棘突至耻骨联合上缘中点的距离,平均为 19 cm。

5.出口横径

两坐骨结节前端内缘的距离,平均为 9 cm,为唯一可直接测量到的真骨盆主要经线。

(二)内测量

内测量仅在外测量发现骨盆径线小于正常及先露部受阻时应用。内测量时,孕妇取仰卧位,量腿弯曲,孕妇的外阴部须先消毒。检查者戴无菌手套,涂滑润剂,伸示指与中指入阴道检查。

1.骨盆入口前、后径

骶岬中心至耻骨联合上缘稍下处,平均值为 11 cm。

2.骶尾关节

触诊骶尾关节是否可动。如固定,即为病态。

3.骨盆中段前后径

检查行以示指、中指自耻骨联合下缘触抵第 4～5 骶椎关节前,距离为 10.0～11.5 cm。

4.坐骨棘间径

阴道诊时用手指向左右探测坐骨棘是否突出,估计其间之距离,此径线距离为 10.0～10.5 cm。

5.骨盆壁

通过阴道诊(也可肛诊),体会骨盆壁是否对称,有无向内倾突的情况(所谓内聚感)。

(三)X 线测量

当骨盆外测量及内测量疑有异常,或需进一步了解胎儿与骨盆的关系时,可转有条件的医院行 X 线骨盆测量。

六、实验室检查

(一)尿

主要检查尿蛋白、糖及其沉淀物的显微镜像,以便及时发现肾炎、妊娠中毒症或糖尿病,应在擦洗外阴后,接中段尿检查,必要时可行导尿术收集尿液。

(二)血常规

对于合并贫血者应做血常规检查,以便根据情况及早治疗。

(三)其他

如阴道分泌物异常,应结合临床检查,或取阴道分泌物做微生物检查(如滴虫、真菌),或做阴道细胞学检查,或在必要时做病理组织学检查等。

(王春焕)

第三节　宫腔镜检查

宫腔镜检查直接检视宫腔内病变,并可以定位取材,较传统的诊刮、子宫输卵管碘油造影及B超检查更为直观、准确,明显提高了诊断的准确率,被誉为宫腔内病变诊断的金标准。

一、术前评估与准备

宫腔镜检查前应先对患者进行全面评估并完善各项术前检查。

(1)确认检查指征。

(2)询问病史:尤其是有无糖尿病、高血压及重要脏器疾病,有无出血倾向,能否耐受较长时间的膀胱截石位,能否耐受检查术造成的不适,宫颈松弛程度,有无发生并发症的高危因素等,决定是否采取麻醉及麻醉方式,选择适合的手术器械及是否预防性应用抗生素。

(3)查体:常规测量体温、血压、脉搏,妇科检查有无生殖道急性炎症。

(4)化验检查:血、尿常规,凝血功能,肝、肾功能,乙肝表面抗原,HIV等多项指标检查,阴道分泌物检查。

(5)充分沟通:向患者讲解宫腔镜检查的必要性及操作过程,以取得患者的理解及配合。签署检查术协议书。

(6)检查时间选择:除特殊情况外,一般以月经干净5 d内为宜。此时子宫内膜薄,黏液少,不易出血,观察效果满意。对于不规则流血患者可在血止后任何时间进行检查。在子宫出血时如有必要检查,可酌情给予抗生素后进行。

二、适应证与禁忌证

(一)适应证

对任何疑有宫腔内病变或要对宫腔内病变做出诊断及治疗的患者,均为宫腔镜检查的适应证。

(1)异常子宫出血(abnormal uterine bleeding,AUB)是宫腔镜检查的主要适应证,包括生育期、围绝经期及绝经后的异常子宫出血。对于怀疑子宫内膜癌的患者,因宫腔镜检查可能造成癌细胞向腹腔内扩散,实施检查时膨宫压力不宜过高。

(2)怀疑宫腔内占位性病变,如息肉、肌瘤等。

(3)怀疑子宫畸形,如单角子宫、子宫中隔等。

(4)宫腔粘连的诊断及分型。

(5)检查不孕症的宫内因素。

(6)检查习惯性流产及妊娠失败的子宫颈管及子宫内原因。

(7)宫内异物。

(8)诊断及纠正节育器位置异常,节育器嵌顿、断裂等。

(9)检查与妊娠有关的疾病,如多次清宫后仍考虑不全流产者、胎盘或胎骨残留、葡萄胎、绒癌等。

(10)检查幼女阴道异物及恶性肿瘤。

(11)判定子宫颈癌的范围及放疗的效果。

(12)宫腔镜手术后的疗效观察。

(13)经宫腔镜放置输卵管镜检查输卵管异常。

(14)评估药物对子宫内膜的影响。

(二)禁忌证

(1)体温达到或超过 37.5 ℃时,应暂缓手术。

(2)严重心、肺、肝、肾疾病,难以耐受宫腔镜检查者。

(3)血液系统疾病无后续治疗措施。

(4)急性、亚急性生殖道炎症。

(5)近期子宫穿孔史。

(6)子宫大量出血。

(7)宫颈过硬,难以扩张,宫腔过度狭小难以膨宫影响观察。

(8)浸润性宫颈癌。

(9)早孕欲继续妊娠者。

三、宫腔镜检查操作

(一)麻醉及镇痛

麻醉及镇痛对于保障手术安全至关重要,可减少迷走神经功能亢进的发生,避免心脑综合征等并发症的发生。

常用的镇痛、麻醉方法如下。

1.吲哚美辛栓

检查前 20 min 将吲哚美辛栓 50～100 mg 塞入肛门深处。

2.扶他林

检查前 30 min 口服扶他林 25～50 mg。

3.宫颈管黏膜表面麻醉

用长棉签浸 2％利多卡因插入宫颈管内,上达内口水平,保留 1 min。

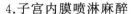
4.子宫内膜喷淋麻醉

将利多卡因凝胶经宫颈管喷注于子宫内膜表面,5 min后检查。

5.宫颈旁神经阻滞麻醉

于两侧宫颈旁各注入1%普鲁卡因5~10 mL或0.5%利多卡因5~10 mL。

6.静脉麻醉

静脉注入异丙酚等药物。

(二)检查方法

(1)体位:截石位;双合诊或B超检查确定子宫位置、大小。

(2)常规消毒外阴、阴道,铺无菌巾,外阴部覆盖带袋的粘贴手术巾;暴露宫颈,宫颈管内置入无痛碘长棉签消毒。

(3)接通宫腔镜:确认宫腔镜检查设备连接正确,置镜前必须排空注水管及鞘套、光学视管间的空气;膨宫压力设定为9.3~13.3 kPa(70~100 mmHg),液体流速为200~300 mL/min。

(4)宫颈局部麻醉:将宫颈扩张至大于检查镜镜鞘直径0.5~1.0 mm为宜。

(5)检查顺序:①镜体自宫颈沿宫颈管、宫腔自然腔道方向缓慢、轻柔推入,避免推起子宫内膜或形成假道,观察宫颈管。②镜体缓慢进入宫腔,观察整个宫腔形态。边观察边转动镜轴柄,顺序观察宫腔前壁、左侧宫壁、后壁、右侧宫壁。观察内膜有无发育异常、宫内占位、宫腔粘连等异常情况。③镜体到达宫底,转动镜轴柄将检查镜分别对向宫腔两侧,观察双侧宫角及输卵管子宫开口。对于有生育要求的患者,可调节膨宫压力,观察输卵管开口蠕动情况。④检查完毕,在退出镜体时再次观察宫颈管。

(6)对无性生活女性进行宫腔镜检查,可不放置阴道窥器及宫颈钳,保留处女膜的完整性,满足患者需要。

(三)宫腔镜检查中的常见问题及处理

1.宫腔镜进入困难

宫颈狭窄、宫颈管粘连及子宫曲度过大均可导致宫腔镜进入困难。如宫颈管粘连、子宫曲度过大,可使用探针探寻宫腔方向;如宫颈狭窄,可使用Hegar扩张器扩张宫颈。必要时可使用麻醉。

2.宫腔内有血凝块或出血

可加大膨宫压力及液体流速将血块及血液冲出。

3.膨宫不良导致视野不清

多因宫颈过松,膨宫液外漏造成。可调整宫颈钳,钳闭宫颈外口,加大膨宫压力及液体流速。

四、宫腔镜检查的并发症及预防

(一)损伤

1.原因

在扩宫及插入宫腔镜时,由于子宫曲度过大、动作粗暴可能发生宫颈撕裂、子宫穿孔。子宫穿孔的发生率约为0.1%,镜体进入宫颈内口,发生子宫穿孔的机会明显减少。因膨宫压力过高导致已闭塞的输卵管破裂,极为罕见。

2.预防措施

(1)警惕发生子宫穿孔、宫颈裂伤的高危因素,如哺乳期、绝经后妇女及子宫曲度过大、疑有恶性肿瘤的患者。高危患者可于检查前放置宫颈扩张棒,或阴道放置米索前列醇 200 μg,促使宫颈软化,防止损伤。

(2)注意膨宫压力设置,一般为 13.3 kPa(100 mmHg)以下。

(3)B超监护引导下置镜可减少因置镜方向错误导致的损伤。

(4)如有出血增多或患者有剧烈腹痛时,应用 B超全面扫查盆腔,注意子宫周围有无游离液体,结合镜下图像,判断有无子宫穿孔及假道形成。

(二)心脑综合征

扩张宫颈及膨胀宫腔可导致迷走神经张力增加,表现出与人工流产时相同的心脑综合征,临床出现眩晕、胸闷、流汗、恶心、呕吐、脉搏、心率减慢等症状,一般给予阿托品 0.5～1.0 mg 肌内注射或静脉推注后症状均可缓解。术前对患者的心理护理、术中轻柔操作、避免过度牵拉宫颈及快速膨宫可减少心脑综合征的发生。

(三)气体栓塞

膨宫时注水管内空气未排净,可能引起空气栓塞,表现为胸闷、气急、呛咳等,应立即停止操作,对症处理。

(四)出血

一般宫腔镜检查后均可有少量出血,多在术后 1 周内干净。出血较多可对症处理。

(五)感染

若严格按照正规程序操作,感染发生率很低。据报道发生率约为 0.2%。偶发病例均有慢性盆腔炎史。因此,术前应详细询问病史、盆腔检查,必要时术中及术后酌情给予抗生素。

（李　晔）

第四节　腹腔镜检查

妇科腹腔镜是融现代妇科手术和内镜诊治技术为一体的微创妇科诊治技术,也是当今妇科医师必备的一种手术技巧。腹腔镜手术是在密闭的盆、腹腔内进行检查或治疗的内镜手术。将接有冷光源照明的腹腔镜经腹壁进入腹腔,连接摄像系统,将盆腔、腹腔内脏器官显示于监视屏幕上。手术医师通过监视屏检查、诊断疾病称为诊断性腹腔镜;在腹腔外操纵进入盆、腹腔的手术器械,在屏幕直视下对疾病进行手术治疗称为手术性腹腔镜。

一、适应证

(一)诊断性腹腔镜

(1)怀疑盆腔子宫内膜异位症,腹腔镜检查是最佳的方法。

(2)盆腔粘连伴有腹痛症状。

(3)治疗无效及不明原因急、慢性腹痛和盆腔痛。

(4)不孕、不育。可明确或排除盆腔疾病及了解输卵管外观、判断输卵管通畅程度。

(5)绝经后或青春期前持续存在的<5 cm 的盆腔肿块。

(6)进行辅助生育技术治疗前了解输卵管阻塞与否。

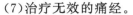

(7)治疗无效的痛经。

(二)手术性腹腔镜

FIGO(国际妇产科联盟)提出应有60％以上的妇科手术在内镜下完成。以下疾病是目前国内可用腹腔镜手术治疗的适应证。

(1)输卵管妊娠:可进行输卵管切除术或行切开输卵管去除胚胎及妊娠囊,局部注射药物治疗的手术。

(2)输卵管系膜囊肿切除手术。

(3)输卵管因素的不孕症(输卵管粘连、积水等):行输卵管粘连分离和整形、输卵管造口手术。

(4)卵巢良性肿瘤:可行卵巢肿瘤剥除术、患侧卵巢或附件切除术。

(5)多囊卵巢综合征:有生育要求患者由于排卵障碍,在药物治疗无效或在氯米芬治疗出现药物抵抗时行卵巢打孔治疗以替代卵巢楔形切除。

(6)子宫肌瘤:行子宫肌瘤切除术、子宫切除术及腹腔镜辅助的阴式子宫切除手术。也可行肌瘤消融术、子宫动脉阻断等手术。

(7)盆腔子宫内膜异位症:进行盆腔腹膜病灶电凝或切除,剥除卵巢子宫内膜异位囊肿,分离粘连、深部浸润型子宫内膜异位症病灶切除手术等。

(8)输卵管卵巢囊肿或盆腔脓肿:可在腹腔镜下行输卵管卵巢囊肿或盆腔脓肿切开引流、开窗或切除术,以增加抗生素疗效,缩短应用抗生素的时间及减少盆腔粘连。

(9)早期子宫内膜癌和早期宫颈癌:可在腹腔镜下行筋膜外全子宫切除或广泛子宫全切术、保留子宫的宫颈根治手术及腹主动脉旁、盆腔淋巴结切除手术。

(10)生殖道畸形:明确诊断后行有功能内膜的残角子宫切除、人工阴道成形等手术治疗。

(11)优生优育:节育环外游取出、子宫穿孔创面修补、绝育术、绝育术后输卵管复通治疗——输卵管端端吻合手术。

(12)盆底功能障碍与妇科泌尿手术:子宫骶韧带折叠术、子宫骶骨固定术、阴道骶骨固定术、骶棘韧带固定术、阴道旁侧修补术、耻骨后膀胱尿道悬吊术或Burch手术。

(13)剖宫产憩室修补手术。

二、禁忌证

(1)严重心血管疾病及呼吸系统疾病不能耐受麻醉者。

(2)Ⅱ度以上的心脏左束支传导阻滞。

(3)凝血系统功能障碍。

(4)膈疝。

三、术前准备

(一)详细采集病史
准确掌握诊断性或手术性腹腔镜指征。

(二)术前检查
行全身体格检查、盆腔检查。辅助检查包括阴道分泌物检查、宫颈刮片细胞学检查,术前一周内心电图及胸部X线检查除外心血管疾病,术前3个月内肝、肾功能检查示正常,常规进行血生化检查及乙肝病毒抗原、抗体检测。卵巢肿瘤患者常规进行 CA125、CA199、CA153、CEA、AFP、HCG 等肿瘤标志物测定。

（三）肠道、泌尿道、阴道准备

诊断性手术或无明显盆腔粘连的治疗性腹腔镜术前一天肥皂水灌肠或口服 20% 甘露醇 250 mL 及 2 000 mL 生理盐水或聚乙二醇电解质散溶液清洁肠道。疑有盆腔粘连的治疗性腹腔镜手术前 3 d 行肠道准备：无渣、半流质饮食 2 d，手术前一天双份流质或禁食并根据情况补液 2 000～3 000 mL，清洁灌肠；手术当日禁食。术前留置导尿管。拟行阴道操作者，术前行阴道冲洗。

（四）腹部皮肤准备

注意脐孔的清洁。

（五）体位、麻醉

在手术时取头低臀高（脚高）并倾斜 15°～25°，使肠管滑向上腹部，暴露盆腔手术野。诊断性腹腔镜可在硬膜外麻醉＋静脉辅助用药或全身麻醉下进行。手术性腹腔镜应选择全身麻醉为宜。

四、操作步骤

（一）腹腔镜检查

1.人工气腹

距脐孔旁 2 cm 处用布巾钳向上提起腹壁，可直接纵向切开脐孔中央皮肤放置腹腔套管，也可用气腹针于脐孔正中处与腹部皮肤呈 90° 穿刺进入腹腔；连接自动 CO_2 气腹机，以 CO_2 充气流量 1～2 L/min 的速度充入 CO_2，腹腔压力达 1.9～2.0 kPa（14～15 mmHg），机器自动停止充气，拔去气腹针。

2.放置腹腔套管

根据套管针外鞘直径，切开脐孔正中皮肤 10～12 mm，布巾钳提起腹壁，与腹部皮肤呈 90° 用套管针从切开处穿刺进入腹腔，去除套管针芯，将腹腔镜自套管鞘进入腹腔，确认腹腔镜已经进入腹腔后连接好 CO_2 气腹机，并开始充气，打开冷光源，即可见盆腔内器官。

3.置举宫器

有性生活者常规消毒外阴、阴道后，放置举宫器。

4.盆腔探查

认识正常盆腔内各器官是辨别盆腔内器官疾病和进行腹腔镜手术的基础。取头低臀高（脚高）并倾斜 15°～25°，使肠管滑向上腹部，暴露盆腔手术野，按顺序常规检查盆腔内各器官。探查后根据盆腔内各器官疾病进行输卵管通液、卵巢活检等进一步检查。

（二）腹腔镜手术

人工气腹及进入腹腔方法同诊断性腹腔镜操作。进行腹腔镜下治疗性手术需要在腹壁不同部位穿刺形成 2～3 个放置手术器械的操作孔，其步骤如下。

1.操作孔穿刺

常规妇科腹腔镜手术需要进行第二、第三穿刺，一般选择在脐孔中央做 10 mm 纵形切口置入腹腔镜，在左右下腹部相当于麦氏切口位置的上下。根据手术需要还可以在耻骨联合上正中 2～4 cm 部位进行第四穿刺。将腹腔镜直视下对准穿刺部位，通过透光，避开腹壁血管，特别是

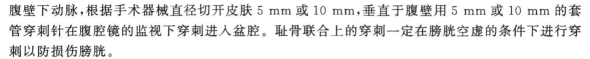

腹壁下动脉,根据手术器械直径切开皮肤 5 mm 或 10 mm,垂直于腹壁用 5 mm 或 10 mm 的套管穿刺针在腹腔镜的监视下穿刺进入盆腔。耻骨联合上的穿刺一定在膀胱空虚的条件下进行穿刺以防损伤膀胱。

2.手术操作基础

必须具备以下操作技术方可进行腹腔镜手术治疗:①用腹腔镜跟踪、暴露手术野;②熟悉腹腔镜下组织解剖结构;③组织分离;④注水分离;⑤组织切开;⑥止血;⑦套圈结扎;⑧腔内打结、腔外打结;⑨缝合;⑩掌握各种电能源手术器械及其他能源使用技术,如激光、超声刀、血管闭合系统等。

3.手术操作原则

按经腹手术的操作步骤进行腹腔镜下手术。

4.手术结束

用生理盐水冲洗盆腔,检查无出血,无内脏损伤,停止充入 CO_2 气体,并放尽腹腔内 CO_2 气体,取出腹腔镜及各穿刺点的套管鞘,10 mm 以上的穿刺切口需要缝合。

五、术后处理

(一)穿刺口

用无菌创可贴覆盖。

(二)导尿管

手术当日需要留置导尿管,根据手术方式决定术后留置导尿管时间。

(三)饮食

术后数小时后恢复正常饮食。

(四)抗生素

根据手术类型决定应用抗生素,预防感染。盆腔炎性疾病及盆腔脓肿引流者可适当延长抗生素使用时间。

六、并发症及其防治

(一)大血管损伤

妇科腹腔镜手术穿刺部位临近腹膜后腹主动脉、下腔静脉和髂血管,损伤这些大血管,可能危及患者生命,应该严格避免此类并发症发生。一旦发生,应立即开腹止血,修补血管。

(二)腹壁血管损伤

腹壁下动脉损伤是较严重的并发症。第二或第三穿刺应在腹腔镜直视下避开腹壁血管进行。对腹壁血管损伤应及时发现,并在腹腔镜监视下电凝或进行缝合止血。

(三)术中出血

出血是手术性腹腔镜手术中最常见的并发症,特别是进行腹腔镜全子宫切除时容易发生。手术者应熟悉盆腹腔解剖,熟练掌握手术操作技术、应用各种腹腔镜手术能源。

(四)脏器损伤

脏器损伤主要是指与内生殖器官邻近的脏器损伤,如膀胱、输尿管及直肠损伤,多在手术操作不熟练或由于组织粘连导致解剖结构异常时容易发生。未能在手术中发现的肠道损伤,特别是脏器电损伤将导致术后数天发生肠瘘、腹膜炎,严重者可导致全身感染、中毒性休克。患者预后差。

(五)与 CO_2 气腹相关的并发症

皮下气肿、术后上腹部不适及肩痛是常见的与腹腔 CO_2 气腹有关的并发症。上腹部不适及右肩疼痛,是由于 CO_2 气腹对膈肌刺激所致,术后数天内症状减轻或消失。如术中发现胸壁上部及颈部皮下气肿,应该及时检查各穿刺孔是否存在腹腔气腹皮下泄漏,并及时降低气腹压力,以防 CO_2 气体蓄积体内。

(六)其他术后并发症

穿刺口不愈合、穿刺口痛、术后尿潴留可发生于术后,但较少出现。

(韩玉花)

第四章

女性生殖器发育异常

第一节　外生殖器发育异常

女性外生殖器发育异常中较常见的有处女膜闭锁和外生殖器男性化。

一、处女膜闭锁

处女膜闭锁又称无孔处女膜,是发育过程中、阴道末端的泌尿生殖窦组织未腔化所致。由于无孔处女膜使阴道和外界隔绝,故阴道分泌物或月经初潮的经血排出受阻,积聚在阴道内。有时经血可经输卵管倒流至腹腔。若不及时切开,反复多次的月经来潮使积血增多,发展为子宫腔积血,输卵管可因积血粘连而伞端闭锁。

(一)临床表现

绝大多数患者至青春期发生周期性下腹坠痛,呈进行性加剧。严重者可引起肛门或阴道部胀痛和尿频等症状。检查可见处女膜膨出,表面呈蓝紫色;肛诊可扪及阴道膨隆,凸向直肠;并可扪及盆腔肿块,用手指按压肿块可见处女膜向外膨隆更明显。偶有幼女因大量黏液潴留在阴道内,导致处女膜向外凸出而确诊。盆腔 B 超检查可见子宫和阴道内有积液。

(二)治疗

先用粗针穿刺处女膜膨隆部,抽出积血可以送检进行细菌培养及抗生素敏感试验,而后再X 形切开,排出积血,常规检查宫颈是否正常,切除多余的处女膜瓣,修剪处女膜,再用可吸收缝线缝合切口边缘,使开口成圆形,必要时术后给予抗感染药物。

二、外生殖器男性化

外生殖器男性化系外生殖器分化发育过程中受到大量雄激素影响所致。常见于真两性畸形、先天性肾上腺皮质增生或母体在妊娠早期接受具有雄激素作用的药物治疗。

(1)真两性畸形:染色体核型多为 46,XX;46,XX/46,XY 嵌合体;46XY 少见。患者体内同时存在睾丸和卵巢两种性腺组织,较多见的是性腺内含有卵巢与睾丸组织,又称卵睾;也可能是一侧为卵巢,另一侧为睾丸。真两性畸形患者外生殖器的形态很不一致,多数为阴蒂肥大或阴茎偏小。

（2）先天性肾上腺皮质增生：为常染色体隐性遗传性疾病。系胎儿肾上腺皮质合成皮质酮或皮质醇的酶（如 21-羟化酶、11β-羟化酶和 3β-羟类固醇脱氢酶）缺乏，不能将 17α-羟孕酮羟化为皮质醇或不能将孕酮转化为皮质酮，因此，其前质积聚，并向雄激素转化，产生大量雄激素。

（3）副中肾管无效抑制引起的异常：表现为外生殖器模糊，如雄激素不敏感综合征（即睾丸女性化综合征），患者虽然存在男性性腺，但因其雄激素敏感细胞质受体蛋白基因缺失，雄激素未能发挥正常的功能，副中肾管抑制因子水平低下，生殖器向副中肾管方向分化，形成女性外阴及部分阴道，使基因型为男性的患者出现女性表型。

（4）外在因素：影响生殖器官的药物主要为激素类药物。妊娠早期服用雄激素类药物，可发生女性胎儿阴道下段发育不全，阴蒂肥大及阴唇融合等发育异常；妊娠晚期服用雄激素可致阴蒂肥大。

（一）临床表现

阴蒂肥大，有时显著增大似男性阴茎。严重者伴有阴唇融合，两侧大阴唇肥厚有皱，并有不同程度的融合，类似阴囊。

（二）诊断

1.病史和体征

询问患者母亲在妊娠早期是否曾接受具有雄激素作用的药物治疗，家族中有无类似畸形患者。检查时应了解阴蒂大小，尿道口与阴道口的位置，有无阴道和子宫。同时检查腹股沟与大阴唇，了解有无异位睾丸。

2.实验室检查

疑真两性畸形或先天性肾上腺皮质增生时，应检查染色体核型。前者染色体核型多样；后者则为 46,XX。应行血内分泌测定，血睾酮呈高值；有条件者可查血清 17α-羟孕酮值，数值呈增高表现。

3.影像学检查

超声检查了解盆腔内性腺情况，必要时可磁共振显像帮助诊断。

4.性腺活检

可通过腹腔镜检查进行性腺活检，确诊是否为真两性畸形。

（三）治疗

应尊重患者的性别取向决定手术方式。多数取向女性，可行肥大阴蒂部分切除，使保留的阴蒂接近正常女性阴蒂大小，同时手术矫正外阴部其他畸形。

1.真两性畸形

腹腔内或腹股沟处的睾丸易发生恶变，应将腹腔内或腹股沟处的睾丸或卵睾切除，保留与外生殖器相适应的性腺，并按照患者意愿、患者疾病特点及家人愿望等因素确定性别取向。

2.先天性肾上腺皮质增生

先给予肾上腺皮质激素治疗，减少血清睾酮含量至接近正常水平，再做阴蒂部分切除整形术和其他畸形的相应矫正手术。

（程　慧）

第二节　阴道发育异常

　　阴道由副中肾管(又称米勒管)和泌尿生殖窦发育而来。在胚胎第 6 周,在中肾管(又称午非管)外侧,体腔上皮向外壁中胚叶凹陷成沟,形成副中肾管。双侧副中肾管融合形成子宫和部分阴道。胚胎 6~7 周,原始泄殖腔被尿直肠隔分隔为泌尿生殖窦。在胚胎第 9 周,双侧副中肾管下段融合,其间的纵向间隔消失,形成子宫阴道管。泌尿生殖窦上端细胞增生,形成实质性的窦阴道球,并进一步增殖向成阴道板。自胚胎 11 周起,阴道板开始腔化,形成阴道。目前大多数研究认为,阴道是副中肾管在雌激素的影响下发育而成的,从胚胎第 5 周体腔上皮卷折到胚胎第 8 周与泌尿生殖窦融合,其间任何时间副中肾管发育停止,泌尿生殖窦发育成阴道的过程都会停止。因此副中肾管的形成和融合过程异常以及其他致畸因素均可引起阴道的发育异常。

　　阴道发育异常可分为 3 类:先天性无阴道、副中肾管尾端融合异常和阴道腔化障碍。临床上可见以下几种异常。

一、先天性无阴道

　　先天性无阴道系双侧副中肾管发育不全或双侧副中肾管尾端发育不良所致。目前所知,先天性无阴道既非单基因异常的结果,也非致癌物质所致,发生率为 1/5 000~1/4 000。先天性无阴道几乎均合并无子宫或仅有始基子宫,卵巢功能多为正常。

(一)临床表现

　　原发性闭经及性生活困难。极少数具有内膜组织的始基子宫患者因经血无正常流出通道,可表现为周期性腹痛。检查可见患者体格、第二性征以及外阴发育正常,但无阴道口,或仅在前庭后部见一浅凹。偶见短浅阴道盲端。常伴子宫发育不良(无子宫或始基子宫)。45%~50%的患者伴有泌尿道异常,10%伴有脊椎异常。此病须与处女膜闭锁和雄激素不敏感综合征相鉴别。肛诊时,处女膜闭锁可扪及阴道内肿块,向直肠膨隆,子宫正常或增大,B 超检查有助于鉴别诊断。雄激素不敏感综合征为 X 连锁隐性遗传病,染色体核型为 46,XY;血清睾酮为男性水平。而先天性无阴道为 46,XX;血清睾酮为女性水平。

(二)治疗

1.模具顶压法

　　用木质或塑料阴道模具压迫阴道凹陷,使其扩张并延伸到接近正常阴道的长度。适用于无子宫且阴道凹陷组织松弛者。

2.阴道成形术

　　方法多种,各有利弊。常见术式有羊膜阴道成形术、盆腔腹膜阴道成形术、乙状结肠代阴道术、皮瓣阴道成形术和外阴阴道成形术等多种方法。若有正常子宫,应设法使阴道与宫颈连通。

二、阴道闭锁

(一)定义

　　阴道闭锁为泌尿生殖窦未参与形成阴道下段所致。根据闭锁的解剖学特点将其分为两种类型。Ⅰ型阴道闭锁：闭锁位于阴道下段，长度为2～3 cm，其上多为正常阴道，子宫体及宫颈均正常；Ⅱ型阴道闭锁：即阴道完全闭锁，多合并有子宫颈发育不良，子宫体正常或畸形，内膜可有正常分泌功能。

（二）临床表现

症状与处女膜闭锁相似，绝大多数表现为青春期后出现逐渐加剧的周期性下腹痛，但无月经来潮。严重者伴有便秘、肛门坠胀、尿频或尿潴留等症状。检查时无阴道开口，但闭锁处黏膜表面色泽正常，亦不向外膨隆，肛查可扪及向直肠凸出的阴道积血包块，其位置较处女膜闭锁高。

（三）治疗

治疗应尽早手术。

1.Ⅰ型阴道闭锁

术时应先用粗针穿刺阴道黏膜，抽到积血并以此为指示点，切开闭锁段阴道，排出积血，常规检查宫颈是否正常，切除多余闭锁的纤维结缔组织，充分扩张闭锁段阴道，利用已游离的阴道黏膜覆盖创面。术后放置模型，定期扩张阴道以防粘连、瘢痕挛缩。

2.Ⅱ型阴道闭锁

可先行腹腔镜探查术，了解子宫发育情况、盆腔内有无子宫内膜异位及粘连。对子宫畸形、子宫发育不良或继发重度子宫内膜异位症者，可切除子宫。如保留子宫则需行阴道成形术、宫颈再造术及阴道子宫接通术，且手术效果欠佳。

三、阴道纵隔

（一）定义

阴道纵隔为双侧副中肾管会合后，其尾端纵隔未消失或部分消失所致。纵隔多位于正中，也可偏于一侧或同时伴有一侧的阴道下段闭锁。可分为完全纵隔与不完全纵隔两种。完全纵隔也称双阴道，常合并双宫颈、双子宫。

（二）临床表现

（1）阴道完全纵隔者无症状，不影响性生活，也可经阴道分娩。不完全纵隔者可有性交困难或不适，或分娩时胎先露下降受阻，导致产程进展缓慢。

（2）妇科检查即可确诊：阴道检查可见阴道被一纵向黏膜壁分为两条纵行通道，黏膜壁上端近宫颈，完全纵隔下端达阴道口，不完全纵隔未达阴道口。

（三）治疗

如无症状、不影响性生活和分娩者，可不予治疗，否则应行纵隔切除术，缝合创面，以防粘连。如分娩时发现且阻碍先露下降时，可将纵隔中央切断，胎儿娩出后再将多余的黏膜瓣切除，缝合黏膜边缘。

四、阴道斜隔

（一）定义

阴道斜隔或阴道斜隔综合征：阴道纵隔末端偏离中线向一侧倾斜与阴道壁融合，形成双阴道，一侧与外界相通，另一侧为阴道盲端或有孔，常合并双子宫、双宫颈，伴有同侧泌尿系统发育异常。

病因尚不明确。可能是副中肾管向下延伸未到泌尿生殖窦形成一盲端所致。

（二）病理分型

1.Ⅰ型为无孔斜隔

隔后的子宫与外界及另侧子宫完全隔离,宫腔积血聚积在隔后腔。

2.Ⅱ型为有孔斜隔

隔上有一数毫米的小孔,隔后子宫与另侧子宫隔绝,经血通过小孔滴出,引流不畅。

3.Ⅲ型为无孔斜隔合并宫颈瘘管

在两侧宫颈间或隔后腔与对侧宫颈之间有小瘘管,有隔一侧子宫经血可通过另一侧宫颈排出,引流亦不通畅。

（三）临床表现

发病年龄较轻,月经周期正常,三型均有痛经。

1.Ⅰ型

痛经较重,平时一侧下腹痛。阴道内可触及侧方包块,张力大;宫腔积血时可触及增大子宫;如经血逆流,附件区可触及包块。

2.Ⅱ型及Ⅲ型

经期延长,月经间期阴道少量褐色分泌物或陈旧血淋漓不净,脓性分泌物有臭味。检查阴道侧壁或侧穹隆可触及囊性肿物,张力较小,压迫时有陈旧血流出。

（四）诊断

月经周期正常,有痛经及一侧下腹痛;经期延长,经间期淋漓出血,分泌物增多有异味。妇科检查一侧穹隆或阴道壁有囊肿,增大子宫及附件肿物。局部消毒后在囊肿下部穿刺,抽出陈旧血,即可诊断。B超检查可见一侧宫腔积血,阴道旁囊肿,同侧肾阙如。子宫碘油造影检查可显示Ⅲ型者宫颈间的瘘管。有孔斜隔注入碘油,可了解隔后腔情况。必要时应做泌尿系统造影检查。

（五）治疗

斜隔切开引流,由囊壁小孔或穿刺定位,上下剪开斜隔,暴露宫颈。沿斜隔附着处,做菱形切除,边缘电凝止血或油纱卷压迫 24～48 h,一般不放置阴道模型。

五、阴道横隔

（一）定义

两侧副中肾管会合后与泌尿生殖窦相接处未贯通,或阴道板腔道化时在不同部位未完全腔化贯通致阴道横隔形成。横隔可位于阴道的任何水平,以中上段交界处为多见。隔上有小孔称不全性横隔,无孔称完全性横隔。

（二）临床表现

1.不全性横隔

临床症状因横隔位置高低、孔径大小而有不同表现。如孔大、位置高,经血通畅、不影响性生活者,可无不适症状。个别在分娩时影响胎先露下降才得以发现。如横隔上孔小,则经血不畅、淋漓不净,易感染,有异味白带。检查见阴道短,横隔上有孔,看不到宫颈。

2.完全性横隔

原发性闭经伴周期性腹痛,症状同Ⅰ型阴道闭锁。肛查:阴道上方囊性包块,子宫可增大。

（三）诊断

根据症状及妇科检查不难诊断。当横隔位于阴道顶端，接近宫颈时，应了解有无宫颈先天性闭锁。B超或磁共振有助于诊断。

（四）治疗

因横隔可影响分娩，完全性横隔可阻碍经血排出，故发现横隔应及时切开，环形切除多余部分，间断缝合创面切缘。术后需放置模型，以防粘连。如分娩时发现横隔，横隔薄者可切开横隔，经阴道分娩。如横隔较厚，应行剖宫产术，并将横隔上的小孔扩大，以利恶露排出。

（程　慧）

第三节　宫颈及子宫发育异常

宫颈形成约在胚胎14周左右，由于副中肾管尾端发育不全或发育停滞所致宫颈发育异常，主要包括宫颈阙如、宫颈闭锁、先天性宫颈管狭窄、宫颈角度异常、先天性宫颈延长症伴宫颈管狭窄、双宫颈等宫颈发育异常。

一、先天性宫颈闭锁

临床上罕见。若患者子宫内膜有功能时，青春期后可因宫腔积血而出现周期性腹痛，经血还可经输卵管逆流入腹腔，引起盆腔子宫内膜异位症。治疗可手术穿通宫颈，建立人造子宫阴道通道或行子宫切除术。

二、子宫发育异常

子宫发育异常是女性生殖器官发育异常中最常见的一种，是因副中肾管在胚胎时期发育、融合、吸收的某一过程停滞所致。

（一）子宫未发育或发育不良

1.先天性无子宫

因双侧副中肾管形成子宫段未融合，退化所致。常合并无阴道。卵巢发育正常。

2.始基子宫

双侧副中肾管融合后不久即停止发育，子宫极小，仅长1～3 cm。多数无宫腔或为一实体肌性子宫。偶见始基子宫有宫腔和内膜。卵巢发育可正常。

3.幼稚子宫

双侧副中肾管融合后不久即停止发育，子宫极小，卵巢发育正常。

（1）临床表现：先天性无子宫或实体性的始基子宫无症状。常因青春期后无月经就诊，经检查才发现。具有宫腔和内膜的始基子宫、若宫腔闭锁或无阴道者，可因月经血潴留或经血倒流出现周期性腹痛。幼稚子宫月经稀少或初潮延迟，常伴痛经。检查可见子宫体小，宫颈相对较长，宫体与宫颈之比为1:1或2:3。子宫可呈极度前屈或后屈。

（2）治疗：先天性无子宫、实体性始基子宫可不予处理。始基子宫或幼稚子宫有周期性腹痛提示存在宫腔积血者，需手术切除。

（二）单角子宫与残角子宫

1.单角子宫

仅一侧副中肾管正常发育形成单角子宫,同侧卵巢功能正常。另侧副中肾管完全未发育或未形成管道,未发育侧卵巢、输卵管和肾脏亦往往同时阙如。

2.残角子宫

一侧副中肾管发育,另一侧副中肾管中下段发育缺陷,形成残角子宫。有正常输卵管和卵巢,但常伴有同侧泌尿器官发育畸形。约有 65% 单角子宫合并残角子宫。根据残角子宫与单角子宫解剖上的关系,分为 3 种类型:Ⅰ型残角子宫有宫腔,并与单角子宫腔相通;Ⅱ型残角子宫有宫腔,但与单角子宫腔不相通;Ⅲ型为实体残角子宫,仅以纤维带相连单角子宫。

（1）临床表现:单角子宫无症状。残角子宫若内膜有功能,但其宫腔与单角宫腔不相通者,往往因月经血倒流或宫腔积血出现痛经,也可发生子宫内膜异位症。检查可见单角子宫偏小、梭形、偏离中线。伴有残角子宫者可在子宫一侧扪及较子宫小的硬块,易误诊卵巢肿瘤。若残角子宫腔积血时可扪及肿块,有触痛,残角子宫甚至较单角子宫增大。子宫输卵管碘油造影、B 超检查、磁共振显像有助于正确诊断。

（2）治疗:单角子宫不予处理。孕期加强监护,及时发现并发症予以处理。非孕期Ⅱ型残角子宫确诊后应切除。早、中期妊娠诊断明确,及时切除妊娠的残角子宫,避免子宫破裂。晚期妊娠行剖宫产后,需警惕胎盘粘连或胎盘植入,造成产后大出血。切除残角子宫时将同侧输卵管间质部、卵巢固有韧带及圆韧带固定于发育对侧宫角部位。

（三）双子宫

双子宫为两侧副中肾管未融合,各自发育形成两个子宫和两个宫颈。两个宫颈可分开或相连;宫颈之间也可有交通管,也可为一侧子宫颈发育不良、阙如,常有一小通道与对侧阴道相通。双子宫可伴有阴道纵隔或斜隔。

1.临床表现

患者多无自觉症状。伴有阴道纵隔可有性生活不适。伴阴道无孔斜隔时可出现痛经;伴有孔斜隔者于月经来潮后有阴道少量流血,呈陈旧性且淋漓不尽或少量褐色分泌物。检查可扪及子宫呈分叉状。宫腔探查或子宫输卵管碘油造影可见两个宫腔。伴阴道纵隔或斜隔时,检查可见相应的异常。

2.治疗

一般不予处理。当有反复流产,应除外染色体、黄体功能及免疫等因素。伴阴道斜隔应做隔切除术。

（四）双角子宫

双角子宫是双侧中肾管融合不良所致,分两类:①完全双角子宫(从宫颈内口处分开);②不全双角子宫(宫颈内口以上处分开)。

1.临床表现

一般无症状。有时双角子宫月经量较多并伴有程度不等的痛经。检查可扪及宫底部有凹陷。B 超检查、磁共振显像和子宫输卵管碘油造影有助于诊断。

2.治疗

双角子宫一般不予处理。若双角子宫出现反复流产时,应行子宫整形术。

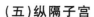

（五）纵隔子宫

纵隔子宫为双侧副中肾管融合后，纵隔吸收受阻所致，分两类：①完全纵隔子宫（纵隔由宫底至宫颈内口之下）；②不全纵隔子宫（纵隔终止于宫颈内口之上）。

1.临床表现

一般无症状。纵隔子宫可致不孕。纵隔子宫流产率为 $26\%\sim94\%$，妊娠结局最差。检查可见完全纵隔者宫颈外口有一隔膜。B超检查、磁共振显像和子宫输卵管碘油造影可以辅助诊断，宫腔镜和腹腔镜联合检查可以明确诊断。

2.治疗

纵隔子宫影响生育时，宫底楔形切除纵隔是传统治疗方法。20 世纪 80 年代后采用在腹腔镜监视下，通过宫腔镜切除纵隔是主要治疗纵隔子宫的手术方法。手术简单、安全、微创，妊娠结局良好。

（六）弓形子宫

弓形子宫为宫底部发育不良，中间凹陷，宫壁略向宫腔突出。

1.临床表现

一般无症状。检查可扪及宫底部有凹陷；凹陷浅者可能为弓形子宫。B超、磁共振显像和子宫输卵管碘油造影有助于诊断。

2.治疗

弓形子宫一般不予处理。若出现反复流产时，应行子宫整形术。

（七）己烯雌酚所致的子宫发育异常

妊娠 2 个月内服用己烯雌酚（DES）可导致副中肾管的发育缺陷，女性胎儿可发生子宫发育不良，如狭小 T 形宫腔、子宫狭窄带、子宫下段增宽以及宫壁不规则。其中，以 T 形宫腔常见（$42\%\sim62\%$）。T 形宫腔也可见于母亲未服用 DES 者，称 DES 样子宫。

1.临床表现

一般无症状，常在子宫输卵管碘油造影检查时发现。由于 DES 可致宫颈功能不全，故早产率增加。妇科检查无异常。诊断依靠子宫输卵管碘油造影。

2.治疗

一般不予处理。宫颈功能不全者可在妊娠 14～16 周行宫颈环扎术。

（陈　乐）

第四节　输卵管发育异常

输卵管发育异常罕见，是副中肾管头端发育受阻，常与子宫发育异常同时存在。几乎均在因其他病因手术时偶然发现。

一、输卵管缺失或痕迹

输卵管痕迹或单侧输卵管缺失为同侧副中肾管未发育所致。常伴有该侧输尿管和肾脏的发育异常。未见单独双侧输卵管缺失，多伴发其他内脏严重畸形，胎儿不能存活。

二、输卵管发育不全

输卵管发育不全是较常见的生殖器官发育异常。输卵管细长弯曲,肌肉不同程度的发育不全,无管腔或部分管腔不通畅造成不孕,有憩室或副口是异位妊娠的原因之一。

三、副输卵管

单侧或双侧输卵管之上附有一稍小、但有伞端的输卵管。有的与输卵管之间有交通,有的不通。

四、单侧或双侧有两条发育正常的输卵管

两条发育正常的输卵管均与宫腔相通。

治疗:若不影响妊娠,无须处理。

（李兴华）

第五节　卵巢发育异常

卵巢发育异常因原始生殖细胞迁移受阻或性腺形成移位异常所致,有以下几种情况。

一、卵巢未发育或发育不良

单侧或双侧卵巢未发育极罕见。单侧或双侧发育不良卵巢外观色白,细长索状,又称条索状卵巢。发育不良卵巢切面仅见纤维组织,无卵泡。临床表现为原发性闭经或初潮延迟、月经稀少和第二性征发育不良。常伴内生殖器或泌尿器官异常。多见于特纳综合征患者。B超检查、腹腔镜检查有助于诊断,必要时行活体组织检查和染色体核型检查。

二、异位卵巢

卵巢形成后仍停留在原生殖嵴部位,未下降至盆腔内。卵巢发育正常者无症状。

三、副卵巢

罕见。一般远离正常卵巢部位,可出现在腹膜后。无症状,多在因其他疾病手术时发现。若条索状卵巢患者染色体核型为 XY,卵巢发生恶变的频率较高,确诊后应予切除。临床特殊情况的思考和建议如下。

(一)副中肾管无效抑制引起的异常

性腺发育异常合并副中肾管无效抑制时,表现为外生殖器模糊,如雄激素不敏感综合征。患者虽然存在男性性腺,但其雄激素敏感细胞质受体蛋白基因缺失,雄激素未能发挥正常的功能,副中肾管抑制因子水平低下,生殖器向副中肾管方向分化,形成女性外阴及部分阴道发育。临床上常表现为雄激素不敏感综合征,该类患者其基因性别是染色体46,XY。患者女性第二性征幼稚型,无月经来潮,阴道发育不全,无子宫或残角子宫,雄激素达男性水平,但无男性外生殖器,性

腺未下降至阴囊,多位于盆腔或腹股沟部位,但是为满足其社会性别的需要,阴道发育不良者,在患者有规律性生活时行阴道重建手术。可考虑行腹膜代阴道、乙状结肠代阴道,阴道模具顶压法等治疗,同时切除性腺,手术后激素替代维持女性第二性征。阴道部分发育者,只需切除性腺即可。

(二)女性生殖道畸形患者发生泌尿系统畸形

由于生殖系统与泌尿系统在原始胚胎的发生发展过程中互为因果、相互影响,因此,生殖系统畸形往往合并泌尿系统畸形,特别是生殖道不对称性畸形如阴道斜隔综合征、残角子宫等,如阴道斜隔伴同侧肾脏阙如或异位单肾畸形,双侧或单侧马蹄肾。目前,对于生殖道畸形合并泌尿系统畸形的诊断,通常是通过患者所表现出来的痛经、月经从未来潮或下腹痛、盆腔包块等妇科症状,然后才进一步检查是否有泌尿系统畸形。这样往往是在女性青春期以后甚至是围绝经期才得以发现,从而延误诊断,诱发妇科多种疾病的发生。同时未能对肾脏发育异常做出诊断,对单侧肾脏的功能保护也存在隐患。因此,如何早期诊断、早期发现,对于生殖系统疾病的预防和泌尿系统功能的保护有非常现实的意义。诊断方法包括常规行盆腔及泌尿系统彩色三维 B 超检查,并行静脉肾盂造影(IVP),必要时行输卵管碘油造影(HSG)。还可以应用腹腔镜、MRI 及 CT 进行诊断。对于生殖道畸形合并泌尿系统畸形的治疗主要是解决患者的生殖器畸形,解除患者症状并进行生殖器整形。

(三)条索状卵巢

临床表现为原发性卵巢功能低下,大多数为原发闭经,少数患者月经初潮后来几次月经即发生闭经。临床治疗目的在于促进身材发育,第二性征及生殖道发育,建立人工周期。

(李兴华)

第五章

女性生殖系统炎症

第一节 非特异性外阴炎

非特异性外阴炎是由物理、化学等非病原体因素所致的外阴皮肤或黏膜炎症。

一、病因

外阴易受经血、阴道分泌物刺激,若患者不注意清洁,或粪瘘患者受到粪便污染刺激、尿瘘患者受到尿液长期浸渍等,均可引起非特异性炎症反应。长期穿紧身化纤内裤或经期长时间使用卫生用品所导致的物理化学刺激,如皮肤黏膜摩擦、局部潮湿、透气性差等,亦可引起非特异性外阴炎。

二、临床表现

外阴皮肤黏膜有瘙痒、疼痛、烧灼感,于活动、性交、排尿及排便时加重。急性炎症期检查见外阴充血、肿胀、糜烂,常有抓痕,严重者形成溃疡或湿疹;慢性炎症时检查可见外阴皮肤增厚、粗糙、皲裂,甚至苔藓样变。

三、治疗

治疗原则为消除病因,保持外阴局部清洁、干燥,对症治疗。

(一)病因治疗

寻找并积极消除病因,改善局部卫生。若发现糖尿病,应及时治疗;若有尿瘘、粪瘘,应及时行修补。

(二)局部治疗

保持外阴局部清洁、干燥,大小便后及时清洁外阴。可用 0.1% 聚维酮碘液或 1:5 000 高锰酸钾液坐浴,每天 2 次,每次 15～30 min。坐浴后涂抗生素软膏或中成药药膏。也可选用中药水煎熏洗外阴部,每天 1～2 次。

(刘凤英)

第二节　前庭大腺炎

前庭大腺炎症由病原体侵入前庭大腺所致,可分为前庭大腺炎、前庭大腺脓肿和前庭大腺囊肿。生育期妇女多见,幼女及绝经后期妇女少见。

一、病原体

该病多为混合性细菌感染,主要病原体为葡萄球菌、大肠埃希菌、链球菌、肠球菌。随着性传播疾病发病率的升高,淋病奈瑟菌及沙眼衣原体也成为常见病原体。

病原体侵犯腺管,初期导致前庭大腺导管炎,腺管开口往往因肿胀或渗出物凝聚而阻塞,分泌物积存不能外流,感染进一步加重则形成前庭大腺脓肿。若脓肿消退后,腺管阻塞,脓液吸收后被黏液分泌物所替代,形成前庭大腺囊肿。前庭大腺囊肿可继发感染,形成脓肿,并反复发作。

二、临床表现

前庭大腺炎起病急,多为一侧。初起时局部产生肿胀、疼痛、灼热感,检查见局部皮肤红肿、压痛明显,患侧前庭大腺开口处有时可见白色小点。若感染进一步加重,脓肿形成并快速增大,直径可达 3.6 cm,患者疼痛剧烈,行走不便,脓肿成熟时局部可触及波动感。少数患者可能出现发热等全身症状,腹股沟淋巴结可呈不同程度增大。当脓肿内压力增大时,表面皮肤黏膜变薄,脓肿可自行破溃。若破孔大,可自行引流,炎症较快消退而痊愈;若破孔小,引流不畅,则炎症持续存在,并反复发作。

前庭大腺囊肿多为单侧,也可为双侧。若囊肿小且无急性感染,患者一般无自觉症状,往往于妇科检查时方被发现;若囊肿大,可感到外阴坠胀或性交不适。检查见患侧阴道前庭窝外侧肿大,在外阴部后下方可触及无痛性囊性肿物,多呈圆形、边界清楚。

三、治疗

(一)药物治疗

急性炎症发作时,需保持局部清洁,可取前庭大腺开口处分泌物做细菌培养,确定病原体。常选择使用喹诺酮或头孢菌素与甲硝唑联合抗感染。也可口服清热、解毒中药,或局部坐浴。

(二)手术治疗

前庭大腺脓肿需尽早切开引流,以缓解疼痛。切口应选择在波动感明显处,尽量靠低位以便引流通畅,原则上在内侧黏膜面切开,并放置引流条,脓液可送细菌培养。无症状的前庭大腺囊肿可随访观察;对囊肿较大或反复发作者可行囊肿造口术。

(刘凤英)

第三节　滴虫阴道炎

滴虫阴道炎是由阴道毛滴虫引起的常见阴道炎症,也是常见的性传播疾病。

一、病原体

阴道毛滴虫生存力较强,适宜在温度为 25 ℃～40 ℃、pH 5.2～6.6 的潮湿环境中生长,在 pH 5.0 以下环境中其生长受到抑制。月经前后阴道 pH 发生变化,月经后接近中性,隐藏在腺体及阴道皱襞中的滴虫得以繁殖,滴虫阴道炎常于月经前后发作。滴虫能消耗或吞噬阴道上皮细胞内的糖原,阻碍乳酸生成,使阴道 pH 升高。滴虫能消耗氧,使阴道成为厌氧环境,易致厌氧菌繁殖,约 60％ 的患者同时合并细菌性阴道病。阴道毛滴虫还能吞噬精子,影响精子在阴道内存活。滴虫不仅寄生于阴道,还常侵入尿道或尿道旁腺,甚至膀胱、肾盂,可以引发多种症状。

二、传播方式

经性交直接传播是其主要传播方式。滴虫可寄生于男性的包皮皱褶、尿道或前列腺中,男性由于感染滴虫后常无症状,易成为感染源。也可经公共浴池、浴盆、浴巾、游泳池、坐式便器、衣物、污染的器械及敷料等间接传播。

三、临床表现

潜伏期为 4～28 d。25％～50％ 的患者感染初期无症状,主要症状是阴道分泌物增多及外阴瘙痒,间或出现灼热、疼痛、性交痛等。分泌物典型特点为稀薄脓性、泡沫状、有异味。分泌物灰黄色、黄白色呈脓性是因其中含有大量白细胞,若合并其他感染则呈黄绿色;呈泡沫状、有异味是滴虫无氧酵解碳水化合物,产生腐臭气体所致。瘙痒部位主要为阴道口及外阴。若合并尿道感染,可有尿频、尿痛的症状,有时可有血尿。检查见阴道黏膜充血,严重者有散在出血点,甚至宫颈有出血斑点,形成"草莓样"宫颈;部分无症状感染者阴道黏膜无异常改变。

四、诊断

根据典型临床表现容易诊断,阴道分泌物中找到滴虫即可确诊。最简便的方法是湿片法,取 0.9％ 氯化钠温溶液 1 滴放于玻片上,在阴道侧壁取典型分泌物混于其中,立即在低倍光镜下寻找滴虫。显微镜下可见到呈波状运动的滴虫及增多的白细胞被推移。此方法的敏感性为60％～70％,阴道分泌物智能化检测系统及分子诊断技术可提高滴虫检出率。取分泌物前 24～48 h 避免性交、阴道灌洗或局部用药。取分泌物时阴道窥器不涂润滑剂,分泌物取出后应及时送检并注意保暖,否则滴虫活动力减弱,造成辨认困难。分泌物革兰染色涂片检查会使滴虫活动减弱造成检出率下降。

本病应与需氧菌性阴道炎(aerobic vaginitis,AV)相鉴别,两者阴道分泌物性状相似,稀薄、泡沫状、有异味。主要通过实验室检查鉴别。滴虫阴道炎湿片检查可见滴虫,而 AV 常见的病原菌为B族溶血性链球菌、葡萄球菌、大肠埃希菌及肠球菌等需氧菌,镜下可见大量中毒白细胞和大量杂菌,乳杆菌减少或消失,阴道分泌物中凝固酶和葡糖醛酸苷酶可呈阳性。

此外,因滴虫阴道炎可合并其他性传播疾病,如 HIV、黏液脓性宫颈炎等,诊断时需特别注意。

五、治疗

滴虫阴道炎患者可同时存在尿道、尿道旁腺、前庭大腺多部位滴虫感染,治愈此病需全身用药,并避免阴道冲洗。主要治疗药物为硝基咪唑类药物。

(一)全身用药

初次治疗可选择甲硝唑 2 g,单次口服;或替硝唑 2 g,单次口服;或甲硝唑 400 mg,每天 2 次,连服 7 d。口服药物的治愈率达 90%～95%。服用甲硝唑者,服药后 12～24 h 内避免哺乳;服用替硝唑者,服药后 3 d 内避免哺乳。

(二)性伴侣的治疗

滴虫阴道炎主要由性行为传播,性伴侣应同时进行治疗,并告知患者及性伴侣治愈前应避免无保护性行为。

(三)随访及治疗失败的处理

由于滴虫阴道炎患者再感染率很高,最初感染 3 个月内需要追踪、复查。若治疗失败,对甲硝唑 2 g 单次口服者,可重复应用甲硝唑 400 mg,每天 2 次,连服 7 d;或替硝唑 2 g,单次口服。对再次治疗后失败者,可给予甲硝唑 2 g,每天 1 次,连服 5 d 或替硝唑 2 g,每天 1 次,连服 5 d。为避免重复感染,对密切接触的用品如内裤、毛巾等建议高温消毒。

(四)妊娠期滴虫阴道炎的治疗

妊娠期滴虫阴道炎可导致胎膜早破、早产以及低出生体重儿等不良妊娠结局。妊娠期治疗的目的主要是减轻患者症状。目前对甲硝唑治疗能否改善滴虫阴道炎的不良妊娠结局尚无定论。治疗方案为甲硝唑 400 mg,每天 2 次,连服 7 d。甲硝唑虽可透过胎盘,但未发现妊娠期应用甲硝唑会增加胎儿畸形或机体细胞突变的风险。但替硝唑在妊娠期应用的安全性尚未确定,应避免应用。

(刘凤英)

第四节　外阴阴道假丝酵母菌病

外阴阴道假丝酵母菌病(vulvovaginal candidiasis,VVC)曾称念珠菌性阴道炎,是由假丝酵母菌引起的常见外阴阴道炎症。国外资料显示,约有 75% 的妇女一生中至少患过 1 次 VVC,45% 的妇女经历过 2 次或 2 次以上的发病。

一、病原体及诱发因素

80%～90% 的病原体为白假丝酵母菌,10%～20% 的病原体为光滑假丝酵母菌、近平滑假丝酵母菌、热带假丝酵母菌等。假丝酵母菌适宜在酸性环境中生长,其阴道 pH 通常小于 4.5。假丝酵母菌对热的抵抗力不强,加热至 60 ℃,1 h 即死亡;但对干燥、日光、紫外线及化学制剂等因素的抵抗力较强。白假丝酵母菌为双相菌,有酵母相和菌丝相。酵母相为孢子,在无症状寄居及传播中起作用;菌丝相为孢子伸长形成假菌丝,具有侵袭组织的能力。10%~20%的非孕妇女及30%的孕妇阴道中可能黏附有假丝酵母菌寄生,但菌量极少,呈酵母相,并不引起炎症反应;在宿主全身及阴道局部细胞免疫能力下降时,假丝酵母菌转化为菌丝相,大量繁殖生长侵袭组织,引起炎症反应。发病的常见诱因有:长期应用广谱抗生素、妊娠、糖尿病、大量应用免疫抑制剂以及接受大量雌激素治疗等,胃肠道假丝酵母菌感染者粪便污染阴道、穿紧身化纤内裤及肥胖使外阴局部温度与湿度增加,也是发病的影响因素。

二、传播途径

传播途径主要为内源性传染,假丝酵母菌作为机会致病菌,除阴道外,也可寄生于人的口腔、肠道,这3个部位的假丝酵母菌可互相传染,也可通过性交直接传染。少部分患者通过接触感染的衣物间接传染。

三、临床表现

主要表现为外阴阴道瘙痒、阴道分泌物增多。外阴阴道瘙痒症状明显,持续时间长,严重者坐立不安,以夜晚更加明显。部分患者有外阴部灼热痛、性交痛以及排尿痛,尿痛是排尿时尿液刺激水肿的外阴所致。阴道分泌物的特征为白色稠厚,呈凝乳状或豆腐渣样。妇科检查可见外阴红斑、水肿,可伴有抓痕,严重者可见皮肤皲裂、表皮脱落。阴道黏膜红肿、小阴唇内侧及阴道黏膜附有白色块状物,擦除后露出红肿黏膜面,急性期还可见到糜烂及浅表溃疡。

外阴阴道假丝酵母菌病可分为单纯性 VVC 和复杂性 VVC,后者占 10%~20%。单纯性 VVC 包括非孕期妇女发生的散发性、白假丝酵母菌所致的轻或中度 VVC;复杂性 VVC 包括非白假丝酵母菌所致的 VVC、重度 VVC、复发性 VVC、妊娠期 VVC 或其他特殊患者如未控制的糖尿病、免疫低下者所患 VVC。

四、诊断

对有阴道炎症症状或体征的妇女,若在阴道分泌物中找到假丝酵母菌的芽生孢子或假菌丝即可确诊。可用湿片法或革兰染色检查分泌物中的芽生孢子和假菌丝。湿片法多采用 10%氢氧化钾溶液,可溶解其他细胞成分,提高假丝酵母菌检出率。对于有症状而多次湿片法检查为阴性或治疗效果不好的难治性 VVC 病例,可采用培养法同时行药敏试验。

VVC 合并细菌性阴道病、滴虫阴道炎是常见的阴道混合性感染的类型,实验室检查可见到两种或以上致病微生物。pH 测定具有鉴别意义,若 VVC 患者阴道分泌物 pH>4.5,需要特别注意存在混合感染的可能性,尤其是合并细菌性阴道病的混合感染。

本病症状及分泌物性状与细胞溶解性阴道病(cytolytic vaginosis,CV)相似,应注意鉴别。CV 主要由乳杆菌过度繁殖,pH 过低,导致阴道鳞状上皮细胞溶解破裂而引起相应临床症状的一种疾病。常见临床表现为外阴瘙痒、阴道烧灼样不适,阴道分泌物性质为黏稠或稀薄的白色干酪样。两者主要通过实验室检查鉴别,VVC 镜下可见到芽生孢子及假菌丝,而 CV 可见大量乳杆菌和上皮溶解后细胞裸核。

五、治疗

消除诱因,根据患者情况选择局部或全身抗真菌药物,以局部用药为主。

（一）消除诱因

及时停用广谱抗生素、雌激素等药物，积极治疗糖尿病。患者应勤换内裤，用过的毛巾等生活用品用开水烫洗。

（二）单纯性 VVC

常采用唑类抗真菌药物。

1.局部用药

可选用下列药物放置于阴道深部：①克霉唑制剂，1 粒（500 mg），单次用药；或每晚 1 粒（150 mg），连用 7 d。②咪康唑制剂，每晚 1 粒（200 mg），连用 7 d；或每晚 1 粒（400 mg），连用 3 d；或 1 粒（1 200 mg），单次用药。③制霉菌素制剂，每晚 1 粒（10 万 U），连用 10～14 d。

2.全身用药

对未婚妇女及不宜采用局部用药者，可选用口服药物。常用药物：氟康唑 150 mg，顿服。

（三）复杂性 VVC

（1）重度 VVC：在单纯性 VVC 治疗的基础上延长多 1 个疗程的治疗时间。若为口服或局部用药一天疗法的方案，则在 72 h 后加用 1 次；若为局部用药 3～7 d 的方案，则延长为 7～14 d。

（2）复发性外阴阴道假丝酵母菌病（recurrent vulvovaginal candidiasis，RVVC）：1 年内有症状并经真菌学证实的 VVC 发作 4 次或以上，称为 RVVC。治疗重点在于积极寻找并去除诱因，预防复发。抗真菌治疗方案分为强化治疗与巩固治疗，根据培养和药物敏感试验选择药物。在强化治疗达到真菌学治愈后，给予巩固治疗半年。强化治疗方案即在单纯性 VVC 治疗的基础上延长多出 1～2 个疗程的治疗时间。巩固治疗目前国内外尚无成熟方案，可口服氟康唑 150 mg，每周 1 次，连续 6 个月；也可根据复发规律，每月给予 1 个疗程局部用药，连续 6 个月。

在治疗前建议作阴道分泌物真菌培养同时行药敏试验。治疗期间定期复查监测疗效，并注意药物不良反应，一旦出现肝功能异常等不良反应，立即停药，待不良反应消失更换其他药物。

（3）妊娠期 VVC：以局部用药为主.以小剂量长疗程为佳，禁用口服唑类抗真菌药物。

（四）注意事项

无需对性伴侣进行常规治疗。有龟头炎症者，需要进行假丝酵母菌检查及治疗，以预防女性重复感染。男性伴侣包皮过长者，需要每天清洗，建议择期手术。症状反复发作者，需考虑阴道混合性感染及非白假丝酵母菌病的可能。

（五）随访

在治疗结束的 7～14 d，建议追踪复查。若症状持续存在或治疗后复发，可做真菌培养同时行药敏试验。对 RVVC 患者在巩固治疗的第 3 个月及 6 个月时，建议进行真菌培养。

（曹迎春）

第五节　细菌性阴道病

细菌性阴道病（bacterial vaginosis，BV）是阴道内正常菌群失调所致的以带有鱼腥臭味的稀薄阴道分泌物增多为主要表现的混合感染。

一、病因

正常阴道菌群以乳杆菌占优势。若产生 H_2O_2 的乳杆菌减少,阴道 pH 升高,阴道微生态失衡,其他微生物大量繁殖,主要有加德纳菌,还有其他厌氧菌,如动弯杆菌、普雷沃菌、紫单胞菌、类杆菌、消化链球菌等,以及人型支原体感染,导致细菌性阴道病。促使阴道菌群发生变化的原因仍不清楚,可能与频繁性交、反复阴道灌洗等因素有关。

二、临床表现

带有鱼腥臭味的稀薄阴道分泌物增多是其临床特点,可伴有轻度外阴瘙痒或烧灼感,性交后症状加重。分泌物呈鱼腥臭味,是厌氧菌产生的胺类物质(尸胺、腐胺、三甲胺)所致。10%～40%的患者无临床症状。检查阴道黏膜无明显充血等炎症表现。分泌物呈灰白色、均匀一致、稀薄状,常黏附于阴道壁,但容易从阴道壁拭去。

三、诊断

主要采用 Amsel 临床诊断标准,下列 4 项中具备 3 项,即可诊断为细菌性阴道病,多数认为线索细胞阳性为必备条件。

(1)线索细胞阳性:取少许阴道分泌物放在玻片上,加 1 滴 0.9% 氯化钠溶液混合,于高倍显微镜下寻找线索细胞。镜下线索细胞数量占鳞状上皮细胞比例大于 20%,可以诊断细菌性阴道病。线索细胞即为表面黏附了大量细小颗粒的阴道脱落鳞状上皮细胞,这些细小颗粒为加德纳菌及其他厌氧菌,使得高倍显微镜下所见的鳞状上皮细胞表面毛糙、模糊、边界不清,边缘呈锯齿状。

(2)匀质、稀薄、灰白色阴道分泌物,常黏附于阴道壁。

(3)阴道分泌物 pH＞4.5。

(4)胺试验阳性:取阴道分泌物少许放在玻片上,加入 10% 氢氧化钾溶液 1～2 滴,产生烂鱼肉样腥臭气味,是因胺遇碱释放氨所致。

四、治疗

治疗选用抗厌氧菌药物,主要有甲硝唑、替硝唑、克林霉素。甲硝唑可抑制厌氧菌生长而不影响乳杆菌生长,是较理想的治疗药物。

(一)全身用药

首选为甲硝唑 400 mg,口服,每天 2 次,共 7 d;其次为替硝唑 2 g,口服,每天 1 次,连服 3 d;或替硝唑 1 g,口服,每天 1 次,连服 5 d;或克林霉素 300 mg,口服,每天 2 次,连服 7 d。不推荐使用甲硝唑 2 g 顿服。

(二)局部用药

甲硝唑制剂 200 mg,每晚 1 次,连用 7 d;或 2% 克林霉素软膏阴道涂抹,每次 5 g,每晚 1 次,连用 7 d。哺乳期以选择局部用药为宜。

(三)注意事项

(1)BV 可能导致子宫内膜炎、盆腔炎性疾病及子宫切除后阴道残端感染,准备进行宫腔手术操作或子宫切除的患者即使无症状也需要接受治疗。

（2）BV 与绒毛膜羊膜炎、胎膜早破、早产、产后子宫内膜炎等不良妊娠结局有关,有症状的妊娠期患者均应接受治疗。

（3）细菌性阴道病复发者可选择与初次治疗不同的抗厌氧菌药物,也可试用阴道乳杆菌制剂恢复及重建阴道的微生态平衡。

（曹迎春）

第六节　萎缩性阴道炎

萎缩性阴道炎为雌激素水平降低、局部抵抗力下降引起的、以需氧菌感染为主的阴道炎症。常见于自然绝经或人工绝经后的妇女,也可见于产后闭经、接受药物假绝经治疗者。

一、病因

绝经后妇女因卵巢功能衰退或缺失,雌激素水平降低,阴道壁萎缩,黏膜变薄,上皮细胞内糖原减少,阴道内 pH 升高（多为 5.0～7.0）,嗜酸的乳杆菌不再为优势菌,局部抵抗力降低,以需氧菌为主的其他致病菌过度繁殖,从而引起炎症。

二、临床表现

主要症状为外阴灼热不适、瘙痒,阴道分泌物稀薄,呈淡黄色;感染严重者阴道分泌物呈脓血性。可伴有性交痛。检查时见阴道皱襞消失、萎缩、菲薄。阴道黏膜充血,有散在小出血点或点状出血斑,有时见浅表溃疡。

三、诊断

根据绝经、卵巢手术史、盆腔放射治疗史及临床表现,排除其他疾病,可以诊断。阴道分泌物镜检见大量白细胞而未见滴虫、假丝酵母菌等致病菌。萎缩性阴道炎患者因受雌激素水平低落的影响,阴道上皮脱落细胞量少且多为基底层细胞。对有血性阴道分泌物者,应与生殖道恶性肿瘤进行鉴别。对出现阴道壁肉芽组织及溃疡情况者,需行局部活组织检查,与阴道癌相鉴别。

四、治疗

治疗原则为补充雌激素,增加阴道抵抗力;使用抗生素抑制细菌生长。

（一）补充雌激素

补充雌激素主要是针对病因的治疗,以增加阴道抵抗力。雌激素制剂可局部给药,也可全身给药。局部涂抹雌三醇软膏,每天 1～2 次,连用 14 d。口服替勃龙 2.5 mg,每天 1 次,也可选用其他雌孕激素制剂连续联合用药。

（二）抑制细菌生长

阴道局部应用抗生素如诺氟沙星制剂 100 mg,放于阴道深部,每天 1 次,7～10 d 为 1 个疗程。对阴道局部干涩明显者,可应用润滑剂。

（曹迎春）

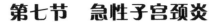

第七节　急性子宫颈炎

急性子宫颈炎指子宫颈发生急性炎症,包括局部充血、水肿,上皮变性、坏死,黏膜、黏膜下组织、腺体周围见大量中性粒细胞浸润,腺腔中可有脓性分泌物。急性子宫颈炎可由多种病原体引起,也可由物理因素、化学因素刺激或机械性子宫颈损伤、子宫颈异物伴发感染所致。

一、病因及病原体

(一)性传播疾病病原体

淋病奈瑟菌及沙眼衣原体,主要见于性传播疾病的高危人群。

(二)内源性病原体

部分子宫颈炎发病与细菌性阴道病病原体、生殖支原体感染有关。但也有部分患者的病原体不清楚。沙眼衣原体及淋病奈瑟菌均感染子宫颈管柱状上皮,沿黏膜面扩散引起浅层感染,病变以子宫颈管明显。除子宫颈管柱状上皮外,淋病奈瑟菌还常侵袭尿道移行上皮、尿道旁腺及前庭大腺。

二、临床表现

大部分患者无症状。有症状者主要表现为阴道分泌物增多,呈黏液脓性,阴道分泌物刺激可引起外阴瘙痒及灼热感。此外,可出现经间期出血、性交后出血等症状。若合并尿路感染,可出现尿急、尿频、尿痛。妇科检查见子宫颈充血、水肿、黏膜外翻,有黏液脓性分泌物附着甚至从子宫颈管流出,子宫颈管黏膜质脆,容易诱发出血。若为淋病奈瑟菌感染,因尿道旁腺、前庭大腺受累,可见尿道口、阴道口黏膜充血、水肿以及多量脓性分泌物。

三、诊断

出现两个特征性体征之一、显微镜检查子宫颈或阴道分泌物白细胞增多,可做出急性子宫颈炎症的初步诊断。子宫颈炎症诊断后,需进一步做沙眼衣原体和淋病奈瑟菌的检测。

(1)两个特征性体征,具备一个或两个同时具备:①于子宫颈管或子宫颈管棉拭子标本上,肉眼见到脓性或黏液脓性分泌物。②用棉拭子擦拭子宫颈管时,容易诱发子宫颈管内出血。

(2)白细胞检测:子宫颈管分泌物或阴道分泌物中白细胞增多,后者需排除引起白细胞增多的阴道炎症。①子宫颈管脓性分泌物涂片作革兰染色,中性粒细胞>30个/高倍视野。②阴道分泌物湿片检查白细胞>10个/高倍视野。

(3)病原体检测:应做沙眼衣原体和淋病奈瑟菌的检测,以及有无细菌性阴道病及滴虫阴道炎。检测淋病奈瑟菌常用的方法有:①分泌物涂片革兰染色,查找中性粒细胞中有无革兰阴性双球菌,由于子宫颈分泌物涂片的敏感性、特异性差,不推荐用于女性淋病的诊断方法。②淋病奈瑟菌培养,为诊断淋病的"金标准"方法。③核酸检测,包括核酸杂交及核酸扩增,尤其是核酸扩增方法诊断淋病奈瑟菌感染的敏感性、特异性高。

检测沙眼衣原体常用的方法:①衣原体培养,因其方法复杂,临床少用。②酶联免疫吸附试验检测沙眼衣原体抗原,为临床常用的方法。③核酸检测,包括核酸杂交及核酸扩增,尤以后者为检测沙眼衣原体感染敏感、特异的方法。但应做好质量控制,避免污染。

若子宫颈炎症进一步加重,可导致上行感染,因此对子宫颈炎患者应注意有无上生殖道感染。

四、治疗

主要为抗生素药物治疗。可根据不同情况采用经验性抗生素治疗及针对病原体的抗生素治疗。

(一)经验性抗生素治疗

对有以下性传播疾病高危因素的患者(如年龄小于 25 岁,多性伴或新性伴,并且为无保护性性交或性伴患性传播疾病),在未获得病原体检测结果前,可采用经验性抗生素治疗,方案为阿奇霉素 1 g 单次顿服;或多西环素 100 mg,每天 2 次,连服 7 d。

(二)针对病原体的抗生素治疗

对于获得病原体者,选择针对病原体的抗生素。

1.单纯急性淋病奈瑟菌性子宫颈炎

主张大剂量、单次给药。常用药物有头孢菌素及头霉素类药物。前者如头孢曲松钠 250 mg,单次肌内注射;或头孢克肟 400 mg,单次口服;也可选择头孢唑肟 500 mg,肌内注射;头孢噻肟钠 500 mg,肌内注射。后者如头孢西丁 2 g,肌内注射,加用丙磺舒 1 g 口服;另可选择氨基糖苷类抗生素中的大观霉素 4 g,单次肌内注射。

2.沙眼衣原体感染所致子宫颈炎

(1)四环素类:如多西环素 100 mg,每天 2 次,连服 7 d;米诺环素 0.1 g,每天 2 次,连服 7~10 d。

(2)大环内酯类:主要有阿奇霉素 1 g,单次顿服;克拉霉素 0.25 g,每天 2 次,连服 7~10 d;红霉素 500 mg,每天 4 次,连服 7 d。

(3)氟喹诺酮类:主要有氧氟沙星 300 mg,每天 2 次,连服 7 d;左氧氟沙星 500 mg,每天 1 次,连服 7 d;莫西沙星 400 mg,每天 1 次,连服 7 d。

由于淋病奈瑟菌感染带伴有衣原体感染,因此,若为淋菌性子宫颈炎,治疗时除选用抗淋病奈瑟菌药物外,同时应用抗衣原体感染药物。

3.合并细菌性阴道病

同时治疗细菌性阴道病,否则将导致子宫颈炎持续存在。

(三)性伴侣的处理

若子宫颈炎患者的病原体为淋病奈瑟菌或沙眼衣原体,应对其性伴进行相应的检查及治疗。

(曹迎春)

第八节　慢性子宫颈炎

慢性子宫颈炎指子宫颈间质内有大量淋巴细胞、浆细胞等慢性炎细胞浸润,可伴有子宫颈腺上皮及间质的增生和鳞状上皮化生。慢性子宫颈炎症可由急性子宫颈炎症迁延而来,也可为病原体持续感染所致,病原体与急性子宫颈炎相似。

一、病理

(一)慢性子宫颈管黏膜炎

由于子宫颈管黏膜皱襞较多,感染后容易形成持续性子富颈黏膜炎,表现为子宫颈管黏液增多及脓性分泌物,反复发作。

(二)子宫颈息肉

子宫颈息肉是子宫颈管腺体和间质的局限性增生,并向子宫颈外口突出形成息肉。检查见子宫颈息肉通常为单个,也可为多个,红色,质软而脆,呈舌型,可有蒂,蒂宽窄不一,根部可附在子宫颈外口,也可在子宫颈管内。光镜下见息肉表面被覆高柱状上皮,间质水肿、血管丰富以及慢性炎性细胞浸润。子宫颈息肉极少恶变,但应与子宫的恶性肿瘤鉴别。

(三)子宫颈肥大

慢性炎症的长期刺激导致腺体及间质增生。此外,子宫颈深部的腺囊肿均可使子宫颈呈不同程度肥大,硬度增加。

二、临床表现

慢性子宫颈炎多无症状,少数患者可有持续或反复发作的阴道分泌物增多,淡黄色或脓性,性交后出血,月经间期出血,偶有分泌物刺激引起外阴瘙痒或不适。妇科检查可发现黄色分泌物覆盖子宫颈口或从子宫颈口流出,或在糜烂样改变的基础上同时伴有子宫颈充血、水肿、脓性分泌物增多或接触性出血,也可表现为子宫颈息肉或子宫颈肥大。

三、诊断及鉴别诊断

根据临床表现可初步做出慢性子宫颈炎的诊断,但应注意将妇科检查所发现的阳性体征与子宫颈的常见病理生理改变进行鉴别。

(一)子宫颈柱状上皮异位和子宫颈鳞状上皮内瘤变

除慢性子宫颈炎外,子宫颈的生理性柱状上皮异位、子宫颈鳞状上皮内病变,甚至早期子宫颈癌也可表现为子宫颈糜烂样改变。生理性柱状上皮异位是阴道镜下描述子宫颈管内的柱状上皮生理性外移至子宫颈阴道部的术语,由于柱状上皮菲薄,其下间质透出而成肉眼所见的红色。曾将此种情况称为"宫颈糜烂",并认为是慢性子宫颈炎最常见的病理类型之一。目前已明确"宫颈糜烂"并不是病理学上的上皮溃疡、缺失所致的真性糜烂,也与慢性子宫颈炎症的定义即间质中出现慢性炎细胞浸润并不一致。因此,"宫颈糜烂"作为慢性子宫颈炎症的诊断术语已不再恰当。子宫颈糜烂样改变只是一个临床征象,可为生理性改变,也可为病理性改变。生理性柱状上皮异位多见于青春期、生育期妇女雌激素分泌旺盛者,口服避孕药或妊娠期,由于雌激素的作用,鳞柱交界部外移,子宫颈局部呈糜烂样改变外观。此外,子宫颈 SIL 及早期子宫颈癌也可使子宫颈呈糜烂样改变,因此对于子宫颈糜烂样改变者需进行子宫颈细胞学检查和/或 HPV 检测,必要时行阴道镜及活组织检查以除外子宫颈 SIL 或子宫颈癌。

(二)子宫颈腺囊肿

子宫颈腺囊肿绝大多数情况下是子宫颈的生理性变化。子宫颈转化区内鳞状上皮取代柱状上皮过程中,新生的鳞状上皮覆盖子宫颈腺管口或伸入腺管,将腺管口阻塞,导致腺体分泌物引流受阻,潴留形成囊肿。子宫颈局部损伤或子宫颈慢性炎症使腺管口狭窄,也可导致子宫颈腺囊肿形成。镜下见囊壁被覆单层扁平、立方或柱状上皮。浅部的子宫颈腺囊肿检查见子宫颈表面突出单个或多个青白色小囊泡,容易诊断。子宫颈腺囊肿通常不需处理。但深部的子宫颈腺囊肿,子宫颈表面无异常,表现为子宫颈肥大,应与子宫颈腺癌鉴别。

(三)子宫恶性肿瘤

子宫颈息肉应与子宫颈的恶性肿瘤以及子宫体的恶性肿瘤相鉴别,因后两者也可呈息肉状,从子宫颈口突出,鉴别方法行子宫颈息肉切除,病理组织学检查确诊。除慢性炎症外,内生型子宫颈癌尤其腺癌也可引起子宫颈肥大,因此对子宫颈肥大者,需行子宫颈细胞学检查,必要时行子宫颈管搔刮术进行鉴别。

四、治疗

(一)慢性子宫颈管黏膜炎

对持续性子宫颈管黏膜炎症,需了解有无沙眼衣原体及淋病奈瑟菌的再次感染、性伴是否已进行治疗、阴道微生物群失调是否持续存在,针对病因给予治疗。对病原体不清者,尚无有效治疗方法。对子宫颈呈糜烂样改变、有接触性出血且反复药物治疗无效者,可试用物理治疗。物理治疗注意事项:①治疗前,应常规行子宫颈癌筛查;②有急性生殖道炎症列为禁忌;③治疗时间应选在月经干净后 3～7 d 进行;④物理治疗后有阴道分泌物增多,甚至有大量水样排液,术后1～2周脱痂时可有少许出血;⑤在创面尚未愈合期间(4～8 周)禁盆浴、性交和阴道冲洗;⑥物理治疗有引起术后出血、子宫颈狭窄、不孕、感染的可能,治疗后应定期复查,观察创面愈合情况直到痊愈,同时注意有无子宫颈管狭窄。

(二)子宫颈息肉

行息肉摘除术,术后将切除息肉送组织学检查。

(三)子宫颈肥大

一般无须治疗。

(曹迎春)

第六章

女性生殖内分泌疾病

第一节 性 早 熟

一、发病机制和分类

对女孩来说,8岁之前出现第二性征就称为性早熟。根据发病机制,性早熟可分为 GnRH 依赖性性早熟和非 GnRH 依赖性性早熟两大类。

(一)正常青春期的启动机制

了解正常的青春期启动机制是理解性早熟发病机制的基础。正常女孩的青春期启动发生在8岁以后,临床上表现为8岁以后开始出现第二性征的发育。性早熟患儿在8岁前就出现青春期启动。

正常青春期启动是由两个生理过程组成,它们分别被称为性腺功能初现和肾上腺皮质功能初现。女性性腺功能初现是指青春期下丘脑-垂体-卵巢轴(H-P-O 轴)被激活,卵巢内有卵泡的发育,卵巢性类固醇激素分泌显著增加,临床上表现为乳房发育和月经初潮。肾上腺皮质功能初现是指肾上腺皮质雄激素分泌显著增加,临床上主要表现为血脱氢表雄酮(DHEA)和硫酸脱氢表雄酮(DHEAS)水平升高及阴毛出现,青春期阴毛出现称为阴毛初现。目前认为,性腺功能初现和肾上腺功能初现是两个独立的过程,两者之间不存在因果关系。对女性来讲,青春期启动主要是指卵巢功能被激活。

青春期出现的最主要的生理变化是第二性征的发育和体格生长加速。女性第二性征的发育表现为乳房发育、阴毛生长和外阴发育。乳房是雌激素的靶器官,乳房发育反映的是卵巢的内分泌功能,Tanner 把青春期乳房发育分成5期(表6-1)。阴毛生长是肾上腺皮质分泌的雄激素作用的结果,因此反映的是肾上腺皮质功能初现,Tanner 把青春期阴毛生长也分成5期。Tanner 2期为青春期启动的标志。一般来说,肾上腺皮质功能初现的时间较性腺功能初现的时间早,月经初潮往往出现在乳房开始发育后的2~3年内。

青春期体格生长加速又称为生长突增,女孩青春期生长突增发生的时间与卵巢功能初现发生的时间一致,临床上表现为生长突增发生在乳房开始发育的时候。青春期启动前女孩生长速度约为每年5 cm,生长突增时可达9~10 cm。生长突增时间持续2~3年,初潮后生长速度明显减慢,整个青春期女孩身高可增加25 cm。

55

表 6-1　女孩青春发育分期(Tanner 分期)

女性	乳房发育	阴毛发育	同时的变化
1 期	青春前	无阴毛	
2 期	有乳核可触及,乳晕稍大	有浅黑色阴毛稀疏地分布在大阴唇	生长速度开始增快
3 期	乳房和乳晕继续增大	阴毛扩展到阴阜部	生长速度达高峰,阴道黏膜增厚角化,出现腋毛
4 期	乳晕第二次凸出于乳房	类似成人,但范围小,阴毛稀疏	月经初潮(在 3 期或 4 期时)
5 期	成人型	成人型	骨骺闭合,生长停止

(二)发病机制及病因分类

性早熟的病因分类见表 6-2。GnRH 依赖性性早熟又称为真性性早熟或中枢性性早熟(CPP),是由下丘脑-垂体-卵巢轴提前激活引起的。其中未发现器质性病变的 GnRH 依赖性性早熟,称为特发性 GnRH 依赖性性早熟。非 GnRH 依赖性性早熟又称为假性性早熟或外周性性早熟,该类性早熟不是由下丘脑-垂体-卵巢轴功能启动引起的,患者体内性激素水平的升高与下丘脑 GnRH 的作用无关。所谓同性性早熟是指提前出现的第二性征与患者的性别一致,如女性提前出现乳房发育等女性第二性征。异性性早熟是指提前出现的第二性征与其性别相反或不一致,如女性提前出现男性的第二性征。不完全性性早熟又称为部分性性早熟。单纯乳房早发育可以认为是正常的变异,其中一部分可以发展为中枢性性早熟,因此需要长期随访。单纯性阴毛早现是由肾上腺皮质功能早现引起的,多数单纯的月经初潮早现与分泌雌激素的卵巢囊肿有关。

表 6-2　性早熟的病因分类

GnRH 依赖性性早熟

　　1.特发性

　　2.中枢性神经系统异常

　　　　先天性:如下丘脑错构瘤、中隔神经发育不良、蛛网膜囊肿等

　　　　获得性:化疗、放疗、炎症、外伤、手术等

　　　　肿瘤

　　3.原发性甲状腺功能减退

非 GnRH 依赖性性早熟

　　1.女性同性性早熟

　　　　McCune-Albright 综合征

　　　　自发性卵泡囊肿

　　　　分泌雌激素的卵巢肿瘤

　　　　分泌雌激素的肾上腺皮质肿瘤

　　　　异位分泌促性腺激素的肿瘤

　　　　外源性雌激素

　　2.女性异性性早熟

　　　　先天性肾上腺皮质增生症

续表

分泌雄激素的卵巢肿瘤
分泌雄激素的肾上腺皮质肿瘤
外源性雄激素
不完全性性早熟
1.单纯性乳房早发育
2.单纯性阴毛早现
3.单纯性月经初潮早现

McCune-Albright 综合征是一种少见的 G 蛋白病,临床上以性早熟、多发性骨纤维异常增殖症及皮肤斑片状色素沉着为最常见的症状,病因是胚胎形成过程中的鸟嘌呤核苷酸结合蛋白(G 蛋白)α 亚基(Gsα)基因发生突变,使 α 亚基的 GTP 酶活性增加,引起腺苷酸环化酶活性持续被激活,导致 cAMP 水平升高,最后出现卵巢雌激素分泌。McCune-Albright 综合征是一个典型的假性性早熟,它还可以有其他内分泌异常:结节性甲状腺增生伴甲状腺功能亢进、甲状旁腺腺瘤、多发性垂体瘤伴巨人症或高催乳素血症、肾上腺结节伴库欣综合征等。

原发性甲状腺功能减退引起性早熟的机制与促甲状腺素释放激素(TRH)有关。一般认为TRH 水平升高时不仅使促甲状腺素(TSH)和催乳素(PRL)分泌增加,也可使促卵泡生长激素(FSH)和促黄体生成素(LH)分泌增加,这可能是原发性甲状腺功能减退引起性早熟的原因。有学者认为原发性甲状腺功能减退引起性早熟的机制与过多的 TSH 和 FSH 受体结合,导致雌激素分泌有关。

(三)诊断及鉴别诊断

8 岁之前出现第二性征就可以诊断为性早熟。为区别性早熟的类型和病因,临床上要做一系列辅助检查。

1.骨龄测定

骨龄超过实际年龄 1 年或 1 年以上就视为提前,是判断骨质成熟度最简单的指标。

2.超声检查

可了解子宫和卵巢的情况。卵巢功能启动的标志是卵巢容积＞1 mL,并有多个直径＞4 mm的卵泡。另外,盆腔超声可鉴别卵巢肿瘤,肾上腺超声可鉴别肾上腺肿瘤。

3.头颅 MRI 检查

对 6 岁以下的女性性早熟患者应常规做头颅 MRI 检查,目的是除外中枢神经系统病变。

4.激素测定

性早熟儿体内的雌激素水平明显升高,升高程度与 Tanner 分期相关。另外肿瘤患者体内的激素水平异常升高,21-羟化酶患者体内的睾酮水平常≥2 ng/mL,17-羟孕酮水平超过正常水平的数十倍或数百倍。

非 GnRH 依赖性性早熟患者体内的促性腺激素水平通常不升高,但异位分泌促性腺激素的肿瘤患者例外。从理论上讲,GnRH 依赖性性早熟患者体内的促性腺激素水平升高,但临床上测定时却可能发现GnRH依赖性性早熟患者体内的促性腺激素水平并无升高。这与青春期启动早期促性腺激素分泌存在昼夜差别有关,在青春期早期促性腺激素分泌增加只出现在晚上。因此,白天测定出来的促性腺激素水平并无增加。

测定甲状腺功能对鉴别甲状腺功能减退是必要的。

5.促性腺激素释放激素(GnRH)兴奋试验

该试验是鉴别 GnRH 依赖性性早熟和非 GnRH 依赖性性早熟的重要方法:GnRH 50~100 μg或 2.5~3.0 μg/kg 静脉注射,于 0、30、60 和 90 min 分别采集血样,测定血清 FSH 和 LH浓度。如果 LH 峰值>12 U/L 且 LH 峰值/FSH 峰值>1,则考虑诊断为 GnRH 依赖性性早熟。

(四)性早熟的处理原则

性早熟的处理原则是去除病因,抑制性发育,减少不良心理影响,改善最终身高。对由中枢神经系统病变引起的 GnRH 依赖性性早熟,有手术指征者给予手术治疗,无手术指征者治疗原则同特发性 GnRH 依赖性性早熟。特发性 GnRH 依赖性性早熟主要使用 GnRH 类似物(GnRHa)治疗,目的是改善成年身高,防止性早熟和月经初潮带来的心理问题。甲状腺功能减退者需补充甲状腺素。

二、特发性 GnRH 依赖性性早熟的治疗

特发性 GnRH 依赖性性早熟的治疗目的是阻止性发育,使已发育的第二性征消退;抑制骨骺愈合,提高成年身高;消除不良心理影响,避免过早性交。目前,临床上常用的药物有孕激素、GnRH 类似物、达那唑和生长激素等,首选 GnRH 类似物。

(一)孕激素

用于治疗特发性 GnRH 依赖性性早熟的孕激素有甲羟孕酮、甲地孕酮和环丙孕酮。

1.甲羟孕酮

主要作用机制是通过抑制下丘脑-垂体轴抑制促性腺激素的释放,另外甲羟孕酮还可以直接抑制卵巢类固醇激素的合成。可使用口服或肌内注射给药。口服,10~40 mg/d;肌内注射100~200 mg/m^2,每周 1 次或每 2 周 1 次。临床上多选口服制剂。

长期大量使用甲羟孕酮的主要不良反应有:①皮质醇样作用,能抑制 ACTH 和皮质醇的分泌;②增加食欲,使体重增加;③可引起高血压和库欣综合征样表现。

2.甲地孕酮

其作用机制和不良反应与甲羟孕酮相似。用法:甲地孕酮 10~20 mg/d,口服。

3.环丙孕酮

环丙孕酮有抗促性腺激素、孕激素活性,作用机制和不良反应与甲羟孕酮相似。环丙孕酮最大的特点是有抗雄激素活性。用法:每天 70~100 mg/m^2,口服。

由于孕激素无法减缓骨龄增加速度,因此对改善最终身高没有益处。另外,许多患儿不能耐受长期大量使用孕激素。目前临床上更主张用 GnRH 类似物来代替孕激素。

(二)达那唑

达那唑能抑制下丘脑-垂体-卵巢轴,增加体内雌二醇的代谢率,因此能降低体内的雌激素水平。临床上常用达那唑治疗雌激素依赖性疾病,如子宫内膜异位症、子宫内膜增生症和月经过多等。有学者用达那唑治疗 GnRH 依赖性性早熟也取得了不错的疗效。北京市儿童医院李文京等用 GnRH 激动剂治疗特发性 CPP 1~2 年后,改用达那唑治疗 1 年,剂量为 8~10 mg/kg,结果发现达那唑药物治疗可以促进骨龄超过12岁的性早熟患儿身高生长。另外,达那唑还可以作为 GnRH 激动剂停药后继续用药的选择(表 6-3)。

表 6-3　GnRH 激动剂治疗最后 1 年与达那唑治疗 1 年后的比较

项目	GnRH 激动剂治疗的最后 1 年	达那唑治疗 1 年后
生物年龄（CA）（岁）	（9.76±1.7）	（10.6±1.7）
骨龄（BA）（岁）	（11.85±0.99）	（12.81±0.78）
△BA/△CA	（0.58±0.36）	（0.95±0.82）
身高增长速度（厘米/年）	（4.55±2.63）	（6.78±3.11）
预测身高（PAH）（cm）	（156.79±7.3）	（158.01±6.66）

达那唑的主要不良反应如下。①胃肠道反应：恶心、呕吐等不适；②雄激素过多的表现：皮脂增加、多毛等；③肝功能受损。由于达那唑的不良反应比较明显，因此许多患儿无法耐受。事实上，在临床上达那唑也很少用于治疗性早熟。

（三）GnRH 类似物

根据作用机制可以将 GnRH 类似物分为 GnRH 激动剂和 GnRH 拮抗剂两种，它们均可用于治疗 GnRH 依赖性性早熟。目前，临床上最常用的是长效 GnRH 激动剂，如亮丙瑞林、曲普瑞林、戈舍瑞林等，一般每 4 周肌内或皮下注射一次。长效 GnRH 激动剂对改善第二性征、抑制下丘脑-垂体-卵巢轴有非常好的疗效。另外，由于它能延缓骨龄增加速度，增加骨骺愈合时间，所以能改善最终身高。

1.GnRH 激动剂治疗规范

关于 GnRH 激动剂的使用，中华医学会儿科学分会内分泌遗传代谢学组提出以下建议供参考。

（1）GnRH 激动剂的使用指征：为改善成年身高，建议使用指征如下。①骨龄：女孩≤11.5 岁，骨龄＞年龄 2 岁或以上；②预测成年身高：女孩＜150 cm；③骨龄/年龄＞1，或以骨龄判断身高的标准差积分（SDS）≤−2；④发育进程迅速，骨龄增长/年龄增长＞1。

（2）慎用指征：有以下情况时，GnRH 激动剂改善成年身高的疗效差，应酌情慎用。①开始治疗时骨龄：女孩＞11.5 岁；②已有阴毛显现；③其靶身高低于同性别、同年龄正常身高平均值 2 个标准差（$\overline{x}-2S$）。

（3）不宜使用指征：有以下情况不宜应用 GnRH 激动剂，因为治疗几乎不能改善成年身高。①骨龄：女孩≥12.5 岁；②女孩月经初潮。

（4）不需应用的指征：因性发育进程缓慢（骨龄进展不超越年龄进展）而对成年身高影响不大的 CPP 不需要治疗，但需定期复查身高和骨龄变化。

（5）GnRH 激动剂使用方法。

剂量：首剂为 80～100 μg/kg，2 周后加强 1 次，以后每 4 周 1 次，剂量为 60～80 μg/kg，根据性腺轴功能抑制情况（包括性征、性激素水平和骨龄进展）而定，抑制差者可参照首次剂量，最大剂量为每次 3.75 mg。为确切了解骨龄进展的情况，临床医师应自己对治疗前、后的骨龄进行评定和对比，不宜只按放射科的报告。

治疗监测：首剂 3 个月末复查 GnRH 激发试验，LH 激发值在青春前期水平说明剂量合适，以后对女孩只需定期复查基础血清雌二醇（E_2）浓度判断性腺轴功能抑制状况。治疗过程中每 2～3 个月测量身高和检查第二性征。每 6 个月复查骨龄，同时超声复查子宫和卵巢。

疗程：为改善成年身高，GnRH 激动剂的疗程至少需要 2 年。一般在骨龄 12～12.5 岁时可停止治疗。对年龄较小开始治疗者,在年龄已追赶上骨龄,且骨龄已达正常青春期启动年龄时可停药,使其性腺轴功能重新启动。

停药后监测:治疗结束后第 1 年内应每 6 个月复查身高、体重和第二性征。

2.GnRH 激动剂的不良反应

GnRH 激动剂没有明显的不良反应。少部分患者有变态反应及注射部位硬结或感染等。临床上人们最关心的是 GnRH 激动剂对患者的远期影响,目前的研究表明长期使用 GnRH 激动剂不会给下丘脑-垂体-卵巢轴造成永久性的抑制。一旦停用 GnRH 激动剂,受抑制的下丘脑-垂体-卵巢轴会很快恢复活动。另外,有患者担心使用 GnRH 激动剂可造成将来的月经失调,目前尚无证据说明患者以后的月经失调与 GnRH 激动剂治疗之间存在着联系。

3.GnRH 拮抗剂

GnRH 拮抗剂也可用于治疗 GnRH 依赖性性早熟,它与 GnRH 激动剂的区别在于开始使用时就会对下丘脑-垂体-卵巢轴产生抑制作用。

(四)生长激素

生长激素(GH)是由垂体前叶生长激素细胞产生的一种蛋白激素,循环中的生长激素可以单体、二聚体或聚合体的形式存在。80％为相对分子质量 22×10^3 单体,含有 191 个氨基酸,20％为相对分子质量 20×10^3 单体,含有 176 个氨基酸。GH 对正常的生长是必需的。青春期性激素和 GH 的水平同步增加提示这两类激素之间存在着相互调节作用,一般认为是性激素驱动 GH 的分泌和促生长作用。

GnRH 激动剂可以减慢生长速率及骨骼成熟、提高患儿最终身高,但一部分患儿生长速率过缓,以致不能达到成年预期身高。近年来,为了提高 CPP 患者的最终身高,采取了与生长激素联合治疗的方案。Pasquino 等用曲普瑞林治疗 20 例特发性中枢性性早熟(ICCP)2～3 年后发现这些患儿的身高比正常同龄儿童低 25 个百分点,随后他们把这些患儿平均分成两组:一组继续单用曲普瑞林,而另一组同时加用 GH 继续治疗 2～4 年后发现,GnRH 激动剂加生长激素组的平均成年身高比治疗前预期成年身高高(7.9±1.1)cm,而单用 GnRH 激动剂组只比治疗前预期成年身高高(1.6±1.2)cm。国内一些学者的研究也得出了类似的结果。这说明 GnRH 激动剂联合生长激素治疗可提高患者的成年身高。

临床上使用的生长激素是用基因重组技术合成的,与天然生长激素具有完全相同的药效学和药代学的人生长激素(HGH)。HGH 半衰期为 3 h,皮下注射后 4～6 h 出现 GH 峰值。用法:每周皮下注射 0.6～0.8 U/kg,分 3 次或 6 次给药,晚上注射。一般连续治疗 6 个月以上才有意义。

不良反应:①注射部位脂肪萎缩,每天更换注射部位可避免;②亚临床型甲状腺功能减退,约 30％的用药者会出现,此时需要补充甲状腺激素;③少数人会产生抗 rGH 抗体,但在多数情况下抗体不会影响生长速度。

(五)心理教育

青春期过早启动可能会对儿童的心理产生不利影响。为了避免这种情况的发生,家长和医师应告诉患儿有关知识,让她们对性早熟产生正确的认识。另外,还应对患儿进行适当的性教育。

三、其他性早熟的治疗

对于除特发性 GnRH 依赖性性早熟以外的性早熟治疗来说,治疗的关键是去除原发病因。

（一）颅内疾病

颅内疾病包括颅内肿瘤、脑积水及炎症等。颅内肿瘤主要是下丘脑和垂体部位的肿瘤,这些肿瘤可以引起GnRH依赖性性早熟,治疗主要采用手术、放疗或化疗。脑积水者应行引流减压术。

（二）自发性卵泡囊肿

自发性卵泡囊肿是非GnRH依赖性性早熟的常见病因。青春期前儿童卵巢内看到生长卵泡属于正常现象,但这些卵泡直径通常小于10 mm。个别情况下,卵泡增大成卵泡囊肿,直径可大于5 cm。如果这些卵泡囊肿反复存在且分泌雌激素,就会导致性早熟的出现。

自发性卵泡囊肿发生的具体机制尚不清楚,有研究提示部分患者可能与FSH受体或LH受体基因突变,导致受体被激活有关。

自发性卵泡囊肿有时需要与卵巢颗粒细胞瘤相鉴别。另外,自发性卵泡囊肿与其他卵巢囊肿一样,也可出现扭转或破裂,临床上表现为急腹症,此时需要手术治疗。

自发性卵泡囊肿的处理:可以在超声监护下行卵泡囊肿穿刺术。另外,也可口服甲羟孕酮抑制雌激素的合成。

（三）卵巢颗粒细胞瘤

青春期儿童可以发生卵巢颗粒细胞瘤,由于卵巢颗粒细胞瘤能分泌雌激素,因此这些儿童会发生性早熟。一旦诊断为卵巢颗粒细胞瘤,应立即手术,术后需要化疗。

卵巢颗粒细胞瘤能分泌抑制素和抗米勒管激素（AMH）,这两种激素被视为卵巢颗粒细胞瘤的肿瘤标志物,可用于诊断和治疗后随访。

（四）McCune-Albright 综合征

McCune-Albright 综合征的发病机制和临床表现见前面所述。治疗为对症处理。对性早熟可用甲羟孕酮治疗。

（五）先天性肾上腺皮质增生症

导致肾上腺皮质雄激素分泌过多的先天性肾上腺皮质增生症患者会发生女性异性性早熟,临床上表现为女性儿童有男性化体征。这些疾病中最常见的是21-羟化酶缺陷。

（六）芳香化酶抑制剂的使用

芳香化酶是合成雌激素的关键酶,其作用是将雄激素转化成雌激素。芳香化酶抑制剂可以抑制芳香化酶的活性,阻断雌激素的合成,从而降低体内的雌激素水平。目前临床上有学者认为可用芳香化酶抑制剂如来曲唑等,治疗非GnRH依赖性性早熟,如McCune-Albright综合征等。

（曹迎春）

第二节　经前期综合征

经前期综合征（premenstrual syndromes,PMS）又称经前紧张症（premenstrual tension,PMT）或经前紧张综合征（premenstrual tension syndrome,PMTS）,是育龄妇女常见的问题。PMS是指月经来潮前7~14 d（即在月经周期的黄体期）,周期性出现的躯体症状（如乳房胀痛、头痛、小腹胀痛、水肿等）和心理症状（如烦躁、紧张、焦虑、嗜睡、失眠等）的总称。PMS症状多样,除上述典型症状外,自杀倾向、行为退化、嗜酒、工作状态差甚至无法工作等也常出现于PMS。由于PMS临床表现复杂且个体差异巨大,因此,诊断的关键是症状出现的时间及严重程度。PMS发生于黄体期,随月经的结束而完全消失,具有明显的周期性,这是区分PMS和心理性疾病的重要依据;上述心理及躯体症状只有达到影响女性正常的工作、生活、人际交往的程度才称为PMS。

一、历史、概念及在疾病分类学中的位置

有关PMS的定义、概念及其在疾病分类学中的位置在相当一段时间并无定论。Dalton(1984)的定义为"经前再发症状,月经后期则缺乏症状"。美国精神病协会(APA)出版的《诊断统计手册》第 3 次修订版(DSM-Ⅲ-R,1987)用"黄体后期心境恶劣障碍(late-luteal phasedysphoric disorder,LLPDD)"来概括经前出现的一组症状,后来在《诊断统计手册第 4 版》(DSM-Ⅳ,1994)更名为"经前心境恶劣障碍(premenstrual dysphoric disorder,PMDD)"。国际疾病分类系统(ICD-9,1978;ICD-10,1992)将大多数疾病实体按他们的主要表现分类,PMS被包括在"泌尿生殖疾病"类目之下,犹如伴发于女性生殖器官和月经周期的疼痛或其他状态一样。因此,国际上两大分类系统对PMS作了不同的处理,DSM认为它可能是一种心境障碍,ICD则视为妇科疾病。《中国精神疾病分类方案与诊断标准》第 2 版修订(CCMD-2-R,1995)将PMS列入"内分泌障碍所致精神障碍"类目中,认为PMS"能明确内分泌疾病性质",但命名为经期精神障碍(经前期综合征)。

PMS的临床特点必须考虑:①在大多数月经周期的黄体期,再发性或循环性出现症状;②症状于经至不久缓解,在卵泡期持续不会超过 1 周;③招致情绪或躯体苦恼或日常功能受累或受损;④症状的再发、循环性和定时性,症状的严重性和无症状期均可通过前瞻性逐日评定得到证实。

二、流行病学研究

PMS的患病率各地报道不一,这与评定方法(回顾性或前瞻性)、调查者的专业、调查样本人群、症状严重水平不一,以及一些尚未确定的因素有关。在妇女生殖阶段可发生,初潮后未婚少女的患病率低,产后倾向出现PMS。

美国妇产科学院委员会声明 66 号(1989 年 1 月)指出,一般认为 20%~40%妇女在经前体验到一些症状,只有 5%对工作或生活方式带来一定程度的显著影响。

对生活方式不同(包括尼姑、监狱犯人、女同性恋者)384 名妇女进行 147 项问卷研究,结果发现家庭主妇和教育水平低者有较多的水潴留,自主神经症状和负性情感,但年龄、种族、性偏向、显著的体育活动、婚姻状态或收入与PMS的发生率不相关(Friedman 和 Jaffe,1985)。双生儿研究显示单卵双生儿发生PMS的同病率为 94%,双卵双生儿为 44%,对照组为 31%(Dalton 等,1987)。另一项来自伯明翰的 462 对妇女双生儿的研究亦支持 Dalton 等的结果,并认为PMS是具遗传性的(Vanden Akker 等,1987)。口服避孕药(OC)似可降低PMS的发生率。爱丁堡大学于 1974 年调查 3 298 名妇女,其中 756 人服用 OC,2542 人未服,结果发现,口服 OC 者较少发生PMS(Sheldrake 和 Cormack,1976)。月经长周期(>40 d)和周期不规律者PMS发生率低,而且主要表现为躯体症状如胃痛、背痛和嗜睡。月经周期长度为 31~40 d 者体验到较多的经前症状,而且躯体症状和情绪症状均明显。短而不规律的月经周期妇女则经前症状主要表现为情绪

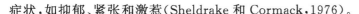

症状,如抑郁、紧张和激惹(Sheldrake 和 Cormack,1976)。

PMS 与产后抑郁症呈正相关,已得到证实。Dalton(1982)报道 610 例 PMS 妇女中,56%在产后出现抑郁症。一些妇女回忆 PMS 是继产后抑郁症之后发生的,另一些则报道受孕前出现PMS,但 PMS 的严重程度却在产后抑郁症减轻后加重。

PMS 与围绝经期综合征的相关性也为多数学者研究证实。PMS 与围绝经期综合征均有心理症状及躯体症状,均可表现为与卵巢激素水平波动相关的烦躁、抑郁、疲惫、失眠及乳房胀痛、水肿等,在激素水平稳定后(月经结束及绝经后数年)原有症状及体征消失。在经前期和围绝经期原有的抑郁等心理疾病可表现增强,因此 PMS 和围绝经期抑郁均需和原发心理疾病相鉴别。除了临床表现的相关性,围绝经期综合征和 PMS 在流行病学上也密切相关。Harlow 等的研究发现,围绝经期综合征的女性在抑郁流行病学评分(CES-D)中表现为明显抑郁者,多数患有PMS。同样 Becker 等用视觉模拟评分(VAS)评价女性的心情状态,也发现女性围绝经期的情绪感受与既往经前期的心境变化明显相关。Freeman 等的研究认为,患有 PMS 的女性在围绝经期出现抑郁、失眠、性欲低下的可能性大。因此,PMS 在一定程度上可以预测围绝经期抑郁的出现。在易感人群中,PMS 和围绝经期抑郁不但易相继出现,还常常同时发生。围绝经期女性,患有围绝经期抑郁者较未患者出现月经周期相关症状及 PMDD 的明显增多。在 Richards 等的研究中有 21%的围绝经期抑郁患者同时伴有中度以上的 PMDD,而仅有 3%的围绝经期非抑郁女性出现这一疾病。此外,患有 PMS 及围绝经期抑郁的女性也常伴有其他激素相关的情绪异常如产褥抑郁,及其他激素非相关的心理疾病如抑郁症。

经前期综合征与精神疾病关系受到妇科学家、心理学家、精神病学家较多的重视与研究。妇女复发性精神病状态,不论是认知、情感还是混合功能障碍均易于在经前复发。Schukit(1975)和 Wetzel(1975)报道类似结果,情感性疾病患者不仅 PMS 发生率高(72%)、症状严重,出现经前不适症状亦较正常人多(Coppen,1956),并且现存的情感症状在经前趋向恶化。精神分裂症患者往往在经前恶化,急性精神病症状掩盖了经前不适,导致对检出 PMS 发生率带来困难。多数研究指出,经前期和月经期妇女自杀较之其他阶段多,但这些资料的取得多系回顾性。Mackinnon(1959)的研究并非回顾性,而系死后病理检查子宫内膜改变以确定月经周期。他们指出,黄体期自杀者增多,其高峰在黄体期的早、中期,死于黄体中期者约占 60%;与其他死亡者比较,自然死亡发生于黄体期者占 84%,意外事故为 90%,自杀为 89%,提示在月经周期后半期内妇女容易死于自杀、外伤、中毒和疾病。

三、病因与发病机制

近年来研究表明,PMS 病因涉及诸多因素的联合,如社会心理因素、内分泌因素及神经递质的调节等。但 PMS 的准确机制仍不明,一些研究结果尚有矛盾之处,进一步的深入研究是必要的。

(一)社会心理因素

情绪不稳定及神经质、特质焦虑者容易体验到严重的 PMS 症状。应激或负性生活事件可加重经前症状,而休息或放松可减轻之,均说明社会心理因素在 PMS 的发生或延续上发挥作用。

(二)内分泌因素

1.孕激素

英国妇产科学家 Dalton(1984)推断 PMS 是由于经前孕酮不足或缺陷,而且应用黄体酮治疗可以获得明显效果。然而相反的报道则发现 PMS 妇女孕酮水平升高。Hammarback 等 (1989)对 18 例 PMS 妇女连续 2 月逐日测定血清雌二醇和孕酮,发现严重 PMS 症状与黄体期血清这两种激素水平高相关。孕酮常见的不良反应如心境恶劣和焦虑,类似普通的经前症状。

这一疾病仅出现于育龄女性,青春期前、妊娠期、绝经后期均不会出现,且仅发生于排卵周期的黄体期。给予外源性孕激素可诱发此病,在激素替代治疗(hormone replace therapy,HRT)中使用孕激素建立周期引发的抑郁情绪和生理症状同 PMS 相似;曾患有严重 PMS 的女性,行子宫加双附件切除术后给予 HRT,单独使用雌激素不会诱发 PMS,而在联合使用雌孕激素时 PMS 复发。相反,卵巢内分泌激素周期消失,如双卵巢切除或给予促性腺激素释放激素激动剂 (GnRHa)均可抑制原有的 PMS 症状。因此,卵巢激素尤其是孕激素可能与 PMS 的病理机制有关,孕激素可增加女性对甾体类激素的敏感性,使中枢神经系统受激素波动的影响增加。

2.雌激素

(1)雌激素降低学说:正常情况下雌激素有抗抑郁效果,经前雌激素水平下降可能与 PMS,特别是经前心境恶劣的发生有关。Janowsky(1984)强调雌激素波动(中期雌激素明显上升,继之降低)的作用。

(2)雌激素过多学说:持此说者认为雌激素水平绝对或相对高,或者对雌激素的特异敏感性可招致 PMS。Morton(1950)报道给妇女注入雌激素可产生 PMS 样症状。Backstrom 和 Cartenson(1974)指出,具有经前焦虑的妇女,雌激素/孕酮比值较高。雌孕激素比例异常可能与 PMS 发生有关。

3.雄激素

Lahmeyer(1984)指出,妇女雄激素来自卵巢和肾上腺。在排卵前后,血中睾酮水平随雌激素水平的增高而上升,且由于大部分来自肾上腺,故于围月经期并不下降,其时睾酮/雌激素及睾酮/孕激素之比处于高值。睾酮作用于脑可增强两性的性驱力和攻击行为,而雌激素和孕酮可对抗之。经前期雌激素和孕酮水平下降,脑中睾酮失去对抗物,这至少与一些人 PMS 的发生有关,特别是心境改变和其他精神病理表现。

(三)神经递质

研究表明在 PMS 女性中血清性激素的浓度表现为正常,这表明除性激素外还可能有其他因素作用。PMS 患者常伴有中枢神经系统某些神经递质及其受体活性的改变,这种改变可能与中枢对激素的敏感性有关。一些神经递质可受卵巢甾体激素调节,如 5-羟色胺(5-HT)、乙酰胆碱、去甲肾上腺素、多巴胺等。

1.乙酰胆碱(Ach)

Janowsky(1982)推测 Ach 单独作用或与其他机制联合作用与 PMS 的发生有关。在人类 Ach 是抑郁和应激的主要调节物,引起脉搏加快和血压上升,负性情绪,肾上腺交感胺释放和止痛效应。Rausch(1982)发现经前胆碱能占优势。

2.5-HT 与 γ-氨基丁酸

经前 5-HT 缺乏或胆碱能占优势可能在 PMS 的形成上发挥作用。选择性 5-HT 再摄取阻断剂(SSRIs),如氟西汀、舍曲林问世后证明它对 PMS 有效,而那些主要作用于去甲肾上腺素能的三环类抗抑郁药的效果较差,进一步支持 5-HT 在 PMS 病理生物学中的重要作用。PMDD 患者与患 PMS 但无情绪障碍者及正常对照组相比,5-HT 在卵泡期增高,黄体期下降,波动明显增大,因此 Inoue 等认为,5-HT 与 PMS、PMDD 出现的心理症状密切相关。5-羟色胺能系统对情绪、睡眠、性欲、食欲和认知具有调节功能,在抑郁的发生发展中起到重要作用。雌激素可增加5-HT 受体的数量及突触后膜对 5-HT 的敏感性,并增加5-HT的合成及其代谢产物 5-羟吲哚乙酸的水平。有临床研究显示选择性 5-HT 再摄取抑制剂(SSRIs)可增加血液中 5-HT 的浓度,对治疗 PMS/PMDD 有较好的疗效。

另外,有研究认为,在抑郁、PMS、PMDD 的患者中 γ-氨基丁酸(GABA)活性下降,Epperson 等用磁共振质谱分析法测定 PMDD 及正常女性枕叶皮质部的 GABA、雌激素、孕激素等水平发现,PMDD 者卵泡期 GABA 水平明显低于对照组;同时 Epperson 等认为 PMDD 患者可能存在GABA受体功能的异常。PMS 女性黄体期异孕烷醇酮水平较低,而异孕烷醇酮有 GABA 激活作用,因此低水平的异孕烷醇酮使 PMS 女性 GABA 活性降低,产生抑郁。此外,雌激素兼具增加 GABA 的功能及 GABA 受体拮抗剂的双重功能。

3.类阿片物质与单胺氧化酶

Halbreich 和 Endicott(1981)认为,内啡肽水平变化与PMS 的发生有关。他们推测 PMS 的许多症状类似类阿片物质撤出。目前认为在性腺类固醇激素影响下,过多暴露于内源性阿片肽并继之脱离接触可能参与 PMS 的发生(Reiser 等,1985)。持单胺氧化酶(MAO)学说则认为PMS 的发生与血小板 MAO 活性改变有关,而这一改变是受孕酮影响的(Klaiber 等,1971)。正常情况下,雌激素对 MAO 活性有抑制效应,而孕酮对组织中 MAO 活性有促进作用。MAO 活性增强被认为是经前抑郁和雌激素/孕激素不平衡发生的中介。MAO 活性增加可以减少有效的去甲肾上腺素,导致中枢神经元活动降低和减慢。MAO 学说可解释经前抑郁和嗜睡,但无法说明其他众多的症状。

4.其他

前列腺素可影响钠潴留,以及精神、行为、体温调节及许多 PMS 症状,前列腺素合成抑制剂能改善 PMS 躯体症状。一般认为此类非甾体抗炎药可降低引起 PMS 症状的中介物质的组织浓度起到治疗作用。维生素 B_6 是合成多巴胺与五羟色胺的辅酶,维生素 B_6 缺乏与 PMS 可能有关,一些研究发现维生素 B_6 治疗似乎比安慰剂效果好,但结果并非一致。

四、临床表现

历来提出的症状甚为分散,可达 200 项之多,近年研究提出大约 20 类症状是常见的,包括躯体、心理和行为 3 个方面。其中恒定出现的是头痛、疼痛、肿胀、嗜睡、易激惹和抑郁,行为笨拙,渴望食物。但表现有较大的个体差异,取决于躯体健康状态、人格特征和环境影响。

(一)躯体症状

1.水潴留

经前水潴留一般多见于踝、小腿、手指、腹部和乳房,可导致乳房胀痛、体重增加、面部虚肿或水肿,腹部不适或胀满或疼痛,排尿量减少。这些症状往往在清晨起床时明显。

2.疼痛

头痛较为常见,背痛、关节痛、肌肉痛、乳房痛发生率亦较高。

3.自主神经功能障碍

常见恶心、呕吐、头晕、潮热、出汗等。可出现低血糖,许多妇女渴望摄入甜食。

(二)心理症状

主要为负性情绪或心境恶劣。

1.抑郁

心境低落、郁郁不乐、消极悲观、空虚孤独,甚至有自杀意念。

2.焦虑、激动

烦躁不安,似感到处于应激状态。

3.运动共济和认知功能改变

可出现行动笨拙、运动共济不良、记忆力差、自感思路混乱。

(三)行为改变

可表现为社会退缩,回避社交活动;社会功能减低,判断力下降,工作时失误;性功能减退或亢进等改变。

五、诊断与鉴别诊断

(一)诊断标准

PMS 具有三项属性(经前期出现;在此以前无同类表现;经至消失),诊断一般不难。

美国国立精神卫生研究院的工作定义如下:一种周期性的障碍,其严重程度是以影响一个妇女生活的一些方面(如为负性心境,经前一周心境障碍的平均严重程度较之经后一周加重30%),而症状的出现与月经有一致的和可以预期的关系。这一定义规定了 PMS 的症状出现与月经有关,对症状的严重程度做出定量化标准。美国精神学会对经前有精神症状(premenstrual dysphoric disorder,PMDD)的 PMS 测定的诊断标准见表 6-4。

表 6-4　PMS 的诊断标准

对患者 2~3 个月经周期所记录的症状前瞻性评估。在黄体期的最后一个星期存在 5 个(或更多个)下述症状,并且在经后消失,其中至少有 1 种症状必须是 1、2、3 或 4。

1.明显的抑郁情绪,自我否定意识,感到失望。

2.明显焦虑、紧张,感到"激动"或"不安"。

3.情绪不稳定,比如突然伤感、哭泣或对拒绝增加敏感性。

4.持续和明显易怒或发怒或与他人的争吵增加。

5.对平时活动(如工作、学习、友谊、嗜好)的兴趣降低。

6.主观感觉注意力集中困难。

7.嗜睡、易疲劳或能量明显缺乏。

8.食欲明显改变,有过度摄食或产生特殊的嗜食渴望。

9.失眠。

10.主观感觉不安或失控。

11.其他身体症状,如乳房触痛或肿胀、头痛、关节或肌肉痛、肿胀感、体重增加。

这些失调必是明显干扰工作、学习或日常的社会活动及与他人的关系(如逃避社会活动,生产力和工作学习效率降低)。

这些失调务必不是另一种疾病加重的表现(如重度抑郁症、恐慌症、恶劣心境或人格障碍)

(二)诊断方法

前瞻性每天评定计分法目前获得广泛应用,它在确定 PMS 症状的周期性方面是最为可信的,评定周期需患者每天记录症状,至少记录 2~3 个周期,见表 6-5。

表 6-5　经前症状日记

姓名			日期		末次月经		
	周一	周二	周三	周四	周五	周六	周日
月经（以×表示）							
体重增加							
臂/腿肿胀							
乳房肿胀							
腹部肿胀							
痛性痉挛							
背痛							
身体痛							
神经紧张							
情绪波动							
易怒							
不安							
失去耐心							
焦虑							
紧张							
头晕							
抑郁							
健忘							
哭闹							
精神错乱							
失眠							
嗜甜食							
食欲增加							
头痛							
疲劳							
兴奋							
松弛							
友好							
活力							
每天体重							
每天基础体温							

①每晚记下你注意到的上述症状：无，空格；轻，记 1；中，记 2（干扰每天生活）；重，记 3（不能耐受）。②记录每天清晨的体重（排空膀胱）。③起床前测基础体温。

（三）鉴别诊断

1.月经周期性精神病

PMS 可能是在内分泌改变和心理社会因素作用下起病的，而月经周期性精神病则有着更为深刻的原因和发病机制。PMS 的临床表现是以心境不良和众多躯体不适组成，不致发展为重型精神病形式,可与月经周期性精神病区别。

2.抑郁症

PMS 妇女有较高的抑郁症发生风险以及抑郁症患者较之非情感性障碍患者有较高的 PMS 发生率已如上述。根据 PMS 和抑郁症的诊断标准,可做出鉴别。

3.其他精神疾病经前恶化

根据 PMS 的诊断标准与其他精神疾病经前恶化进行区别。

需注意疑难病例诊断过程中妇科、心理、精神病专家协作的重要性。

六、治疗

PMS 的治疗应针对躯体、心理症状、内在病理机制和改变正常排卵性月经周期等方面。此外,心理治疗和家庭治疗亦受到较多的重视。轻症 PMS 病例采取环境调整、适当膳食、身体锻炼、改善生活方式、应激处理和社会支持等措施即可,重症患者则需实施以下治疗。

(一)调整生活方式

包括合理的饮食与营养、适当的身体锻炼、戒烟、限制盐和咖啡的摄入。可改变饮食习惯,增加钙、镁、维生素 B_6、维生素 E 的摄入等,但尚没有确切、一致的研究表明以上维生素和微量元素治疗的有效性。体育锻炼可改善血液循环,但其对 PMS 的预防作用尚不明确,多数临床专家认为每天锻炼 $20 \sim 30$ min 有助于加强药物治疗和心理治疗。

(二)心理治疗

心理因素在 PMS 发生中所起的作用是不容忽视的。精神刺激可诱发和加重 PMS。要求患者日常保持乐观情绪,生活有规律,参加运动锻炼,增强体质,行为疗法曾用以治疗 PMS,放松技术有助于改善疼痛症状。生活在经前综合征妇女身边的人,如父母、丈夫、子女等,要多关心患者,对她们在经前出现的心境烦躁、易激惹等给以容忍和同情。工作周围的人也应体谅她们经前发生的情绪症状,在各方面予以照顾,避免在此期间从事驾驶或其他具有危险性的作业。

(三)药物治疗

1.精神药物

(1)抗抑郁药:5-羟色胺再摄取抑制剂(selective serotonergic reuptake inhibitors,SSRIs)对 PMS 有明显疗效,达 $60\% \sim 70\%$ 且耐受性较好,目前认为是一线药物。如氟西汀(百忧解)20 mg 每天一次,经前口服至月经第 3 d。减轻情感症状优于躯体症状。舍曲林剂量为每天$50 \sim$ 150 mg。三环类抗抑郁药氯丙咪嗪是一种三环类抑制 5 羟色胺和去甲肾上腺素再摄取的药物,每天 $25 \sim 75$ mg 对控制 PMS 有效,黄体期服药即可。SSRIs 与三环类抗抑郁药物相比,无抗胆碱能、低血压及镇静等不良反应,并具有无依赖性和无特殊的心血管及其他严重毒性作用的优点。SSRIs 除抗抑郁外也有改善焦虑的效应,目前应用明显多于三环类。

(2)抗焦虑药:苯二氮䓬类用于治疗 PMS 已有很长时间,如阿普唑仑为抗焦虑药,也有抗抑郁性质,用于 PMS 获得成功,起始剂量为 0.25 mg,1 d 2 $\sim$ 3 次,逐渐递增,每天剂量可达 2.4 mg 或 4 mg,在黄体期用药,经至即停药,停药后一般不出现戒断症状。

2.抑制排卵周期

(1)口服避孕药:作用于 H-P-O 轴可导致不排卵,常用以治疗周期性精神病和各种躯体症状。口服避孕药对 PMS 的效果不是绝对的,因为一些亚型用本剂后症状不仅未见好转反而恶化。就一般病例而论复方短效单相口服避孕药均有效。国内多选用复方炔诺酮或复方甲地孕酮。

(2)达那唑:一种人工合成的 17α-炔孕酮的衍生物,对下丘脑-垂体促性腺激素有抑制作用。100～400 mg/d 对消极情绪、疼痛及行为改变有效,200 mg/d 能有效减轻乳房疼痛。但其雄激素活性及致肝功能损害作用,限制了其在 PMS 治疗中的临床应用。

(3)促性腺激素释放激素激动剂(GnRHa):GnRHa 在垂体水平通过降调节抑制垂体促性腺激素分泌,造成低促性腺激素水平及低雌激素水平,达到药物切除卵巢的疗效。有随机双盲安慰剂对照研究证明 GnRHa 治疗 PMS 有效。单独应用 GnRHa 应注意低雌激素血症及骨量丢失,故治疗第 3 个月应采用反加疗法克服其不良反应。

(4)手术切除卵巢或放射破坏卵巢功能:虽然此方法对重症 PMS 治疗有效,但卵巢功能破坏导致绝经综合征及骨质疏松性骨折、心血管疾病等风险增加,应在其他治疗均无效时酌情考虑。对中、青年女性患者不宜采用。

3.其他

(1)利尿剂:PMS 的主要症状与组织和器官水肿有关。醛固酮受体拮抗剂螺内酯不仅有利尿作用,对血管紧张素功能亦有抑制作用。剂量为 25 mg,每天 2～3 次,可减轻水潴留,并对精神症状亦有效。

(2)抗前列腺素制剂:经前子宫内膜释放前列腺素,改变平滑肌张力、免疫功能及神经递质代谢。抗前列腺素如甲芬那酸 250 mg 每天 3 次,于经前 12 d 起服用。餐中服可减少胃刺激。如果疼痛是 PMS 的标志,抗前列腺素有效。除对痛经、乳胀、头痛、痉挛痛、腰骶痛有效,对紧张易怒症状也有报道有效。

(3)多巴胺拮抗剂:高催乳素血症与 PMS 关系已有研究报道。溴隐亭为多巴胺拮抗剂,可降低 PRL 水平并改善经前乳房胀痛。剂量为 2.5 mg,每天 2 次,餐中服药可减轻不良反应。

(曹迎春)

第三节　痛　经

痛经是指伴随着月经的疼痛。疼痛可以出现在行经前后或经期,主要集中在下腹部,常呈痉挛性,通常还伴有其他症状,包括腰腿疼、头痛、头晕、乏力、恶心、呕吐、腹泻、腹胀等。痛经是育龄期妇女常见的疾病,发生率很高,文献报道为 30%～80% 不等,每个人的疼痛阈值差异及临床上缺乏客观的评价指标使得人们对确切的发病率难以评估。我国 1980 年全国抽样调查结果表明:痛经发生率为 33.19%,其中原发性痛经占 36.06%,其余为继发性痛经。不同年龄段痛经发生率不同,初潮时发生率较低,随后逐渐升高,16～18 岁达顶峰,30～35 岁时下降,生育期稳定在 40% 左右,以后更低,50 岁时为 20% 左右。

痛经分为原发性和继发性两种。原发性痛经是指不伴有其他明显盆腔疾病的单纯性功能性痛经;继发性痛经是指因盆腔器质性疾病导致的痛经。

一、原发性痛经

青春期和年轻的成年女性的痛经大多数是原发性痛经,是功能性的,与正常排卵有关,没有盆腔疾病;但有大约 10% 的严重痛经患者可能会查出有盆腔疾病,如子宫内膜异位症或先天性生殖道发育异常。原发性痛经的发病原因和机制尚不完全清楚,研究发现原发性痛经发作时有子宫收缩的异常,而造成收缩异常的原因有局部前列腺素、白三烯类物质、血管升压素、催产素的增高等。

(一)病因和病理生理

1.子宫收缩异常

正常月经期子宫的基础张力 <1.33 kPa,宫缩时可达 16 kPa,收缩频率为 3~4 次/分钟。痛经时宫腔的基础压力提高,收缩频率增高且不协调。因此原发性痛经可能是子宫肌肉活动增强、过渡收缩所致。

2.前列腺素(PG)的合成和释放过多

子宫内膜是合成前列腺素的主要场所,子宫合成和释放前列腺素过多可能是导致痛经的主要原因。PG 的增多不仅可以刺激子宫肌肉过度收缩,导致子宫缺血,并且使神经末梢对痛觉刺激敏感化,使痛觉阈值降低。

3.血管紧张素和催产素过高

原发性痛经患者体内的血管紧张素增高,血管紧张素可以引起子宫肌层和血管的平滑肌收缩加强,因此,被认为是引起痛经的另一重要因素。催产素是引起痛经的另一原因,临床上应用催产素拮抗剂可以缓解痛经。

4.其他因素

主要是精神因素,紧张、压抑、焦虑、抑郁等都会影响对疼痛的反应和主观感受。

(二)临床表现

原发性痛经主要发生在年轻女性身上,初潮或初潮后数月开始,疼痛发生在月经来潮前或来潮后,在月经期的 48~72 h 持续存在,疼痛呈痉挛性,集中在下腹部,有时伴有腰痛,严重时伴有恶心、呕吐、面色苍白、出冷汗等,影响日常生活和工作。

(三)诊断与鉴别诊断

诊断原发性痛经,首先要排除器质性盆腔疾病的存在。全面采集病史,进行全面的体格检查,必要时结合辅助检查,如 B 超、腹腔镜、宫腔镜、子宫输卵管碘油造影等,排除子宫器质性疾病。鉴别诊断主要排除子宫内膜异位症、子宫腺肌病、盆腔炎性疾病等疾病引起的于继发性痛经,还要与慢性盆腔痛相区别。

(四)治疗

1.一般治疗

对痛经患者,尤其是青春期少女,必须进行有关月经的生理知识教育,消除其对月经的心理恐惧。痛经时可卧床休息,热敷下腹部,还可服用非特异性的止痛药。研究表明,对痛经患者施行精神心理干预可以有效减轻症状。

2.药物治疗

(1)前列腺素合成酶抑制剂:非甾体抗炎药是前列腺素合成酶抑制剂,通过阻断环氧化酶通路,抑制前列腺素合成,使子宫张力和收缩力下降,达到止痛的效果。有效率为 60%~90%,服用简单,不良反应小,还可以缓解其他相关症状,如恶心、呕吐、头痛、腹泻等。用法:一般于月经来潮、痛经出现前开始服用,连续服用 2~3 d,因为前列腺素在月经来潮的最初 48 h 释放最多,连续服药的目的是减少前列腺素的合成和释放。因此疼痛时临时间断给药效果不佳,难以控制疼痛。

常用于治疗痛经的非甾体类药物及剂量见表6-6。

表 6-6　常用治疗痛经的非甾体类止痛药

药物	剂量
甲芬那酸	首次 500 mg,250 mg/6 h
氟芬那酸	100～200 mg/6～8 h
吲哚美辛(消炎痛)	25～50 mg/6～8 h
布洛芬	200～400 mg/6 h
酮洛芬	50 mg/8 h
芬必得	300 mg/12 h

布洛芬和酮洛芬的血药浓度于 30～60 min 达到峰值,起效很快。吲哚美辛等对胃肠道刺激较大,容易引起消化道大出血,不建议作为治疗痛经的一线药物。

(2)避孕药具:短效口服避孕药和含左炔诺孕酮的宫内节育器(曼月乐)适用于需要采用避孕措施的痛经患者,可以有效地治疗原发性痛经。口服避孕药可以使 50% 的患者疼痛完全缓解,40% 明显减轻。曼月乐对痛经的缓解的有效率也高达 90% 左右。避孕药的主要作用是抑制子宫内膜生长、抑制排卵、降低前列腺素和血管升压素的水平。各类雌、孕激素的复合避孕药均可以减少痛经的发生,它们减轻痛经的程度无显著差异。

(3)中药治疗:中医认为痛经是由于气血运行不畅引起,因此一般以通调气血为主,治疗原发性痛经一般用当归、川芎、茯苓、白术、泽泻等组成的当归芍药散,效果明显。

3.手术治疗

以往对原发性痛经药物治疗无效者的顽固性病例,可以采用骶前神经节切除术,效果良好,但有一定的并发症。近年来,主要用子宫神经部分切除术。无生育要求者,可进行子宫切除术。

二、继发性痛经

继发性痛经是指与盆腔器官的器质性病变有关的周期性疼痛。常在初潮后数年发生。

(一)病因

有许多妇科疾病可能引起继发性痛经。

1.典型周期性痛经的原因

处女膜闭锁、阴道横隔、宫颈狭窄、子宫异常(先天畸形、双角子宫)、子宫腔粘连(Asherman 综合征)、子宫内膜息肉、子宫平滑肌瘤、子宫腺肌病、盆腔瘀血综合征、子宫内膜异位症、IUD 等。

2.不典型的周期性痛经的原因

子宫内膜异位症、子宫腺肌病、残留卵巢综合征、慢性功能性囊肿形成、慢性盆腔炎等。

(二)病理生理

研究表明,子宫内膜异位症和子宫腺肌病患者体内产生过多的前列腺素,可能是痛经的主要原因之一。前列腺素合成抑制制剂可以缓解该类疾病的痛经症状。环氧化酶(COX)是前列腺素合成的限速酶,在子宫内膜异位症和子宫腺肌病患者体内表达量过度增高。这些均说明前列腺素合成代谢异常与继发性痛经的疼痛有关。

宫内节育器(IUD)的不良反应主要是月经过多和继发痛经,其痛经的主要原因可能是子宫的局部损伤和 IUD 局部的白细胞浸润导致的前列腺素合成增加。

(三)临床表现

痛经一般发生在初潮后数年,生育年龄妇女较多见。疼痛多发生在月经来潮之前,月经前半期达到高峰,此后逐渐减轻,直到结束。继发性痛经症状常有不同,伴有腹胀、下腹坠痛、肛门坠痛等。但子宫内膜异位症的痛经也有可能发生在初潮后不久。

(四)诊断和鉴别诊断

诊断继发性痛经,除了详细询问病史外,主要通过盆腔检查,相关的辅助检查,如 B 超、腹腔镜、宫腔镜及生化指标的化验等,找出相应的病因。

(五)治疗

继发性痛经的治疗主要是针对病因进行治疗。

(程　慧)

第四节　功能失调性子宫出血

功能失调性子宫出血(简称功血)是因下丘脑-垂体-卵巢轴内分泌功能调节失衡所导致的大量的子宫出血,而没有器质性原因。功血可发生在青春期至绝经期之间的任何年龄,表现为周期的缩短、经期的延长和/或月经量的增多,是妇产科的常见病和多发病之一。临床上一般分为无排卵性和有排卵性两大类,85%的患者为无排卵性,其中绝大部分发生在绝经前期。

功血出血所涉及的机制各不相同,但每个机制均与类固醇激素的刺激相关。临床治疗的关键是要识别或确定发病机制。各式各样的内外生殖道病理都可以表现为无排卵性出血。仔细询问月经史和体格检查,通常可提供区别于其他异常出血的原因的大部分信息。当强烈怀疑有器质性改变或经验治疗失败时,需重新评估。

一、病理生理机制

(一)正常月经出血的生理

月经期的阴道流血是子宫内膜在卵巢周期的调控下发生的规律性剥脱的结果。它的正常周期的范围应是 25～35 d,一般大多数为 28～30 d。月经期的时间范围应是 2～7 d,一般大多数为 3～5 d。月经量平均是每周期 80 mL 左右。子宫内膜在卵巢周期的卵泡期中受雌激素的影响,发生增生期改变;排卵后,黄体形成分泌大量的孕激素和雌激素,子宫内膜发生分泌期改变。如果排出的卵母细胞没有发生受精,黄体的寿命为 10～12 d,当黄体自然萎缩造成雌孕激素的水平骤然下降到一定的水平,子宫内膜的血管破裂出血,形成黏膜下血肿和出血,内膜组织崩解,月经来潮。

1.月经的出血机制

经典的关于月经期出血的机制认为,一个月经周期的子宫内膜变化,是由于雌孕激素的撤退诱导子宫内膜基底层中的螺旋小动脉血管痉挛,引起内膜缺氧的凝固性坏死,导致月经的开始。而持续更强烈的血管收缩导致子宫内膜萎缩坏死脱落,月经血止。在下一个周期中产生的雌激素作用下子宫内膜上皮再生。

但是较近期的调查结果不支持经典的月经缺氧学说。在月经前,经过灌注研究未能证明子宫内膜血流减少,人类在处于月经前期子宫内膜并未测到经典的缺氧诱导因子。组织学证明,月经早期的子宫内膜是呈灶性坏死、炎症和凝血改变,而不是血管收缩和缺氧引起的弥漫性透明变性或凝固性坏死。过去十年中,月经发病机制的理论已经有所改变。可能不能完全用"血管事件"来解释,推测是延伸到子宫内膜基底层螺旋动脉系统上的子宫内膜功能层的毛细血管丛的酶的自身消化引发月经。月经止血的经典机制没有发生变化,包括了凝血机制、局部的血管收缩和上皮细胞再形成。血管事件在月经止血中发挥重要的作用。

2.月经出血机制相关的酶活性

由雌孕激素的撤退引起的子宫内膜酶降解机制,包括细胞内溶酶体酶的释放数量,炎性细胞的浸润蛋白酶和基质金属蛋白酶。在分泌早期,酸性磷酸酶和其他溶解酶只限于细胞内溶酶体内,孕激素抑制溶酶体膜的稳定,抑制酶的释放。由于雌激素和孕激素水平在经前下降,溶酶体膜破坏,酶释放到上皮细胞和间质细胞的胞质中,最终进入细胞间隙。完好的子宫内膜表层和桥粒可以阻碍这些蛋白酶对自身的消化降解,桥粒的溶解也就破坏了这个防御功能,造成内膜细胞连接的崩解导致血管内皮细胞中血小板沉积、前列腺素释放、血管栓塞、红细胞渗出和组织坏死。

3.月经出血时内膜的炎性反应

孕激素撤退也会刺激子宫内膜的炎性反应。在月经前期,子宫内膜白细胞总数显著增加,较血浆增加高达40%,子宫内膜中炎性细胞浸润(包括中性粒细胞、嗜酸性粒细胞、巨噬细胞和单核细胞),趋化因子合成的白细胞介素-8(IL-8)等细胞因子增加。月经时,白细胞产生一系列细胞分子活化,包括细胞因子、趋化因子以及一系列的酶,有助于降解细胞外基质,直接或间接地激活其他蛋白酶。

基质金属蛋白酶是蛋白水解酶家族的一种,可降解细胞外基质和基膜。基质金属蛋白酶包括了可降解细胞间质和基膜的胶原酶,进一步消化胶原的胶原酶,可连接纤维蛋白、层粘连蛋白和糖蛋白的纤维连接蛋白。每个家族成员都需要酶作用底物和以酶原形式存在,能被纤维蛋白酶、白细胞蛋白酶或其他金属蛋白酶激活。在月经前期子宫内膜酶原被广泛激活并显著增加。总之,孕激素抑制子宫内膜金属蛋白酶的表达,孕激素的撤退促进了细胞外基质的金属蛋白的酶的分泌,局部子宫内膜上皮细胞、基质和血管内皮细胞和局部组织的基质金属蛋白酶抑制了酶的活化。在正常月经后因为增加的雌激素水平,金属蛋白酶的表达也是被抑制的。

4.月经的内膜毛细血管出血机制

由于子宫内膜内逐渐增加的酶的降解,最终扰乱了内膜下毛细血管和静脉血管系统,导致间质出血;内膜的表面破溃,血液流入子宫内膜腔。最终内膜的改变延伸到功能层,基底动脉破裂导致增厚、水肿和松懈的内膜间质出血。子宫内膜脱落开始并逐步延伸至宫底。

月经血是包括子宫内膜碎片、大量的炎症细胞、红细胞和蛋白水解酶。由于纤溶酶对纤维蛋白的溶解作用,使月经血呈不凝固,并促进蜕变组织排出。纤维蛋白酶原(纤维蛋白溶酶原激活剂)常出现在分泌晚期和月经期内膜中,激活了蛋白激酶导致出血。在一定程度上,月经出血量是由纤维蛋白溶解和凝固之间的平衡所决定的。子宫内膜间质细胞组织因子和纤溶酶原激活物抑制物(PAI)-1促进凝血纤维溶解之间的平衡。月经早期,血管内血小板以及血栓形成自限性地减少出血量。血小板减少症及血友病的妇女月经量多,可以推断在月经止血中血小板和凝血因子的重要作用。然而,最终的月经出血停止依赖于血管收缩反应,有可能是子宫内膜基底层螺旋动脉,或子宫肌层的动脉的收缩。内皮素是强有力的长效血管收缩剂,月经期子宫内膜含有高浓度的内皮素和前列腺素,两者共同作用导致螺旋动脉收缩。

5.子宫内膜月经期出血还受到内分泌和免疫系统各种因子的调节

(1)前列腺素(prostaglandins,PGs):PGs在全身分布广泛。子宫内膜不仅是PGs的合成场所,也是作用部位。主要的种类是$PGF_{2\alpha}$和$PGE_{2\alpha}$。PGs在月经周期各个阶段都有分泌,但在月经期含量最高。PGs对血管平滑肌有强收缩作用,在雌孕激素的调控下,使月经期子宫内膜血管发生痉挛,出血。

(2)血管内皮素(endothelin,ET):内皮素-1是一种强血管收缩剂,在子宫内膜中合成和释放。它能够促使$PGF_{2\alpha}$的合成,对月经后内膜修复起重要的作用。

(3)雌激素受体和孕激素受体:雌激素受体有ERα和ERβ两个亚型,在内膜中以ERα为主。孕激素受体亦有PRA和PRB两个亚型,位于子宫内膜的受体以PRA为主。雌孕激素通过其受体分别作用在子宫内膜上,使子宫内膜产生周期性改变。雌激素促使子宫内膜腺体和腺上皮增生,而孕激素则促使子宫内膜间质水肿,使间质中的酸性黏多糖结构崩解,便于内膜的剥脱。

(4)溶酶体酶:在月经周期中的子宫内膜,受雌孕激素调节,合成许多溶酶体,包含很多种水解酶。当雌孕激素水平下降或撤退时,溶酶体膜释放大量水解酶和胶质酶,使子宫内膜崩解,刺激PGs的大量合成,使螺旋小动脉痉挛性收缩,继而破裂出血。

(5)基质金属蛋白酶(matrix metalloproteinase,MMPs):MMPs包括胶原酶、明胶酶、间质溶解素等,月经期子宫内膜中分泌增多,这些酶对细胞外基质有强的降解作用,可能参与月经内膜的溶解和破坏的机制。

6.正常月经出血的自限性模式

(1)在雌孕激素同时撤退时,子宫内膜脱落产生月经。由于月经周期中的雌孕激素均匀作用于整个子宫内膜,导致内膜功能层脱落和基底上皮层血管收缩、血液凝固、上皮重建等机制有效地限制出血的量和时间。

(2)随着雌孕激素序贯刺激子宫内膜,使上皮细胞增殖、间质细胞和微血管的结构稳定,避免了内膜的突破性出血。

7.子宫内膜对类固醇激素的生理和药理反应

正常月经出血是由一个排卵周期结束后雌孕激素同时撤退引起的。同样的出血机制也出现在孕酮撤退时或激素剂量不足时,包括绝经后雌孕激素替代治疗后和规律口服避孕药后的阴道出血。在这种情况下,出血一般是可预测的,量和时间都是可控的。

(1)雌激素撤退性出血:卵巢去势,即双侧卵巢切除术后的妇女或绝经后妇女接受单一的雌激素替代治疗时或停药时可发生出血,或某些患者排卵前雌激素短暂下降时可引起月经间期出血。

(2)雌激素突破性出血:发生在各种原因的长期持续性无排卵的妇女。雌激素突破性出血的量和持续时间取决于子宫内膜雌激素作用的剂量和持续时间。相对较低的长时间的雌激素刺激通常出血量少或点滴出血,但持续时间较长。而持续的高水平雌激素刺激常在时间不等的闭经后,发生急剧的大量出血。

(3)孕激素撤退性出血:发生在外源性孕激素治疗停止后。孕激素撤退性出血通常只发生在已经有一定外源性或内源性雌激素的子宫内膜中。出血量和持续时间差别很大,一般与既往雌激素刺激子宫内膜的时间和量有关。雌激素水平作用或闭经时间很短时,出血程度轻,量很少,甚至可能不会发生出血。雌激素高水平持续作用或闭经很长时间时,出血可能量大,持续时间

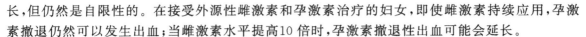

长,但仍然是自限性的。在接受外源性雌激素和孕激素治疗的妇女,即使雌激素持续应用,孕激素撤退仍然可以发生出血;当雌激素水平提高10倍时,孕激素撤退性出血可能会延长。

（4）孕激素突破性出血:孕激素突破性出血发生在孕激素和雌激素的比值较高时,特别是单独使用孕激素避孕药或其他长效孕激素(孕激素植入物,甲羟孕酮)时,除非有足够的雌激素水平与孕激素对抗才能止血。非常类似于雌激素水平低时的突破性出血。使用结合雌孕激素口服避孕药的妇女有时也会有突破性出血。尽管所有的口服避孕药含有标准药理学上雌激素和孕激素的剂量,但孕激素始终是主导成分。

（二）功血的出血机制

1.无排卵性功血

因排卵障碍,下丘脑-垂体-卵巢轴的功能紊乱,卵巢自然周期丧失,子宫内膜没有周期性的雌孕激素的作用,而为单一的雌激素刺激,不规则地发生雌激素突破性出血。因为雌激素对内膜的增生作用,间质缺少孕激素所诱导的溶解酶的生成和基质的降解,子宫内膜常常剥脱不完全,修复不同步,使阴道出血淋漓不尽。内膜组织反复剥脱,组织破损使纤维溶解酶活化,子宫内膜纤溶亢进,局部凝血功能缺陷,出血不止;但如果雌激素水平较高,对内膜的作用较强,子宫内膜持续增厚而不发生突破性出血,临床上出现闭经。一旦发生突破性出血,血量将会很大,甚至出现失血性贫血和休克。最严重的无排卵性出血往往发生在雌激素水平持续刺激,而无孕激素作用的妇女。临床上多见的是多囊卵巢综合征、肥胖女性、青春期和绝经期妇女。青少年可出现贫血,老年妇女则担心的是患癌症的风险。

无排卵性妇女的卵巢类固醇激素对子宫内膜刺激的模式是混乱和不可预测的。根据定义,无排卵女性总是处于卵巢周期的卵泡期和子宫内膜增生期。子宫内膜唯一接受的卵巢激素是雌激素,子宫内膜受雌激素持续刺激,异常增生但高度脆弱。持续性增生和局灶增殖的子宫内膜近基质层表面的细胞小血管多灶破裂,基质细胞内毛细血管的血小板/纤维蛋白血栓形成脱落。因此,功血的发生不仅与异常增生的上皮和基质细胞组成的子宫内膜密切相关,还与内膜表面的微循环有关。

在持续增生和增殖的子宫内膜中毛细血管非正常增加、扩张,超微结构的研究揭示了这种非正常的结构使得组织变脆弱。微血管异常也可能是导致不正常出血的直接原因。从组织学和分子生物学研究表明,增生的异常血管结构脆弱、易破裂,引起溶酶体蛋白水解酶的释放,周围上皮细胞、基质细胞、迁徙白细胞和巨噬细胞聚集,导致了无排卵性出血。一旦启动,这个过程进一步加剧了局部前列腺素的释放尤其是前列腺素 E_2（PGE_2）,其他分子抑制毛细血管血栓和降低毛细血管静脉丛的形成。因为局部浅表组织破损,子宫内膜基底层和肌层血管不发生收缩。正常月经的止血机制是子宫上皮细胞修复重建和内膜增生。然而,在异常月经出血中多个局灶上皮细胞修复和脱落出血与局灶性脱落。

2.有排卵性功血

有排卵性功血的子宫内膜虽然有周期性的雌孕激素刺激,但其规律和调节机制的缺陷,使子宫内膜不能正常剥脱。①黄体萎缩不全是由于溶黄体因子功能不良或缺陷,使黄体萎缩的时间过长,孕激素持续分泌,子宫内膜呈不规则剥脱,出现阴道持续流血不止。②黄体功能不足也是一种常见的内分泌紊乱,卵泡缺乏足够的 FSH 的刺激,卵泡颗粒细胞增生不良,不能分泌足够的雌激素,并且卵泡不能成熟,因而无法具备正常的颗粒黄体细胞来提供孕酮的分泌。还可以因为下丘脑-垂体分泌促性腺激素 LH 的频率和幅度的异常,使得卵泡黄体细胞不能产生足够的孕

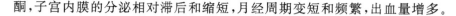

酮,子宫内膜的分泌相对滞后和缩短,月经周期变短和频繁,出血量增多。

二、诊断

一般视月经周期短于 21 d,月经期长于 7 d 或经量多于 80 毫升/周期,为异常子宫出血,经临床检查排除器质性的病变,如子宫肌瘤、凝血机制障碍等,方能作出功血的诊断。如果出血量较多,可能伴随失血性贫血的临床症状和体征。

(一)病史

月经史是区别无排卵性子宫出血和其他异常出血最简单而重要的方法。详细记录月经周期时间(天数,规律性)、月经量(多,少,或变化)、持续时间(正常或延长,一致的或变化的)、月经异常的发病特点(初潮前,突然的,渐进的)、发生时间(性交后,产后,体重增加或减少)、伴随症状(经前期不适,痛经,性交困难,溢乳,多毛)、全身性疾病(肾,肝,造血系统,甲状腺)和药物(激素,抗凝血剂)等均可以快速帮助评估出血原因,是否需要治疗。

(二)体检

体格检查应发现贫血的全身表现,应排除明显的阴道或宫颈病变,确定子宫的大小(正常或增大)、轮廓(光滑、对称或不规则)、质地(硬或软)和触痛。

(三)辅助检查

对大多无排卵性子宫出血的妇女,根据月经史便可以制订治疗方案,不需要额外的实验室或影像学检查。

1.妊娠试验

可以迅速排除任何与妊娠相关或妊娠并发症导致的异常子宫出血。

2.血常规

对于经期延长或经量增多的妇女,血常规可排除贫血和血小板减少症。

3.内分泌激素

(1)在黄体期血清孕酮测定可鉴别有无排卵,当数值大于 3 ng/mL 均提示有排卵可能。但出血频繁时很难确定检查孕激素的适当时机。

(2)血清促甲状腺激素(TSH)水平可迅速排除甲状腺疾病。

4.凝血机制检测

对那些有可疑的个人史或家族史的青少年,出现不明原因月经过多,凝血筛选实验可排除出血性疾病。对于血友病患者凝血因子的检测是最好的筛查指标,同时需咨询血液病学家。

5.子宫内膜活组织检查

可以排除子宫内膜增生过长或癌症。年龄 40 岁以上是子宫内膜疾病的危险因素,所以需进行子宫内膜活检。在绝经前妇女的子宫内膜组织学异常的比例相对较高(14%),而月经规则者则较低(小于 1%)。目前广泛应用的宫腔吸引管较传统的方法可减少患者痛苦。除了可以发现任何子宫内膜疾病,活检有助于对子宫异常出血进一步诊断或直接止血。在异常出血,近期没有服用外源性孕激素的妇女,"分泌期子宫内膜"给排卵提供可靠的证据,就需进一步检查其他器质性病变。

6.子宫影像学检查

可以帮助区分无排卵性和器质性病变所致子宫出血,最常见的是子宫肌瘤、子宫内膜息肉。标准的经阴道超声检查可以检测子宫平滑肌瘤大小、位置,可以解释因肌瘤所致的异常出血或月经量过多。还可发现宫腔损伤,或薄或厚的子宫内膜。子宫内膜很薄(小于 5 mm)时,内膜活检可能根本取不到组织。在围绝经期和绝经后妇女子宫异常出血时,如果子宫内膜厚度小于4 mm或 5 mm,则认为没有必要进行子宫内膜活检,因为此时子宫内膜发生增生或癌症的风险很小。同样适用于绝经前期异常出血的妇女。但是否活检取决于临床证据和危险因素,而不是超声检测子宫内膜的厚度,一旦子宫内膜厚度增厚(大于 12 mm),就增加了疾病的危险。抽样研究表明,即使在临床病理诊断疾病风险低时也需行内膜活检;特别是当临床病史提示有长期雌激素作用史时,即使子宫内膜厚度正常,都应进行活检;当子宫内膜厚度大于 12 mm,即使临床没有发现病变时都应该行活检。

宫腔声学造影经阴道超声下,导管灌注无菌生理盐水充盈宫腔显示宫腔轮廓,显现子宫内小占位,敏感性和特异性均高于经阴道超声和宫腔镜检查。宫腔镜检查同时能诊断和治疗宫腔内病变。磁共振(MRI)方法可以诊断子宫内膜病变的性质,是否向基底层浸入。

7.宫腔镜检查

在治疗疾病中较其他方法侵入最小,现代宫腔镜直径仅有 2 mm 或 3 mm,对可疑诊断进行直观的诊断和精细手术操作。目前在各级医院已经相当普及。

三、分类诊断标准

(一)无排卵性功血

1.诊断的依据

各项排卵功能的检查结果为无排卵发生:①基础体温(basic body temperature,BBT)测定为单相;②闭经时、不规则出血时、经期 6 h 内或经前诊断性刮宫提示子宫内膜组织学检查无分泌期改变;③B 超动态监测卵巢无优势卵泡可见;④激素测定提示孕激素分泌始终处于基础低值水平;⑤宫颈黏液始终呈单一雌激素刺激征象。

2.病理诊断分类

(1)子宫内膜增生过长(国际妇科病理协会 ISGP,1998)。①简单型增生过长:即囊腺型增生过长,腺体增生有轻至中度的结构异常,子宫内膜局部或全部增厚,或呈息肉样增生;镜下为腺体数目增多,腺腔囊性扩大,犹如瑞士干酪样外观,腺上皮细胞高柱状,可形成假复层排列,无分泌表现。②复杂型增生过长:即腺瘤型增生过长,腺体增生拥挤且结构复杂,子宫内膜腺体高度增生,形成子腺体或突向腺腔,腺体数目明显增多,出现背靠背现象;腺上皮细胞呈复层或假复层排列,细胞核大、深染,有核分裂,但无不典型病变。③不典型增生过长:即癌前病变,10%～15%可转化为子宫内膜癌,腺上皮出现异型改变,增生层次增多,排列紊乱,细胞核大,深染有异型性。

(2)增生期子宫内膜:与正常月经周期的增生期子宫内膜完全一样,但不发生分泌期改变。

(3)萎缩型子宫内膜:子宫内膜萎缩,菲薄,腺体少而小,腺管狭而直,腺上皮为单层立方形或低柱状细胞。

3.常见的临床分类

(1)青春期功血:是指初潮后 1～2 年,一般不大于 18 岁,由于下丘脑-垂体-卵巢轴发育不完善,雌激素对下丘脑和垂体的反馈机制不健全,不能形成血 LH 的峰值诱发排卵,使子宫内膜缺乏孕激素作用而长期处于雌激素的刺激之下,继而出现子宫内膜不能同步脱落引发的子宫多量的不规则出血。

（2）围绝经期功血：该类患者由于卵巢功能衰退，雌激素分泌显著减少，不能诱导垂体的 LH 峰值发生排卵，出现周期、经期和经量不规则的子宫出血。

（3）育龄期的无排卵性功血：该组患者常常由于下丘脑-垂体-卵巢轴以及肾上腺或甲状腺等内分泌系统功能紊乱造成。例如，多囊卵巢综合征造成的慢性无排卵现象，在临床上除了闭经、月经稀发外，也常常表现为功血。

（二）有排卵性功血

1.诊断依据

卵巢功能检测表明有排卵发生而出现的子宫异常出血：①基础体温（BBT）测定为双相；②经期前诊断性刮宫提示子宫内膜组织学检查呈分泌期改变；③B 超动态监测卵巢可见优势卵泡生长；④黄体中期孕酮测定≥10 ng/mL；⑤宫颈黏液呈周期性改变。

2.常见的临床分类

（1）黄体功能不足：因不良的卵泡发育和排卵以及垂体 FSH、LH 分泌，导致的黄体期孕激素分泌不足造成的子宫异常出血。表现为：①经期缩短和经期延长；②基础体温高温相持续短于 12 d；③黄体期子宫内膜病理提示分泌相有 2 d 以上的延迟或分泌反应不良；④黄体中期的孕酮值持续 5～15 nmol/L。

（2）子宫内膜不规则脱落：发育良好的黄体萎缩时间过长，雌、孕激素下降缓慢，使子宫内膜不能同步剥脱，出现异常子宫出血。表现为：①经期延长，子宫出血淋漓不净；②基础体温高温下降缓慢，伴有子宫不规则出血；③月经期第 5 d 子宫内膜病理，提示仍可见到分泌期子宫内膜，并呈残留的分泌期子宫内膜和新增生的子宫内膜混合现象。

（三）子宫异常出血的其他类型鉴别

并非所有的不规则或月经过多或经期延长都是因为不排卵。妊娠并发症可通过一个简单的怀孕测试排除。任何可疑的子宫内膜癌和生殖道肿瘤都需要宫颈和子宫内膜活检。

1.慢性子宫内膜炎

慢性子宫内膜炎很少单独引起出血，但往往可能是一个间接的或促使异常出血的原因。炎症细胞释放蛋白水解酶，破坏上皮的毛细血管丛和表面上皮细胞，组织变脆弱。蛋白酶阻止内膜修复和血管的再生。此外，白细胞和巨噬细胞释放血小板活化因子和前列腺素这些强血管扩张剂使血管扩张，出血增加。

慢性炎症相关的异物反应，几乎可以肯定是导致月经增多的原因，这与带铜宫内节育器（IUD）导致异常子宫出血的机制相同。组织学研究提示慢性子宫内膜炎也与黏膜下肌瘤或肌壁间肌瘤、子宫内膜息肉引起的异常出血有关。

2.子宫肌瘤

子宫异常出血最常见的临床原因是子宫肌瘤，特别是导致排卵女性持续大量出血的主要病因，大多数患子宫肌瘤的妇女有正常月经。子宫肌瘤发病率高，首先需鉴别异常出血的原因是否为排卵异常或有其他原因。因此，肌瘤在不能排除其他明显因素导致异常出血，特别是当肌瘤不凸出在宫体外或脱出在子宫腔内的时候。经阴道超声通常提供关于肌瘤大小、数量和位置。

宫腔声学造影更清楚地显示肌瘤与子宫腔的关系，因此可帮助诊断无症状的肌瘤。肌瘤导致子宫异常出血的机制不是很清楚，可能主要取决于肌瘤的位置。组织学研究表明，黏膜下肌瘤和大而深的壁间肌瘤导致子宫内膜拉长和受压。受压迫的上皮细胞可能会导致慢性炎症，甚至溃烂、出血。在压迫或损坏的子宫内膜，血小板等其他止血机制也可能受到损害，进一步导致经

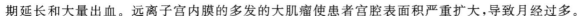

期延长和大量出血。远离子宫内膜的多发的大肌瘤使患者宫腔表面积严重扩大,导致月经过多。

对有些妇女,内科治疗可以降低由子宫肌瘤导致的异常出血。黏膜下肌瘤的妇女使用口服避孕药可减少月经量和持续时间。非甾体抗炎药和促性腺激素释放激素激动剂对控制出血也有益处。

对造成异常出血的子宫肌瘤的手术治疗必须考虑到个性化,肌瘤大小、数量以及位置、相对风险、手术利益和不同手术方案,以及年龄和生育要求。一般来说,对于单个黏膜下小肌瘤,不论年龄和生育要求宫腔镜下肌瘤切除术是合适的选择。对于多个黏膜下大肌瘤,宫腔镜下黏膜下肌瘤手术需要更多的技术和更大的风险,这些更适于有生育要求的妇女。位置较深的黏膜下子宫肌瘤根据手术技巧和生育要求选择宫腔镜下子宫肌瘤切除术、腹式子宫肌瘤切除术或子宫切除术。对于经验丰富的医师,腹腔镜子宫肌瘤切除术为未生育妇女提供了更多选择。对于多个子宫大肌瘤,没有生育要求的妇女首选的治疗是子宫切除术。

3.子宫内膜息肉

子宫内膜息肉是因慢性炎症和表面侵蚀等造成血管脆性增加的异常出血,较大的有蒂息肉在其顶部毛细血管易缺血坏死,阻止血栓形成。阴道超声或子宫声学造影可发现息肉,宫腔镜手术是一种简单高效治疗方法。

4.子宫内膜异位症

子宫内膜异位症是非子宫肌瘤而因月经过多行子宫切除最常见的病因。超声见到子宫肌层出现特异性回声可帮助诊断。磁共振成像也可用于鉴别子宫腺肌病和子宫肌瘤,主要表现局部厚度增加大于12 mm或与肌层厚度比小于 40%,为最有价值的诊断标准,但是性能价格比是否合适还是需要考虑。带孕酮宫内避孕器是一种有效的治疗方法。在 80% 的患者子宫腺肌病和子宫肌瘤是同时发生的,增生的肌层多在子宫内膜异位灶附近,发生的机制可能类似于肌瘤。

5.出血性疾病

许多研究已提示月经过多与遗传的凝血功能障碍有关。当出现不能解释的月经过多时需要查凝血功能。血管性血友病是最常见的女性遗传性出血的疾病。血管性血友病在血液循环中缺少凝血因子Ⅷ,以致在血管损伤部位的血小板黏附蛋白和血栓形成减少。这种疾病有几个亚型,出血倾向在个人和家庭之间有很大的差异。

四、治疗原则

(一)无排卵性功血

1.支持治疗

对长期出血造成贫血的患者,要适当补充铁剂和其他造血营养成分;对急性大出血的患者,要及时扩容,补充血液成分,防止休克发生;对已经发生休克的患者,在争分夺秒止血的同时,应积极抗休克治疗,防止重要器官的衰竭;对长期出血的患者,要适当给予预防感染的治疗。去氨加压素是一种精氨酸加压素合成类似物,可用于治疗子宫异常出血的凝血功能障碍,特别是血管性血友病患者。该药物可静脉注射和可作为高度集中的鼻腔喷雾剂(1.5 mg/mL)使用。鼻腔喷雾制剂一般建议血友病的预防性治疗。

2.止血

(1)刮宫:适用于绝经前和育龄期出血的患者,可以同时进行子宫内膜的病理诊断;如果青春期功血在充分的药物治疗无效和生命体征受到威胁时,也可在麻醉下进行刮宫;雌激素低下的患者在刮宫后可能出现淋漓不净的子宫出血,需补充雌激素治疗。

(2)甾体激素。

雌激素:适用于内源性雌激素不足的患者,过去常用于青春期功血,现已较少用。①苯甲酸雌二醇 2 mg,每 6 h 1 次,肌内注射,共 3～4 d 血止;之后每 3 d 减量 1/3,直至维持量 2 mg,每天 1 次,共 22～28 d。②结合雌激素 1.25～2.5 mg,每 6 h 1 次,血止后每 3 d 减量 1/3,直至维持量 每天 1.25 mg,共 22～28 d。③雌二醇 1～2 mg,每 6 h 1 次,血止后每 3 d 减量 1/3,直至维持量 每天 1 mg,共 22～28 d。

孕激素:适用于有一定内源性雌激素水平的无排卵性功血患者。炔诺酮 2.5 mg,每 6 h 1 次,3～4 d 血止后;以后每 3 d 减量 1/3,直至维持量 2.5 mg,每天 2 次,总时间 22～28 d。含左炔诺孕酮(LNG)释放性宫内节育器(曼月乐)是 2 000 年批准在美国使用的唯一的孕激素释放性宫内节育器,使用年限是 10 年。近年来,在国际上因为性能价格比优越被广泛使用。由于孕酮可使子宫内膜转化,可使月经量减少 75%。与非甾体抗炎药或抗纤溶药物相比,宫内节育器更有效。手术可以更显著地减少出血量,但闭经发生率高,这两种治疗方案在临床的满意度最高。

雌孕激素联合止血:是最常用和推荐的方法。①在孕激素止血的基础上,加用结合雌激素 0.625～1.25 mg,每天 1 次,共 22～28 d。②在雌激素止血的基础上,于治疗第 2 d 起每天加用甲羟孕酮 10 mg 左右,共 22～28 d。③短效避孕药 2～4 片,每天 1 次,共 22～28 d。无论有无器质性病变,口服避孕药明显减少月经量。在不明原因的月经过多者,预计将减少约 40% 的出血量。

雄激素:适用于绝经前功血。甲睾酮 25 mg,每天 3 次。每月总量不超过 300 mg。

其他药物:①非甾体抗炎药,抗前列腺素制剂氟芬那酸 200 mg,每天 3 次;在月经周期的人类子宫内膜中 PGE$_2$ 和 PGF$_{2\alpha}$ 逐渐增加,月经期含量最高;非甾体抗炎药可以抑制 PG 的形成,减少月经失血量;非甾体抗炎药也可改变血栓素 A$_2$(血管收缩剂和血小板聚集促进剂)和前列环素(PGI$_2$)(血管扩张剂和血小板聚集抑制剂)的水平。一般情况下,非甾体抗炎药可减少约 20% 的失血量。非甾体抗炎药可被视为无排卵性和功能失调性子宫大量出血的一线治疗方案。不良反应很少,通常开始出血时使用并持续 3 d。在正常月经中,非甾体抗炎药可改善痛经症状。②一般止血药,如纤溶药物氨甲苯酸、卡巴克洛等。③促性腺激素释放激素激动剂(GnRHα)可以短期止血,经常作为异常出血术前辅助治疗。月经过多伴严重贫血者术前使用 GnRHα 暂时控制出血,可使血红蛋白恢复正常,减少手术输血的可能性。GnRHα 治疗也往往减少子宫肌瘤和子宫的体积。在因为大肌瘤的子宫切除术前使用可以缩小子宫便于经阴道手术,并减少手术难度。GnRHα 可以减少在器官移植后免疫抑制药物降低性激素造成的毒性作用。然而,由于价格昂贵和低雌激素不良反应,使其不能作为长期治疗方案。

3.调整周期

止血治疗后调整周期的治疗是提高治愈效果的关键。止血周期撤药性出血后即开始周期治疗,共连续 4～6 个周期。对无生育要求的患者,可以长期周期性用药。

(1)对子宫内膜增生过长的患者,可给甲羟孕酮 10 mg,每天 1 次,共 22～28 d。

(2)对高雄激素血症,长期无排卵的患者,可给半量或全量短效避孕药周期用药。

(3)对雌激素水平较低的患者,可给雌孕激素序贯治疗调整周期,结合雌激素 0.625 mg,或雌二醇 2 mg 于周期第 5 d 起,每天 1 次,共 22～28 d,于用药第 12～15 d 起,加用甲羟孕酮 8～10 mg,每天 1 次共 10 d,两药同时停药。

4.诱导排卵

对要求生育的患者,在调整周期后,进行诱导排卵治疗。

(1)氯米芬:50～100 mg,于周期第 3～5 d 起,每天 1 次共 5 d。B 超监测卵泡生长。

(2)促性腺激素(HMG 或 FSH):于周期第 3 d 起,每天 0.5～2 支(每支 75 U),直至卵泡生长成熟;也可和氯米芬合用,于周期第 5～10 d,氯米芬 50 mg,每天 1 次,于周期第 2～3 d 开始,每天或隔天 1 次肌内注射 HMG 或 FSH 75 U,直至卵泡成熟。

(3)人绒毛膜促性腺激素(HCG):于卵泡生长成熟后,肌内注射 HCG 5 000 U,模拟内源性 LH 峰值促进卵母细胞的成熟分裂,发生排卵。

(4)促性腺激素释放激素(LHRH):对下丘脑性功能失调的患者,可给 LHRH 泵式脉冲样静脉注射 25～50 μg,每 90～120 min 的频率,促使垂体分泌 FSH 和 LH 刺激卵巢排卵。

5.手术治疗

对药物治疗无效,并且已经没有生育要求的患者,可以行手术治疗。

(1)子宫内膜去除术:现有的子宫内膜去除术包括热球法、微波法、电切法、热疗法、滚球法等。可以有效地破坏子宫内膜的基底层结构,起到止血的目的。这些操作大多在宫腔镜下进行,需要有经验的医师进行很细致的手术,防止子宫穿孔。热球法较为方便安全,但是内膜有可能残留,造成出血淋漓不净,也有个别手术后怀孕的病例。

(2)子宫血管选择性栓塞术:在大出血的急诊情况下或黏膜下和肌壁间肌瘤,或子宫腺肌病患者,可以在 X 线下进行放射介入的选择性子宫血管栓塞术。能够紧急止血,并减少日后的出血量。有报道术后的患者似乎仍然可能妊娠。

(3)子宫切除术:对合并子宫器质性病变、不能或不愿行子宫内膜去除术的患者,可行子宫次全或全切术。

(4)子宫内膜消融术:是另一种日益流行的治疗月经过多的方法,尤其是药物治疗失败、效果不佳或耐受性的。有多种子宫内膜射频消融的方法,宫腔镜下 Nd:YAG(钕:Yttrium-铝-Garnet)激光气液化治疗现已超过 20 年的历史;虽然许多患者消融治疗后还需要后续治疗,使治疗费用升高,但获得的满意率高。近期有一些新的不需要宫腔镜的子宫内膜消融技术,与传统的宫腔镜相比,在技术上更容易掌握,需要更短的时间。新设备和新技术仍在发展和完善中。

接受子宫内膜消融术后,80%的患者减少了出血量,闭经占 25%,痛经减少了 70%,75%对手术满意,80%的不需要在 5 年内行后续治疗。有证据显示,子宫内膜消融术后可能发生子宫内膜癌,往往能在宫腔残余部分的孤立的子宫内膜发展成腺癌,因为没有出血不易被发现。因此应充分强调术前评估的重要性,其中包括子宫内膜活检,消融的规范和患者的选择。不建议在子宫内膜癌高风险的患者使用子宫内膜消融术。

(二)有排卵性功血

针对患者的不同病因,采用个体化的治疗方案。

1.黄体功能不足

主要是促排卵治疗以促进黄体功能,通常采用氯米芬方案刺激卵泡生长,并辅以黄体酮 20 mg 或口服孕激素,或 3 d 一次肌内注射 HCG 2 000 U,每 3 d 1 次肌内注射的健黄体治疗。

2.子宫内膜不规则脱落

于排卵后开始,黄体酮 20 mg 每天肌内注射,或甲羟孕酮 10 mg 每天 1 次口服,共 10～14 d,促使黄体及时萎缩。

3.排卵期出血

雌孕激素序贯疗法可以改善症状,一般需要连续治疗 4～6 个月。

4.月经过多

在不需要生育的情况下可以使用口服短效避孕药,或进行子宫内膜去除术,减少月经量。

(三)疗效评估

治愈标准:①恢复自发的有排卵的规则月经者;②月经周期长于 21 d,经量少于 80 mL,经期短于 7 d 者。

(四)治疗原则

考虑到异常月经出血是最常见的就诊原因,所有医师都必须在治疗前有能力给出充分的合乎逻辑的评估和处理问题的方法。

(1)某一个月经周期突然的异常出血,最常见的原因是偶然的妊娠及其并发症。

(2)无排卵性子宫出血通常是不规则的、不可预测的,月经量不定,时间长短和性质不定,最常见于青少年和老年妇女、肥胖妇女,有多囊卵巢综合征的妇女。

(3)规则的、逐渐加重的或长时间的出血往往是子宫结构异常的原因,而不是因为无排卵。

(4)从月经初潮开始就出现、创伤或手术时失血过多,月经过多未见其他原因,往往警惕出血性疾病的可能性。一般常发生在自月经初潮以来月经过多的青少年和不明原因重度或长期月经过多的妇女,检查凝血试验即可明确诊断。

(5)当临床病史和检查显示无排卵性出血时,可行经验性治疗,不需要额外的实验室或影像学检查。但怀孕测试和全血细胞计数是合理的和必需的。

(6)当不确定是否为无排卵性出血时,测定血清孕酮的水平帮助诊断。 TSH 检查可以排除无排卵患者的甲状腺疾病。

(7)无论年龄如何,长期暴露于雌激素的患者在治疗前需行子宫内膜活检,除非子宫内膜很薄(<5 mm)时。子宫内膜异常增厚(>12 mm),无论如何都应该行子宫内膜活检。

(8)当病史(出血周期、持续时间,新发的月经间期出血)、实验室检查(血清孕酮大于 3 ng/mL),或子宫内膜活检(分泌期)均显示有排卵时,经验性治疗失败,需行子宫声学造影与超声显像检查,以发现子宫异常大小或轮廓。

(9)宫腔声学造影及子宫内膜活检组合是一个高灵敏度的、预测子宫内膜癌和子宫结构异常的检查。

(10)孕激素治疗对于异常出血的无排卵妇女是合适的,但没有避孕目的,此时雌孕激素避孕药是更好的选择。

(11)对长期大量无排卵性出血的患者,通常最佳治疗是口服避孕药,必要时增加起始剂量(一次一片,2 次/天,持续 5～7 d),然后逐渐变成标准避孕药的剂量。治疗失败时需进一步的评估。

(12)当子宫内膜脱落不全或萎缩不全时雌激素是最好的治疗药物。临床上雌激素治疗对象包括组织活检数量极少、长期接受孕激素治疗和子宫内膜较薄的妇女。治疗失败时需进一步评估。

(13)当需立即止血的或来不及使用止血药物的患者需要行诊刮术时,宫腔镜检查下诊刮更有助于协助诊断。

(14)长期无排卵妇女,因为无孕激素作用会导致子宫内膜增生,往往没有细胞学异型性改

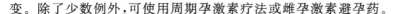

变。除了少数例外,可使用周期孕激素疗法或雌孕激素避孕药。

(15)有细胞学异型性的子宫内膜增生是一种癌前病变,除了有生育要求的妇女,最佳治疗方案是手术。非典型子宫内膜增生需要高剂量孕激素治疗,需定期行子宫内膜活检和长期的密切随访。

(16)子宫肌瘤是常见病,如没有排除其他明显原因的阴道异常出血,特别当肌瘤不凸进子宫腔时,宫腔声学造影明确界定肌瘤的位置,帮助区分无症状的肌瘤。

(17)非甾体抗炎药、雌激素、孕激素避孕药,以及宫内节育器,可有效地治疗子宫腺肌病、宫腔扩张与多个肌壁间肌瘤和其他不明原因的月经过多。

(18)宫腔镜下子宫内膜消融,在异常子宫出血患者中替代治疗时,尤其是药物治疗被拒绝、失败或效果不佳,不能耐受药物时采用。

功血,特别是长期的无排卵性功血,不仅有出血、不孕的近期问题,长期单一的内源性雌激素的刺激会带来子宫内膜癌、冠心病、糖尿病、高脂血症等一系列远期并发症,造成致命的健康损害。适当合理的药物治疗可以改善和治愈部分患者的功血,但对有些患者的治疗周期可能会较长。一般坚持周期性的治疗可以较好地改善出血,保护子宫内膜,甚至妊娠,但药物治疗也有一定的不良反应;对顽固不愈的患者,或合并有其他疾病的患者,可以选择手术治疗。

功能失调性子宫出血是妇科一种常见的疾病,是一种内分泌系统的功能紊乱。它的临床类型和发病原因非常复杂,在诊断和治疗功血的问题时,一定要非常清楚地理解月经生理和雌孕激素的治疗原理和机制,治疗一定要针对病因,并且采用个体化的方案,才能得到较为有效和合理的治疗。

(程 慧)

第五节 多囊卵巢综合征

多囊卵巢综合征(PCOS)是青春期少女和育龄期妇女最常见的妇科内分泌疾病之一,据估计其在育龄期妇女中的发生率为 5%～10%。1935 年,Stein 和 Leventhal 首次描述了多囊卵巢综合征,因此它又被称为 Stein-Leventhal 综合征。PCOS 在临床上主要表现为功能性高雄激素血症和不排卵,近年来发现继发于胰岛素抵抗的高胰岛素血症也是它的特征性表现之一。

1970 年以来,已对 PCOS 做了大量的研究工作,可是其发病机制迄今仍不清楚。20 世纪 70 年代发现许多 PCOS 患者的血清 LH/FSH 比值偏高,因此当时认为促性腺激素分泌紊乱是 PCOS 发病的主要原因。从 20 世纪 80～90 年代迄今对 PCOS 发病机制的研究主要集中在雄激素分泌过多和胰岛素抵抗方面。目前认为 PCOS 的发病机制非常复杂,H-P-O 轴紊乱、胰岛素抵抗、肾上腺皮质功能异常,一些生长因子和遗传因素都牵涉其中。

PCOS 不但影响生殖健康,还引起糖尿病、高血压、子宫内膜癌等远期并发症,对健康的危害很大。但是由于 PCOS 的发病机制尚不清楚,因此现在的治疗往往都达不到根治的目的。

一、病理生理机制

关于 PCOS 发病的病理生理机制,人们做了许多研究,提出了一些假说,如促性腺激素分泌失调、性激素分泌失调、胰岛素抵抗和遗传因素等。近年来又发现,脂肪细胞分泌的一些激素也可能与PCOS的发生有关。

(一)促性腺激素分泌失调和性激素分泌失调

卵巢合成雄激素受促性腺激素调节,LH刺激卵泡膜细胞分泌雄激素。20世纪70年代发现PCOS患者体内的LH水平异常升高,FSH水平相对偏低,当时认为PCOS患者体内过多的雄激素是促性腺激素分泌紊乱的结果。

PCOS患者体内过多的雄激素在周围组织的芳香化酶作用下转化成雌酮。与排卵正常的妇女相比,PCOS患者体内的雌酮/雌二醇比值偏高。雌激素对促性腺激素的分泌有反馈调节作用,过去认为雌酮/雌二醇的比值不同,反馈作用也有差异。当雌酮/雌二醇比值偏高时可引起LH分泌增加,从而加重PCOS的促性腺激素分泌紊乱。

过去认为在PCOS患者体内,促性腺激素分泌失调和性激素分泌失调相互影响形成恶性循环是PCOS发病的关键,因此当时把LH/FSH比值作为PCOS的诊断标准之一。目前认为,促性腺激素分泌失调和性激素分泌失调很可能只是PCOS的临床表现,因此新的PCOS诊断标准没有考虑LH/FSH比值。

(二)胰岛素抵抗

胰岛素抵抗指机体对胰岛素不敏感,在正常人群中的发生率为$10\%\sim25\%$,在PCOS妇女中的发生率为50%以上。在胰岛素抵抗时,机体为代偿糖代谢紊乱会分泌大量的胰岛素,从而导致高胰岛素血症。PCOS患者往往同时存在高胰岛素血症和高雄激素血症,目前认为,高胰岛素血症与高雄激素血症之间存在因果关系。

1.在PCOS中高胰岛素血症引起高雄激素血症

由于人们观察到有胰岛素抵抗和高胰岛素血症的妇女常常有男性化表现,因此考虑胰岛素可能影响雄激素代谢。Taylor第一次提出有胰岛素抵抗的PCOS患者体内过多的睾酮是高胰岛素血症直接作用于卵巢的结果。以后又有许多临床观察结果支持这一假说,部分或全部切除卵巢或用长效GnRHa抑制卵巢雄激素合成后,胰岛素抵抗依然存在,高胰岛素血症没有得到改善。黑棘皮症患者在青春期就存在胰岛素抵抗和高胰岛素血症,可是在若干年后才能观察到血雄激素水平升高。因此,如果说高胰岛素血症与高雄激素血症之间存在因果关系,很可能是高胰岛素血症引起高雄激素血症。

近年来,许多实验证实胰岛素对血雄激素水平具有一定的调节作用。这些实验一般采用高胰岛素——正常血糖钳夹技术或口服葡萄糖方法,使胰岛素水平在短期内迅速提高,结果发现无论是胰岛素水平正常的妇女还是高胰岛素血症患者的血雄激素水平都有不同程度的升高。有学者也发现高胰岛素血症患者体内的雄激素水平明显高于胰岛素水平正常的妇女,尽管她们体内的LH水平及LH/FSH差别无统计学意义,这提示胰岛素能刺激卵巢合成更多的睾酮,胰岛素水平升高可能会引起高雄激素血症。为研究慢性高胰岛素血症对雄激素合成的影响,一些实验用二甲双胍改善胰岛素抵抗降低胰岛素水平,结果发现睾酮水平也相应降低。口服二甲双胍并不影响血LH的脉冲频率和振幅、LH/FSH值、LH对LHRH的反应和体内性激素合成。这些研究的结果从反面进一步证实,胰岛素能增加卵巢雄激素的合成。

2.高胰岛素血症引起高雄激素血症的机制

胰岛素增强细胞色素$P_{450c}17\alpha$的活性,从而刺激卵巢雄激素的合成。细胞色素$P_{450c}17\alpha$是一种双功能酶,同时有17α-羟化酶和$17,20$-裂解酶活性,是性类固醇激素合成的关键酶。在许多 PCOS 患者的卵巢内,细胞色素 $P_{450c}17\alpha$ 的活性显著增强。二甲双胍能抑制肝糖原的合成,提高周围组织对胰岛素的敏感性,从而减少胰岛素的分泌,降低胰岛素水平。伴有高胰岛素血症的 PCOS 患者口服二甲双胍 $4\sim8$ 周后,血胰岛素水平降低,细胞色素 $P_{450c}17\alpha$ 的活性也显著降低,睾酮的合成也受到抑制。用控制饮食的方法改善肥胖型 PCOS 患者的胰岛素抵抗做类似实验得到同样的结果。这表明 PCOS 患者卵巢中细胞色素 $P_{450c}17\alpha$ 活性增强可能是高胰岛素直接刺激的结果。

高胰岛素增强胰岛素样生长因子-1(IGF-1)的生物活性。IGF-1 是一种能促进合成代谢的多肽,其结构类似于胰岛素。IGF-1 的作用是由 IGF-1 受体介导的,该受体在结构和功能上类似于胰岛素受体,与胰岛素也有一定的亲和力。另外,体内还存在胰岛素和 IGF-1 的杂交受体,其两条链中一条来自胰岛素受体,另一条来自 IGF-1 受体,同胰岛素和 IGF-1 均有较高的亲和力。体内大多数 IGF-1 与 IGF 结合球蛋白(IGFBP)结合,只有少部分是游离的,具有生物活性。体内共有 6 种 IGFBP,其中 IGFBP-1 是由肝脏合成的,在调节 IGF-1 活性方面最重要。

IGF-1 能直接刺激卵泡膜细胞合成雄激素,也能协同 LH 的促雄激素合成作用。许多研究证明胰岛素能通过影响 IGF-1 系统促进卵巢雄激素的生物合成,这可能是高胰岛素诱发高雄激素的机制之一。体内升高的胰岛素则竞争性地结合于 IGF-1 受体或杂交受体,发挥类似 IGF-1 的生物学效应,从而促进卵巢雄激素的合成。

更多的研究表明,胰岛素主要通过影响 IGFBP-1 的合成来促进卵巢雄激素的合成,胰岛素能抑制肝脏 IGFBP-1 的合成,提高卵巢组织 IGF-1 的生物活性,促进雄激素的合成。PCOS 患者血胰岛素水平升高时,血 IGFBP-1 浓度明显降低。PCOS 患者胰岛素抵抗得到改善,胰岛素水平降低后,血 IGFBP-1 会相应升高。

LH 主要作用于已分化的卵泡膜细胞,促进其合成雄激素。LH 是促进雄激素合成的最重要的因子,它能增强细胞色素 $P_{450c}17\alpha$ 的活性,促进雄激素的生物合成。体外实验发现胰岛素能协同 LH 促进卵巢雄激素的合成,这可能是高胰岛素血症引起高雄激素血症的又一机制。另外,有学者认为胰岛素可能在垂体水平调节 LH 的分泌,从而增强卵巢雄激素的合成。

近年来的研究还表明,高胰岛素对雄激素代谢的调控不仅与直接参与卵巢雄激素的合成有关,还可能与影响性激素结合球蛋白(SHBG)合成有关。SHBG 是由肝脏合成的,与睾酮有很高的亲和力,而与其他性类固醇激素的亲和力则较低。体内大多数睾酮都与 SHBG 结合,只有小部分是游离的。被组织直接利用的只是游离的睾酮,而不是与 SHBG 结合的部分。因此,SHBG 能调节雄激素的生物利用度。

胰岛素能抑制肝细胞 SHBG 的生物合成,SHBG 降低能增加游离睾酮浓度,诱发高雄激素血症。青春期性成熟过程中常伴有胰岛素抵抗和高胰岛素血症,此时女孩体内 SHBG 水平偏低。生育年龄妇女中也发现血胰岛素水平与 SHBG 水平呈负相关,高胰岛素血症患者的血 SHBG 水平显著低于胰岛素正常的正常妇女。当高胰岛素血症患者的胰岛素抵抗改善后,胰岛素水平下降,SHBG 水平也明显升高。在离体培养的肝细胞中发现,胰岛素能直接抑制 SHBG 的生物合成。

高胰岛素血症引起高雄激素血症的机制非常复杂,一些脂肪细胞分泌的激素或因子也可能参与其中,如瘦素、脂联素和抵抗素等。

(三)肾上腺皮质与 PCOS

肾上腺皮质是雄激素的又一重要来源,由于 95％ 以上的硫酸脱氢表雄酮(DHEAS)来自肾上腺皮质,因此临床上把 DHEAS 水平作为衡量肾上腺皮质雄激素分泌的指标。研究发现一半以上的 PCOS 患者伴有 DHEAS 的分泌增加,这提示肾上腺皮质可能在 PCOS 的发病机制中发挥一定的作用。

有学者认为肾上腺皮质功能早现与 PCOS 的发生有关。作为第二性征的阴毛和腋毛是肾上腺皮质分泌的雄激素作用的结果,正常女孩在 8 岁以后,肾上腺皮质分泌的雄激素开始增加,临床上主要表现为血脱氢表雄酮和硫酸脱氢表雄酮水平升高及阴毛出现,这被称为肾上腺皮质功能初现。另外,青春期阴毛的出现称为阴毛初现。8 岁以前发生肾上腺皮质功能启动称为肾上腺皮质功能早现,许多研究发现肾上腺功能早现在 PCOS 的发病机制中可能扮演一定的角色。

(四)遗传因素

PCOS 具有家族集聚性。与普通人群相比,多囊卵巢(PCO)患者的姐妹更容易发生月经紊乱、高雄激素血症和多囊卵巢;PCOS 患者的姐妹发生 PCOS 的概率是普通人群的 4 倍左右;早秃是男性雄激素过多的临床表现,PCOS 患者的一级男性亲属有较高的早秃发病风险。目前许多学者认为遗传因素在 PCOS 的发病机制中起重要作用,但是 PCOS 的高度异质性却提示 PCOS 的遗传模式可能非常复杂。

目前,国内外学者对 PCOS 的相关基因做了大量研究,其中包括类固醇激素代谢相关基因、糖代谢和能量平衡基因、与下丘脑和垂体激素活动有关的基因等。目前,对调节类固醇激素合成和代谢的酶的基因研究较多。有文献表明,PCOS 患者的 CYP11A、CYP17、CYP11B2、SHBG、雄激素受体、GnRH、LH、ISNR、IGF 和瘦素的基因都可以发生表达水平或单核苷酸多态性变化。虽然已对 PCOS 的遗传学做了很多研究,可是迄今仍未发现能导致 PCOS 的特异基因。目前发现的与 PCOS 有关的基因,只是对 PCOS 临床表现的严重程度有所修饰,而对 PCOS 的发生没有决定作用。疾病基因连锁分析和关联分析均不能证明这些基因与 PCOS 存在特异的遗传学关系。

随着遗传学的发展,人们发现人类疾病有半数原因与基因遗传有关,另一半则取决于基因组外遗传变化,这种基因组外遗传变化不改变遗传信息,但可导致细胞遗传性质发生变化,这就是表观遗传学。表观遗传调控可以影响基因转录活性而不涉及 DNA 序列改变,其分子基础是 DNA 甲基化及染色质的化学修饰和物理重塑。大量的临床和基础研究结果表明环境因素在疾病发生、发展中有巨大的影响,而表观遗传调控在遗传因素和环境因素的互动关系中起着桥梁的作用。

PCOS 除了有高雄激素血症、排卵障碍和多囊卵巢以外,还常伴有胰岛素、血糖和血脂的变化,因此近年来人们认为 PCOS 也是一种代谢性疾病。饮食结构、生活方式可以影响 PCOS 的发生,控制饮食、增加锻炼、降低体重等措施能明显改善 PCOS 的症状,这提示 PCOS 的发生、发展与环境因素有密切关系。由于一直没找到导致 PCOS 的特异基因,因此有学者推测,PCOS 的发生可能是 PCOS 易感基因与环境因素共同作用的结果。也就是说,在环境因素的影响下,人体启动了表观遗传调控,PCOS 易感患者的相关基因表达发生了变化,从而导致了 PCOS 的发生。虽然目前关于其他代谢性疾病与表观遗传学关系的研究已经有了大量的报道,可是关于 PCOS 与表观遗传学变化关系的研究国内外却鲜有报道。

二、临床表现

PCOS 临床表现呈高度异质性,有月经稀发或闭经、多毛、痤疮、肥胖、黑棘皮症、多囊卵巢、不孕、LH/FSH升高、血睾酮水平升高、血清性激素结合球蛋白(SHBG)降低和空腹胰岛素水平升高等。

(一)症状

1.月经失调

月经失调是由排卵障碍引起的,多表现为月经稀发或闭经,少数可表现为月经频发或月经规则。

2.不孕

PCOS 是排卵障碍性不孕的主要病因,许多患者正是由于不孕才来就诊的。有统计表明,约75%的 PCOS 患者有不孕。

(二)体征

1.肥胖

一半以上的 PCOS 患者有肥胖表现。体质量指数[BMI,体质量(kg)/身高^2(m^2)]是常用的衡量肥胖的指标。肥胖的标准为 BMI≥25。

腰臀围比(WHR)=腰围/臀围,WHR 的大小与腹部脂肪的量呈正相关。根据 WHR 可以把肥胖分为两类:WHR≥0.85 时称为男性肥胖、腹部型肥胖、上身肥胖或中心型肥胖;WHR<0.85时称为女性肥胖、臀股肥胖、下身肥胖或外周型肥胖。PCOS 多与男性肥胖有关。

2.多毛、雄激素性脱发和痤疮

多毛、雄激素性脱发和痤疮是由高雄激素血症引起的。多毛是指性毛过多,妇女的性毛主要分布于上唇、下唇、腋下、胸中线、腹中线和外阴,雄激素水平过高时这些部位的毫毛就会变成恒毛,临床上表现为多毛(图 6-1)。四肢和躯干的毛发生长受雄激素的影响较少,它们主要与体质和遗传有关,这些部位的毛发增多不一定与高雄激素血症有关。约 2/3 的 PCOS 患者有多毛。

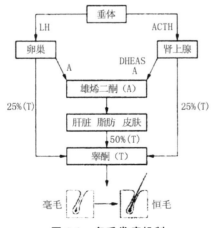

图 6-1　多毛发病机制

临床上多用 Ferriman-Gallway 半定量评分法(即 FG 评分)来评判多毛的严重程度(图 6-2)。Ferriman 和 Gallway 把对雄激素敏感的毛发分为 9 个区,根据性毛生长情况,分别评 0~4 分。对每个区进行评分,最后把 9 个区的评分相加作为总评分。如果总评分>7 分,则诊断为多毛。

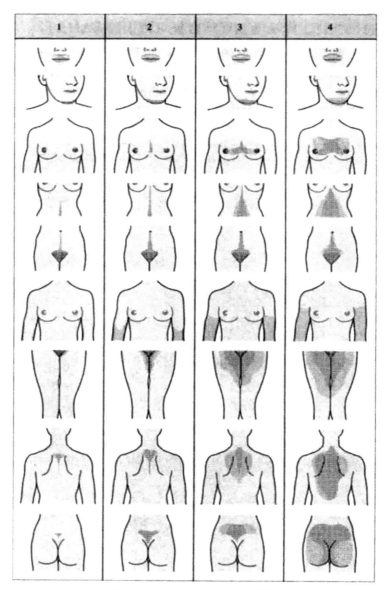

图 6-2　Ferriman-Gallway 评分

雄激素性脱发为进行性头发密度减少,男、女均可发生,但女性症状较轻。临床上表现为头顶部毛发变得稀疏,其病理特点是生长期毛囊与休止期毛囊比例下降,毛囊逐渐缩小,毛囊密度减少。

痤疮主要分布于面部,部分患者的背部和胸部也可有较多的痤疮。痤疮是高雄激素血症的一个重要体征,不少患者因面部痤疮过多而就诊。

3.黑棘皮症

继发于胰岛素抵抗的高胰岛素血症患者常有黑棘皮症。黑棘皮症是一种较常见的皮肤病变,受累部位皮肤增厚成乳头状瘤样斑块,外观像天鹅绒;病变皮肤常伴有色素沉着,呈灰褐色至黑色,故称为黑棘皮症。黑棘皮症多发生于皮肤皱褶处,如腋、颈部和项部、腹股沟、肛门生殖器

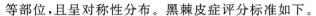

等部位,且呈对称性分布。黑棘皮症评分标准如下。

0:无黑棘皮症。

1+:颈部和腋窝有细小的疣状斑块,伴有或不伴有受累皮肤色素沉着。

2+:颈部和腋窝有粗糙的疣状斑块,伴有或不伴有受累皮肤色素沉着。

3+:颈部、腋窝及躯干有粗糙的疣状斑块,伴有或不伴有受累皮肤色素沉着。

4.妇科检查

可发现阴毛呈男性分布,有时阴毛可延伸至肛周和腹股沟外侧;阴道、子宫、卵巢和输卵管无异常。

(三)辅助检查

1.内分泌检查

测定血清促卵泡激素(FSH)、黄体生成素(LH)、催乳素(PRL)、睾酮、硫酸脱氢表雄酮(DHEAS)、性激素结合球蛋白(SHBG)、雌二醇、雌酮和空腹胰岛素。有月经者在月经周期的第$3\sim5$ d抽血检测,闭经者随时抽血检测。

PCOS患者的FSH在正常卵泡早期水平范围,为$3\sim10$ U/L。约60%患者的LH水平较正常妇女高,LH/FSH>2.5,如LH/FSH≥3,有助于诊断。多数患者的PRL水平在正常范围(<25 ng/mL),少部分患者的PRL水平可轻度升高(40 ng/mL)。

妇女体内的睾酮水平往往升高,如伴有肾上腺皮质分泌雄激素过多时,DHEAS水平也可升高。一般来说,大多数PCOS患者体内的睾酮水平偏高(>0.55 ng/mL),一半患者体内的DHEAS水平偏高。妇女体内的大多数睾酮是与SHBG结合的,只有少部分是游离的。当SHBG水平降低时,游离睾酮会增加,此时即使总睾酮在正常范围,也可有多毛和痤疮等表现。PCOS患者的SHBG水平往往较低。

PCOS患者的雌二醇水平往往低于雌酮水平,这是过多的雄激素在周围组织中转化成雌酮的缘故。

有胰岛素抵抗的患者空腹胰岛素水平升高,大于20 mU/L。

2.超声检查

已常规用于PCOS的诊断和随访,PCOS患者在做超声检查时常发现卵巢体积增大,皮质增厚,皮质内有多个直径为$2\sim10$ mm的小卵泡。

3.基础体温(BBT)

由于患者存在排卵障碍,因此BBT呈单相反应。

4.腹腔镜检查

腹腔镜下见卵巢体积增大,皮质增厚,皮质内有多个小卵泡。

(四)PCOS临床表现的异质性

不同的PCOS患者,临床表现不完全相同。前面介绍的各种表现可以有多种组合,这些不同的组合均可以诊断为PCOS(图6-3)。

三、诊断标准

PCOS是一个综合征,因此严格来说没有一个诊断标准能完全满足临床诊断要求。目前,临床上最为广泛接受的诊断标准是2003年鹿特丹诊断标准。该标准是从1990年NIH诊断标准发展而来的,其依据的基础是10多年来的临床研究结果。鹿特丹诊断标准不可能是PCOS的最终诊断标准。随着对 PCOS 认识的深入,将来可能会在鹿特丹诊断标准的基础上修订出一个更好的诊断标准。由于国内缺乏大样本、多中心的 PCOS 临床流行病学资料,因此国内学者无法基于自己的资料建立一个适合中国人的诊断标准。目前国内多采用鹿特丹诊断标准(表 6-7)。

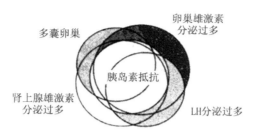

图 6-3　PCOS 临床表现的异质性过多

表 6-7　PCOS 2003 年鹿特丹诊断标准

修正的 2003 年标准(3 项中符合 2 项)
1.排卵稀发或无排卵
2.高雄激素血症的临床和/或生化证据
3.多囊卵巢
以及排除其他病因(先天性肾上腺皮质增生、分泌雄激素的肿瘤和库欣综合征)

(一)排卵障碍的诊断

多数患者有月经稀发或继发性闭经,故排卵障碍不难诊断。若患者月经正常,则需要测定基础体温或做卵泡监测来了解有无排卵。

(二)高雄激素血症的诊断标准

高雄激素血症的诊断标准见表 6-8。女性体内雄激素有 3 个来源:卵巢、肾上腺皮质和周围组织转化。人体内的雄激素有雄烯二酮、睾酮、双氢睾酮、DHEA 和 DHEAS 等,任何一种雄激素水平的异常升高都可引起高雄激素血症的临床表现。目前,临床上能常规测定的雄激素是睾酮,由于游离睾酮测定的技术要求高,因此国内包括上海市各医院只测定总睾酮。多数 PCOS 有总睾酮的升高,但总睾酮不升高并不意味着可除外高雄激素血症。

表 6-8　高雄激素血症的诊断标准

1.有高雄激素血症的生化证据:血睾酮升高或 DHEAS 升高或血 SHBG 下降
2.有高雄激素血症的临床证据:多毛或痤疮
只要满足上述两项中的一项即可诊断为高雄激素血症

多毛是指性毛异常增多,单纯的临床诊断不需要做 FG 评分。上唇、颏、胸部中线、乳头周围、下腹中线等部位出现毛发即可诊断,阴毛增多也可诊断。脱发也是高雄激素血症的临床表现,但临床上较少见。

痤疮出现也是高雄激素血症存在的标志,单纯的临床诊断不需要做 Rosenfield 评分。反复出现的痤疮是诊断高雄激素血症的有力证据。

(三)多囊卵巢的诊断

多囊卵巢的诊断标准见表 6-9。由于卵巢体积也是多囊卵巢的诊断标准之一,因此在做超

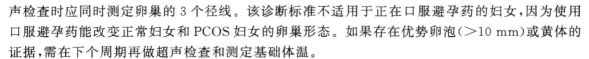

声检查时应同时测定卵巢的 3 个径线。该诊断标准不适用于正在口服避孕药的妇女,因为使用口服避孕药能改变正常妇女和 PCOS 妇女的卵巢形态。如果存在优势卵泡(＞10 mm)或黄体的证据,需在下个周期再做超声检查和测定基础体温。

表 6-9　多囊卵巢的诊断标准

1.每侧卵巢至少有 12 个直径为 2~9 mm 的卵泡

2.卵巢体积增大(＞10 mL),用简化的公式 0.5×长(cm)×宽(cm)×厚度(cm)来计算卵巢的体积只要一侧卵巢满足上述两项中的一项即可诊断为多囊卵巢

(四)排除相关疾病

排除先天性肾上腺皮质增生、库欣综合征和分泌雄激素的肿瘤等临床表现相似的疾病,对诊断 PCOS 非常重要。当血睾酮水平≥1.5 ng/mL时应除外分泌雄激素的肿瘤,患者有向心性肥胖、满月脸等体征时应除外库欣综合征。当环丙孕酮/炔雌醇对降低雄激素的疗效不明显时,应考虑排除 21-羟化酶缺陷引起的不典型肾上腺皮质增生症。

高雄激素血症患者常规除外甲状腺功能失调的意义有限,因为其在高雄激素血症患者中的发生率并不比正常生育年龄妇女中的发病率高。在评估高雄激素血症患者时应常规测定催乳素,目的是排除高催乳素血症。需要注意的是许多高雄激素血症患者的催乳素水平可处于正常范围的上限或稍微超过正常范围。严重的胰岛素抵抗综合征(如高雄激素血症-胰岛素抵抗-黑棘皮综合征或 Hairan 综合征)不难诊断,因为这些患者往往有典型的黑棘皮症。

(五)胰岛素抵抗

胰岛素抵抗在 PCOS 妇女中,无论是肥胖的还是不肥胖的,都很常见(高达 50%)。但基于以下理由鹿特丹标准并未把胰岛素抵抗列为 PCOS 的诊断标准。

(1)PCOS 妇女中所报道的胰岛素抵抗的发生率,因所使用试验的敏感性和特异性的不同以及 PCOS 的异质性而不同。

(2)缺乏标准的全球性的胰岛素分析。

(3)目前尚没有在普通人群中探查胰岛素抵抗的临床试验。公认的评估胰岛素抵抗的最佳方法是正常血糖钳夹试验,但该方法操作复杂,患者依从性差,因此只适于小样本的科学研究,不适于临床应用。

国内外许多学者都通过计算 OGTT 试验的胰岛素水平曲线下面积与血糖水平曲线下面积比值来评估胰岛素抵抗状况,可是该方法无法给出判断胰岛素抵抗的参考值,因此不能用于胰岛素抵抗的诊断。目前,临床上常用的诊断胰岛素抵抗的指标有胰岛素敏感指数(ISI)和胰岛素抵抗指数(HOMA-IR),这两个指数都是根据空腹胰岛素水平和葡萄糖水平计算出来的。它们的优点是计算简便,患者依从性高;缺点是不能反映胰岛素水平的正常生理变化和 β 细胞的功能变化。目前使用的 ISI 和 HOMA-IR 的参考值不是来自大规模的多中心研究,因此其可靠程度令人质疑。

(4)目前缺少资料证明,胰岛素抵抗的指标可预测对治疗的反应,因此这些指标在诊断 PCOS 及筛选治疗方面的作用尚不明确。2003 年,鹿特丹共识关于代谢紊乱筛选的总结如下:①对诊断PCOS来说没有一项胰岛素抵抗试验是必需的,它们也不需要选择治疗;②应该对肥胖型 PCOS 妇女做代谢综合征的筛选,包括用口服糖耐量试验筛选葡萄糖不耐受;③对不肥胖的 PCOS 妇女有必要做进一步的研究以确定这些试验的使用,尽管在胰岛素抵抗额外危险因素如

糖尿病家族史存在时需要对这些试验加以考虑。

(六)鉴别诊断

1.多囊卵巢

虽然患者的卵巢皮质内见多个小卵泡,呈多囊改变,但患者的月经周期规则、有排卵,内分泌激素测定无异常发现。

2.库欣综合征

由于肾上腺皮质增生,肾上腺皮质分泌大量的皮质醇和雄激素。临床上表现为月经失调、向心性肥胖、紫纹和多毛等症状。内分泌激素测定,LH 在正常范围、皮质醇水平升高,小剂量的地塞米松试验无抑制作用。

3.迟发性 21-羟化酶缺陷症

临床表现与 PCOS 非常相似,诊断的依据是 17-羟孕酮的升高和有昼夜规律的 ACTH-皮质醇分泌。

4.卵巢雄激素肿瘤

患者体内的雄激素水平更高,睾酮多数>3 ng/mL,男性化体征也更显著。超声检查可协助诊断。

5.高催乳素血症

患者虽有月经稀发或闭经,可是常伴有溢乳。内分泌激素测定除发现催乳素水平升高外,余无特殊。

四、治疗

由于 PCOS 的具体发病机制尚不清楚,因此现在的治疗都达不到治愈的目的。PCOS 治疗的目的是解决患者的需求,减少远期并发症。

(一)一般治疗

对于肥胖的 PCOS 患者来说,控制体重是最重要的治疗手段之一。控制体重的关键是减少饮食和适当增加体育锻炼。一般来说不主张使用药物控制体重,除非患者极度肥胖。

1.控制饮食

节食是治疗肥胖最常见的方法,优点是短时间内就可使体重下降。如果每天膳食能量减少 5 021 kJ(1 200 kcal),经 10~20 周患者的体重就可以下降 15%。节食的缺点是不容易坚持,为了达到长期控制体重的目的,现在不主张过度节食。刚开始减肥时,每天膳食能量减少 2 092 kJ(500 kcal),坚持 6~12 个月体重可以下降 5~10 kg。每天膳食减少 418 kJ(100 kcal)时,可以保持体重不增加。

在节食的同时,还应注意食物结构。建议患者总的能量摄入不低于 5 021 kJ/d,其中 15%~30%的能量来自脂肪,15%的能量来自蛋白质,55%~60%来自糖类。患者应不吃零食,少吃或不吃油炸食品和含油脂高的食品,多吃蔬菜和水果。喝牛奶时,应选择脱脂牛奶或脂肪含量少的牛奶。另外,每天的膳食还应保证提供足够的维生素和微量元素。

2.增加体力活动

体力活动可以消耗能量,因此对控制体重有帮助。为降低体重,患者每天应坚持中等强度的体育锻炼 60 min。如果做不到上述要求,那么适当增加体力活动也是有意义的。步行或骑自行车 1 h,可以消耗能量 251~836 kJ(60~200 kcal)。

每天坚持体育锻炼对很多人来说不现实。但是,每天适当增加体力活动还是可行的。为此建议患者尽量避免长时间的久坐少动,每天坚持有目的的步行 30~60 min(有条件者可以做中等强度的体育锻炼),这对控制体重很有帮助。

体重减少 5%~10% 后,患者有可能恢复自发排卵。体重减轻对改善胰岛素抵抗和高雄激素血症也有益,临床上表现为空腹胰岛素、睾酮水平降低,SHBG 水平升高,黑棘皮症、多毛和痤疮症状得到改善。另外,控制体重对减少远期并发症,如糖尿病、心血管疾病、子宫内膜癌等也有帮助。

(二)治疗高雄激素血症

高雄激素血症是 PCOS 的主要临床表现。当患者有高雄激素血症,但无生育要求时,采用抗高雄激素血症疗法。有生育要求的患者,也应在雄激素水平恢复正常或下降后,再治疗不孕症。

1.螺内酯

螺内酯又名安体舒通。该药原本用作利尿剂,后来发现它有抗雄激素的作用,所以又被用于治疗高雄激素血症。治疗方案:螺内酯20 mg,每天 3 次,口服,最大剂量每天可用至 200 mg,连续使用 3~6 个月。在治疗的早期患者可能有多尿表现,数天以后尿量会恢复正常。肾功能正常者一般不会发生水和电解质的代谢紊乱。如果患者有肾功能损害,应禁用或慎用该药。在使用螺内酯时,往往会出现少量、不规则出血。由于螺内酯没有调节月经的作用,因此如果患者仍然有月经稀发或闭经,须定期补充孕激素,以免发生子宫内膜增生症或子宫内膜癌。

2.复方口服避孕药

PCOS 的雄激素主要来自卵巢,卵巢分泌雄激素的细胞主要是卵泡膜细胞。LH 能刺激卵泡膜细胞分泌雄激素,当 LH 水平降低时,卵泡膜细胞分泌的雄激素减少。复方口服避孕药能负反馈地抑制垂体分泌 LH,减少卵巢雄激素的分泌,因此可用于治疗多毛和痤疮。另外,复方口服避孕药还有调整月经周期的作用。

(1)复方甲地孕酮片:又称避孕片 2 号,每片含甲地孕酮 1 mg、炔雌醇 35 μg。治疗方案:从月经周期的第 3~5 d 开始每天服用 1 片,连服 21 d 后等待月经来潮。

(2)复方去氧孕烯片:为短效复方口服避孕药,每片复方去氧孕烯片含去氧孕烯 150 μg、炔雌醇 30 μg。治疗方案:从月经周期的第 3~5 d 开始每天服用 1 片,连服 21 d 后等待月经来潮。

(3)环丙孕酮/炔雌醇:为短效复方口服避孕药,每片环丙孕酮/炔雌醇含环丙孕酮 2 mg、炔雌醇 35 μg。由于环丙孕酮具有很强的抗雄激素活性,因此环丙孕酮/炔雌醇除了能通过抑制 LH 的分泌来治疗高雄激素血症外,还能通过环丙孕酮直接对抗雄激素来治疗高雄激素血症。总的来讲,环丙孕酮/炔雌醇的疗效优于复方甲地孕酮片和复方去氧孕烯片。治疗方案:从月经周期的第 3~5 d 开始每天服用 1 片,连服 21 d 后等待月经来潮。

3.地塞米松

地塞米松为人工合成的长效糖皮质激素制剂,它对下丘脑-垂体-肾上腺皮质轴有负反馈抑制作用,对肾上腺皮质雄激素的分泌有抑制作用。如果患者体内的 DHEAS 水平升高,提示肾上腺皮质来源的雄激素增多,可给予地塞米松治疗。一般情况下较少使用地塞米松,往往在氯米芬疗效欠佳且 DHEAS 升高时才使用地塞米松。方法:地塞米松 0.50~0.75 mg/d。一旦确诊怀孕,应立即停用地塞米松。为了避免肾上腺皮质功能受到抑制,地塞米松治疗时间一般不超过 3 个月。

4.非那雄胺

非那雄胺是 20 世纪 90 年代研制开发的新一类 Ⅱ 型 5α-还原酶抑制剂,其结构与睾酮相似,临床上主要用于治疗前列腺疾病,近年也开始用于治疗女性高雄激素血症。非那雄胺每片 5 mg,治疗前列腺增生时的剂量是 5 mg/d,女性用药的剂量需要摸索。

5.氟他胺

氟他胺为非类固醇类雄激素受体拮抗剂。临床证据表明,其抗高雄激素血症的疗效不亚于螺内酯。用法:氟他胺每次 250 mg,每天 1～3 次。抗雄激素治疗经 1～2 个月痤疮体征就会得到改善,经 6～12 个月多毛体征得到改善。在治疗高雄激素血症时,一般至少治疗 6 个月才停药。在高雄激素血症改善后,改用孕激素疗法。患者往往在停止抗高雄激素血症治疗一段时间后又复发,复发后可以再选用抗高雄激素疗法。有学者认为没有必要在高雄激素血症缓解后仍长期使用抗高雄激素疗法。

(三)治疗高胰岛素血症

1.控制体重

对肥胖患者来说,治疗高胰岛素血症首选控制体重。控制体重的关键是减少饮食和适当增加体育锻炼。

2.二甲双胍

二甲双胍能抑制肝糖原的合成,提高周围组织对胰岛素的敏感性,从而减少胰岛素的分泌。降低血胰岛素水平,是目前用于改善胰岛素抵抗最常见的药物。由于 PCOS 中胰岛素抵抗的发生率较高,因此从 20 世纪 90 年代以来二甲双胍越来越普遍地用于治疗 PCOS。治疗方案:二甲双胍 250～500 mg,每天 3 次,口服。部分患者服用后有恶心、呕吐、腹胀或腹泻不适,继续服药经1～2 周症状会减轻或消失,少部分患者会因无法耐受该药而终止治疗。

许多研究均报道二甲双胍能通过改善胰岛素抵抗来降低雄激素水平,促进排卵。因此,许多学者在联合使用二甲双胍和氯米芬治疗耐氯米芬的 PCOS 患者时取得了很好的疗效。可是,在对 1966－2002 年发表的有关文献分析后却发现,根据当时的资料无法确定二甲双胍治疗 PCOS 不孕症的疗效。二甲双胍也可用于无生育要求的育龄期 PCOS 患者,研究报道胰岛素抵抗和高雄激素血症可因此得到改善。无胰岛素抵抗的育龄期 PCOS 患者可否使用二甲双胍,尚有待进一步的研究。

青春期 PCOS 患者可否使用二甲双胍治疗,目前还存在很大的争议。理论上讲,二甲双胍能改善胰岛素抵抗,减少糖尿病和心血管疾病的发生率。可是糖尿病和心血管疾病多发生在 40 岁以后,青春期 PCOS 患者使用二甲双胍治疗 20 年(或以上)是否安全,根据目前的文献无法回答该问题。间断或短期使用二甲双胍与不使用二甲双胍有何区别一,目前也不清楚。

3.罗格列酮

该药为噻唑烷二酮类药物,其主要功能是改善胰岛素抵抗,因此被称为胰岛素增敏剂。用法:罗格列酮 2～8 mg/d。其疗效优于二甲双胍。罗格列酮可能有肝毒性作用,因此在使用期间应严密随访肝功能。目前,在治疗胰岛素抵抗时往往首选二甲双胍,如果二甲双胍疗效欠佳,则加用罗格列酮。对重度胰岛素抵抗,开始时就可以联合使用二甲双胍和罗格列酮。

改善胰岛素抵抗时首选饮食控制和体育锻炼,当饮食控制和体育锻炼效果不佳时才加用二甲双胍和罗格列酮。在药物治疗时应继续坚持饮食控制和体育锻炼,一旦确诊患者怀孕应停用二甲双胍或罗格列酮。

一般来说,一旦选用二甲双胍治疗,至少使用6个月。一般在使用二甲双胍6个月后对患者进行评价,如果胰岛素抵抗得到改善,则停用二甲双胍。在停药随访期间,如果再次出现明显的胰岛素抵抗,则再选用二甲双胍治疗。

(四)建立规律的月经周期

如果多毛和痤疮不严重,且又无生育要求,可采用补充激素的方式让患者定期来月经,这样可以避免将来发生子宫内膜增生或子宫内膜癌。

1.孕激素疗法

每月使用孕激素5～7 d,停药后1～7 d可有月经来潮。例如,甲羟孕酮8～12 mg,每天1次,连续服用5～7 d;甲地孕酮6～10 mg,每天1次,连续服用5～7 d。该方案适用于体内有一定雌激素水平的患者(如子宫内膜厚度≥7 mm),停药后1周左右会有月经来潮。如果撤药性出血较多,可适当延长孕激素的使用天数。

孕激素疗法的优点是使用方便,患者容易接受。如果没有特殊情况,该方案可以长期使用。在采用孕激素治疗时,如果患者出现明显的高雄激素血症的临床表现,需要改用降雄激素治疗。如果患者有生育要求,可改用促排卵治疗。

2.雌、孕激素序贯治疗

每月使用雌激素20～22 d,在使用雌激素的最后5～7 d加用孕激素。例如,戊酸雌二醇1～2 mg,每天1次,连续服用21 d;从使用戊酸雌二醇的第15 d开始加用甲羟孕酮10 mg,每天1次,连续服用7 d。停药后1～7 d有月经来潮。使用3～6个周期后可停药,观察患者下一周期有无月经自发来潮,如果有月经自发来潮可继续观察下去;若无月经自发来潮,则继续使用激素治疗。

由于许多PCOS患者体内的雌激素水平并不低,所以大多数情况下不需要采用此方案。如果患者体内雌激素水平偏低,单用孕激素治疗。患者的月经量偏少或无"月经",可以选择该方案。

3.雌、孕激素联合治疗

每月同时使用雌激素和孕激素20～22 d。例如,戊酸雌二醇1～2 mg,每天1次,连续服用21 d;在使用戊酸雌二醇的同时服用甲羟孕酮4 mg。停药后1～7 d就有月经来潮。长期使用雌、孕激素联合治疗,患者的月经会逐步减少。如果停药后无月经来潮,应首先排除妊娠可能;如果没有怀孕,则说明子宫内膜生长受到抑制,此时可改用雌、孕激素序贯治疗。雌、孕激素连续治疗经3～6个周期可停药,观察下一周期有无月经自发来潮。如果有月经自发来潮,则继续观察下去;如无月经自发来潮,可继续使用激素治疗。

复方口服避孕药属于雌、孕激素联合治疗。由于复方口服避孕药使用方便,治疗高雄激素血症和多囊卵巢综合征的疗效好,因此临床上在考虑雌、孕激素联合治疗时往往选择复方口服避孕药。

(五)促卵泡发育和诱发排卵

仅适用于有生育要求者。无生育要求者一般不采用此治疗方法。为提高受孕的成功率,在促排卵之前往往先治疗高雄激素血症和胰岛素抵抗,使血睾酮、LH和胰岛素水平恢复至正常范围,增大的卵巢恢复正常,卵泡数减少。

1.氯米芬

氯米芬(克罗米酚)为雌激素受体拮抗剂,它能竞争性地结合下丘脑、垂体上的雌激素受体,解除雌激素对下丘脑-垂体-卵巢轴的抑制,促进卵泡的发育。氯米芬为 PCOS 患者促卵泡发育的首选药。氯米芬治疗 PCOS 时,排卵成功率可高达 80%,但受孕率却只有 40%。目前认为受孕率低下与氯米芬拮抗雌激素对子宫内膜和宫颈的作用有关。

从月经周期的第 2～5 d 开始服用氯米芬,开始剂量为 50 mg,每天 1 次,连续服用 5 d。停药 5 d 开始进行卵泡监测。宫颈黏液评分,可了解氯米芬是否抑制宫颈黏液的分泌。超声检查,可了解卵泡发育情况和子宫内膜厚度。

一般停用氯米芬 5～10 d 内会出现直径>10 mm 的卵泡。如果停药 10 d 还没有出现直径>10 mm 的卵泡,则视为氯米芬无效。卵泡直径>10 mm 时,应每 2～3 d 做一次卵泡监测。当成熟卵泡直径>16 mm 时,肌内注射 HCG 6 000～10 000 U 诱发排卵,一般在注射 HCG 36 h 后发生排卵。

如果低剂量的氯米芬无效,下个周期可以增加剂量。氯米芬的最大剂量可以用到 200 mg/d。不过,许多医师认为没必要使用大剂量的氯米芬(>100 mg/d),有研究表明使用大剂量的氯米芬并不增加诱发排卵的成功率。当氯米芬治疗无效时,应改用 HMG＋HCG。与 HMG 治疗相比,氯米芬治疗的受孕率较低,不易引起严重的卵巢过度刺激综合征(OHSS)。

如果氯米芬抑制宫颈黏液分泌,就表现为卵泡发育与宫颈黏液不同步。此时可加用戊酸雌二醇1～2 mg/d,以改善宫颈黏液。部分患者的宫颈黏液因此得到改善,但是也有许多患者无效。如果无效,则采用人工授精。肌内注射 HCG 前停用戊酸雌二醇。

如果氯米芬抑制子宫内膜的生长,就表现为卵泡发育与子宫内膜的厚度不一致。此时也可加用戊酸雌二醇 2 mg/d,以刺激内膜生长。但是该治疗方法往往无效。临床上如果出现氯米芬抑制内膜生长的情况,往往改用其他药物治疗,如 HMG 等。对诊断为氯米芬抵抗的患者来说,加用地塞米松或二甲双胍可能有效。许多报道发现地塞米松或二甲双胍,尤其是二甲双胍,能提高氯米芬治疗的成功率。

氯米芬的不良反应有多胎和卵巢过度刺激。一般来说,氯米芬很少引起严重的卵巢过度刺激综合征,所以还是很安全的。

2.他莫昔芬

他莫昔芬与氯米芬一样也是雌激素受体拮抗剂,其作用机制与氯米芬相似,也是通过解除雌激素对下丘脑-垂体-卵巢轴的抑制,促进卵泡的发育。临床上较少使用他莫昔芬。从月经周期的第 2～5 d 开始服用他莫昔芬 20～40 mg,每天 1 次,连续服用 5 d。用药过程中需监测卵泡的发育。当成熟卵泡的直径达到 18～20 mm 时,肌内注射 HCG 6 000～10 000 U,36 h 后发生排卵。

他莫昔芬也可以抑制宫颈黏液的分泌和子宫内膜的生长。如果出现这些情况,可以参考氯米芬的处理方法。

3.来曲唑

来曲唑是第 3 代非类固醇芳香化酶抑制剂,临床上主要用于治疗乳腺癌,近年来也开始用于诱发排卵的治疗。来曲唑能抑制雌激素的合成,减轻雌激素对下丘脑-垂体-卵巢轴的抑制作用,这是来曲唑诱发排卵的机制。用法:从月经周期的第 2～4 d 开始服用来曲唑 2.5～7.5 mg,每天 1 次,连续服用 5 d。用药过程中需监测卵泡的发育。当成熟卵泡的直径达到 18～20 mm 时,肌内注射 HCG 6 000～10 000 U,36 h 后发生排卵。

有研究表明来曲唑诱发排卵的成功率优于氯米芬。另外,来曲唑没有对抗宫颈和子宫内膜的缺点。由于来曲唑半衰期短,因此有学者推测它可能对胎儿无不利影响。来曲唑用于诱发排卵的时间还很短,远期不良反应还有待于进一步的观察。

由于来曲唑治疗的资料还很少,因此临床上应慎用。

4.人绝经期促性腺激素(HMG)

该药是从绝经妇女的尿液中提取的,每支含 FSH 和 LH 各 75 U,适用于氯米芬治疗无效的患者。

从月经周期的第 2~5 d 开始每天肌内注射 HMG,起步剂量是 1 支/天,治疗期间必须监测卵泡发育的情况。一般是在使用 3~5 d 后做第一次超声监测,如果卵泡直径>10 mm,应缩短卵泡监测间隔时间。当 B 超提示优势卵泡直径达 16~20 mm 时,停用 HMG,肌内注射 HCG 5 000~10 000 U,48 h 后复查 B 超了解是否排卵。

如果卵泡持续 1 周不增大,则增加剂量至 2 支/天。如果治疗 2 周还没有优势卵泡出现,应考虑该周期治疗失败。

HMG 治疗的并发症有卵巢过度刺激综合征(OHSS)和多胎妊娠。严重的 OHSS 可危及患者的生命,因此在使用 HMG 时应严密监测卵泡的发育,一旦发现有 OHSS 的征象,应立即采取适当的措施。当超声检查发现一侧卵巢有 3 个以上直径>14 mm 的优势卵泡或卵巢直径>5 cm时容易发生严重的 OHSS,此时应建议患者放弃使用 HCG。在采用雌激素测定监测卵泡发育时,雌二醇浓度>2 000 pg/mL 提示有发生 OHSS 的可能。

HMG+FSH 治疗可能对减少 OHSS 的发生有帮助。由于患者不同,具体用法也不相同。临床上应根据卵泡监测的结果调整剂量。

在使用 HMG 治疗前,如果发现卵巢体积大、卵泡数多,可以先用环丙孕酮/炔雌醇或 GnRHa 治疗,待卵巢体积缩小后,再给予促排卵治疗。

使用药物怀孕的患者常有黄体功能不全,因此一旦确诊怀孕,应立即给予黄体酮或 HCG 肌内注射。用法:黄体酮 20~40 mg/d 或 HCG 1 000~2 000 U/d。有卵巢过度刺激的患者,不宜采用 HCG 保胎。

5.体外受精-胚胎移植术(IVF-ET)

当患者经上述治疗仍达不到怀孕目的时,可以选择 IVF-ET。

6.未成熟卵泡体外培养

近年来,未成熟卵泡体外培养也开始用于治疗 PCOS 引起的不孕,该方法的优点是可以避免 OHSS。

(六)手术治疗

由于手术疗效有限,因此近年来不主张手术治疗。手术治疗仅限于迫切要求生育且要求手术治疗的患者。在手术治疗后的 3~6 个月,由于卵泡液的丢失,卵巢局部雄激素水平有所降低,所以患者可能有自发排卵。手术 6 个月后,卵巢局部雄激素水平又恢复至手术前水平,卵泡发育及排卵存在障碍,此时患者很难自然怀孕。

1.腹腔镜下行皮质内卵泡穿刺及多点活检

术中注意避免过多使用电凝,否则会灼伤周围组织,从而影响卵巢的功能,引起卵巢早衰。

2.经腹卵巢楔形切除术

此法是最早用于多囊卵巢的手术方法,由于术后输卵管、卵巢周围的粘连率高,近年来已被腹腔镜手术所替代。本手术楔形切除的卵巢组织不应大于原卵巢组织的1/3,以免引起卵巢早衰。

(程　慧)

第六节　卵巢过度刺激综合征

卵巢过度刺激综合征(ovarian hyperstimulation syndrome,OHSS)是一种以促排卵为目的而进行卵巢刺激时,特别是在体外受精(IVF)辅助生育技术中,所发生的医源性疾病,是辅助生殖技术最常见且最具潜在危险的并发症,严重时可危及生命,偶有死亡病例报道。

OHSS为自限性疾病,多发生于超促排卵周期中的黄体期与早妊娠期,发病与HCG的应用密不可分。按发病时间分为早发型与晚发型两种;早发型多发生于HCG应用后的3~9 d,其病情严重程度与卵泡数目、E_2水平有关。如无妊娠,10 d后缓解;若妊娠,则病情加重。晚发型多发生于HCG应用后10~17 d,与妊娠尤其是多胎妊娠有关。

一、流行病学

大多数OHSS病例的发生与应用促性腺激素进行卵巢刺激有关,尤其是发生在体外受精助孕技术应用促性腺激素进行卵巢刺激后;也有病例在应用氯米芬后被观察到;非常个别的病例报道发生在未行卵巢刺激而自然受孕的早孕期,称为自发性OHSS。

(一)OHSS的高危因素

OHSS的高危因素包括原发性高危因素和继发性高因素。

1.原发性高危因素

(1)年龄<35岁。

(2)身体瘦弱。

(3)PCOS患者或B超下卵巢表现为"项链"征的患者。

(4)既往有OHSS病史。

2.继发性高危因素

(1)血E_2>3 000 pg/mL。

(2)取卵日卵泡数>20个。

(3)应用HCG诱导排卵与黄体支持。

(4)妊娠。

(二)发病率

OHSS发病率的不同依赖于患者因素、监测方法与治疗措施。轻度20%~33%;中度3%~6%;重度0.1%~2%。轻度病例的发生在用促性腺激素进行控制性卵巢刺激的IVF中将近30%或更多,但由于症状与体征的温和往往不被认识。通常IVF中少于5%的患者将可能发展为中度症状,1%患者将发展为重度症状。妊娠患者的发病率是非妊娠患者的4倍。

二、病理生理学

OHSS是在促排卵后卵泡过度反应的结果,但发生在黄体期LH峰后或外源性HCG应用后。其严重性与持续时间因为应用外源性HCG进行黄体支持及内源性HCG水平的升高而加重与延长。其病理生理机制于1983年由Haning等首次提出,现已认为促排卵后卵巢内生成一种或几种由黄体颗粒细胞分泌的血管活性因子,其释放入血,可以引起血管通透性升高、液体渗出,导致第三腔隙液体积聚,从而形成胸腔积液、腹水,继而导致血液浓缩与血容量减少,甚至血栓形成(图6-4)。

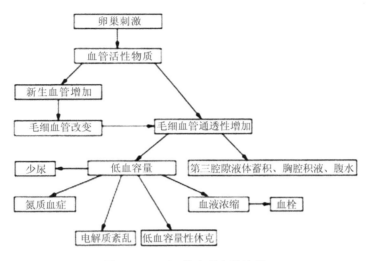

图 6-4　OHSS 的病理生理改变

可能参与 OHSS 病理生理的因子目前研究认为有肾素-血管紧张素系统(RAS)中的活性肾素与血管紧张素Ⅱ、血管内皮生长因子(VEGF)、其他细胞因子家族与内皮素等。这些因子较多文献报道参与了卵泡与黄体生成的正常生理过程。促排卵后过多卵泡被刺激生长,HCG 应用后形成的黄体使这些血管活性因子生成量增加,它们直接或间接进入血循环甚至腹腔,引起广泛的血管内皮通透性增加从而形成胸腔积液与腹水,偶有严重者发生心包积液、全身水肿。胸腔、腹腔穿刺后这些物质的减少有助于毛细血管通透性的降低,临床上可改善病情。

文献报道表明血管紧张素Ⅱ在 OHSS 患者的血清、卵泡液中含量比促排卵未发生 OHSS 者显著升高,并且随着病情好转明显降低;免疫组化显示排卵前卵泡的颗粒细胞与黄体细胞内均存在血管紧张素Ⅱ与其两型受体 AT_1、AT_2;动物实验中应用 ACEI 阻断血管紧张素Ⅱ生成,降低了 OHSS 的发生率。因此,我们的研究提示卵巢内 RAS 以自分泌的形式引起或参与了 OHSS 的发病。

与 OHSS 发生的相关因子还包括 VEGF。过多的 VEGF 引起的血管过度新生导致血管通透性增加。颗粒细胞生成的 VEGF 可被 HCG 升高调节,血与腹水中非结合性 VEGF 的水平随 OHSS 的发展而升高,因此有学者认为非结合性 VEGF 的水平与 OHSS 的严重性相关。VEGF 的作用是通过 VEGFR-2 完成的,动物实验中应用 VEGFR-2 的特异抗体(SU5416)可以阻断 VEGFR-2 的细胞内磷酸化而致血管通透性降低,从而抑制 OHSS 的发展。

家族自发性 OHSS 可能是由于 FSH 受体的变异,导致其对 HCG 的过度敏感所致,因此本病多在同一患者重复发生或同一家族中多人发病。发病与妊娠相关,其中最多一例患者 6 次妊娠均发病。与医源性 OHSS 不同,其发病时间多在妊娠 8～14 周,亦即内源性 HCG 升高之后,作用于变异的 FSH 受体,引发卵巢内窦卵泡生长发育,之后 HCG 又作用于 LH 受体,而致卵泡黄素化,启动 OHSS 的病理生理过程。

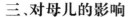

三、对母儿的影响

(一)OHSS 与妊娠

1.OHSS 对妊娠率的影响

OHSS 的发生与妊娠密切相关,妊娠是晚发型 OHSS 的发病因素之一,因此在 OHSS 人群妊娠率往往高于非 OHSS 人群。有资料显示 OHSS 患者妊娠率约 82.8%,明显高于非 OHSS 人群 32.5%,符合 OHSS 的发病患者群的倾向性。但是对于早发型 OHSS 对移植后是否影响胚胎着床一直存在争议。有学者认为 OHSS 患者中过高的 E_2 水平以及 P/E_2 比例的改变,尤其是后者对内膜的容受性产生影响,从而降低妊娠率;过高的细胞因子如 IL-6 也将降低妊娠率;OHSS 患者的卵子与胚胎质量较非 OHSS 患者差,从而影响妊娠率;但也有研究发现相反结论:OHSS 妊娠患者与未妊娠患者相比 E_2 水平反而略高;OHSS 患者虽高质量卵子比例低于非 OHSS 患者,但因其获卵数多,最终高质量胚胎数与非 OHSS 患者无差异。而也有学者观察到早发型 OHSS 患者移植后的妊娠率为 60.5%,较非 OHSS 人群 32.5% 的妊娠率高,支持后者观点。

2.妊娠对 OHSS 的影响

有研究发现,妊娠与晚发型 OHSS 密切相关,并影响了 OHSS 病程的长短;妊娠与病情轻重虽无显著性相关,但病情重者与多次腹腔穿刺患者均为妊娠患者,进一步说明了妊娠影响了 OHSS 病情的发展与转归。

(二)中重度 OHSS 对孕期流产的影响

中重度 OHSS 是否会增加妊娠流产率,文献报道较少。多数研究认为过高的 E_2 水平,血管活性因子包括肾素-血管紧张素、细胞因子、前列腺素水平改变,以及 OHSS 病程中的血流动力学变化、血液浓缩、低氧血症、肝肾功能异常等,都将增加早期妊娠流产率。有学者对同期 OHSS 与非 OHSS 患者进行了对比分析,两组总体流产率(早期流产＋晚期流产)相近,分别为 16.9% 与 18.7%,与 Mathur 的结果相同。我们同时观察到妊娠丢失与患者的继发妊娠所致病情加重、病程延长有一定的相关性,但并未改变总体流产率。这一点可能与我们在发病早期就积极进行扩容治疗有关,扩容后改变了原先的血液浓缩状态,甚至降低了妊娠期的血液浓缩状态,减轻了因高凝状态、低氧血症等对妊娠的不良影响,因此中度、病程短的患者妊娠丢失率降低,而病情越重、病程越长,引起的血液改变、肝功能转氨酶升高等持续时间延长,相应地增加了妊娠丢失。

(三)中重度 OHSS 对远期妊娠的影响

有文献报道 OHSS 患者因血液浓缩,血栓素与肾素-血管紧张素水平升高,孕期并发症如子痫前期与妊娠糖尿病的发生率升高;但 Wiser 的研究显示 OHSS 患者中子痫前期与妊娠糖尿病的发病率与对照组无差异。也有研究发现妊娠期并发症包括妊娠期高血压(PIH)、妊娠糖尿病(GDM)与前置胎盘的发病率略高于对照组,但无统计学差异,支持后者观点;且与对照组相比正常分娩比例、出生缺陷率相同;早产与低体重儿比例略高于对照组,但无统计学差异,这点可能与OHSS 组双胎率略高有关;发病早晚、病情轻重、病程长短也均未影响早产率与低体重儿比例,而双胎与早产、双胎与低体重儿均显著性相关,此结果与常规妊娠结局相同。因此,我们认为OHSS 的发生并未影响远期的妊娠发展,未增加妊娠期并发症,对妊娠的分娩结局(包括早产率与低体重儿率)也未产生不良影响。

四、临床表现

(一)胃肠道症状

轻度患者可有恶心、呕吐、腹泻,因卵巢增大与腹水增多腹胀逐渐加重。

(二)腹水

腹胀加重,腹部膨隆,难以平卧;腹壁紧绷即称为张力性腹水,有腹痛感;膈肌被压迫上抬可出现呼吸困难。

(三)胸腔积液

多数单独发生,30%患者合并有腹水;胸腔积液可单侧或双侧发生;表现为咳嗽,胸腔积液加重致肺组织萎缩出现呼吸困难。

(四)呼吸系统症状

胸腔积液与大量腹水可致胸闷、憋气、呼吸困难;发生肺栓塞或成人呼吸窘迫综合征(ARDS)时出现呼吸困难,并有低氧血症。

(五)外阴水肿

张力性腹水致腹部压力增大,特别是久坐或久立后,压迫下腔血管使其回流受阻,甚至引起整个大阴唇水肿。

(六)肝功能异常

液体渗出可致肝水肿,约25%患者出现转氨酶升高,AST↑,ALT↑,ALP往往处于正常值上限,转氨酶升高水平与OHSS病情轻重相关,并随病情的好转恢复正常。

(七)肾功能异常

血容量减少或因大量腹水致腹腔压力增大,导致肾灌注减少,出现少尿、低钠血症、高钾血症与酸中毒,严重时出现BUN↑,Cr↑,也随病情好转恢复正常。

(八)电解质紊乱

液体渗出同时入量不足,出现少尿甚至无尿。另外,可能出现低钠、高钾血症或酸中毒表现。

(九)低血容量性休克

液体渗出至第三腔隙,血容量减少可发生低血容量性休克。

(十)血栓

发病率在重度OHSS患者中约占10%,多发生于下肢、脑、心脏与肺,出现相应部位症状,发病时间甚至出现在OHSS好转后的数周。血栓形成是OHSS没有得到及时正确的治疗而发生的极严重后果,危及患者生命,甚至可留下永久性后遗症,必须予以积极防治。

OHSS具有自限性,如未妊娠它将在月经来潮时随着黄体溶解自然恢复。表现为腹水的进行性减少与尿量的迅速增多。如果妊娠,在排卵后的第2周,由于升高的内源性HCG,症状与体征将进一步持续或加重,如果胚胎停育,OHSS症状也可自行缓解。临床处理经常需要持续2~4周时间,一般是在孕6周后逐渐改善。

五、诊断

依据促排卵史、症状与体征,结合B超下腹水深度与卵巢大小的测量,检测血细胞比容(Hct)、WBC、电解质、肝功能、肾功能等,以诊断OHSS及其分度,并确定病情严重程度。

六、临床分级

1989 年 Golan 等根据临床症状、体征、B 超以及实验室检查将其分为轻、中、重三度及 5 个级别(表 6-10)。

表 6-10　OHSS **的** Golan **分级**

	轻	中	重
Ⅰ	仅有腹胀及不适		
Ⅱ	Ⅰ＋恶心、呕吐,腹泻,卵巢增大(5～12 cm)		
Ⅲ		Ⅱ＋B 超下有腹水	
Ⅳ			Ⅲ＋临床诊断胸腔积液/腹水,呼吸困难
Ⅴ			Ⅳ＋低血容量改变,血液浓缩,血液黏度增加,凝血异常,肾血流减少,少尿、肾功能异常,低血容量休克

Navot 等于 1992 年又将重度 OHSS 分为严重与危重 2 组,其依据更为重视实验室检查(表 6-11)。

表 6-11　OHSS **的** Navot **分级**

重度症状	严重	危重
卵巢增大	≥12 cm	≥12 cm
腹水、呼吸困难	大量腹水,伴或不伴呼吸困难	大量腹水致腹部胀痛,伴或不伴呼吸困难
血液浓缩	Hct＞45％,WBC＞15×10^{9}/L	Hct＞55％,WBC＞25×10^{9}/L
少尿	少尿	少尿
血肌酐	0～133 μmol/L	≥141.4 μmd/L
重度症状	严重	危重
肌酐清除率	≥50 mL/min	＜50 mL/min
低蛋白血症	重度	重度
	肝功能异常	肾衰竭
	全身水肿	血栓
		AIDS

2010 年 Peter Humaidan 等根据 OHSS 各项客观与主观指标将其分为轻、中、重三度。这一分度临床应用似更简便、明晰(表 6-12)。

表 6-12　OHSS **的** Peter Humaidan **分级**

	轻	中	重
客观指标			
直肠窝积液	√	√	√
子宫周围积液(盆腔)		√	√
肠间隙积液			√

续表

	轻	中	重
Hct>45%		√ᵃ	√
WBC>15×10⁹/L		±ᵃ	√
低尿量<600 mL/d		±ᵃ	√
Cr>133 μmol/L		±ᵃ	±
转氨酶升高		±ᵃ	±
凝血异常			±ᶜ
胸腔积液			±ᶜ
主观指标			
腹胀	√	√	√
盆腔不适	√	√	√
呼吸困难	±ᵇ	±ᵇ	√
急性疼痛	±ᵇ	±ᵇ	±ᵇ
恶心、呕吐	±	±	±
卵巢增大	√	√	√
妊娠	±	±	√

注释:±可有可无;a≥2次,住院;b≥1次,住院;c≥1次,加强监护。

七、治疗

(一)治疗原则

OHSS为医源性自限性疾病,OHSS的病情发展与体内HCG水平相关,未妊娠患者随着月经来潮病情好转;妊娠患者早孕期病情加重。

1.轻度OHSS

被认为在超促排卵中几乎不可避免,患者无过多不适,可不予处理,但需避免剧烈活动以防止卵巢扭转,也应警惕长期卧床休息而致血栓。

2.中度OHSS

可在门诊观察,记24 h尿量,称体质量,测腹围。鼓励患者进食,多饮水,尿量应不少于1 000 mL/d,2 000 mL/d以上最佳,必要时可于门诊静脉滴注扩容。

3.重度OHSS

早期与中度OHSS相同,可在门诊观察与治疗,适时监测血常规、电解质与肝功能、肾功能,静脉滴注扩容液体,必要时行腹腔穿刺;病情加重后应住院治疗。

(1)住院指征:①严重的腹痛与腹膜刺激征;②严重的恶心呕吐,以致影响每天食水摄入;③严重少尿(<30 mL/h)甚至无尿;④张力性腹水;⑤呼吸困难或急促;⑥低血压、头昏眼花或晕厥;⑦电解质紊乱(低钠,血钠<135 mmol/L;高钾,血钾>5.5 mmol/L);⑧血液浓缩(Hct>45%,WBC>15×10⁹/L);⑨肝功能异常。

(2)病情监护:每天监测24 h出入量、腹围、体重,监测生命体征,检查腹部或肺部体征;每天或隔天检测血细胞比容(Hct)、WBC、尿渗透压;每3 d或1周监测电解质、肝功能、肾功能,B超监测卵巢大小及胸腔积液及腹水变化,必要时监测 D-二聚体(D-Dimer)或血气分析,以了解治疗效果,病情危重时随时复查。

(二)治疗方法

1.扩容

OHSS 因液体外渗第三腔隙致血液浓缩,扩容是最主要的治疗。扩容液体包括晶体液与胶体液。晶体液可选用 5% 葡萄糖、10% 葡萄糖、5% 葡萄糖盐水或乳酸林格液,但避免使用盐林格液;一般晶体液用量为 500~1 500 mL。只用晶体液不能维持体液平衡,因此需加用胶体液,如清蛋白、羟乙基淀粉注射液(贺斯)、右旋糖酐-40、冰冻血浆等胶体液扩容。

(1)清蛋白:为低分子量蛋白质,由肝产生,75% 的胶体渗透压由其维持,50 g 的清蛋白可以使大约 800 mL 液体 15 min 内回流至血循环中;同时可以结合并运送大分子物质如一些激素、脂肪酸、药物等,以减少血中血管活性物质的生物浓度。OHSS 患者因液体外渗,血中清蛋白浓度降低,因此最初选用清蛋白作为扩容药物,可用 10~20 g/d 静脉滴注,如病情加重,最大剂量可用至 50 g/d。但因清蛋白为血液制品,有传播病毒等风险,现在临床应用已严格控制,因此仅用于低蛋白血症的患者。

(2)羟乙基淀粉:平均分子量为 200 000,半衰期大于 12 h,可有效降低血液黏度、血细胞比容,减少红细胞聚集;因其为糖原结构,在肝内分解,因此不影响肝肾功能,并可显著改善肌酐清除率;因无抗原性,是血浆代用品中变态反应率最低的一种。静脉滴注剂量为 500~1 000 mL/d,应缓慢静脉滴注以避免肺部充血。因其价格低于清蛋白,且为非血液制品,现已作为中重度 OHSS 时首选扩容药物。

(3)右旋糖酐-40:可以增加肾灌注量、尿量,降低血液黏滞度,改善微循环,防止血栓形成。但右旋糖酐-40 有降低血小板黏附的作用,有出血倾向者禁用,个别患者存在变态反应,且有临床死亡病例报道,因此临床使用应慎重,一般应用剂量为 500 mL/d。

2.保肝治疗

转氨酶升高者需用保肝药物治疗,轻度升高者可用葡醛内酯 400~600 mg/d、维生素 C 2~3 g/d 静脉滴注;转氨酶升高,ALT>100 U/L 时,可加用注射用还原型谷胱甘肽钠(古拉定)0.6~1.2 g/d 静脉滴注。经治疗后肝功能一般不会进一步恶化,并随 OHSS 症状的好转而恢复。

3.胸腔、腹腔穿刺

适应证:①中等量以上胸腔积液伴明显呼吸困难;②重度腹水伴呼吸困难;③纠正血液浓缩后仍少尿(<30 mL/h);④张力性腹水。但是在有腹腔内出血或血流动力学不稳定的情况下禁忌腹腔穿刺;腹腔穿刺放水可采用经腹与经阴道两途径,一般多采用经腹途径。穿刺应在扩容后进行,要在 B 超定位下施行,避免损伤增大的卵巢。穿刺不仅可以减少腹腔压力,增加肾血流灌注,从而增加尿量。同时减少了与发病相关的血管活性因子而缩短病程,腹水慢放至不能留出为止,有研究表明最多曾放至约 6 000 mL;穿刺后症状明显缓解且不增加流产率。有学者认为穿刺后临床治疗效果好于扩容效果,故建议适应证适宜时尽早穿刺。

4.多巴胺

肾衰竭或扩容并腹腔穿刺后仍少尿的患者可应用低剂量多巴胺静脉滴注,用法为多巴胺 20 mg+5% 葡萄糖 250 mL 静脉滴注,速度为 0.18 mg/(kg·h)(不影响血压和心率),同时监测中心静脉压、肺楔压。但应注意的是大剂量多巴胺静脉滴注作用于 α 受体,有收缩外周血管作用;而低剂量多巴胺作用于 β_1 受体与 DA 受体,具有扩血管作用,特别是直接扩张肾血管,增加肾血流,同时抑制醛固酮释放,减少肾小管上皮细胞对水钠的重吸收,从而起到排钠利尿的作用。

有文献报道口服多卡巴胺 750 mg/8 h,临床症状与腹水逐渐好转。也有人曾于腹腔穿刺时于腹腔内应用多巴胺,同样起到增加尿量作用。

5.利尿剂

已达到血液稀释仍少尿(Hct<38%)的患者可静脉应用呋塞米 20 mg。血液浓缩、低血容量、低钠血症时禁用。过早、过多应用利尿剂,将加重血液浓缩与低血容量而致血栓,视为禁忌。

6.肝素

个人或家族血栓史或确诊血栓者可静脉应用肝素 5 000 U/12 h,另外也有学者认为 48 h 扩容后仍不能纠正血液高凝状态,也应该静脉滴注肝素。如妊娠则肝素用至早孕末,或依赖于 OHSS 病程及高危因素的存在与否。为了防止血栓栓塞综合征,对于各种原因需制动的患者,可以应用低剂量阿司匹林,但是腹腔穿刺时有出血风险。

7.卵巢囊肿抽吸

B 超下抽吸卵巢囊肿可以减少卵巢内血管活性物质的生成,但有引起囊肿破裂、出血可能,因此原则上不建议囊肿抽吸。促排卵后多个卵泡未破裂但妊娠的患者,如病情危重,卵巢>12 cm,放腹水后病情无改善时,可行 B 超指引下卵巢囊肿抽吸,术后应严密观察有无腹腔内出血征象。

8.终止妊娠

合并严重并发症,如血栓、ARDS、肾衰竭或多脏器衰竭,在持续扩容并反复多次放腹水后仍不能缓解症状时,也可考虑终止妊娠。终止妊娠是 OHSS 不得已而行的有效治疗方法,随着 HCG 的下降,OHSS 症状迅速好转。终止妊娠的方法首选人工流产术,同时应监测中心静脉压、肺楔压、尿量、血肌酐,以及肌酐清除率、血气分析。

八、预防

(一)个体化刺激方案

首先确认 OHSS 高危人群。对于瘦小、年轻、有 PCO 卵巢表现的患者,以及既往发生过 OHSS 的高危人群,在刺激方案上应慎重。对于 PCO 患者多采用 r-FSH 75~150 U 起始,同时可用去氧孕烯炔雌醇片(妈富隆)等避孕药物抑制卵巢反应性。促排卵后一定要 B 超监测卵泡生长,并应根据个体对药物的敏感性不同及时调整药物剂量。需注意长方案、短方案与拮抗剂方案都可能发生 OHSS,即使氯米芬促排卵也有可能。

(二)HCG 的应用

因 OHSS 与 HCG 密切相关,故 HCG 的应用与否、应用剂量及使用时间与 OHSS 的发生密切相关。

1.不用 HCG 促卵子成熟

在高危人群中不用 HCG,可抑制排卵与卵泡黄素化,避免 OHSS 的发生;但是未应用 GnRH 激动剂降调节的患者,停用 HCG 并不能避免自发性 LH 峰的出现,不能完全防止 OHSS 的发生。

2.减少 HCG 量

HCG 剂量减至 5 000 U 甚至 3 000 U,与 10 000 U 相同,均可达到促卵泡成熟效果,并可减

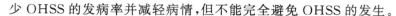

少 OHSS 的发病率并减轻病情,但不能完全避免 OHSS 的发生。

3.GnRHa 替代 HCG 促排卵

对未用 GnRH 激动剂降调节患者,或应用 GnRH 拮抗剂的患者,可用短效 GnRHa 代替 HCG 激发内源性 LH 峰,促卵泡成熟。因其作用持续时间明显短于 HCG,从而减少 OHSS 的发生。但 GnRHa 有溶黄体作用,未避免临床妊娠率下降,应相应补充雌、孕激素,同时监测血中 E_2 与 P 水平,及时调整雌孕激素剂量,维持 $E_2>200$ pg/mL,$P>20$ ng/mL,文献报道临床妊娠率较 HCG 组无显著性降低。也有文献报道在使用 GnRHa 同时加用小剂量 HCG 1 000～2 000 U,使得临床妊娠率可不受影响。GnRHa 可用 Triptorelin(商品名达菲林)0.2～0.4 mg,或 Buserelin 200 mg×3 次。

4.Coasting

对于 OHSS 高危人群,当有 30% 卵泡直径超过 15 mm,血 $E_2>3$ 000 pg/mL,总卵泡数 >20 个时,停止促性腺激素的使用,而继用 GnRHa,此后每天测定血中 E_2 浓度,当 E_2 再次降到 3 000 pg/mL 以下时,再应用 HCG,可明显降低 OHSS 的发生率。其理论是根据 FSH 阈值学说,停用促性腺激素后,部分小卵泡因为"饥饿"而闭锁,但大卵泡生长不受影响,从而使得活性卵泡数量减少,以及生成血管活性因子的颗粒细胞数量减少,因而 OHSS 发生率降低。Coasting 的时间如过长则会影响卵母细胞质量、受精率、胚胎质量及妊娠率,因此一般不超过 3 d。

(三)GnRH 拮抗剂方案

对易发生 OHSS 高危人群,促排卵可采用 GnRH 拮抗剂方案,因为此方案可用短效 GnRHa 代替 HCG 促卵泡成熟,以降低 OHSS 发生。

(四)黄体支持

HCG 的应用增加了 OHSS 的发病率,因而对于高危人群不用 HCG 支持黄体,仅用孕激素支持黄体,可降低 OHSS 发病率。

(五)静脉应用清蛋白

对于高危患者在取卵时静脉应用有渗透活性的胶体物质可以降低 OHSS 的危险与严重程度。对于雌激素峰值达到 3 000 pg/mL 的患者,或大量中小卵泡的患者,推荐在取卵时或取卵后即刻静脉应用清蛋白(25 g)。基于 meta 分析,估计每 18 例清蛋白治疗的患者,有 1 例患者将避免 OHSS。然而对高危患者预防性应用清蛋白仍存在争议,就像关于它的花费与安全性问题存在争议一样。

(六)静脉应用贺斯

取卵后应用贺斯 500～1 000 mL 替代清蛋白静脉滴注,同样可以减少 OHSS 的发生。在我们的随机对照研究中,取卵后静脉滴注贺斯 1 000 mL×3 d,与静脉滴注清蛋白 20 g×3 d,同样起到了减少 OHSS 发病的作用。因其为非生物制品,可避免应用清蛋白所致的感染问题。

(七)选择性一侧卵泡提前抽吸术(ETFA)

应用 HCG 后 10～12 h 行选择性一侧卵泡提前抽吸,可降低 OHSS 发生率,但因结果的不确定性并不过多推荐使用。

(八)多巴胺激动剂

文献报道血管内皮生长因子(VEGF)是参与 OHSS 病理生理机制的重要血管活性因子,内皮细胞上的 VEGFR-2 是其引起血管通透性增加的作用受体;经研究证实多巴胺激动剂可以减少 VEGFR-2 酪氨酸位点的磷酸化,而磷酸化对于 VEGFR-2 的下游信号传导至关重要。因此,多巴胺激动剂通过抑制了 VEGF 的生物学活性而起到减少 OHSS 发病的作用。因此文献报道高危患者自 HCG 应用日开始使用多巴胺激动剂卡麦角林0.5 mg/d×8 d,OHSS 的发病率、腹水与血液浓缩显著性降低,而着床率与妊娠率并未受影响。

(九)二甲双胍

对于有胰岛素抵抗的 PCOS 患者,口服二甲双胍 1 500 mg/d,可以降低胰岛素与雄激素水平,相应地降低了 OHSS 发病率。

(十)腹腔镜 PCOS 患者卵巢打孔

对于 OHSS 高危的 PCOS 患者可以采用腹腔镜进行双侧卵巢打孔的方法,术后血中雄激素与 LH 水平下降,从而在超促排卵后 OHSS 的发病率得以下降,且妊娠率增加,流产率降低,打孔时应注意控制打孔操作的时间与电功率,避免过度损伤卵巢组织。

(十一)单囊胚移植

对于已有中度 OHSS 的患者可以观察到取卵后 5～6 d,如症状未加重,可行单囊胚移植,以避免多胎妊娠对 OHSS 发病的影响。

(十二)未成熟卵体外成熟培养(IVM)

此技术最早于 1991 年由 Cha 等提出并报道了妊娠个案。其将卵巢中不成熟卵母细胞取出,使之脱离高雄激素环境于体外培养,成熟后应用卵胞浆内单精子注射(ICSI)技术使之受精,从而避免了超排卵所致 OHSS 的发生。

(十三)冷冻胚胎

OHSS 高危者可冷冻胚胎,从而避免因妊娠产生的内源性 HCG 的作用,避免了晚发型 OHSS 的发生。虽然不可以完全避免早发型 OHSS 的发生,但因其避免了妊娠致病情的进一步加重,从而缩短了病程。

(李兴华)

第七节　卵　巢　早　衰

一、病因和发病机制

卵巢早衰(premature ovarian failure,POF)是指妇女在 40 岁以前因某种原因出现持续性闭经,伴有低雌激素、高促性腺激素水平的一种疾病。

1967 年 De Moraes-Ruehsen 与 Jones 首次提出卵巢早衰的定义:在青春期之后,40 岁之前发生的持续性继发性闭经,高促性腺激素性性腺功能减退。从名词意义上来看,卵巢早衰意味着卵巢永久性地衰退。国外学者提出卵巢早衰的概念存在局限性,无法体现卵巢衰退的过程,仅代表卵巢功能的终末阶段,名词不够人性化。本病曾经被认为是不可逆的疾病,但随后证实卵巢早衰不像绝经,虽然存在高促性腺激素,但有短暂或间断的卵巢功能恢复,事实上,约有 50% 的卵巢早衰患者出现间歇性排卵现象,其中5%～10%的患者在确诊多年后自然受孕。

美国国家卫生组织与美国生殖医学学会以 FSH 水平、生育能力和月经情况为参数,提倡用原发性卵巢功能不全(primary ovarian insufficiency,POI)的概念来诠释卵巢衰退的临床问题,将卵巢衰退的进程分为正常、隐匿性、生化异常和临床异常 4 个阶段。隐匿性阶段：FSH 水平正常、月经规律,但生育力降低;生化异常阶段:尽管月经规律,但 FSH 水平开始升高,伴生育能力下降;临床异常阶段:是在生化异常的基础上,出现月经紊乱甚至闭经。卵巢早衰是指卵巢衰竭的最终状态。本病名对这一疾病给予了更加科学、准确的诠释,进一步揭示了疾病的本质特征。

原发性卵巢功能不全和卵巢早衰两个概念在卵巢衰老领域中相辅相成、相互补充。原发性卵巢功能不全强调的是"原发性"卵巢功能低下,包含了一个连续性的病程;卵巢早衰除了原发性卵巢功能低下,还包括外源性因素导致的卵巢功能"继发性"衰竭,但仅代表卵巢功能的完全丧失,未能兼顾疾病发展的不同阶段。

据有关报道,卵巢早衰占妇女总人群的 1%～3.8%,原发性闭经占 10%～28%,继发性闭经占 4%～18%。卵巢早衰在 40 岁之前的发病率为 1/100,30 岁之前为 1/1 000,20 岁之前为 1/10 000 且发病率呈逐年上升的趋势。卵巢早衰病因复杂,治疗上相当棘手,严重影响了患者的身心健康。

人类在 20 周胎儿期的生殖细胞数量可达 600 万～700 万个,出生时生殖细胞仅有 300 万～400 万个,到月经初潮时,卵巢中仅剩余 30 万～40 万个卵泡,在绝经期时卵巢中残留的卵泡数不足 1 000 个,其中超过 99% 的卵泡最终不可避免的经历闭锁而凋亡,一生仅有少数原始卵泡开始发育启动,进入发育池,不到 1% 的卵泡发育成熟。卵巢早衰发病取决于卵巢中原始卵泡的储备及卵泡闭锁的速度。

卵巢早衰的病因机制尚未完全明确,与遗传、免疫、环境、医源性和不良生活习惯等因素有关。从病理生理角度考虑,卵巢早衰病因可分为两大类:卵泡衰竭和卵泡功能失调。原始卵泡池不足和卵泡闭锁加速是导致卵泡衰竭的原因。

(一)遗传因素

5%～30% 的卵巢早衰患者有家族史,呈家庭聚集发生,姐妹数人或祖孙三代共同发病,既可表现为原发性闭经,也可表现为继发性闭经。遗传因素主要是染色体数目(X 单体、三体、嵌合体)或结构异常;其次是候选基因的识别,如 *FMR1*、*BMP15*、*GDP9*、*FOXL2*、*NOBOX*、*FIGLA* 等。目前已发现数十种基因通过不同的作用机制和致病途径影响卵巢功能,分为 X 染色体候选基因、常染色体候选基因、多效遗传性疾病相关基因和线粒体基因四类。

(二)免疫因素

自 1968 年提出卵巢早衰与自身免疫疾病相关以来,很多研究证实 10%～30% 的卵巢早衰患者合并其他内分泌腺体或系统的自身免疫性疾病,以桥本氏甲状腺炎最常见,其次为艾迪生病、类风湿关节炎、系统性红斑狼疮、突发性血小板减少性紫癜等。

(三)酶缺乏

半乳糖-1-磷酸酶尿苷转移酶缺乏所致的半乳糖代谢障碍可引起卵巢早衰。有研究表明,半乳糖对卵巢的影响主要和循环血中异常的 FSH 有关,而不是半乳糖对卵巢的直接毒性作用,半乳糖分子的渗入可改变促性腺激素的活性,从而引起卵巢卵泡的过早耗竭。另外,17-羟化酶、17,20-碳链裂解酶的缺乏导致性激素水平低下,促性腺激素反馈性增高,使卵巢内卵泡闭锁速度快,出现卵巢早衰。

(四)医源性

1.手术

各种卵巢周围组织手术可能损伤卵巢血液供应,过去认为切除一侧卵巢,对侧卵巢可以维持

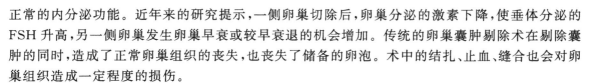

正常的内分泌功能。近年来的研究提示,一侧卵巢切除后,卵巢分泌的激素下降,使垂体分泌的FSH升高,另一侧卵巢发生卵巢早衰或较早衰退的机会增加。传统的卵巢囊肿剔除术在剔除囊肿的同时,造成了正常卵巢组织的丧失,也丧失了储备的卵泡。术中的结扎、止血、缝合也会对卵巢组织造成一定程度的损伤。

2.放疗

接受大剂量或长时期的放射线,可破坏卵巢功能引起卵巢早衰。目前已明确放疗对卵巢有严重的损害作用。放射线损害卵巢的主要变化是卵泡丧失、间质纤维化和玻璃样变、血管硬化等。

3.生殖毒性药物

化疗药物尤其是烷化剂对卵巢功能有损害作用,化疗药物对卵巢功能的影响与患者年龄、用药方法、药物种类及用药时间等密切相关,烷化剂较易引起卵巢早衰。化疗可致卵巢包膜增厚、间质纤维化。阿霉素、长春新碱等及长时间服用抗类风湿药物如雷公藤,对卵巢也存在一定程度的损害。

(五)感染因素

2%～8%的卵巢早衰患者患有流行性腮腺炎性卵巢炎。此外,结核、疟疾、水痘、痢疾杆菌、巨细胞病毒和单纯疱疹病毒等也可导致卵巢功能受损,引起卵巢早衰。

(六)特发性因素

无任何明显原因的卵巢早衰称为特发性卵巢早衰,这是一种染色体正常、无腮腺炎病史、缺少抗卵巢抗体、无物理化学损害病史及其他代谢病过程的卵巢早衰。特发性的卵巢早衰60%～70%的比例,可能是由于原始生殖细胞缺乏或由于正常卵巢生殖细胞的耗损加速而致。

有许多研究者从流行病学角度研究影响卵巢衰退的相关因素。目前比较公认的是生活不良习惯、环境因素和心理因素。

1.生活环境因素

生活中的不良习惯及环境中的毒素均可影响卵巢储备功能。如烟草燃烧过程中释放出来的多环芳香族烃(PAHs)能激活芳香族烃受体(Ahr),而由Ahr驱动的Bax转录是环境毒素导致卵巢功能衰竭的一个异常而有进行性细胞死亡的重要途径。吸烟是影响卵巢功能的危险因素,乙醇同样对女性的卵巢功能具有损害作用,染发剂是女理发师卵巢衰退的因素之一,多次人流与卵巢衰退有相关性,环境污染如使用大量的杀虫剂及氟、砷、汞等均可损伤卵巢组织,引起卵巢早衰。

2.社会-心理因素

各种不良情绪因素,如长期焦虑、忧郁、悲伤、愤怒、恐惧等,可引起下丘脑-垂体-卵巢轴功能失调,导致FSH、LH分泌异常,排卵功能障碍、闭经,严重者发生卵巢早衰。有研究者以束缚为应激源建立心理应激动物模型,血清皮质醇的变化水平与血清AMH的变化水平呈明显的负相关,试验证实了心理应激可以导致卵巢储备功能下降,其机制可能与应激导致卵泡细胞的氧化损伤有关。

二、临床表现

(一)症状

1.月经改变

闭经是卵巢早衰的主要临床表现,有染色体缺陷的卵巢早衰患者多有先天性卵巢发育不全,可表现为原发性闭经、无第二性征发育。发生在青春期后表现为继发闭经,患者可有正常生育史,然后无诱因而突然出现闭经,或在月经周期改变后一段时间后出现长期闭经。少数病例在月经初潮后有 1～2 次月经即出现闭经。

2.雌激素缺乏的表现

由于卵巢功能衰退,卵巢早衰患者常出现雌激素低落的症状:潮热、出汗、抑郁、焦虑、情绪低落、失眠、记忆力减退以及阴道干涩、外阴瘙痒、性交痛、排尿困难、骨质疏松等绝经相关症状。

3.不孕

有部分患者因要求生育而就诊。

4.伴发自身免疫性疾病的表现

一些卵巢早衰患者可同时存在自身免疫性、内分泌疾病,如艾迪生病、桥本氏甲状腺炎、甲状腺功能亢进或减退、红斑狼疮、类风湿关节炎、重症肌无力等,会伴随这些疾病的临床表现。

(二)体征

卵巢早衰患者多数智力正常,全身发育正常。Turner 综合征患者可有身材矮小、智力低下表现,此外还有颈蹼、桶状胸、肘外翻、贯通手、乳头间距宽、内眦赘皮、眼裂下斜、耳壳大而低、后发际低和第四、五掌骨及跖骨短、条索状卵巢。

染色体异常引起原发性闭经的卵巢早衰患者可有第二性征发育不全,如乳房发育不全,内生殖器未发育,阴毛、腋毛稀少甚至缺如等表现。

盆腔检查可发现外阴萎缩、阴道萎缩、阴道黏膜变薄、点状充血出血等萎缩性阴道炎、子宫萎缩、卵巢萎缩,极少数有淋巴细胞性甲状腺炎患者可触及增大的卵巢。

此外,还应注意有无各种病因病变的体征。如艾迪生病患者有疲乏、无力、手皮肤皱褶及牙龈色素沉着、体重减轻、血压下降等。甲状腺功能亢进患者可有突眼、甲状腺肿大、心率加快。甲状腺功能减退患者可有眼睑水肿、舌大、毛发稀疏干燥、眉毛外 1/3 脱落等特殊面容,以及声音嘶哑,皮肤干燥,心率缓慢等。类风湿关节炎患者可有指关节肿胀如梭形,甚至畸形。红斑狼疮患者具有特殊面容,出现面颊和鼻梁处的蝶形红斑等。

三、实验室和其他辅助检查

(一)妇科特殊检查

1.妇科检查

外阴、阴道、子宫可有不同程度的萎缩,阴道分泌物减少。

2.B 超检查

有阴道不规则出血的妇女,应进行 B 超检查,以排除生殖系统器质性病变。卵巢早衰患者超声可见子宫和双侧卵巢萎缩,卵巢皮质减少,基质增加,缺乏卵泡声像,1/3 以上染色体核型正常的患者提示尚有卵泡存在。

3.阴道细胞学涂片

了解体内雌激素水平,阴道脱落细胞以底、中层细胞为主。

(二)实验室和其他辅助检查

1.基础性激素水平测定

间隔一个月持续两次月经第 2～5 d 的血清 FSH$\geqslant$40 U/L,且 $E_2\leqslant$73.2 pmol/L。

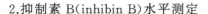

2.抑制素 B(inhibin B)水平测定

抑制素 B 水平多次测量≤20 ng/mL。

3.抗米勒氏管激素(anti-Mullerian hormone,AMH)的测定

AMH＜1.26 ng/mL,提示卵巢功能的下降。

4.自身免疫指标和内分泌功能测定

对可疑自身免疫性疾病患者应检查包括血钙、磷、空腹血糖、清晨皮质醇、游离 T_4、TSH、甲状腺抗体、全血计数、血沉、总蛋白、清蛋白/球蛋白比例、风湿因子等。

5.遗传学检查

检测染色体数目和结构异常。对于有不良孕产史的妇女应进行 X 染色体的脆性基因检测。

6.卵巢活检

仅用于组织学和病因学的研究,卵巢活检术可在腹腔镜下或剖腹手术时进行。

7.骨密度测定

卵巢早衰患者可有低骨量和骨质疏松症表现,其原因是低峰值骨量和骨丢失率增加。年轻妇女如果在骨峰值形成以前出现卵巢早衰,其雌激素缺乏状态要比正常绝经妇女长得多,且雌激素过早缺乏引起骨吸收速度加快,骨丢失增加,因此更容易引起骨质疏松症。

四、诊断要点

(一)病史

多数患者无明确诱因。少数可有家族遗传史;自身免疫性疾病引起的免疫性卵巢炎病史;幼时腮腺炎及结核、脑炎、盆腔器官感染史;盆腔放射、全身化疗、服用免疫抑制剂及生殖器官手术等医源性损伤史;吸烟饮酒、有毒有害物质接触史;或在发病前有突发的惊恐或持续不良的精神刺激史。

(二)症状

月经不规则是首要线索,患者一般是先出现月经周期延后、经期缩短、经量减少、不规则子宫出血,而后逐渐发展为闭经;少部分患者月经周期可正常,突然出现闭经;部分患者或可出现潮热等绝经过渡期症状。如由自身免疫性疾病引起的 POF 可出现相关疾病的表现。

(三)体格检查

妇科检查:生殖器官萎缩,阴道黏膜充血、皱襞消失。

(四)实验室检查

1.辅助检查

(1)生殖内分泌激素测定:间隔一个月持续两次以上 FSH≥40 IU/L,E_2≤73.2 pmoL/L。

(2)染色体检查:对于 25 岁以下闭经或第二性征发育不良者,可行染色体核型分析。25 岁以上继发闭经者,很少有染色体核型异常。

(3)B 超检查:子宫内膜菲薄或子宫及卵巢萎缩,卵巢中无卵泡。

2.诊断标准

具有以下三条则可以诊断:①40 岁前闭经;②两次以上血清 FSH≥40 U/L;③E_2≤73.2 pmoL/L。

五、鉴别诊断

(一)高催乳素血症

临床表现是月经稀发、闭经及非哺乳期乳汁自溢。PRL$\geqslant$25 μg/L。B超可见卵巢内有发育的卵泡。血清 LH、FSH 及 TSH 的水平均正常。

(二)多囊卵巢综合征

可出现月经稀发或闭经、不孕,临床以高雄激素血症、高胰岛素血症及代谢综合征表现为主,血清 FSH 水平在正常范围。常伴有肥胖、多毛、痤疮及黑棘皮症等。

(三)希恩综合征

产后大出血和休克持续时间过长导致垂体梗死和坏死,引起低促性腺激素性闭经,同时伴有肾上腺皮质、甲状腺功能减退。临床表现为脱发、闭经、阴毛和腋毛脱落、低血压、畏寒、嗜睡、贫血、消瘦等症状。

(四)中枢神经-下丘脑性闭经

中枢神经-下丘脑性闭经包括精神应激性、神经性厌食、体重下降、剧烈体育运动、药物等引起的下丘脑分泌促性腺激素释放激素功能失调或抑制引发闭经。

(五)抵抗性卵巢综合征

抵抗性卵巢综合征又称卵巢不敏感综合征,亦属 FSH 升高之高促性腺闭经。镜下卵巢形态饱满,具有多数始基卵泡及初级卵泡,很易与 POF 相鉴别。

六、治疗

卵巢早衰临床表现复杂多样,身体及心理可同时出现多种变化。西医目前主要是采用激素替代疗法(HRT)治疗,可缓解症状。中医药治疗卵巢早衰对缓解临床症状、防治远期并发症方面确有疗效,并具有调整神经、内分泌、循环系统的综合作用。

卵巢早衰的治疗非常困难,到目前为止,除了有明确自身免疫性疾病引起的卵巢抵抗综合征可以通过免疫抑制治疗获得较肯定效果外,对大部分不明原因的特发性卵巢早衰来说,尚没有被证明确实有效的治疗措施来恢复或保护卵巢功能。

(一)替代治疗

激素替代疗法适合所有类型的卵巢早衰。激素替代治疗是目前临床上应用最多的治疗。作用机制是模拟正常月经周期中,人体内女性性激素(雌激素和孕激素)的产生情况,通过人为给予外源性性激素,使患者体内的雌、孕激素符合正常月经周期的规律,从而达到调节月经周期的目的。其优势如下:①周期性性激素补充可以预防生殖器官萎缩,缓解绝经相关症状;②预防绝经后的退行性病变;③负反馈机制抑制 FSH 释放,HRT 有利于恢复卵巢内残留卵泡的功能。雌激素对下丘脑的负反馈作用可逆转去势 FSH 升高,调整高促性腺激素水平状态,减少卵巢抗原的合成,使卵泡恢复对促性腺激素的敏感性,促进卵泡发育。个别病例在停用人工周期治疗后甚至可以出现偶然排卵现象。

对于卵巢早衰患者,HRT 雌激素用量应比绝经妇女多,因为年轻的卵巢早衰患者需要更多的雌激素来缓解血管舒张症状和维持正常的阴道黏膜。以天然成分的雌、孕激素为首选。但长期应用雌、孕激素有一些潜在风险,如可能增加乳腺疾病的危险性,增加血栓、胆囊炎等疾病的发生率,所以需要定期的健康评估。

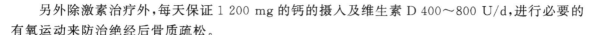

另外除激素治疗外,每天保证 1 200 mg 的钙的摄入及维生素 D 400～800 U/d,进行必要的有氧运动来防治绝经后骨质疏松。

(二)针对不同病因卵巢早衰的治疗

1.基因因素

明确致病基因是防治疾病的基础,但目前对这些基因的认识十分不足,许多通过动物模型发现的候选基因在人体中的作用还不清楚,卵子发生调控仍存在大量未知领域。所以基因检测家族高发人群,建议尚未发生早衰而发现相关基因缺陷者可以采取尽快妊娠或者收集卵子并低温保存的方法。

2.免疫性因素

(1)免疫抑制或针对原发疾病的免疫治疗:伴有自身免疫系统疾病,或者伴有卵巢自身抗体阳性,应用糖皮质激素泼尼松或地塞米松进行治疗;抗心磷脂抗体阳性者,阿司匹林进行治疗。在临床治疗中对卵巢早衰伴 TG-Ab 阳性者给予低剂量的甲状腺素片,已取得了一定临床效果。但目前缺乏设计良好的临床研究,缺乏高级别循证医学的证据,所以尚无规范的临床诊治方案。但部分研究提示免疫因素的卵巢早衰可能是可逆的,残存的卵泡功能在免疫功能紊乱得以改善后可能再复活。

(2)雄激素治疗:低剂量雄激素可以促进卵泡的启动募集使得更多卵泡从储备池进入生长发育池,并作用于窦前卵泡和小窦卵泡上的雄激素受体,促进卵泡膜间质细胞和颗粒细胞增生,减少卵泡的凋亡和闭锁。低剂量的雄激素促进卵泡的生长和发育,具体机制还不甚清楚,可能是雄激素促进了胰岛素样生长因子-1(IGF-1)的分泌,后者通过放大促性腺激素的作用从而提高了卵巢的反应性。临床研究报道对于卵巢功能低下的患者使用雄激素能够改善卵巢的反应性。脱氢表雄酮(dehydroepiandrosterone,DHEA)对男性、女性抗衰老作用的研究方兴未艾。自 2000 年 DHEA 可改善卵巢反应低下患者临床结局的研究首次被报道以来,许多研究者开展了 DHEA 在卵巢衰老领域的研究,针对卵巢反应低下、卵巢储备功能下降、卵巢早老化或者卵巢早衰的患者应用 DHEA 可增加获卵数,提高 IUI 和 IVF 妊娠率已获得公认。目前关于服用 DHEA 改善卵巢功能的观察性研究,也有临床无效的报道,结果仍有待于更大样本的随机化前瞻性对照研究证实。

3.医源性因素

保护卵巢避免盆腔感染,避免医源性手术或治疗造成卵巢损伤。

卵巢组织的移植:对于需要放化疗的肿瘤患者,可采用卵巢冷冻保存后移植技术。保存卵巢功能包括冷冻胚胎、冷冻卵母细胞及冷冻卵巢皮质 3 种方法。目前卵子冷冻成功有效率和稳定性不如胚胎冷冻。人卵巢组织冷冻的研究从 20 世纪 90 年代开始,有研究将卵巢带蒂冷冻,有卵巢早衰危险的患者在发生卵巢早衰之前通过开腹或腹腔镜技术在卵巢不同位置取几块标本用于冻存。另外卵巢移植可恢复受者的卵巢功能。卵巢移植研究可分为三个部分:卵巢异种移植、卵巢异体移植和卵巢自体移植。

促性腺激素释放激素(GnRH)类似物的使用:临床观察发现,化疗药物对有丝分裂活跃的卵泡损害大,对于静止的原始卵泡作用较小,有研究人员期望利用药物阻止原始卵泡成熟,从而达到最大限度的保存卵泡的目的。目前有不少临床和实验研究验证了在化疗前使用 GnRH 类似物可能有保护卵巢功能的作用。但此类治疗存在一些问题,这样的治疗是否影响了肿瘤的治疗,或是否影响化疗药物的疗效尚有待于观察。

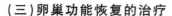

（三）卵巢功能恢复的治疗

使已经衰退的卵巢功能进行恢复性的治疗是卵巢早衰的终极目标,目前的研究热点是希望干细胞治疗技术能成为有效的治疗手段,但这些研究尚处于动物试验阶段,研究结论也未能统一。

（四）有关卵巢早衰生育的治疗

1.促排卵治疗

一般使用激素替代或 GnRH-a 抑制内源性促性腺激素（主要是 FSH）至较低水平（＜20 IU/L）,降调节能促排卵成功的理论依据是降调节后内源性 FSH 水平降低,颗粒细胞表面 FSH 受体增多,增加了卵巢的敏感性,然后予足量 HMG/HCG 促排卵同时 B 超监测,要求 HMG 用量大、持续时间长,但这样的治疗并未提高 IVF 的取卵率和胚胎成活率,所以目前多采用指导患者增加对偶发排卵的捕获,根据患者病情可积极采取措施指导同房或行 IUI 或自然周期/改良自然周期的 IVF,增加受孕机会。

（2）赠卵胚胎移植术:赠卵胚胎移植对卵巢早衰患者来说仍是获得妊娠的最有效的治疗。但目前世界上各个治疗中心普遍存在卵母细胞来源困难的问题,我国卫健委规定今后赠卵的来源仅限于辅助生育技术获得的剩余卵母细胞,所以赠卵来源就更为局限了。

七、预后与转归

卵巢早衰最大的影响是引起育龄期妇女不孕及提早出现更年（绝经）期症状,症状明显者通过积极治疗,控制症状,延缓身体各器官的退行性改变,同时通过心理疏导、生活调摄可提高患者的生存质量,预后尚好。长期失治可引起高血压、冠心病、骨质疏松、老年痴呆等疾病,不仅严重影响妇女老年期的生活质量,而且多数疾病预后不良。

（一）不孕

卵巢功能衰退引起生育能力的急剧下降,而不孕严重地影响女性的心身健康,甚至会影响到家庭生活的稳定和幸福。

（二）高血压、冠心病

由于雌激素减退及垂体分泌促性腺激素增多,且若不注意饮食结构,到老年期后就可导致冠状动脉粥样硬化及心肌梗死、高血压的发病率增高。绝经后妇女的冠心病和心肌梗死率明显增加,是老年妇女死亡的主要原因之一。

（三）骨质疏松

骨质疏松症是指单位体积内骨量减少,致使皮质骨变薄,骨小梁变稀疏,空隙增大,造成严重的骨质疏松,从而产生腰背酸痛,脊柱变形,骨脆性增加、骨折危险性增加,可持续到 70 岁,尤其是以腕骨、脊椎体、股骨颈骨折等较常见。

（四）阿尔茨海默病（老年性痴呆）

早老性痴呆的发生时间提前。临床表现主要是进行性记忆丧失,定向、理解和判断能力障碍,智力下降以及性格和行为情绪改变等。近年来的研究提示雌激素可能具有延缓阿尔茨海默病发生,改善皮肤弹性及关节功能等作用,由于卵巢早衰患者雌激素水平的下降可能会使其更早出现阿尔茨海默病。因此,卵巢早衰患者的早期诊断和治疗对于降低和延缓阿尔茨海默病的发生具有重要的意义。

总之,要想找到治疗卵巢早衰的新的有效的方法,最根本的是要透彻了解引起卵巢早衰的病理生理机制。目前这方面的研究很多,主要是关于候选基因、免疫因素和卵泡凋亡等。目前卵母细胞的冻存技术已日趋成熟,并逐步应用于临床,为处于卵巢早衰高危的人群建立了生育力保存的平台。另外卵巢组织的冻存和移植、卵泡的体外成熟等的研究也有了丰硕的成果,但估计这个成果真正广泛应用于临床还需要一定的时间,我们还要寻找更多的途径来研究卵巢早衰的病因和治疗措施。将来研究如果能让我们能准确估计卵细胞池的大小,预测并调节卵细胞丢失的速率,通过无创性的诊断方法能正确分清卵泡型和无卵泡型卵巢早衰,通过灵敏的卵巢储备功能的预测方法能判断卵巢早衰的早期阶段,将对卵巢早衰患者的治疗带来福音。

八、预防与调护

(一)预防

1.正确地认识和对待卵巢早衰

近年来,患卵巢早衰的女性人数呈上升趋势,除了遗传因素、酶缺乏等因素外,其他因素所致的卵巢早衰均可通过平素的保健或治疗措施的改善得到相应的预防,所以做好健康宣教,进行卵巢早衰知识的普及,并采用多层次和综合性防治保健措施,维持自身生殖生理和生殖内分泌功能,积极防治卵巢早衰相关的疾病,可避免卵巢早衰的发生。

2.定期做健康以及卵巢功能检查

月经规律的女性一旦发生月经周期改变时,需要积极进行生殖内分泌的检查,有条件者定期检查卵巢抗米勒氏管激素的水平,可以及时发现隐匿性的卵巢衰退,再积极查询与卵巢早衰相关的病因,进行防治。如果已经确诊了卵巢衰退,则需要进行定期评估和防治。本病最常见的临床表现是绝经相关症状,远期的退行性病变是代谢综合征、心血管疾病、骨质疏松症和老年痴呆等。在全面体检的基础上,遵照个体化原则制定合理的治疗方案以保证治疗的有效性和安全性。

3.制定科学的个体化保健计划

卵巢早衰仍是妇女健康最大的挑战之一。女性科学的个体化保健计划应在医师指导下制定,其内容包括良好的生活方式和饮食习惯、健康的精神心理、正确的激素替代、科学的营养补充、恰当的运动量、避免环境激素和有害物质的摄入、坚持定期体检和抗衰老的康复性治疗等。

(二)调护

1.生活调护

(1)睡眠:尽量晚上11点之前睡觉,中午11点至下午1点适当午睡,大约30 min,每天保持6.5～7.5 h睡眠时间,睡觉时下腹部要盖上被子保暖。

(2)戒烟少酒,可以适量饮用红酒。

(3)运动:运动宜有氧运动,从低强度、小运动量开始,循序渐进,逐渐增加到设定的运动强度。①运动强度:确定运动强度的最简单方法是应用靶心率(THR)表示:靶心率(次/分钟)=170−年龄(岁),运动时的心率控制在102～125次/分钟或运动后心率增加不超过运动前的50%为宜。②运动频度:运动频度应该每周至少3次,经常运动者可以坚持每周锻炼5～6次。③运动时间:一般要求每次运动持续45～60 min,其中包括10～15 min热身活动,真正的锻炼时间至少20 min,但应结合实际灵活掌握。④推荐运动:快走或慢跑、登山、游泳。

2.饮食调养

饮食平和,饥饱适宜,戒辛辣、甜腻及过于咸腥之品,不喝冰冷的水、啤酒或饮料及吃冰激凌,尤其在经期前后。可以经常食用富含植物性雌激素的食物及抗氧化的食物,如豆类、黑米、怀山药、樱桃、葡萄等。多摄入含维生素 C、维生素 E 的食品,如红椒、黄椒、草莓、番石榴、猕猴桃、坚果、瘦肉、蛋类、玉米等。平衡摄入高钙食品,注意补充含钙质丰富的食物,如牛奶、鱼、虾等。

3.精神调理

要善于调节自己的情感,去忧悲、防惊恐、和喜怒。消除不良情绪的影响,多参与一些文化娱乐活动,每星期至少 1 次户外活动如登山、唱歌、旅游等。

(宫献兰)

第八节　高催乳素血症

机体受到内外环境因素(生理性或病理性)的影响,血中催乳素(PRL)水平升高,其升高值达到或超过 30 ng/mL 时,称高催乳素血症(HPRL)。发生高催乳素血症时,除有泌乳外常伴性功能低下,女性则有闭经不孕等表现。若临床上妇女停止授乳半年到 1 年仍有持续性溢乳,或非妊娠妇女有溢乳伴有闭经者,称闭经-溢乳综合征(AGS)。HPRL 在妇科内分泌疾病中较常见,其发病率约为 29.8%(12.9%～75%)。引起催乳激素增高的原因十分复杂。

一、催乳激素的来源和内分泌调节

PRL 来源于垂体前叶分泌细胞,妊娠和产褥期此种分泌细胞占垂体的 20%～40%,其余时间占 10%。下丘脑分泌多巴胺,经门脉系统进入垂体抑制 PRL 的分泌。也有人认为下丘脑分泌 PRL 抑制因子(PIF)抑制 PRL 分泌。下丘脑的促甲状腺释放激素(TRH)在促使垂体释放促甲状腺激素(TSH)的同时又能促使 PRL 的释放。5-羟色胺亦可促使 PRL 的分泌。通常 PRL 的分泌是受下丘脑的控制和调节。正常情况下,PRL 主要受下丘脑的持续性抑制控制。

二、病因

正常情况下 PRL 的分泌呈脉冲式释放,其昼夜节律对乳腺的发育、泌乳和卵巢功能起重要调节作用,一旦此调节作用失衡即可引起 HPRL。

(一)生理性高催乳素血症

日常的生理活动可使 PRL 暂时性升高,如夜间睡眠(2～6 Am),妊娠期、产褥期 3～4 周,乳头受吸吮性刺激、性交、运动和应激性刺激,低血糖等均可使 PRL 有所升高,但升高幅度不会太大,持续时间不会太长,否则可能为病理状态。

(二)病理性高催乳素血症

1.下丘脑-垂体病变

垂体 PRL 腺瘤是造成高催乳素血症主要原因,一般认为大于 10 mm 为大 PRL 腺瘤,小于 10 mm 称 PRL 微腺瘤。一般来说血中 PRL 大于 250 ng/mL 者多为大腺瘤,100～250 ng/mL 多为微腺瘤。随着 CT、MRI、放免测定使 PRL 腺瘤的检出率逐年提高。微小腺瘤有时临床长期治疗观察中才能确诊。

颅底炎症、损伤、手术,空泡蝶鞍综合征,垂体柄病变、压迫等亦可引起发病。

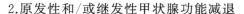

2.原发性和/或继发性甲状腺功能减退

由于甲状腺素分泌减少,解除了下丘脑-垂体的抑制作用,使 TRH 分泌增加,从而使 TSH 分泌增加,也刺激 PRL 分泌增加并影响卵巢与生殖功能。

(三)医源性高催乳素血症

药物治疗其他疾病时往往造成 PRL 的增高。

1.抗精神失常药物

氯丙嗪、阿米替林、丙咪嗪、舒必利、苯海索(安坦)、索拉西泮(罗拉)、奋乃静、甲丙氨酯(眠尔通)、甲氧氯普胺(灭吐灵)等,以上药物可影响多巴胺的产生,影响 PIF 的作用而导致 PRL 分泌增多。

2.甾体激素

雌激素和口服避孕药可通过对丘脑抑制 PIF 的作用或直接刺激 PRL 细胞分泌,使 PRL 升高。

3.其他药物

α-甲基多巴、利血平、苯丙胺、异烟肼、吗啡等也可使 PRL 升高。

(四)其他疾病

其他疾病亦可同时引起 PRL 的升高,例如,未分化支气管肺癌、肾上腺瘤、胚胎癌、艾迪生病、慢性肾衰竭、肝硬化、妇科手术、乳头炎、胸壁外伤、带状疱疹等。

(五)特发性闭经-溢乳综合征

此类患者与妊娠无关,临床亦查不到垂体肿瘤或其他器质性病变,许多学者认为可能系下丘脑-垂体功能紊乱,促性腺激素分泌受到抑制,而 PRL 分泌增加。其中部分病例经数年临床观察,最后发现垂体 PRL 腺瘤,故此类患者可能有无症状性潜在垂体瘤。所以对所有 HPRL 患者应定期随诊,早期发现肿瘤。

三、临床表现

(一)月经失调-闭经

当 PRL 升高超过生理水平时,则对性功能有影响,可表现为功能性出血、月经稀发以至闭经。有学者报道 PRL<60 ng/mL 仅表现月经稀发,PRL>60 ng/mL 易产生闭经。月经的改变可能是渐进而非急剧的变化,病早期时可能有正常排卵性月经,然后发展到虽有排卵而黄体功能不全、无排卵月经、月经稀发以至闭经。

(二)溢乳

溢乳的程度可表现不同,从挤压出一些清水或乳汁到自然分泌出不等量的乳汁。多数患者在检查乳房时挤压乳房才发现溢乳。有人报道,当 PRL 很高时则雌激素很低,而泌乳反停止,故溢乳与 PRL 水平不呈正相关。

(三)不孕/习惯性早期流产史

(1)高 PRL 血症伴无排卵,即使少数患者不闭经,但从基础体温(BBT)、宫内膜活检及孕酮测定均证实无排卵,所以可常有原发不孕。

(2)高 PRL 血症伴黄体功能不全,主要表现为:①BBT 示黄体期<12 d,黄体期温度上升不到 0.3 ℃;②宫内膜活检显示发育迟缓;③黄体中期孕酮值<5 ng/mL。故高 PRL 血症患者易不孕,有习惯性早期流产史。

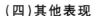

（四）其他表现

若发病在青春期前,第二性征不发育。成年妇女可有子宫萎缩,性功能减退,部分患者由于雌素水平低落而出现围绝经期症状。微小腺瘤(直径<1 cm)时,很少有自觉症状,肿瘤长大向上压迫视交叉时,则有头痛、视力障碍、复视、偏盲甚至失明等。

四、诊断

（一）病史及体格检查

重点了解月经史、婚育史、闭经和溢乳出现的始因、诱因、全身疾病史和引起 HPRL 相关的药物治疗史。查体时应注意有无肢端肥大和黏液性水肿。妇科检查了解性器官和性征有无萎缩或器质性病变。乳房检查注意乳房发育、形态、有无肿块、炎症、观察溢乳(多用双手轻挤压乳房)溢出物性状和数量。

（二）内分泌检查

1.PRL 的测定

取血前患者至少 1 个月未服用激素类药物或多巴胺拮抗剂,当天未做乳房检查,一般在晨8～10点空腹取血,取血前静坐 0.5 h,两次测定值均不低于 30 ng/mL 为异常。药物引起的HPRL 很少超过80 ng/mL,停药后则 PRL 恢复正常。当PRL>100 ng/mL 时应首先除外垂体瘤可能性。一般认为 PRL 值的升高与垂体瘤体积呈正相关。巨大腺瘤出血坏死时 PRL 值可不升高。需指出的是目前所用 PRL 放免药盒仅测定小分子 PRL(相对分子质量 25 000),而不能测定大/大大分子(相对分子质量5 万～10 万)PRL,故某些临床症状明显而 PRL 正常者,不能排除所谓隐匿型高催乳素血症。

2.其他相关内分泌测定

各种原发的或继发的内分泌疾病均可能与高催乳素血症有关。除测定 PRL 外应测 FSH、LH、E_2、P,了解卵巢及垂体功能。TRH 测定除外原发性甲状腺功能减退,肾上腺功能检查和生长激素测定等。

（三）催乳素功能试验

1.催乳素兴奋试验

(1)促甲状腺激素释放激素试验(TRH Test):正常妇女 1 次静脉注射 TRH 100～400 μg后,25～30 min PRL 较注药前升高 5～10 倍,TSH 升高 2 倍,垂体瘤不升高。

(2)氯丙嗪试验:氯丙嗪促进 PRL 分泌。正常妇女肌内注射 25～50 mg 后 60～90 min 血PRL 较用药前升高 1～2 倍。持续 3 h,垂体瘤时不升高。

(3)甲氧氯普胺兴奋试验:该药为多巴胺受体拮抗剂,促进 PRL 合成和释放。正常妇女静脉注射10 mg 后 30～60 min,PRL 较注药前升高 3 倍以上。垂体瘤时不升高。

2.催乳素抑制试验

(1)左旋多巴试验:该药为多巴胺前体物,经脱羧酶作用生成多巴胺,抑制 PRL 分泌。正常妇女口服 500 mg 后 2～3 h PRL 明显降低。垂体瘤时不降低。

(2)溴隐亭试验:该药为多巴胺受体激动剂,强力抑制 PRL 合成和释放。正常妇女口服2.5～5.0 mg后2～4 h PRL 下降达到 50%,持续 20～30 h,特发性 HPRL 和 PRL 腺瘤时下降明显。

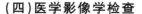

（四）医学影像学检查

1.蝶鞍断层扫描

正常妇女蝶鞍前后径＜17 mm、深度＜13 mm、面积＜130 mm²，若出现以下现象应做 CT 或 MRI 检查：①蝶鞍风船状扩大；②双蝶底或重像；③鞍内高/低密度区或不均质；④平面变形；⑤鞍上钙化灶；⑥前后床突骨质疏松或鞍内空泡样变；⑦骨质破坏。

2.CT 和 MRI 扫描

可进一步确定颅内病灶定位和放射测量。

3.各种颅内造影

各种颅内造影包括海绵窦造影，气脑造影和脑血管造影。

（五）眼科检查

明确颅内病变压迫现象，包括视力、眼压、眼底检查等。

五、治疗

针对病因不同，治疗目的不同，合理选择药物和手术方式等。

（一）病因治疗

若病因是由原发性甲状腺功能减退引起的 HPRL，可用甲状腺素替代疗法。由药物引起者，停药后一般短期 PRL 可自然恢复正常，如停药后半年 PRL 仍未恢复，再采用药物治疗。

（二）药物治疗

1.溴隐亭

溴隐亭为治疗高 PRL 血症的首选药物，它是麦角生物碱的衍生物，多巴胺受体激动剂，直接作用于下丘脑和垂体，抑制 PRL 合成与分泌，且抑制垂体瘤的生长使肿瘤缩小或消失。用药方法较多，一般先每天 2.5 mg，5～7 d，若无不良反应可增加到 5～7.5 mg/d（分 2～3 次服），根据 PRL 水平增加剂量，连续治疗3～6 个月或更长时间。一般治疗 4 周左右，血 PRL 降到正常。2～14 周溢乳停止，月经恢复。治疗期间一旦妊娠即应停药。

不良反应：治疗初期有恶心、头痛、眩晕、腹痛、便秘、腹泻，有时尚可出现直立性低血压等。不良反应一般症状不重，在 1～2 周自行消失。

2.溢乳停（甲磺酸硫丙麦角林）

20 世纪 80 年代新开发的拟多巴胺药物，其药理作用和临床疗效与溴隐亭相似，但剂量小，毒副作用少，作用时间长。目前已由天津药物研究院 1995 年完成 II 期临床研究，并开始临床试用，剂量每片 50 μg。用法每天 25～50 μg，1 周后无不良反应加量，根据 PRL 水平增加剂量，直至 PRL 水平降至正常。

3.左旋多巴

左旋多巴在体内转化为多巴胺作用于下丘脑，抑制 PRL 分泌，但作用时间短，需长期服药。剂量每天为0.5 mg，3 次/天，连续半年。大部分患者用药后 1 个月恢复月经，1.5～2.0 个月溢乳消失。此药对垂体瘤无效。

4.维生素 B$_6$ 可抑制泌乳

其作用机制可能是作为多巴脱羧酶的辅酶，增加下丘脑内多巴向多巴胺转化，刺激 PIF 作用，而抑制 PRL 分泌。用法为每天 200～600 mg，可长期应用。

5.其他药物

长效溴隐亭(LA)注射剂每次 50 mg,每天肌内注射 1 次,最大剂量可达 100 mg。

CV205-502(苯并喹啉衍生物)是一种新的长效非麦角类多巴胺激动剂,作用时间长达24 h。剂量每天 0.06～0.075 mg。

(三)促排卵治疗

对 HPRL 患者中无排卵和不孕者,单纯用以上药物不能恢复排卵和妊娠。因此,除用溴隐亭治疗外,应配伍促排卵药物治疗,具体方法有以下 3 种方式。

(1)溴隐亭-CC-HCG。

(2)溴隐亭-HMG-HCG。

(3)GnRH 脉冲疗法-溴隐亭。

综合治疗,除缩短治疗的周期并可提高排卵率和妊娠率。

(四)手术治疗

对垂体瘤患者手术切除效果良好,对微腺瘤治疗率可达 85%。目前经蝶鞍显微手术切除垂体瘤安全、方便、易行,损伤正常组织少,多恢复排卵性月经。但对较大垂体瘤,因垂体肿瘤没有包膜,与正常组织界限不清,不易切除彻底,故遗留 HPRL 血症,多伴有垂体功能不全症状。因此有人建议对较大肿瘤术前选用溴隐亭治疗,待肿瘤缩小再手术,可提高手术疗效。如术后肿瘤切除不完全,症状未完全消除,服用溴隐亭等药物仍可获得疗效,术后出现部分垂体功能不全,PRL 仍高可用 HMG/HCG 联合治疗,加用溴隐亭等药物。若有其他内分泌腺功能不全现象,可根据检查结果补充甲状腺素、泼尼松等。

(五)放射治疗

放射治疗适用肿瘤已扩展到蝶鞍外或手术未能切除干净术后持续 PRL 高水平者。方法可行深部X 线、^{60}Co、α-粒子和质子射线治疗,同位素^{198}Au 种植照射。

(六)综合疗法

综合疗法对那些 HPRL 合并有垂体瘤患者单纯手术或单纯放疗疗效均不满意。1988 年 Chun 报道垂体瘤单纯手术、放疗、手术后加放疗,肿瘤的控制率分别为 85%、50%、93%,而平均复发时间为 3、4、4.5 年。因此,有人主张对有浸润性 PRL 大腺瘤先用溴隐亭治疗使肿瘤缩小再手术,术后加放疗,可提高肿瘤的治愈率。对溢乳闭经综合征患者,不论采用何种疗法,均应定期随访检查,包括 PRL 测定和蝶鞍 X 线复查。

(宫献兰)

第九节　围绝经期综合征

围绝经期综合征是指妇女在自然绝经前后或因其他原因丧失卵巢功能,而出现一系列性激素减少所致的症状,包括自主神经功能失调的表现。

一、病因及病理生理

围绝经期的变化包括两个方面:一方面是卵巢功能衰退,此时期卵巢逐渐趋于排卵停止,雌激素分泌减少,体内雌激素水平低落;另一方面是机体老化,两者常交织在一起。神经血管功能不稳定的综合征主要与性激素水平下降有关,但发病机制尚未完全阐明。

二、诊断

(一)临床表现

临床表现主要根据患者的自觉症状,而无其他器质性疾病。

(1)血管舒缩综合征:潮热、面部发红、出汗,瞬息即过,反复发作。

(2)精神神经症状:情绪不稳定、易激动,自己不能控制,忧郁失眠,精力不集中等。

(3)生殖道变化:外阴与阴道萎缩,阴道干燥疼痛,外阴瘙痒。子宫萎缩、盆底肌松弛导致子宫脱垂及阴道膨出。

(4)尿频急或尿失禁:皮肤干燥、弹性消失;乳房萎缩、下垂。

(5)心血管系统:胆固醇、甘油三酯和致动脉粥样硬化脂蛋白增高,抗动脉粥样硬化脂蛋白降低,可能与冠心病的发生有关。

(6)全身骨骼发生骨质疏松。

(二)鉴别诊断

必须排除心血管、神经精神和泌尿生殖器各处的病变;潮热、出汗、精神症状、高血压等需与甲状腺功能亢进症和嗜铬细胞瘤相鉴别。

(三)辅助检查

(1)血激素测定:FSH 及 LH 增高、雌二醇下降。

(2)X 线检查:脊椎、股骨及掌骨可发现骨质疏松。

三、治疗

(一)一般治疗

加强卫生宣教,解除不必要的顾虑,保证劳逸结合与充分的睡眠。轻症者不必服药治疗,必要时可选用适量镇静药,如地西泮2.5~5.0 mg/d 或氯氮䓬10~20 mg/d 睡前服,谷维素 20 mg,每天 3 次。

(二)性激素治疗

绝经前主要用孕激素或雌孕激素联合调节月经异常;绝经后用替代治疗。

1.雌激素

对于子宫已切除的妇女,可单纯用妊马雌酮 0.625 mg 或 17β-雌二醇 1 mg,连续治疗 3 个月。对于存在子宫的妇女,可用尼尔雌醇片每次 5 mg,每月 1 次,症状改善后维持量 1~2 mg,每月 2 次,对稳定神经血管舒缩活动有明显的疗效,而对子宫内膜的影响少。

2.雌激素、孕激素序贯疗法

雌激素用法同上,后半期加用 7~10 d 炔诺酮,每天 2.5~5.0 mg;或黄体酮 6~10 mg,每天 1 次;或甲羟孕酮 4~8 mg,每天 1 次,可减少子宫内膜癌的发生率。但周期性子宫出血的发生率高。

3.雌激素、雄激素联合疗法

妊马雌酮 0.625 mg 或 17β-雌二醇 1 mg,每天 1 次,加甲睾酮 5~10 mg,每天 1 次,连用 20 d,对有抑郁型精神状态患者较好,且能减少对子宫内膜的增殖作用,但有男性化作用,而且常用雄激素有成瘾可能。

4.雌激素替代治疗应注意的几点

(1)激素替代治疗(HRT)应该是维持围绝经期和绝经后妇女健康的全部策略(包括关于饮食、运动、戒烟和限酒)中的一部分。在没有明确应用适应证时,比如雌激素不足导致的明显症状和身体反应,不建议使用 HRT。

(2)绝经后 HRT 不是一个给予女性的标准单一的疗法,HRT 必须根据临床症状,预防疾病的需要,个人及家族史,相关试验室检查,女性的偏好和期望做到个体化治疗。

(3)没有理由强制性限制 HRT 使用时限。她们也可以有几年时间中断 HRT,但绝经症状可能会持续许多年,应该给予她们最低有效的治疗剂量。是否继续 HRT 治疗取决于具有充分知情权的医患双方的审慎决定,并视患者特殊的目的或对后续的风险与收益的客观评估而定。只要女性能够获得症状的改善,并且了解自身情况及治疗可能带来的风险,就可以选择 HRT。

(4)使用 HRT 的女性应该至少 1 年进行一次临床随访,包括体格检查,更新病史和家族史,相关试验室和影像学检查,与患者进行生活方式和预防及减轻慢性病策略的讨论。

(5)总体来说,在有子宫的所有妇女中,全身系统雌激素治疗中应该加入孕激素,以防止子宫内膜增生或是内膜癌。无子宫者,无须加用孕激素。用于缓解泌尿生殖道萎缩的低剂量阴道雌激素治疗,可被全身吸收,但雌激素还达不到刺激内膜的水平,无须同时给予孕激素。

(6)乳腺癌与绝经后 HRT 的相关性程度还存在很大争议。但与 HRT 有关的可能增加的乳腺癌风险是很小的(少于每年 0.1%),并小于由生活方式因素如肥胖、酗酒所带来的风险。

(7)禁忌证,如血栓栓塞性疾病、镰状细胞贫血、严重肝病、脑血管疾病、严重高血压等。

(侯　晓)

第十节　闭　　经

闭经在临床生殖内分泌领域是一个最复杂而治疗困难的症状,可由多种原因造成。对临床医师来说,妇科内分泌学中很少有问题像闭经那样烦琐而又具有挑战性,诊断时必须考虑到一系列可能潜在的疾病和功能紊乱,其中一些可能给患者带来致病甚至致命的影响。传统上将闭经分成原发性和继发性。但因为闭经的病因和病理生理机制十分复杂,加上环境和时间的变迁,以及科技的发展,人们对闭经的认识、定义、诊断标准和治疗方案都有了较大的改变和进步。

闭经有生理性和病理性之分。青春期前、妊娠期、哺乳期、绝经后月经的停止,均属于生理性闭经。本文讨论的只是病理性闭经的问题。

一、闭经的定义和分类

(一)闭经的定义

(1)已达 14 岁尚无月经来潮,第二性征不发育者。

(2)已达 16 岁尚无月经来潮,不论其第二性征发育是否正常者。

(3)已经有月经来潮,但月经停止 3 个周期(按自身原有的周期计算)或超过 6 个月不来潮者。

(二)闭经的分类

根据月经生理的不同层面和功能,为便于对导致闭经的原因的识别和诊断,将闭经归纳为以下几类。

Ⅰ度闭经:子宫和生殖道的异常。

Ⅱ度闭经:卵巢异常。

Ⅲ度闭经:垂体前叶的异常。

Ⅳ度闭经:中枢神经系统(下丘脑)的异常。

先天性性腺发育不良在闭经中占有重要的比例。既往对于性腺衰竭导致的闭经的病因和病理生理是根据染色体和月经情况划分的,概念比较混乱且各型疾病之间有交叉和重复的内容。一般认为,原发性闭经伴 45,XO 或 45,XO/46,XX 嵌合型染色体核型异常且身材矮小者定义为 Turner 综合征,但此类核型患者中有一小部分为继发性闭经;患者如果染色体核型大致正常,身高正常但卵巢先天性未发育引起的原发性闭经,我们把其定义为先天性性腺发育不良。但该类患者可能伴有染色体的异位或微缺失;另一些患者为继发性闭经,染色体核型大致正常,卵巢曾有排卵但提前衰竭,被临床定义为卵巢早衰。实际上,这一类疾病在本质上是相同的,即性腺(卵巢)发育不良,但临床表现和闭经时间则有不同程度的差别。

二、闭经的诊断程序

(一)病史和临床表现

对闭经的诊断首先应开始于一个细致和完整的病史采集程序:神经精神方面的状况;家族遗传史;营养情况;发育成长史;生殖道的完整性;中枢神经系统体征;还要仔细鉴别半乳糖血症的存在。

(二)经典的闭经诊断程序

多年来,对闭经的诊断有一个经典的程序。

第一步:孕激素试验+血清促甲状腺激素测定+血清催乳素测定。

孕激素试验的方法为:①黄体酮 20 mg,每天 1 次肌内注射,共 3 d;②微粒化黄体酮,每次 100~200 mg,每天 3 次,共 7~10 d;③地屈孕酮每次 10 mg,每天 2 次,共 7~10 d;④甲羟孕酮 8~10 mg/d,共 5~7 d。为避免不良反应最好在睡前服用。观察停药后 1 周内是否发生子宫内膜脱落造成的撤药性出血。

此步骤可以大致诊断:①孕激素试验有撤药性出血可确定卵巢、垂体、下丘脑有最低限度的功能,说明体内有一定水平的雌激素但缺少孕激素的分泌,提示卵巢内有可能有窦卵泡分泌雌激素但没有发生排卵。②PRL 水平正常说明可以基本排除由高催乳素血症引起的闭经;PRL 水平异常升高伴溢乳则提示可能存在高催乳素血症或垂体分泌 PRL 的肿瘤;如果 PRL 水平持续较高,建议行垂体影像学检查。③促甲状腺激素的异常可能反映甲状腺功能亢进或低下对月经的影响,虽然发病率较低,但是因为治疗较简单且有效,因此仍然建议作为第四步筛查。④孕激素试验有撤药性出血说明生殖道解剖正常,且子宫内膜存在一定程度的功能,女性生殖道是完整的。⑤即使内源性 E_2 足够,仍有两种情况导致孕激素撤药试验阴性,即子宫内膜蜕膜化,停用外源性孕激素后子宫内膜不会剥脱。第一种情况是子宫内膜应对高孕酮水平而蜕膜化,见于黄体期或妊娠;第二种情况即子宫内膜由于高浓度的孕激素或睾酮伴随一种特殊的肾上腺酶的不足而蜕膜化,见于雄激素过多症伴无排卵及多囊卵巢的患者,但这种临床现象并不常见。

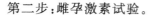

第二步:雌孕激素试验。

雌孕激素试验的方法为:雌孕激素序贯用药一个周期(结合雌激素、天然雌激素或其他类型的雌激素),每天 1~2 mg 口服,共 20~28 d,最后 7~10 d 加口服或肌内注射黄体酮(见第 1 步),与雌激素共用并同时停药。观察 1 周内是否有撤药性出血。

此步骤可以大致诊断:①雌孕激素试验有撤药性出血说明体内缺少雌激素分泌,雌激素分泌低下可能是卵巢功能低下所致;②雌孕激素试验无撤药性出血说明子宫或生殖道异常,有子宫内膜病变或生殖道畸形可能。

第三步:血清 FSH、LH、E_2、T、DHEA-S 水平测定。

仅对第 2 步试验有撤药性出血的闭经患者进行,用来确定内源性雌激素低下是否由于卵泡(Ⅱ度闭经)的缺陷,抑或中枢神经系统-垂体轴的(Ⅲ 或Ⅳ度闭经)功能缺陷。孕激素试验阴性的闭经妇女,其 Gn 水平可能异常地偏高、偏低或正常水平。

此步骤可以大致诊断:①FSH,LH 水平升高(FSH>20 U/L)和 E_2 水平降低,提示卵巢功能衰竭,低雌激素导致的反馈性高促性腺激素分泌;②LH/FSH 和 T 水平升高提示高雄激素血症及多囊卵巢综合征可能;③DHEA-S 明显升高提示有肾上腺来源的高雄激素血症;④FSH、LH 和 E_2 水平正常或降低(FSH 和 LH 均<5 U/L),提示下丘脑性或垂体性闭经。

第四步:垂体兴奋试验。

如果血清 FSH 和 LH 水平测得正常或偏低,则需要通过垂体兴奋试验来鉴别垂体或下丘脑所导致的闭经原因。方法为:LHRH 25~50 μg,静脉推注,于注射前、注射后 30 min、60 min、90 min、120 min 分别测血清 LH 和 FSH。因为 LHRH 主要刺激 LH 的分泌,也可以只测血清 LH。

此步骤可以大致诊断:鉴别下丘脑或垂体的功能异常;正常情况下 LH 和 FSH 的升高峰值在 LHRH 注射后 30 min 左右,数值升高基础值的 3 倍以上。如果 LH 和 FSH 水平没有反应、反应低下或反应延迟,均提示闭经的原因可能在垂体而非下丘脑。如果反应正常,则提示为下丘脑性的闭经。对垂体的 LH 反应延迟者,也可能因为正常垂体长期"失用"而对 LHRH 的刺激不敏感,可以反复试验几次,以激活垂体。

(三)闭经的其他诊断方法

1.B 超检查

盆腔的 B 超扫描提示子宫和内生殖器是否发育正常;子宫的大小、内膜的厚度和形态与月经的关系密切,长期雌激素低下的患者,子宫可能发育不良,也可能发生萎缩。两侧卵巢的体积和形态学是否正常,是否有优势卵泡生长,卵巢内窦卵泡数目等反映了卵巢的排卵功能和储备状况,卵巢的形态学异常与闭经的病因有关,卵巢体积增大,多个窦卵泡发育,提示高雄激素血症和多囊卵巢可能;卵巢体积小于10 mm³,且两侧卵巢窦卵泡总数小于 4~6 枚,提示卵巢发育不良或提早衰竭。超声应作为常规检查。

2.内镜检查

宫腔镜可以直接观察到宫腔和子宫内膜的形态,鉴别子宫内膜的厚度、色泽、子宫腔发育畸形、宫腔粘连等造成闭经的病因。腹腔镜可在直视下观察卵巢的形态、大小、排卵的痕迹等,鉴别闭经的原因。如果卵巢呈条索状形态,无卵泡和排卵证据,可提示卵巢发育不全,可伴或不伴子宫的发育不良。

3.染色体检查

所有 30 岁以下因高 Gn 水平诊断为卵巢早衰的患者,必须检查染色体核型。一些患者存在 Y 染色体嵌合现象,因为性腺(卵巢)内存在任何睾丸成分,都有形成恶性肿瘤风险,必须手术切除性腺。因为嵌合体核型(比如 46,XX/45,XO)的妇女在过早绝经之前可以有正常的青春期发育、正常月经甚至正常妊娠。有 10%～20% 的卵巢早衰或先天性性腺发育不良者伴有染色体畸变,10% 的 Turner 综合征女孩有自发性的青春期发育,2% 有月经初潮。虽然染色体核型检查对治疗不产生影响,但对于诊断还是有一定意义。况且对其家人的生育功能咨询亦有一定价值。

三、闭经的分类诊断

(一)Ⅰ度闭经[生殖道和/或子宫性闭经]

为子宫和生殖道畸形,造成的先天性阙如或梗阻,以及反复子宫手术、子宫内膜结核或炎症造成的不可逆的损伤。

1.诊断依据

(1)雌孕激素试验无撤药性出血。

(2)B 超检查子宫发育不良或阙如,或子宫内膜极薄和回声异常。

(3)子宫造影和/或宫腔镜提示子宫腔粘连、畸形或子宫内膜病变。

(4)对周期性腹痛的青春期患者注意下生殖道的发育畸形。

2.Asherman 综合征

子宫内膜的破坏(Asherman 综合征)可导致继发性闭经,这种情况通常是由产后过度刮宫致子宫内膜损伤的结果。子宫造影可以看到宫腔不规则粘连的典型影像;阴道 B 超可见子宫内膜线不连续和间断征象;宫腔镜检查诊断更精确,可以检出 X 线片无法显现的极微小的粘连。患者卵巢功能正常时,基础体温是双相的,提示闭经的原因与排卵无关。

Asherman 综合征还可发生于剖宫产术、子宫肌瘤切除术、子宫成形术后。产后刮宫术后伴发产后性腺功能减退(如希恩综合征)者因内膜缺少雌激素支持,严重营养不良和菲薄,也可发生严重的宫腔粘连。据报道,选择性子宫动脉栓塞治疗子宫平滑肌瘤术后可能导致局部缺血性反应,造成子宫内膜的损伤而发生 Asherman 综合征。粘连可导致子宫腔、子宫颈外口、宫颈管或这些区域部分或完全闭塞,但不一定发生宫腔积血。如果影像学检查提示宫腔内积血,用宫颈扩张术就可以解决积血的引流问题。

Asherman 综合征患者除了闭经还可能有其他问题,如流产、痛经、月经过少,也可有正常的月经周期。轻度粘连也可导致不孕、反复性流产或胎儿丢失。此类患者需通过子宫造影或宫腔镜检查确诊子宫内膜腔的情况。

子宫内膜损伤导致闭经也可由结核病引起。将经血或子宫内膜活检组织进行培养找到结核分枝杆菌方可确诊。子宫血吸虫病是导致终末器官功能障碍的另一个罕见原因,可在尿、粪、直肠排出物、经血以及子宫内膜内找到寄生虫虫卵。还有因子宫内感染发生严重而广泛的盆腔炎性疾病导致的 Asherman 综合征的病例报道。

过去,Asherman 综合征的治疗是通过扩张宫颈及刮宫术来解除粘连。宫腔镜下通过电切、电凝、激光等技术直接松解粘连,效果优于扩张宫颈及刮宫术。手术后为了防止宫腔壁的粘连,过去会放置一枚宫内节育器(IUD),然而儿科的气囊导尿管也是很好的选择。囊内充有 3 mL 液体,7 d 后将导管取出。术前即开始用广谱抗生素持续 10 d。前列腺素合成抑制剂可解除子宫痉挛。患者连续两个月用高刺激剂量的雌激素治疗,如每月前 3 周每天口服结合雌激素 2.5 mg,第 3 周开始每天加用醋酸甲羟孕酮 10 mg。如果初次手术未能重建月经流出道,为了恢复生育能力,还需要重复数次持续治疗。此类患者有 70%能成功妊娠,然而妊娠经常合并早产、胎盘植入、前置胎盘和/或产后出血。

3.米勒管异常

米勒管发育不全是指无明显阴道的原发性闭经患者,这是原发性闭经相对常见病因,发生率仅次于性腺发育不全。在芬兰,其发生率约为 1/5 000 新生女婴。原发性闭经者需先排除米勒管终端导致的生殖道不连续,对青春期女孩,必须先排除处女膜闭锁、阴道口闭锁以及阴道腔不连续、子宫颈甚至子宫缺失。这类患者阴道发育不全或缺失,且通常伴子宫及输卵管缺失。有正常子宫者却缺乏对外的通道,或者有始基子宫或双角子宫存在。如果有部分子宫内膜腔存在,患者可能主诉有周期性下腹痛。由于与男性假两性畸形的某些征象相似,所以应证明是否为正常女性核型。由于卵巢不属于米勒结构,故卵巢功能正常而且可以通过双相基础体温及外周血孕酮水平来证实。卵巢的生长及发育都无异常。生殖道闭锁导致的闭经伴随有阴道积血、子宫腔积血或腹腔积血所致的扩张性疼痛。

米勒管发育不全的确切原因至今未明。可能是抗米勒管激素(AMH)基因或 AMH 受体基因突变。尽管通常为散发,偶尔也有家族性发病。米勒管发育不全的女儿和她们的母亲可存在半乳糖-1-磷酸尿苷酰基转移酶的基因突变。这与经典的半乳糖血症不同,推断由于半乳糖的代谢失调致使子宫内暴露有过高浓度的半乳糖,这可能就是米勒管发育不全的生物学基础。给孕期小鼠高半乳糖喂食,会延迟雌性子代的阴道开放。在这群米勒管发育不全的患者中,卵巢衰竭亦较常见。

进一步评估和诊断需包括放射学检查,大约 1/3 患者伴有泌尿道畸形,12%以上的患者有骨骼异常,其中多数涉及脊柱畸形,也可能发生缺指或并指。肾畸形包括异位肾、肾发育不全、马蹄肾、集合管异常。B 超检查子宫的大小和匀称性,若 B 超的解剖图像不确定,可选择 MRI 扫描。通常没必要用腹腔镜直视检查,MRI 比 B 超准确得多,而且费用及创伤性都低于腹腔镜检查。然而存在不同程度的 MRI 描述与腹腔镜检查所见不符。术前准确诊断有助于手术规划及手术的顺利实施。

手术之前必须明确拟解决的问题,切除米勒管残留肯定是没有必要的,除非导致子宫纤维增生,子宫积血、子宫内膜异位症或有症状的腹股沟疝。宫、腹腔镜手术可以解决上述病症。顾虑到手术困难及并发症高,更倾向于用替代材料方法构造人工阴道。推荐用渐进式扩张术,如 Frank 及后来的 Wabrek 等人描述的方法。首先向后,2 周后改为向上沿着通常的阴道轴线方向,用阴道扩条每天扩张 20 min 直至达到明显的不适。每次使用的扩条逐渐增粗,几个月后即可产生一条功能性阴道。塑料的注射器可用于代替昂贵的玻璃扩条,将扩条放在阴道的部位,维持类似于坐在赛车车座上的压力。Vecchietti 在经腹或腹腔镜手术中采用一种牵引装置。术后再牵引 7 d 就可形成一个功能性阴道。

对于不愿意或不能进行扩张术的患者,采用 Williams 阴道成形术的 Creatsas 矫形可迅速并简便地构建新阴道。该手术适用于那些不能接受 Frank 扩张术或 Frank 扩张术失败的妇女,或有完好的子宫并保留生育能力的患者。一种推荐方式为先做开腹手术来评估宫颈管情况,如果子宫颈闭锁就切除子宫,如果是相对简单的处女膜闭锁或阴道横隔问题,就联合阴道手术。多数人建议不必试图保留完全性阴道发育不全患者的生育力,建议在构建新阴道的同时切除米勒管组织。

阴道横隔患者(远端 1/3 阴道未能成腔)通常有梗阻及尿频症状,阴道横隔可利用声门关闭强行呼气法与处女膜闭锁相鉴别,前者阴道外口处无膨胀。阴道横隔可合并有上生殖道畸形,如输卵管的节段性缺失或单侧输卵管、卵巢的缺失。

生殖道远端闭锁可视为急症,延误手术治疗可能会因炎症性改变或子宫内膜异位症导致不孕,必须尽快完成矫形引流手术。应尽量避免进行诊断性穿刺,因为一旦感染阴道积血则会转变为阴道积脓。

在引导患者进行一系列治疗的程序中,需进行心理咨询和安抚,帮助患者处理好失去生殖道以后的心理障碍。

(二)Ⅱ度闭经(卵巢性闭经)

1.Turner 综合征和先天性性腺发育不良

无论是原发性闭经或继发性闭经都可以有性腺发育的问题,有 $30\%\sim40\%$ 的原发性闭经为性腺条索化的性腺发育不全者。核型的分布为 50% 的 $45,X$;25% 的嵌合体;25% 的 $46,XX$。继发性闭经的妇女也可存在性腺发育不全,有关的核型按出现频率依次排列为 $46,XX$(最常见);嵌合体(如 $45,X/46,XX$);X 长臂或短臂缺失,$47,XXX$;$45,X$。染色体核型正常的性腺发育不全者也与感音神经性聋症(Perrault 综合征)有关联。所以核型为 $46,XX$ 的性腺发育不全者都必须进行听力评估。

单纯性腺发育不全是指双侧性腺条索状,无论其核型如何。混合型性腺发育不全是指一侧性腺内含有睾丸组织,而另一侧性腺条索状。常染色体异常也可与高促性腺激素性卵巢衰竭相关,如一个 28 岁的 18 染色体三体的嵌合体的高促性腺激素的继发性闭经患者,所有卵巢功能丧失。性染色体量变的患者都可列入性腺发育不全的范畴。

(1)Turner 综合征。临床诊断依据为:①16 岁后仍无月经来潮(原发性闭经);②身材矮小、第二性征发育不良、蹼状颈、盾胸、肘外翻;③高促性腺激素,低性腺激素;④染色体核型为 $45,XO$;或 $46,XX/45,XO$;或 $45,XO/47,XXX$;⑤体检发现内外生殖器发育均幼稚,卵巢常呈条索状。

Turner 综合征为一条 X 染色体缺失或存在异常导致的性腺发育不良。由于卵泡的损失,青春期时无性激素产生,故此类患者多表现为原发性闭经。然而须特别关注此症较少见的变异类型,如自身免疫性疾病、心血管畸形以及各种肾脏异常。Turner 综合征的患者 40% 为嵌合体或在 X、Y 染色体上有结构改变。

嵌合体即不同的性染色体成分形成的多核型细胞系。若核型中存在 Y 染色体,说明性腺内存在的睾丸组织,容易形成肿瘤及存在向男性发育的因素,需切除性腺区域。大约 30% 的 Y 染色体携带者不会出现男性第二性征,故即使正常外观女性,高促性腺激素性闭经患者都必须检查核型,以发现功能静止的 Y 染色体,以便在癌变之前对性腺进行预防性切除术。

大约 5% 诊断为 Turner 综合征的患者核型上有 Y 染色体成分。进一步用 Y 染色体特异性 DNA 探针发现另有 5% 的核型中有 Y 染色体成分。然而 Turner 综合征的患者的性腺肿瘤发生率较低(约 5%),似乎局限于那些常规核型检查有 Y 染色体成分的患者。即使常规核型未发现有 Y 染色体成分,一旦出现男性第二性征或当发现一个未知来源的染色体片段时,都需用探针来特异性检测 Y 染色体成分。

嵌合体的意义重大,当有 XX 细胞系嵌合时,性腺内可找到功能性卵巢组织,有时可有正常的月经甚至可生育。嵌合体者也可表现正常月经初潮,达到正常的身高,但出现过早绝经。大多数这类患者身材矮小、身高低于 160 cm,由于功能性卵泡加速闭锁导致早年绝经。

(2)先天性性腺发育不良:染色体核型和身高正常,第二性征发育大致正常,性腺呈条索状。余同 Turner 综合征。该类患者的染色体可能存在嵌合型、小的微缺失、平衡易位或基因的缺陷。

2.卵巢早衰和卵巢抵抗综合征

两组均属于高 Gn 性的闭经患者,去势或绝经后的 Gn 高水平与卵泡加速闭锁所致的卵泡缺乏之间存在联系,但并不是绝对的,因为在某些少见的情况下,Gn 高水平时仍有卵泡存在。发生单纯 FSH 或 LH 分泌异常的罕见病例可能由于某种 Gn 基因的纯合子突变所致。曾有报道由于 LH 亚基的基因突变造成性腺功能低下,和由于 FSH 的亚基突变造成原发性闭经。基因的突变导致生成蛋白的亚基改变,使之失去了应有的免疫活性及生物活性。所以这种性腺功能低下者表现为一种 Gn 升高而另一种 Gn 降低。基因突变杂合子携带者常有相对不孕的问题,利用外源性 Gn 促排卵可以让这些患者成功妊娠。当出现 FSH 高水平,而 LH 低或正常水平时,伴有垂体占位则提示存在分泌 FSH 的腺瘤。表现为持续性无排卵、自发性的卵巢过度刺激,卵巢上有多发的大卵泡囊肿,而且影像学证据提示有垂体腺瘤。因此强调两种 Gn 同时测定,如果一种异常单独升高,需要考虑上述情况。一般卵巢功能衰退的顺序首先是 FSH 的升高,逐渐伴随 LH 升高。

(1)卵巢早衰(premature ovarian failure,POF)。卵巢早衰的诊断依据:①40 岁前绝经;②高促性腺激素和低性腺激素,FSH>20 U/L,雌激素水平低值;③约 20% 有染色体核型异常,常为易位、微缺失、45XO/46,XX 嵌合型等;④约 20% 伴有其他自身免疫性疾病,如弥漫性甲状腺肿,肾上腺功能减退等;⑤病理检查提示卵巢中无卵泡或仅有极少原始卵泡,部分患者的卵巢呈浆细胞浸润性的"卵巢炎"现象;⑥腹腔镜检查见卵巢萎缩,体积变小,有的呈条索状;⑦有的患者有医源性损坏卵巢的病史,如卵巢肿瘤手术史、卵巢巧克力囊肿剥除术史、盆腔严重粘连史以及盆腔放疗和化疗史等;⑧对内源性和外源性促性腺激素刺激无反应,用氯米芬无法诱导出反馈的 GnRH 升高,用外源性 GnRH 刺激卵巢呈不反应或低反应,无卵泡生长。

大约 1% 的妇女在 40 岁之前会发生卵巢衰竭,而在原发性闭经患者中,发生率为 10%~28%,多数病例的卵巢早衰机制不明。各个不同年龄都可以发生卵巢早衰,取决于卵巢所剩的卵泡数目。无论患者年龄多少,如果卵泡的丢失速度较快,则将表现为原发性闭经及性腺发育低下。假如卵泡耗损发生在青春期或青春期之后,则继发性闭经发生的时间将相应地推迟。

脆性 X 染色体综合征携带者中卵巢早衰的发生率为 10%,已经鉴定出至少有 8 个基因与卵巢早衰有关,5 个在 X 染色体上,3 个在常染色体上。此类患者可考虑供卵妊娠。对于卵巢早衰妇女,推荐进行脆性 X 染色体综合征的筛查,尤其是当有 40 岁之前绝经的家族史的情况下。一种由 3 号染色体上转录因子基因(FOXL2)突变引起的常染色体显性疾病也已证实与眼睑畸形及卵巢早衰有关。另外,卵巢早衰也有可能是自身免疫性疾病、感染流行性腮腺炎性卵巢炎,或化疗及放疗造成的卵泡破坏所致。这些因素导致卵泡消失加速所致。

卵巢早衰存在一定比例的特异性性染色体异常,最常见的异常是 45,X 及 47,XXX,其次是嵌合体、X 染色体结构异常。用荧光原位杂交法寻找 45,X/46,XX 嵌合体,卵巢早衰患者体内发现较高比例的单 X 性染色体细胞,也曾发现 X 染色体长臂上关键区域的易位。

放疗对卵巢功能的影响取决于患者年龄及 X 线的剂量,卵巢内照射 2 周后可出现类固醇激素水平下降,Gn 水平升高。年轻妇女体内有较多的卵母细胞可以抵抗内照射的完全去势作用,

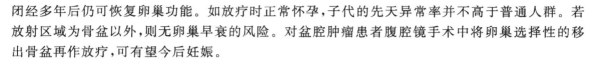

闭经多年后仍可恢复卵巢功能。如放疗时正常怀孕,子代的先天异常率并不高于普通人群。若放射区域为骨盆以外,则无卵巢早衰的风险。对盆腔肿瘤患者腹腔镜手术中将卵巢选择性的移出骨盆再作放疗,可有望今后妊娠。

烷化剂(抗肿瘤药)对性腺有剧毒,与放疗一样,导致卵巢衰竭的剂量与开始治疗时患者年龄存在负相关。其他化疗药物也有潜在的卵巢损害性,但研究较少,联合化疗对卵巢的影响与烷化剂相似。约 2/3 的绝经前乳腺癌患者使用环磷酰胺、甲氨蝶呤、氟尿嘧啶(5-Fu)治疗者丧失卵巢功能。虽然月经及生育力的确有可能恢复,但无法预测未来的卵巢功能以及生育力。在猴模型模拟放疗过程中,用 GnRHα 抑制 Gn 并不能抵抗卵泡的丢失但确实可保护卵泡免受环磷酰胺的损害。化疗或放疗前将卵母细胞或卵巢组织深低温保存将是保存此类患者生育力的最佳选择。

对自身免疫性"卵巢炎"的卵巢早衰患者,应进行自身免疫性疾病的血液检查,而且需要每几年一次周期性进行,作为对自身免疫性相关疾病的长期监测。检查内容包括血钙、血磷、空腹葡萄糖、21-羟化酶的肾上腺抗体、游离 T_4、TSH、甲状腺抗体。

曾有人建议,有时需要每周测 Gn 及 E_2 水平,如 FSH 低于 LH(FSH/LH<1),或如果 E_2 高于50 pg/mL时,应考虑诱导排卵。由于很多案例报道证实了核型正常患者可恢复正常的卵巢功能(10%的患者),由于有偶发性排卵,对无生育要求者雌孕激素联合性避孕药是较好的选择。如有生育要求者,最好选择供卵。不推荐用治疗剂量的糖皮质激素治疗特发性卵巢早衰,因为并未证明能使卵泡恢复对 Gn 的反应性。

(2)卵巢抵抗综合征(resistant ovarian syndrome,ROS)。卵巢抵抗综合征的临床特征:①原发或继发性闭经;②高促性腺激素和低性腺激素;③病理检查提示卵巢中有多量始基卵泡和原始卵泡;④腹腔镜检查见卵巢大小正常,但无生长卵泡和排卵痕迹;⑤对内源性和外源性促性腺激素刺激无反应。也称卵巢不敏感综合征,这是一组少见但颇有争议的病征。其临床表现与卵巢早衰极其相似,但如果行卵巢组织学检查,可以发现卵巢皮质中多个小的原始卵泡结构。有人推测这是 Gn 受体不敏感或缺陷或受体前信号缺陷的原因。在雌激素和孕激素序贯治疗数月后,卵巢可能自然恢复排卵和妊娠。也有人认为这是 POF 的先兆征象和过渡阶段。

3.多囊卵巢综合征(见无排卵和多囊卵巢综合征节)

(1)临床表现:①月经稀发、闭经、不孕的持续性无排卵现象;②多毛、痤疮和黑棘皮症等高雄激素血症现象;③肥胖。

(2)超声检查诊断标准:①双侧卵巢各探及 12 个以上的小卵泡排列在卵巢表面,形成"项链征";②卵巢偏大,卵巢髓质部分增多,反光增强。

(3)实验室检查:①血清 LH/FSH 增高 2 倍以上;②雄激素 T、A、DHEA-S 升高,SHBG 降低;③胰岛素水平升高,糖耐量试验(OGTT)和餐后胰岛素水平升高;④PRL 可轻度升高。

(4)经腹或腹腔镜:卵巢体积增大,表面光滑,白色,无排卵痕迹,见表面多枚小卵泡。

(三)Ⅲ度闭经(垂体性闭经)

1.垂体肿瘤和高催乳素血症

(1)概况:由于颅底狭窄的垂体窝空间,垂体良性肿瘤的生长也会造成问题。肿瘤向上生长压迫视神经交叉,产生典型的双颞侧偏盲。如果肿瘤很小则很少出现视野受损。而此区域的其他肿瘤(如颅咽管瘤,影像学上通常以钙化为标志),由于更邻近视神经交叉,会较早导致视力模糊和视野缺损。除了颅咽管瘤,还有其他更少见的肿瘤,包括脑膜瘤、神经胶质瘤、转移性肿瘤、脊索瘤。曾报道,可能由于松果体的囊性病变导致褪黑激素分泌增加,引起青春期延迟。性腺发

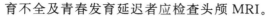

育不全及青春发育延迟者应检查头颅 MRI。

当 GH 过度分泌导致肢端肥大症,或 ACTH 的过量分泌引起库欣综合征时,会更加怀疑垂体肿瘤的存在。TSH 分泌性肿瘤(不到垂体肿瘤的 1%)引起继发性甲状腺功能亢进,或 ACTH 或 GH 分泌的肿瘤则非常罕见。如果临床表现提示库欣综合征,则须检测 ACTH 水平及 24 h 尿中游离皮质醇水平,以及地塞米松快速抑制试验;如怀疑为肢端肥大症,则应做 GH 的检测。循环中 IGF-1 水平较稳定,随机测定血样中 IGF-1 高水平即可诊断 GH 过度分泌;ACTH 或 GH 分泌性肿瘤都很少见,最常见的两种垂体肿瘤是 PRL 分泌性肿瘤及无临床功能性肿瘤。PRL 分泌性肿瘤也可在青春期前或青春期出现,故可能影响生长发育,并导致原发性闭经。

大多数无临床功能性肿瘤(约占垂体肿瘤的 30%)起源于 Gn 细胞,活跃分泌 FSH 及其游离亚基,但很少分泌 LH,故此类患者仅表现肿瘤占位性症状。所分泌的 FSH 游离亚基可作为一项肿瘤指标。然而由于游离 FSH 亚基增加合并本身 Gn 的升高,在绝经后妇女情况就变得复杂。但并不是所有 Gn 腺瘤都合并有游离 FSH 亚基增加。对于 FSH 升高而 LH 低水平者高度提示为 Gn 分泌性腺瘤。绝经前出现 Gn 分泌性腺瘤的妇女,其特征是卵巢内多发囊性改变(卵巢过度刺激)、E_2 高水平以及子宫内膜超常增生。用 GnRHa 治疗通常不能降低 Gn 的分泌,反而可导致 FSH 及其游离亚基的持续升高。然而大多数此类肿瘤患者由于肿瘤对垂体柄的压迫影响了下丘脑 GnRH 向垂体的运输,导致 Gn 分泌下降和闭经,并常因肿瘤的占位阻碍了多巴胺向垂体前叶的运输,PRL 水平的轻度升高。

并非所有蝶鞍内占位都是肿瘤,据报道囊肿、结核病、肉瘤样病以及脂肪沉着体也可成为垂体压迫的原因,导致低促性腺素性闭经。淋巴细胞性垂体炎是垂体内少见的自身免疫性浸润,酷似垂体肿瘤,常发生于妊娠期或绝经后的前 6 个月。初期出现高 PRL 血症,接着可发生垂体功能减退症。经蝶骨手术可诊断并治疗这类有潜在致命危险的垂体疾病。在一项大型经蝶骨手术调查中发现,91% 的蝶鞍内及蝶鞍周围占位是腺瘤,与尿崩症无关,但常常伴随着非垂体来源性肿瘤。

垂体周围的病变,如颈内动脉瘤、脑室导水管梗阻也可导致闭经。垂体局部缺血即梗死可导致功能不全,即为产科著名的希恩综合征。

(2)临床表现:①闭经或月经不调;②泌乳;③如较大的垂体肿瘤可引起头痛和视力障碍;④如为空蝶鞍综合征可有搏动性头痛;⑤需排除服药引起的高催乳素血症。

(3)辅助检查:①血清 PRL 升高;②如果为垂体肿瘤或空蝶鞍综合征可经蝶鞍 X 线摄片、CT 或 MRI 检查垂体确诊,应强调增强扫描,以增加检出率。

2.垂体功能衰竭

(1)临床表现:①有产后大出血或垂体手术的病史;②消瘦、乏力、畏寒、苍白,毛发稀疏,产后无乳汁分泌,无性欲,无卵泡发育和月经,生殖道萎缩;③检查为性腺激素低下、甲状腺功能减退和肾上腺功能低下的症状和体征,根据病情程度,功能低下的程度不同,但常见以性腺激素低下为主,其次为甲状腺功能减退,最后为肾上腺功能低下。

(2)辅助检查(根据病情依次有):①血 FSH、LH、E_2、PRL、T 值均低下,血甲状腺激素(FT_3、FT_4)下降促甲状腺素(TSH)升高;②血肾上腺皮质激素(皮质醇,17-羟孕酮)水平低下;③垂体兴奋试验显示垂体反应低下;④空腹血糖和糖耐量试验提示血糖值偏低,反应低下。

(四)Ⅳ度闭经(中枢和下丘脑性闭经)

下丘脑性闭经(促性腺激素不足性性腺功能减退)的患者具有 GnRH 脉冲式分泌的缺陷。

在排除了下丘脑器质性病变后,可诊断为功能性抑制,常常是由生活事件所致的心理生理反应,也可与工作或学校中面对的应激状况有关,常见于低体质量及先前月经紊乱的妇女。很多垂体性闭经的妇女也表现为由亚临床饮食障碍引起相似的内分泌、代谢和心理特征。

GnRH 的抑制程度决定了临床表现。轻度抑制可对生育力有微小影响,如黄体期不足;中度抑制可致无排卵性月经失调;重度即表现为下丘脑性闭经。

下丘脑性闭经患者可表现为低或正常水平促性腺激素,正常催乳素水平,正常蝶鞍的影像学表现,雌孕激素撤退性出血试验多为阴性。对这样的患者应每年评估一次,监测指标包括催乳素及蝶鞍的影像学检查。如果几年监测指标均无变化,影像学检查可不必要。与心理应激或体重减轻有关的闭经,大多在 6～8 年内都自然恢复。83% 的妇女在病因(应激、体重减少或饮食障碍)纠正后恢复月经。但仍有一部分患者需持续监测。在饮食障碍的妇女当中,月经往往与体重增加有关。

无明显诱因的下丘脑性闭经的妇女,其下丘脑-垂体-肾上腺轴的活性是存在的,可能是应激反应干扰了生育功能的过程。自发性下丘脑性闭经的妇女其 FSH、LH、催乳素的分泌降低,促肾上腺皮质激素释放激素所致皮质醇的分泌增加。有些患者有多巴胺能抑制的 GnRH 脉冲频率,GnRH 脉冲性分泌的抑制可能与内源性阿片肽及多巴胺的增加有关。功能恢复过程中高皮质醇血症先于卵巢功能恢复正常。

需要告知患者促排卵的有效性及生育的可能性,促排卵仅用于有怀孕需求的妇女。没有证据表明周期性激素补充或是促排卵可以诱导下丘脑恢复正常生理功能。

下丘脑性闭经的诊断依据:①原发性闭经;卵泡存在但不发育;②有的患者有不同程度的第二性征发育障碍;③Kallmann 患者伴嗅觉丧失;④FSH、LH、E_2 均低下;⑤对 GnRH 治疗有反应;⑥可有 X 染色体(Xp22.3)的 KAL 基因缺陷。

功能性下丘脑性闭经的临床表现:①闭经或不规则月经;②常见于青春期或年轻女性,多有节食、精神紧张、剧烈运动及不规律生活史;③体型多瘦弱。

主要的辅助检查:①TSH 水平正常,T_3 和 T_4 较低;②FSH 和 LH 偏低或接近正常,E_2 水平偏低;③超声检查提示卵巢正常大小,多个小卵泡散在分布,髓质反光不增强。

1.体重下降,食欲缺乏和暴食综合征

肥胖可以与闭经有关,但肥胖者闭经时促性腺激素分泌不足的状态不常见,除非这个患者同时有情绪障碍。相反,急剧的体质量降低,可致促性腺激素分泌不足。对下丘脑性闭经的诊断必须先排除垂体瘤。

临床表现从与饮食匮乏所致的间歇性闭经到神经性厌食所致的危及生命的极度衰弱。因为这种综合征的死亡率大概为 6%,因此受到高度重视。也有些研究认为大多数患者都能够复原,而病死率并没有增加。这些结果的差异可能因为被评估的人群不一致。临床医师应该警惕有些患者可能会死于神经性厌食。

(1)神经性厌食的诊断。

主要临床特点:①发病于 10～30 岁;②体质量下降 25% 或是体重低于正常同年龄和同身高女性的 15%;③特殊的态度,包括对自己身体状况的异常认知,对食物奇怪的存积或拒绝;④毳毛的生长;⑤心动过缓;⑥过度活动;⑦偶发的过度进食(食欲过盛);⑧呕吐,可为自己所诱发。

临床表现:①闭经;②无已知医学疾病;③无其他精神疾病。

其他特征:①便秘;②低血压;③高胡萝卜素血症;④糖尿病、尿崩症。

(2)神经性厌食的临床表现:神经性厌食曾被认为多见于中高阶层的低于 25 岁的年轻白人妇女,但现在看来这个问题可出现在社会各阶层,占年轻妇女的 0.5%。厌食一族均期望成功改变形象,其实家庭往往存在严重的问题,父母却努力维持和谐家庭的表象,掩饰或者否认矛盾冲突。根据心理学家的理解,父母一方,私下里对另一方不满,希望获得他们孩子的感情。当一个完美的孩子的角色变得极其困难时,厌食便开始了。病程往往起源于为控制体质量而自行节食,这种感觉带来一种力量和成就感,随即有一种若自我约束松懈则体质量不能控制的恐惧感产生。有观点认为厌食症可以作为一项辨别内在混乱家庭的指标。

青少年时期正常的体质量增加可能被认为过度增加,这可以使青少年患上真性神经性厌食症。过度的体力活动是神经性厌食症的最早信号。这些孩子是典型的过分强求者,他们很少惹麻烦,但很挑剔,要求其他人达到他们苛刻的价值标准,常常导致自己在社会上的孤立。

有饮食问题的患者常常表现出滞后的性心理发展,其性行为出现得很晚。由身材苗条判断社会地位的价值观,影响她们的进食。依赖身体苗条的职业及娱乐环境容易使得妇女暴露于神经性厌食及神经性贪食的风险之中。所以通常饮食问题反映的是心理上的困境。

除了痛经,便秘也是其常见的临床表现,常常较为严重并合并腹痛。大量进食低热量食物。低血压、低体温、皮肤粗糙、背部及臀部出现松软汗毛、心动过速及水肿是最常见的并发症。长期利尿剂及泻药的滥用可致明显的低钾。低钾性酸中毒可导致致死性的心律失常。血清胡萝卜素的升高表示机体存在维生素 A 的利用障碍,见于手脚掌的皮肤黄染。

贪食症典型表现在阶段性偷偷地疯狂进食,紧接着便是自己诱发呕吐、禁食,或是服用缓泻药和利尿剂,甚至灌肠剂。尽管贪食行为相对较常见,但临床上真正的贪食症并不常见(在一个大学学生样本中,占女性学生的 1%,男性学生的 0.1%)。贪食症行为常见于神经性厌食症患者(约占一半)。有贪食症行为的患者其抑郁症状或焦虑障碍的发生率较高,而且还会有入店行窃的问题(通常是偷食物)。约有 50% 的病例神经性厌食和贪食症行为长期持续。神经性厌食症患者可分为贪食性厌食症和禁食伴过度锻炼者。贪食性厌食症者比较年长,相对更加抑郁、在社交上不太孤立,但家庭问题的发生率较高。单纯贪食症者体重波动较大,但不会减少到厌食症者那么低水平。克服了贪食症的患者可有正常的生育力。

严重的神经性厌食病例经常被内科医师碰到,而临界性神经性厌食病例通常来看妇科医师、儿科医师或家庭医师。厌食症相关的各种问题都代表下丘脑调控的身体功能的障碍:食欲、渴感、水分保持、体温、睡眠、自主平衡以及内分泌。FSH、LH 水平下降,皮质激素水平升高,PRL、TSH、T_4 水平正常,但 T_3 水平较低,反式 T_3 水平升高。许多症状可用甲状腺功能减退来解释(如便秘、寒冷耐受不良、心动过缓、低血压、皮肤干燥、基础代谢率低、高胡萝卜素血症)。随着体重的增长,所有的代谢性改变恢复到正常,Gn 的分泌也可恢复到正常水平。有 30% 的患者持续闭经,这是持续性心理冲突的指标。

当体重恢复到正常体重 15% 以下时,即可恢复机体对 GnRH 的反应,方可恢复正常月经。神经性厌食患者的 Gn 持续低水平,与青春期前孩子的水平相似;随着体重的增长,出现 LH 夜间分泌,类似于青春早期的水平;而当完全恢复正常体重时,24 h LH 分泌形式就与正常成年人一样,只是峰值有所差异。如果患者 Gn 的浓度低到无法检测的水平时,可检测血中的皮质醇含量。没必要做其他太多的实验室检测。

需要告知患者闭经与低体重之间的紧密联系,以刺激患者恢复正常体重,进而恢复正常月经。有时有必要参与指导患者的每天能量计算方案[每天至少进食 10 920 kJ(2 600 kcal)能量],

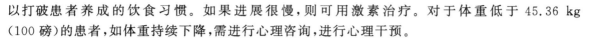

以打破患者养成的饮食习惯。如果进展很慢,则可用激素治疗。对于体重低于 45.36 kg (100 磅)的患者,如体重持续下降,需进行心理咨询,进行心理干预。

关于厌食症目前尚无特殊的或新的治疗方法,只能强调在疾病发展到最严重的阶段之前,及早发现并进行心理干预。需要初诊医师、心理医师、营养学医师进行临床会诊帮助患者处理自己情绪的认知行为,必要时也可以加用抗抑郁药治疗。

2.过度运动与闭经

从事女性竞赛运动员、芭蕾、现代舞的专业人员中,月经失调或下丘脑抑制性闭经的发生率较高。多达 2/3 有月经的跑步运动员黄体期较短,甚至无排卵,即使月经正常,周期与周期之间的差异也很大,常常合并有激素功能的下降。如在月经初潮之前就开始过度运动,则月经初潮会延迟长达 3 年之久,随后月经紊乱的发生率较高。对于体重低于 115 kg 的年轻妇女,如在训练中体重下降大于 10 kg 就很可能出现闭经,也支持 Frisch 关于临界体重观念。

临界体重理论描述为:月经正常需要维持在临界水平之上的体重,需达到临界的躯体脂肪含量。可利用 Frisch 的临界体重计算。基于身体总水量占总体重的百分比,计算出躯体脂肪的百分比,为脂肪指数。16 岁时身体总水量占总体重 10% 时相当于脂肪含量为 22%,这是维持月经所需的最低标准,13 岁时身体总水量占总体重 10% 时相当于脂肪含量为 17%,这是发生月经初潮所需的最低标准,减少标准体重的 10%~15% 时就可使躯体脂肪含量下降到 22% 以下,造成月经紊乱。

这种闭经类似于下丘脑功能障碍,剧烈运动减少 Gn 分泌,但促进 PRL、GH、睾酮、ACTH 以及肾上腺激素的分泌,同时减低它们的清除率从而增加了这些激素的血浓度。低营养状态妇女的 PRL 一般无改变,相反过度运动者的 PRL 是增加的,但幅度较小,持续时间极短,所以不能用 PRL 的增加来解释月经异常。当闭经运动员与非闭经运动员或非运动员相比较时,她们的 PRL 含量并没有明显差异。另外,月经正常的女性运动员褪黑素水平在白天升高,而闭经运动员褪黑素有夜间分泌。这也可见于下丘脑性闭经的妇女,反映对 GnRH 脉冲分泌的抑制。与低营养状态妇女相反的另一个现象出现在甲状腺轴。运动员的 T_4 水平相对较低,过度锻炼的闭经患者的甲状腺激素都完全受抑制,包括反式 T_3。

运动员经常会有竞赛后或训练后的欣快愉悦感。尚不清楚这究竟是一种心理反应还是由于内源性阿片的增加。大量证据显示,内源性阿片通过抑制下丘脑 GnRH 的分泌来抑制 Gn 的分泌。纳曲酮(一种长效的阿片受体阻滞剂)用于体重下降导致的闭经患者可促使恢复月经,提示内啡肽在应激相关的下丘脑性闭经中的关键作用。运动员不管是否闭经都会出现运动诱导的血内啡肽水平的升高。

下丘脑性闭经(包括运动相关性或饮食失调)妇女由于 CRH 及 ACTH 增加,伴有皮质醇增多症,表明这是应激状态干扰生殖功能。皮质醇水平恢复正常的闭经运动员 6 个月内可恢复正常的月经。

闭经运动员处于能量负平衡的状态,IGFBP-1 水平升高,胰岛素敏感性增强,胰岛素水平下降,IGF-1 不足以及 GH 水平升高。IGFBP-1 的增加会抑制下丘脑 IGF 的活性,继而抑制 GnRH 的分泌。

瘦素(leptin)对生殖的影响也被视为维持应激反应,月经周期正常的运动员 leptin 水平可显示出正常的昼夜节律,然而闭经患者则不具有昼夜节律。运动员 leptin 水平普遍较低(不到 30%),这与身体脂肪含量的减少有关,但在血胰岛素不足及皮质醇增多症者其水平进一步降低。

当身体脂肪减少到体重的 15% 以下,以及 leptin 低于 3 ng/mL 的水平时会发生月经紊乱及闭经。

Fries 描绘了饮食障碍连续的 4 个阶段:以美容为目的的忌口;因对饮食及体重神经过敏而忌口;厌食反应;神经性厌食。

厌食反应与真正的神经性厌食之间有几点重要差异,从心理上来说,神经性厌食患者对疾病以及她自身的问题缺乏认识,她并不认为自己体重过低,毫不担心自己可怕的身体现状及外表,医患之间很难沟通,患者对医师极其不信任。而厌食反应的患者有自我批评的能力,他们知道问题所在,而且能描述出来运动员、过度锻炼的妇女或舞蹈演员都可能发生厌食反应。厌食反应的发生是自觉地有意识的故意努力减少体重。及早发现,给予忠告以及自信心的支持可以制止问题的进展。由病理性饮食失调进展到完全综合征仅需 1 年时间。

尽早发现的预后较好,简单地增加体重就可以扭转闭经状态。然而这些患者通常不愿意放弃他们的运动规律。所以应鼓励激素治疗来阻止骨质流失及心血管系统的改变。如正常激素水平仍不足以使骨质密度恢复到正常水平,必须恢复足量的饮食和体重。当患者有生育要求时,推荐其减少运动量并增加一定的体重,有时必须考虑诱导排卵。

3.遗传基因缺陷

导致低促性腺素功能减退症特异性遗传缺陷尚不清楚。然而,随着分子生物学研究的深入,发现 FSH 亚基突变和 Kallmann 综合征的基因缺陷。

(1)闭经、嗅觉丧失、Kallmann 综合征:有一种少见的因 GnRH 分泌不足导致低促性腺素功能减退症,联合嗅觉丧失或嗅觉减退的综合征,亦即 Kallmann 综合征。在女性,这种综合征的特征是原发性闭经、性发育幼稚、低促性腺素,正常女性核型以及无法感知嗅觉,比如咖啡、香水。她们的性腺对 Gn 有反应。所以可用外源性 Gn 成功地诱导排卵,而氯米芬无效。

Kallmann 综合征与特殊的解剖缺陷有关,MRI 和尸体剖检证实了嗅脑内嗅沟的发育不全或缺失。这一缺陷是嗅觉神经轴突及 GnRH 神经元未能从嗅板中迁移出来的结果。目前已证实有 3 种遗传方式:X 染色体连锁遗传、常染色体显性遗传、常染色体隐性遗传。男性的发病率高出 5 倍,表明 X 染色体连锁遗传是其主要的遗传方式,但在女性患者中,遗传模式为常染色体隐性或常染色体显性遗传。X 染色体连锁遗传的 Kallmann 综合征可联合有其他因 X 染色体短臂远端的邻近基因缺失或易位所致的疾病(如 X 染色体连锁的矮小症或鱼鳞病及硫酸酯酶缺乏症)。

导致这一综合征的 X 染色体连锁基因的突变或缺失包括 X 染色体短臂上(Xp22.3)的一个独立基因(KAL),它编码一种负责神经元迁移的必需蛋白 anosmin-1。这种嗅觉丧失闭经综合征是由于嗅觉神经及 GnRH 神经元未能穿透前脑,组织了成功迁移。同时还可能有其他神经异常,如镜像运动、听觉缺失、小脑性共济失调等,提示泛发的神经缺陷。肾和骨异常、听力缺陷、色盲、唇裂、腭裂(最常见的异常)也可以出现在这些患者中。表明除了下丘脑这一基因突变还可以在其他组织内表达。这一综合征的发生具有家族遗传性及散发性。尚未证实有常染色体的突变。

(2)单纯促性腺激素低下性闭经:单独的 GnRH 分泌不足导致的下丘脑性闭经患者可能有类似于 Kallmann 综合征患者的缺陷,但由于外显率较低,只有 GnRH 神经元的迁移缺陷表达出来。在一些嗅觉正常的闭经患者中,其家族成员有嗅觉丧失的患者。一些 GnRH 分泌不足但嗅觉正常的患者有常染色体遗传形式。然而尚未发现 GnRH 基因缺陷,X 染色体连锁基因的突变

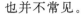

也并不常见。

报道一个家族遗传性 GnRH 受体基因突变所致的低促性腺素功能减退症,患者的父母和一个姐妹是正常的杂合子,所以突变是常染色体隐性遗传的。筛选 46 个低促性腺素功能减退症男女,发现有女性患者的家族中,1/14 存在常染色体遗传性 GnRH 受体基因突变,在另一项研究中,证实常染色体隐性遗传嗅觉正常的患者中有 40% 存在 GnRH 受体基因突变。GnRH 受体基因突变会干扰信号传导,导致对 GnRH 刺激抵抗,各种不同的表型反映了特殊突变后基因表达的质与量的差异。GnRH 受体基因突变可能在 20% 的自发性下丘脑性闭经患者中发生。GnRH 受体基因突变导致的低促性腺素功能减退症不容易用 GnRH 治疗,但外源性的 Gn 的反应未受损。由于大多数低促性腺素功能减退症患者对 GnRH 治疗起反应,因此 GnRH 受体基因突变并不常见。只有家族成员有类似表现的患者才值得继续追踪。

四、闭经的治疗

闭经的治疗应根据患者的病因、年龄、对生育的要求,采用个体化的方案进行。

(一)雌孕激素疗法

1.雌孕激素序贯疗法

适用于因卵巢早衰、卵巢抵抗综合征、垂体或下丘脑性闭经等情况。对要求生育的患者,雌激素种类的选择应为天然制剂。

2.雌孕激素联合疗法

适用于显著高雄激素血症和没有生育要求的情况。一般可选用避孕药半量或全量。对暂时不需要生育的患者,可长期服用数年。

(二)促排卵治疗

对要求生育的患者,针对不同的闭经原因,个体化地选择适当的促排卵药物和方案。

(三)手术治疗

针对患者病因,采用适当的手术诊断和治疗。对先天性下生殖道畸形的闭经,多有周期性腹痛的急诊情况,需要紧急进行矫形手术,以开放生殖道引流月经血;对多囊卵巢综合征的患者经第一线的促排卵治疗卵巢抵抗者,可通过经腹或腹腔镜进行卵巢打孔术,促进卵巢排卵;对垂体肿瘤的患者,可行肿瘤切除手术。垂体分泌催乳素的腺瘤的患者,在有视神经压迫症状时,可选择手术治疗。

(四)其他治疗

根据患者的具体情况,可针对性地采用适当的治疗方法。

(1)对高催乳素血症的患者用溴隐亭治疗。

(2)对高雄激素血症的患者可应用螺内酯、环丙孕酮等抗雄激素制剂治疗。

(3)对胰岛素抵抗的高胰岛素血症,可用胰岛素增敏剂及减轻体重的综合治疗。

(4)对甲状腺功能减退的患者应补充甲状腺素。

(5)对肾上腺来源的高雄激素血症可用地塞米松口服。

(6)对卵巢早衰、先天性性腺发育不良或 Turner 综合征可采用激素替代,并运用赠卵的辅助生殖技术帮助妊娠。

(五)治愈标准

(1)恢复自发的有排卵的规则月经。

（2）自然的月经周期长于 21 d,经量少于 80 mL,经期短于 7 d。

（3）对于不可能恢复自发排卵的患者,如卵巢早衰等,建立规律的人工周期的阴道出血即可。

闭经是一组原因复杂的临床症状,有一百余种病因,有功能性的,也有器质性的。对闭经的诊断是在病史、体格检查和妇科检查的基础上,根据一套经典的诊断程序逐步作出的。这一诊断程序可以将闭经的原因定位在下丘脑、垂体、卵巢、子宫和生殖道以及其他内分泌腺的部位,以便准确诊断和合理治疗。

因为闭经是由多种不同的原因造成的,所以对闭经的治疗方案也要根据其基础疾病而制订。有的疾病因原因不明,治疗的原则就是调整和维护机体的正常内分泌状态,帮助因闭经而不孕的夫妇怀孕,防止因闭经导致的近期和远期并发症。

（侯　晓）

第七章

女性盆底功能障碍及生殖器损伤性疾病

第一节 阴道脱垂

阴道脱垂包括阴道前壁脱垂与阴道后壁脱垂。

一、阴道前壁脱垂

阴道前壁脱垂常伴有膀胱膨出和尿道膨出,以膀胱膨出为主(图 7-1)。

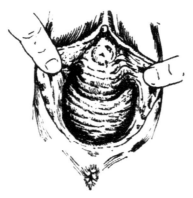

图 7-1 阴道前壁脱垂

(一)病因病理

阴道前壁的支持组织主要是耻骨尾骨肌、耻骨膀胱宫颈筋膜和泌尿生殖膈的深筋膜。

若分娩时,上述肌肉、韧带和筋膜,尤其是耻骨膀胱宫颈筋膜、阴道前壁及其周围的耻尾肌过度伸张或撕裂,产褥期又过早从事体力劳动,使阴道支持组织不能恢复正常,膀胱底部失去支持力,膀胱及与其紧连的阴道前壁上 2/3 段向下膨出,在阴道口或阴道口外可见,称为膀胱膨出。绝经后雌激素水平降低,盆底组织萎缩、退化而变薄;盆底组织先天发育不良。若上述病因基础上有导致长期腹压增高的习惯,如慢性咳嗽、便秘、长期从事重体力劳动,可导致脱垂加重。

(二)分级

Baden-Walker 的 POP 阴道半程系统分级法将处女膜到阴道前穹窿定位为全程,膨出的膀胱连同阴道前壁下降至处女膜的半程处为Ⅰ度;脱垂至处女膜为Ⅱ度;Ⅲ度时,阴道前壁及其下的尿道、膀胱脱垂至处女膜以外。

(三)临床表现

轻者可无症状。重者自觉下坠、腰酸,并有块物自阴道脱出,站立时间过长、剧烈活动后或腹压增大时,阴道"块物"增大,休息后减小。仅膀胱膨出时,可因排尿困难而致尿潴留,易并发尿路感染,患者可有尿频、尿急、尿痛等症状。膀胱膨出合并尿道膨出时,尿道膀胱后角消失,在大笑、咳嗽、用力等增加腹压时,有尿液溢出,称张力性尿失禁。

(四)诊断及鉴别诊断

主要依靠阴道视诊及触诊,但要注意是否合并尿道膨出及张力性尿失禁。患者有上述自觉症状,视诊时阴道口宽阔,伴有陈旧性会阴裂伤。阴道口突出物在屏气时可能增大。若同时见尿液溢出,表明合并膀胱膨出和尿道膨出。触诊时突出包块为阴道前壁,柔软而边界不清。若用金属导尿管插入尿道膀胱中,则在可缩小的包块内触及金属导管,可确诊为膀胱或尿道膨出,也除外阴道内其他包块的可能,如黏膜下子宫肌瘤、阴道壁囊肿、阴道肠疝、肥大宫颈及子宫脱垂(可同时存在)等。

(五)预防

正确处理产程,凡有头盆不称者及早行剖宫产术,避免第二产程延长和滞产;提高助产技术,加强会阴保护,及时行会阴侧切术,必要时手术助产结束分娩;产后避免过早参加重体力劳动;提倡做产后保健操。

(六)治疗

1.非手术治疗

轻者只需注意适当营养和缩肛运动。

(1)盆底肌锻炼:盆底肌锻炼可有效缓解患者脱垂症状,但是当脱垂超出处女膜水平以外时,其有效率降低。而且,盆底肌锻炼需要采取正确的方法锻炼正确的肌肉、规律训练并维持一段时间,使盆底肌达到相当的训练量才能获得疗效。

(2)子宫托:可置子宫托缓解症状,但需日间放置、夜间取出,以防引起尿瘘、粪瘘。

2.手术治疗

严重者应行阴道壁修补术;如阴道前壁修补术、阴道旁侧修补术、阴道前壁修补术加植入合成网片修补术。

二、阴道后壁脱垂

阴道后壁脱垂常伴有直肠膨出。阴道后壁脱垂可单独存在,也可合并阴道前壁脱垂。

(一)病因病理

经阴道分娩时,耻尾肌、直肠-阴道筋膜或泌尿生殖膈等盆底支持组织由于长时间受压而过度伸展或撕裂,如在产后未能修复,直肠支持组织削弱,导致直肠前壁向阴道后壁逐渐脱出,形成伴直肠膨出的阴道后壁脱垂(图 7-2)。

若较高处的耻尾肌纤维严重受损,可形成直肠子宫陷凹疝,阴道后穹隆向阴道内脱出,内有肠管,称肠膨出。

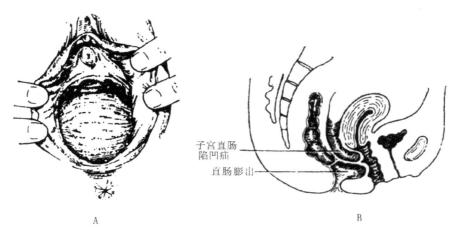

图 7-2　阴道后壁脱垂

A.直肠膨出；B.直肠膨出矢状面观

(二)分级

根据 Baden-Walker 的 POP 阴道半程分级法,阴道直肠后壁的突出部下降至处女膜半程处为Ⅰ度,突出部脱垂到处女膜为Ⅱ度,脱垂出处女膜以外为Ⅲ度。

(三)临床表现

轻、中度阴道后壁脱垂的患者多无明显症状,脱垂程度加重可出现性交不适、排便困难,甚至需要用手向后推移膨出的直肠方能排便。

(四)诊断与鉴别诊断

检查可见阴道后壁呈球形膨出,肛诊时手指可伸入膨出部,即可确诊。

(五)预防

同阴道前壁脱垂。

(六)治疗

轻者无需治疗,重者需手术治疗,如阴道后壁/直肠膨出修补术。

（侯　晓）

第二节　子宫脱垂

子宫脱垂是子宫从正常位置沿阴道下降,宫颈外口达坐骨棘水平以下,甚至子宫全部脱出阴道口以外。子宫脱垂常伴有阴道前壁和后壁脱垂。

一、临床分度与临床表现

(一)临床分度

我国采用 1981 年全国部分省(自治区、直辖市)"两病"科研协作组的分度,以患者平卧用力向下屏气时,子宫下降最低点为分度标准。将子宫脱垂分为 3 度(图 7-3)。

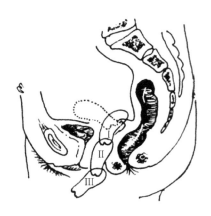

图 7-3　子宫脱垂

(1)Ⅰ度:①轻型,宫颈外口距处女膜缘小于 4 cm,未达处女膜缘;②重型,宫颈外口已达处女膜缘,阴道口可见子宫颈。

(2)Ⅱ度:①轻型,宫颈已脱出阴道口外,宫体仍在阴道内;②重型,宫颈及部分宫体脱出阴道口。

(3)Ⅲ度:宫颈与宫体全部脱出阴道口外。

(二)临床表现

1.症状

(1)Ⅰ度:患者多无自觉症状。Ⅱ度、Ⅲ度患者常有程度不等的腰骶区疼痛或下坠感。

(2)Ⅱ度:患者在行走、劳动、下蹲或排便等腹压增加时有块状物自阴道口脱出,开始时块状物在平卧休息时可变小或消失。严重者休息后块状物也不能自行回缩,常需用手推送才能将其还纳至阴道内。

(3)Ⅲ度:患者多伴Ⅲ度阴道前壁脱垂,易出现尿潴留,还可发生压力性尿失禁。

2.体征

脱垂子宫有的可自行回缩,有的可经手还纳,不能还纳的,常伴阴道前后壁脱出,长期摩擦可致宫颈溃疡、出血。Ⅱ度、Ⅲ度子宫脱垂患者宫颈及阴道黏膜增厚角化,宫颈肥大并延长。

二、病因

(一)分娩损伤

分娩损伤为子宫脱垂最主要的病因。在分娩过程中,特别是经阴道手术助产或第二产程延长者,盆底肌、筋膜和子宫韧带均过度伸展,张力降低,甚至出现撕裂。于产褥期产妇过早参加重体力劳动,此时损伤组织尚未修复,过高腹压能将子宫轴与阴道轴仍相一致的未复旧的后倾子宫推向阴道以致发生子宫脱善。多次分娩增加盆底组织受损机会。

(二)长期腹压增加

长期慢性咳嗽、习惯性便秘、排便困难、经常超重负荷(肩挑、举重、蹲位、长期站立)、盆腹腔巨大肿瘤或大量腹水等均可使腹腔内压力增加,迫使子宫向下移位。

(三)盆底组织发育不良或退行性变

子宫脱垂偶见于未产妇,甚至处女。系因先天性盆底组织发育不良,常合并有其他脏器(如胃等)下垂。绝经后期妇女因雌激素水平下降盆底组织萎缩退化,也可发生子宫脱垂或使脱垂程度加重。

三、诊断

通过妇科检查结合病史很容易诊断。检查时嘱患者向下屏气或加腹压,以判断子宫脱垂的最大程度,并分度。同时注意观察有无阴道壁脱垂、宫颈溃疡、压力性尿失禁等,必要时做宫颈细胞学检查。如可还纳,需了解盆腔情况。

四、处理

(一)支持疗法

加强营养,适当安排休息和工作,避免重体力劳动,保持大便通畅,积极治疗增加腹压的疾病。

(二)非手术疗法

1.子宫托

子宫托是使子宫和阴道壁维持在阴道内不脱出的工具。有喇叭形、环形和球形 3 种,适用于各度子宫脱垂和阴道前后壁脱垂者。

2.其他疗法

(1)盆底肌肉锻炼:增加盆底肌肉群张力,对轻度 POP-Q 分期和Ⅰ度和Ⅱ度有改善,可减轻压力性尿失禁症状,但对Ⅲ度脱垂无效。

(2)绝经后妇女可适当补充雌激素,增加肌肉筋膜组织张力。

(三)手术疗法

适用于国内分期Ⅱ度及以上子宫脱垂或保守治疗无效者。

1.阴道前、后壁修补术

适用于Ⅰ度、Ⅱ度阴道前、后壁脱垂患者。

2.曼氏手术

手术包括阴道前后壁修补、主韧带缩短及宫颈部分切除术。适用于年龄较轻、宫颈延长、希望保留子宫的Ⅱ度、Ⅲ度子宫脱垂伴阴道前、后壁脱垂患者。

3.经阴道子宫全切术及阴道前后壁修补术

适用于Ⅱ度、Ⅲ度子宫脱垂伴阴道前、后壁脱垂、年龄较大、无须考虑生育功能的患者。

4.阴道纵隔形成术或阴道封闭术

适用于年老体弱不能耐受较大手术、不需保留性交功能者。

5.阴道、子宫悬吊术

可采用手术缩短圆韧带,或利用生物材料制成各种吊带,以达到悬吊子宫和阴道的目的。

五、预防

推行计划生育,提高助产技术,加强产后体操锻炼,产后避免重体力劳动,积极治疗和预防使腹压增加的疾病。

（侯　晓）

第三节 压力性尿失禁

一、定义

国际妇科泌尿协会(International Urogynecoloeical Association,IUGA)、国际尿控协会(Intermational Continence Society,ICS)联合提出的压力性尿失禁(stress urinary incontinence,SUI)的定义是喷嚏、咳嗽或劳动、运动等腹压增高时出现不自主的尿液自尿道口漏出。症状为主诉喷嚏、咳嗽或劳动、运动时不自主漏尿。体征是在增加腹压的同时,能观察到尿液不自主地从尿道口漏出。

二、分度

(一)主观分度

目前多采用 Ingelman-Sundberg 分度法。

(1)轻度:尿失禁发生在咳嗽和打喷嚏时,不需要使用尿垫。

(2)中度:尿失禁发生在跑跳、快走等日常活动时,需要使用尿垫。

(3)重度:轻微活动、平卧体位改变时等发生尿失禁。

(二)客观分度

采用尿垫试验,推荐 1 h 尿垫试验。目前 1 h 尿垫的诊断标准并无统一。

我国常用的标准如下。

(1)轻度:0 g<1 h 漏尿量<2 g。

(2)中度:2 g≤1 h 漏尿量<10 g。

(3)重度:10 g≤1 h 漏尿量<50 g。

(4)极重度:50 g≤1 h 漏尿量。

三、病因

压力性尿失禁分为两型。90%以上为尿道高活动型 SUI(过去称为解剖型 SUI),由盆底组织松弛引起;约 10%为尿道固有括约肌缺陷型 SUI,是先天性缺陷造成的。

(一)多产、阴道分娩和会阴侧切

多产、阴道分娩和会阴侧切是压力性尿失禁的高危因素。妊娠和分娩过程中,胎先露对盆底肌肉过度压迫,使用胎头吸引器和臀位牵引等阴道手术分娩,产后腹压增高等均可造成盆底组织松弛。

(二)尿道、阴道手术

阴道前后壁修补术、宫颈癌根治术、尿道憩室切除术等均可破坏尿道膀胱正正常解剖支持造成压力性尿失禁。

(三)功能障碍

先天性膀胱尿道周围组织支持不足或神经支配不健全,为青年女性及未产妇的发病原因。

绝经后妇女由于雌激素减退,而使尿道及膀胱三角区黏膜下静脉变细,血液供应减少和黏膜上皮退化,尿道和膀胱的浅层上皮组织张力减退,尿道及周围盆底肌肉萎缩,导致尿失禁。绝经前发病往往由于营养不良、体质虚弱,致尿道膀胱颈部肌肉及筋膜萎缩而导致尿失禁。

(四)盆腔肿物

当盆腔内有巨大肿物,如子宫肌瘤、卵巢囊肿时致腹压增加,膀胱尿道交接处位置降低而尿失禁。

(五)体重

压力性尿失禁的发生与患者的体重指数(body mass index,BMI)过大及腹型肥胖有关。

周期性压力性尿失禁在月经后半期的压力性尿失禁症状更明显,可能与孕酮使尿道松弛有关。

四、发病机制

压力性尿失禁的发病机制目前尚不清楚,没有一种假说被广泛接受,但可能的机制包括以下几种。

(一)压力传导理论

压力传导理论是 1961 年 Enhorning 提出的关手尿失禁发病机制的最初理论。尿道阻力降低保持有效的控尿机制需要两个因素:完整的尿道内部结构和足够的解剖支持。尿道内部结构的完整性取决于尿道黏膜对合和尿道闭合压两者所产生的阻力。盆底组织的松弛损伤导致尿道阻力减低。有研究发现神经肌肉的传导障碍使得腹压增高时不能反射性地引起尿道内压的升高。这类压力性尿失禁为尿道内括约肌障碍型。控尿机制良好者其近侧尿道压力等于或高于膀胱内压力,在腹压增加时,由于腹压平均传递到膀胱及 2/3 近侧尿道(位于腹腔内),使尿道压力仍保持与膀胱内压相等或较高,因此不发生尿失禁。而压力性尿失禁的患者由于盆底松弛导致 2/3 近侧尿道移位于腹腔之外,在静止时尿道压力减低(仍高于膀胱内压),但腹内压增加时,压力只能传向膀胱而不能传递给尿道,使尿道阻力不足以对抗膀胱的压力,遂引起尿液外溢。这是膀胱颈高运动性的压力性尿失禁的发生机制。

正常尿道与膀胱底部的后角应为 90°～100°。上尿道轴与站立位垂直线所成的尿道何斜角约 30°。压力性尿失禁患者由于盆底组织松弛,膀胱底部向下向后移位,遂使尿道膀胱后角消失,尿道轴从正常的 30°增加至大于 90°,同时尿道络短。此时,一旦腹内压增加,即可以诱发不自主排尿。这也是膀胱劲高运动性的压力性尿失禁的发生机制。

(二)吊床理论

吊床理论是 Petronas 从正常尿道和膀胱颈关闭机制假说阐述了压力像尿失禁的发生机制:尿道的关闭是由耻尾肌的前部分收缩形成所谓"吊床"所致。"吊床"的形成是以耻骨尿道韧带后的部分阴道为传递媒介。膀胱颈的关闭,称之为"扣结",是以耻骨尿道后的部分阴道为媒介,由"提举支托结构"共同收缩完成。

"提举支托结构"是指直肠的横向肌和肛门周围的纵向肌。阴道后穹隆肌电图的测定证实了这个假说。在无尿失禁的妇女耻骨肌收缩向前拉阴道形成"吊床"而关闭尿道腔隙。若出现阴道壁松弛,则尿道不能关闭而产生尿失禁。

五、临床表现

起病初期患者平时活动时无尿液溢出,仅在腹压增加(如咳嗽、打喷嚏、大笑、提重物、跑步等活动)时有尿液流出,严重者休息时也有尿液溢出。80％的压力性尿失禁患者有膀胱膨出。检查时嘱患者不排尿,取膀胱截石位,观察咳嗽时有无尿液自尿道口溢出。若有尿液溢出,检查者用示、中两指伸入阴道内,分别轻压阴道前壁尿道两侧,再嘱患者咳嗽;若尿液不再溢出,提示患者有压力性尿失禁。

六、辅助检查及诊断检查

压力性尿失禁的诊断需要一般检查和深入检查。

一般检查是通过一系列方法对有尿失禁症状的患者进行初生检查,明确诊断,包括完整详细的门诊检查和认真的体格检查,辅以排尿日记和简单的门诊检查。病史包括症状、全身疾病以及患者产科及妇科病史,如有无产程延长、产伤、巨大儿分娩史,肠道功能的变化等,既往对尿失禁的治疗方法。

尿失禁的病史是压力性尿失禁诊断的要点之一,只要患者在腹压增高情况下出现尿失禁,同时并不伴有尿频尿急和急迫性尿失禁的症状即可诊断压力性尿失禁。

体格检查包括全身检查、盆腔检查以及特殊检查。特殊检查包括但不限于压力试验、指压试验、残余尿测定、尿常规分析、尿垫试验、棉签试验和排尿日记等。

出现基本检查不能明确的诊断、计划对尿失禁实施手术治疗前、患者出现无泌尿系统感染的血尿、残余尿量增加和存在使治疗复杂化的神经系统疾病及严重的盆腔器官脱垂等要考虑进一步检查。包括 X 线检查、磁共振成像、排空膀胱尿道图、膀胱镜、膀胱肌电图、超声、尿动力学检查等。

七、治疗

在压力性尿失禁的治疗中,非手术治疗是重要的组成部分。

一般认为,非手术治疗是压力性尿失禁的第一线治疗方法,主要对轻、中度患者有效,对重度患者治疗效果不够理想,但可作为手术治疗前后的辅助治疗。对于年龄较大或者合并其他慢性疾病(如心血管疾病、中风、糖尿病)的患者,由于无法耐受手术,非手术治疗可在某种程度上减轻症状。非手术治疗的优点是并发症少、风险较小,即使不能达到完全治愈,也能不同程度地减轻尿失禁和其他泌尿系统症状,患者的依从性较好。SUI 的非手术治疗方法主要包括:生活方式干预、膀胱训练、盆底肌肉锻炼、盆底电磁刺激、佩戴子宫托和止尿器、药物治疗及射频消融等方法。

(一)生活方式干预及膀胱训练

生活方式干预主要包括减轻体重、戒烟、禁止饮用含咖啡因饮料、生活起居规律、避免强体力劳动(包括提拎和搬动重物)、避免参加增加腹压的体育活动等。对很多妇女来说,干预生活方式可以降低压力性尿失禁的发生。已有一级证据表明重度和中度肥胖的妇女可以通过减肥减少压力性尿失禁和急迫性尿失禁的发生。改变姿势(例如腹压增加时交叉两腿)可防止压力性尿失禁。有证据表明减少咖啡因摄入可改善控尿;液体摄入在尿失禁的发病机制中作用不大。另外,虽然吸烟者是尿失禁的高危人群,还没有戒烟治疗尿失禁的报告。事实上,很多患者根据症状加重或改善的经验,已经自觉或不自觉地调整了很多生活方式。同时,医师应解患者有无便秘、咳嗽等引起慢性腹压增加的疾病。

膀胱训练是通过改变排尿习惯调节膀胱功能,通过指导患者记录每日的饮水和排尿情况,填写膀胱功能训练表,有意识延长排尿间隔,使患者学会通过抑制尿急而延迟排尿。膀胱训练的关键部分是制订排尿计划。回顾患者的排尿日记后,初步选择适当的最长排尿间隔;然后指导患者醒来后排空膀胱,白天时每当排尿时间来临(如每 30~60 min)排尿;逐渐(通常每周一次)延长排尿间隔直到每 2~3 h 排尿一次。患者记录每次排尿时间并且每周与医护人员电话或当面沟通。

行为训练的主要技巧在于盆底肌肉训练,改善自主控尿能力。当患者在排尿间隔期间感到尿急,可指导她们采用控制尿急的方法,如分散注者力或放松,直到排尿时间到来。有效分散注意力的方法包括思维锻炼(如数学题)、深呼吸、无声"唱"一首歌。主要目的是避免在严重尿急时快速跑向洗手间。另一方法是快速收缩盆底肌肉数次,这样通常能减轻尿急感。

(二)盆底肌肉锻炼

盆底肌肉锻炼(pelvic floor muscle training,PFMT)又称为凯格尔运动(Kegel excercises),是指患者有意识地对以耻骨尾骨肌肉群为主的盆底肌肉群进行自主性收缩锻炼,以增强尿道的阻力,从而加强控尿能力。PFMT 于 1948 年由德国医生 Amold Kegel 提出,半个多世纪以来一直在尿失禁的治疗中占据重要地位,目前仍然是 SUI 最常用和有效的非手术治疗方法。

PFMT 的主要内容是反复进行缩紧肛门的动作,每次收紧不少于 3 s,然后放松,连续做,15~30 min 为一组锻炼,每日进行 2~3 组锻炼;或者刻意不分组,自择时段每天做 150~200 次,6~8 周为一疗程。2011 年国际妇科泌尿协会(international urogynecoloeical association,IUGA)提出的新锻炼方案则要求患者每日 3 组,每组收缩肛门(或憋尿动作)8~12 次,每次都尽力达到自身最长的收缩时间,经 3~6 周患者即能发现膀胱的控制能力得到了提高,此时应鼓动患者继续坚持练习,训练时间至少为 6 个月。

通过盆底肌肉锻炼以减轻压力性尿失禁受到多种因素影响。锻炼时要正确、规律、维持一定时间。教会患者如何进行 PFMT 非常重要,注意以下几点。①让患者了解耻骨-尾骨肌肉群的位置。②正确的收缩较有力的收缩更重要。③运用不同姿势(躺着、坐着或站立)练习,找出最容易操作的姿势,并持续地加以训练。④即使症状已经改善,仍需要坚持锻炼,并让患者有意识地训练情境反射,做到咳嗽、打喷嚏或大笑之的,能主动而有力地收缩盆底肌肉,从而预防尿失禁的发生。⑤还可让患者尝试在排尿过程中停止排尿,以感妥盆底肌肉如何发挥作用。

(三)盆底电磁刺激

盆店肌肉群的收缩包括祝动运动(盆底肌肉锻炼)及被动运动,盆底电磁刺激后引起的肌肉收缩属于后者。对于无法正确、有效进行 PFMT 的患者,电做刺激可以提供帮助。以 1998 年开始,磁刺激被用来治疗尿失禁。盆底电刺激的原理基于电磁感应的法拉第定律(即电解中任一时间内释放出来的离子量与电流强度成正比),磁脉冲能穿透达到组织深部,进入会阴周围并启动神经脉冲,引起盆底肌肉收缩,从而增强盆底肌肉力量,提高尿道关闭压来改善控尿能力。目前用于临床的神经肌肉刺激设备能产生脉冲式超低频电磁场,有固定式和便携式两种。

(四)药物治疗

迄今为止,尚缺乏全球公认的既有效而又无不良反应的治疗 SUI 的药物。目前主要有 3 种药物用于 SUI 的治疗:α-肾上腺素能激动剂、三环抗抑郁药和局部雌激素治疗。

1.α_1-肾上腺素能激动剂

尿道主要受 α_1-肾上腺素交感神经系统支配,α_1-肾上腺素能激动剂通过对会阴部运动神经 α_1-肾上腺素能受体作用,刺激尿道和膀胱颈部平滑肌收缩,提高尿道出口阻力,改善控尿能力。

2.三环抗抑郁药

三环抗抑郁药能降低膀胱收缩并增加膀胱出口阻力达到控尿目的。代表性药物为丙米嗪，它可以轻微抑制交感神经末梢对去甲肾上腺素及 5-羟色胺(5-HT)的再摄取,从而加强去甲肾上腺素对尿道平滑肌的收缩作用;另外,该药物通过改变睡眠机制、提供抗胆碱或抗抑郁活性、影响抗利尿激素分泌治疗夜间遗尿。丙米嗪的使用方法为每次 10~50mg,一日 3 次。

3.局部雌激素治疗

雌激素用于保守治疗压力性尿失禁已有几十年的历史。对绝经后妇女,单用雌激素替代治疗可以缓解 10%~30% 的绝经后压力性尿失禁症状,还可以减经尿急、尿频等其他泌尿道症状。雌激素治疗压力性尿失禁的机制可能有多方面,包括刺激尿道上皮的生长、增加尿道黏膜下静脉丛血供、影响膀胱尿道旁的结缔组织的功能,最为重要的是增加支持盆底结构的肌肉的张力。从临床角度而言,雌激素对治疗压性尿失禁的治疗作用比较肯定。

(五)抗尿失禁子宫托

子宫托仍是子宫脱垂的非手术治疗的一线治疗方法,其优点是并发症少,患者经过学习后能够自己操作。近年来出现了一些新型子宫托,其设计有在为尿道和膀胱颈提供不同程度的支撑,以改善压力性尿失禁的症状。对于配合 PFMT 依从性较差的患者或治疗无效的患者,尤其是不适合手术治疗者,可考虑使用抗尿失禁子宫托。

(六)射频治疗及其他

近年还有利用射频治疗压力性尿失禁获得满意疗效的。利用射频电磁能的振荡发热使膀胱颈和尿道周围局部结缔组织变性,导致胶原沉积、支撑尿道和膀胱颈的结缔组织挛缩,结果抬高了尿道周围阴道旁结缔组织,恢复并稳定尿道和膀胱颈的正常解剖位置,从而达到控尿的目的。

总之,压力性尿失禁的非手术治疗方法较多,联合应用治疗效果优于单一治疗。应根据患者的具体情况,个体化选择非手术治疗方案。

（侯　晓）

第四节　外生殖器损伤

外生殖器损伤主要指外阴(包括会阴)和阴道损伤,以前者为多见。在外阴损伤中,又包括处女膜裂伤和外阴血肿或裂伤。本节主要介绍外阴血肿或裂伤。

一、病因

由于外阴部血供丰富且皮下组织疏松,当骑车、跨越栏杆或座椅、沿楼梯扶手滑行、乘公交车突然刹车或由高处跌下时,外阴部直接撞击到硬物,均可引起外阴部皮下血管破裂,而皮肤破裂很小或无裂口时,易形成外阴血肿,特别是当患者合并局部静脉曲张,或者损伤到前庭球或阴蒂静脉时,更易发生外阴血肿。有时外阴血肿很大或撞击时,外阴皮肤错位撕裂,常合并外阴裂伤。

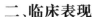

二、临床表现

外阴血肿或外阴裂伤多发生于未成年少女或年轻女性。受伤后,患者当即感到外阴部疼痛,伴有或不伴有外阴出血。如血肿继续增大,患者除感到外阴剧烈疼痛和行走困难外,还扪及会阴块物。甚至因巨大血肿压迫尿道而导致尿潴留。

检查可见外阴部一侧大、小阴唇明显肿胀隆起,呈紫蓝色,有时血肿波及阴阜,压痛明显。血肿伴有裂伤时,可见皮肤黏膜破损、渗血或活动性出血。

三、诊断

患者有明显的外阴撞击史,伤后外阴疼痛,检查外阴局部隆起呈紫蓝色,伴有或不伴有皮肤破损即可诊断外阴血肿或外阴裂伤。但在检查时应特别注意有无尿道、直肠和膀胱的损伤。如外阴为尖锐物体所伤,可引起外阴深部穿透伤。严重者可穿入腹腔、肠道和膀胱。

四、治疗

外阴血肿的治疗应根据血肿大小、是否继续增大以及就诊时间而定。

(一)小血肿

血肿小,无增大趋势,可行保守治疗。嘱患者卧床休息,可采用臀部垫高的方法,降低会阴静脉压。最初 24 h 内宜局部冷敷(冰敷),以降低局部血流量和减轻外阴疼痛。24 h 后,可改用热敷或超短波远红外线等治疗,以促进血肿吸收。血肿形成经 4~5 d,可在严密消毒情况下抽出血液,以加速血肿的消失。但在血肿形成的最初 24 h 内,特别是最初数小时内切忌抽吸血液,因渗出的血液有压迫出血点而达到防止继续出血的作用,早期抽吸可诱发再度出血。

(二)大血肿

血肿大,特别是有继续出血者,应在良好的麻醉条件下(最好骶管麻醉或鞍麻),切开血肿、排出积血,结扎出血点后再缝合。术毕应在外阴和阴道内同时用纱布加压以防继续渗血。同时放置导尿管开放引流。

止血同时,应使用有效抗生素预防感染,适当补液,必要时输血。对合并有脏器损伤者应先治疗关键性的损伤,暂时做简单的生殖器官损伤的止血处理,待重要器官损伤止血处理后,生命体征平稳,再处理外阴损伤。如果同时有多量出血,又可以同时处理者,应进行外阴清创缝合,以免失血过多,手术需在全麻下进行。

(侯 晓)

第五节 子宫损伤

一、子宫穿孔

子宫穿孔多发生于流产刮宫,特别是钳刮人工流产手术时,但诊断性刮宫、安放和取出宫腔内节育器(intrauterine device,IUD)均可导致子宫穿孔。

(一)病因

1.术前未做盆腔检查或判断错误

刮宫术前未做盆腔检查或对子宫位置、大小判断错误,即盲目操作,是子宫穿孔的常见原因之一,特别是当子宫前屈或后屈,而探针,吸引头或刮匙放入的方向与实际方向相反时,最易发生穿孔。双子宫或双角子宫畸形患者,早孕时勿在未孕侧操作,亦易导致穿孔。

2.术时不遵守操作常规或动作粗暴

初孕妇宫颈内口较紧,强行扩宫,特别是跳号扩张宫颈时,可能发生穿孔。此外,如在宫腔内粗暴操作,过度搔刮或钳夹子宫某局部区域,均可引起穿孔。

3.子宫病变

以往有子宫穿孔史、反复多次刮宫史或剖宫产后瘢痕子宫患者,当再次刮宫时均易发生穿孔。子宫绒癌或子宫内膜癌累及深肌层者,诊断性刮宫或宫腔镜检查时,可导致或加速其穿孔或破裂。

4.萎缩子宫

当体内雌激素水平低落,如产后子宫过度复旧或绝经后,子宫往往小于正常,且其肌层组织脆弱、肌张力低,探针很容易直接穿透宫壁,甚至可将IUD直接放入腹腔内。

5.强行取出嵌入肌壁的IUD

IUD已嵌入子宫肌壁,甚至部分已穿透宫壁时,如仍强行经阴道取出,有引起子宫穿孔的可能。

(二)临床表现

绝大多数子宫穿孔均发生在人工流产手术,特别是大月份钳刮手术时。子宫穿孔的临床表现可因子宫原有状态、引起穿孔的器械大小、损伤的部位和程度,以及是否并发其他内脏损伤而有显著不同。

1.探针或IUD穿孔

凡探针穿孔,由于损伤小,一般内出血少,症状不明显,检查时除可能扪及宫底部有轻压痛外,余无特殊发现。产后子宫萎缩,在安放IUD时,有时可穿透宫壁将其直接放入腹腔而未察觉,直至以后B型超声随访IUD或试图取出IUD失败时方始发现。

2.卵圆钳、吸管穿孔

卵圆钳或吸管所致穿孔的孔径较大,特别是当穿孔后未及时察觉仍反复操作时,常伴急性内出血。穿孔发生时患者往往感突发剧痛。腹部检查,全腹均有压痛和反跳痛,以下腹部最为明显,但肌紧张多不显著,如内出血少,移动性浊音可为阴性。妇科检查宫颈举痛和宫体压痛均极显著。如穿孔部位在子宫峡部一侧,且伤及子宫动脉的下行支时,可在一侧阔韧带内扪及血肿形成的块物;但也有些患者仅表现为阵性颈管内活跃出血,宫旁无块物扪及,宫腔内亦已刮净而无组织残留。子宫绒癌或葡萄胎刮宫所导致的子宫穿孔,多伴有大量内、外出血,患者在短时间内可出现休克症状。

3.子宫穿孔并发其他内脏损伤

人工流产术发生穿孔后未及时发现,仍用卵圆钳或吸引器继续操作时,往往夹住或吸住大网膜、肠管等,以致造成内脏严重损伤。如将夹住的组织强行往外牵拉,患者顿感刀割或牵扯样上腹剧痛,术者亦多觉察往外牵拉的阻力极大,有时可夹出黄色脂肪组织、粪渣或肠管,严重者甚至可将肠管内黏膜层剥脱拉出。因肠管黏膜呈膜样,故即使夹出亦很难肉眼辨认其为何物。肠管损伤后,其内容物溢入腹腔,迅速出现腹膜炎症状。若不及时手术,患者可因中毒性休克死亡。

若穿孔位于子宫前壁,伤及膀胱时可出现血尿。当膀胱破裂,尿液流入腹腔后,则形成尿液性腹膜炎。

(三)诊断

凡经阴道宫腔内操作出现下列征象时,均提示有子宫穿孔的可能。

(1)使用的器械进入宫腔深度超过事先估计或探明的长度,并感到继续放入无阻力时。

(2)扩张宫颈的过程中,如原有阻力极大,但忽而阻力完全消失,且患者同时感到有剧烈疼痛时。

(3)手术时患者有剧烈上腹痛,检查有腹膜炎刺激征,或移动性浊音阳性;如看到夹出物有黄色脂肪组织、粪渣或肠管,更可确诊为肠管损伤。

(4)术后子宫旁有块物形成或宫腔内无组织物残留,但仍有反复阵性颈管内出血者,应考虑在子宫下段侧壁阔韧带两叶之间有穿孔可能。

(四)预防

(1)术前详细了解病史和做好妇科检查,并应排空膀胱。产后 3 个月哺乳期内和宫腔小于 6 cm 者不放置 IUD。有刮宫产史、子宫穿孔史或哺乳期受孕而行人工流产术时,在扩张宫颈后即注射子宫收缩剂,以促进子宫收缩变硬,从而减少损伤。

(2)经阴道行宫腔内手术若不用超导可视是完全凭手指触觉的“盲目”操作,故应严格遵守操作规程,动作轻柔,安全第一,务求做到每次手术均随时警惕有损伤的可能。

(3)孕 12～16 周而行引产或钳刮术时,术前 2 d 分四次口服米菲司酮共 150 mg,同时注射依沙吖啶 100 mg 至宫腔,以促进宫颈软化和扩张。一般是在引产第 3 d,胎儿胎盘多能自行排出,如不排出时,可行钳刮术。钳刮时先取胎盘,后取胎体,如胎块长骨通过宫颈受阻时,忌用暴力牵拉或旋转,以免损伤宫壁。此时应将胎骨退回宫腔最宽处,换夹胎骨另一端则不难取出。

(4)如疑诊子宫体绒癌或子宫内膜腺癌而需行诊断性刮宫确诊时,搔刮宜轻柔。当取出的组织足以进行病理检查时,则不应再做全面彻底的搔刮术。

(五)治疗

手术时一旦发现子宫穿孔,应立即停止宫腔内操作。然后根据穿孔大小、宫腔内容物干净与否、出血多少和是否继续有内出血、其他内脏有无损伤以及妇女对今后生育的要求等而采取不同的处理方法(图 7-4)。

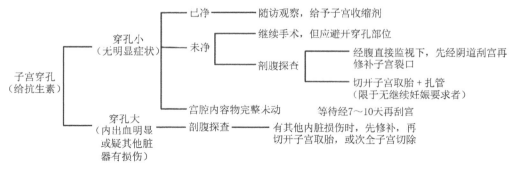

图 7-4　人工流产导致子宫穿孔的处理方法

（1）穿孔发生在宫腔内容物已完全清除后，如观察无继续内、外出血或感染，3 d后即可出院。

（2）凡穿孔较小者（用探针或小号扩张器所致），无明显内出血，宫腔内容物尚未清除时，应先给予麦角新碱或缩宫素以促进子宫收缩，并严密观察有无内出血。如无特殊症状出现，可在 7～10 d后再行刮宫术；但若术者刮宫经验丰富，对仅有部分宫腔内容物残留者，可在发现穿孔后避开穿孔部位将宫腔内容物刮净。

（3）若穿孔直径大，有较多内出血，尤其合并有肠管或其他内脏损伤者，则不论宫腔内容物是否已刮净，应立即剖腹探查，并根据术时发现进行肠修补或部分肠段切除吻合术。子宫是否切开或切除，应根据有无再次妊娠要求而定。已有足够子女者，最好做子宫次全切除术；希望再次妊娠者，在肠管修补后再行子宫切开取胎术。

（4）其他辅助治疗：凡有穿孔可疑或证实有穿孔者，均应尽早经静脉给予抗生素预防和控制感染。

二、子宫颈撕裂

子宫颈撕裂多发生于产妇分娩时，一般均在产后立即修补，愈合良好。但中孕人流引产时亦可引起宫颈撕裂。

（一）病因

多因宫缩过强但宫颈未充分容受和扩张，胎儿被迫强行通过宫颈外口或内口所致。一般见于无足月产史的中孕引产者。加用缩宫素特别是前列腺素引产者发生率更高。

（二）临床表现

临床上可表现为以下 3 种不同类型。

1.宫颈外口撕裂

宫颈外口撕裂与一般足月分娩时撕裂相同，多发生于宫颈 6 点或 9 点处，长度可由外口处直达阴道穹隆部不等，常伴有活跃出血。

2.宫颈内口撕裂

内口尚未完全扩张，胎儿即强行通过时，可引起宫颈内口处黏膜下层结缔组织撕裂，因黏膜完整，故胎儿娩出后并无大量出血，但因宫颈内口闭合不全以致日后出现复发性流产。

3.宫颈破裂

凡裂口在宫颈阴道部以上者为宫颈上段破裂，一般同时合并有后穹隆破裂，胎儿从后穹隆裂口娩出。如破裂在宫颈的阴道部为宫颈下段破裂，可发生在宫颈前壁或后壁，但以后壁为多见。裂口呈横新月形，但宫颈外口完整。患者一般流血较多。窥阴器扩开阴道时即可看到裂口，甚至可见到胎盘嵌顿于裂口处。

（三）预防和治疗

（1）凡用依沙吖啶引产时，不应滥用缩宫素特别是不应采用米索前列醇加强宫缩。引产时如宫缩过强，产妇诉下腹剧烈疼痛，并有烦躁不安，而宫口扩张缓慢时，应立即肌内注射哌替啶100 mg及莨菪碱 0.5 mg以促使子宫松弛，已加用静脉注射缩宫素者应尽速停止滴注。

（2）中孕引产后不论流血多少，应常规检查阴道和宫颈。发现撕裂者立即用人工合成可吸收缝线修补。

（3）凡因宫颈内口闭合不全出现晚期流产者，可在非妊娠期进行手术矫正，但疗效不佳。现多主张在妊娠14~19周期间用10号丝线前后各套2 cm长橡皮管绕宫颈缝合扎紧以关闭颈管。待妊娠近足月或临产前拆除缝线。

（侯　晓）

第六节　生殖道瘘

生殖道瘘是指生殖道与其邻近器官间有异常通道。临床上尿瘘最多见且常有多种尿瘘并存，称多发性尿瘘，其次为粪瘘。如果尿瘘与粪瘘并存，称混合瘘。此外还有子宫腹壁瘘。本节仅介绍尿瘘和粪瘘（图7-5）。

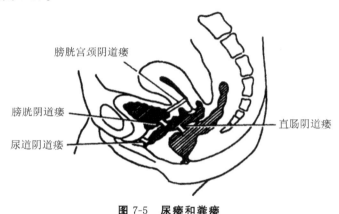

图 7-5　尿瘘和粪瘘

一、尿瘘

尿瘘是指生殖道与泌尿道之间形成的异常通道。表现为患者无法自主排尿。尿瘘可发生在生殖道与泌尿道之间的任何部位，根据泌尿生殖瘘发生的部位，分为膀胱阴道瘘、膀胱宫颈瘘、尿道阴道瘘、膀胱尿道阴道瘘、膀胱宫颈阴道瘘及输尿管阴道瘘等。其中膀胱阴道瘘最多见，有时可同时并存两种或多种类型尿瘘。

（一）病因
导致泌尿生殖瘘的常见病因为产伤和盆腔手术损伤。

1.产伤
多发生在经济、医疗条件落后的地区。国内资料显示产伤引起的尿瘘占90%以上。根据发病机制分为坏死型尿瘘：由于骨盆狭窄、胎儿过大或胎位异常所致头盆不称，产程延长，特别是第二产程延长者，阴道前壁膀胱尿道被挤压在胎头和耻骨联合之间，导致局部组织坏死形成尿瘘。损伤型尿瘘：产科助产手术直接损伤，应用缩宫素不当致宫缩过强，胎头明显受阻发生子宫破裂并损伤膀胱等。

2.妇科手术损伤
近年妇科手术所致尿瘘的发生率有上升趋势。经腹手术和经阴道手术损伤均有可能导致尿瘘，通常是由于分离组织粘连时伤及输尿管或输尿管末端游离过度导致的输尿管阴道瘘。

3.其他病因

外伤、放射治疗后、膀胱结核、晚期生殖泌尿道肿瘤、子宫托安放不当、局部治疗药物注射等均能导致尿瘘。但并不多见。

根据病变程度可分为简单尿瘘、复杂尿瘘和极复杂尿瘘。简单尿瘘指膀胱阴道瘘,瘘孔直径<3 cm,尿道阴道瘘,瘘孔直径<1 cm。复杂尿瘘指膀胱阴道瘘,瘘孔直径 3 cm 或瘘孔边缘距输尿管开口<0.5 cm,尿道阴道瘘,瘘孔直径>1 cm。其他少见的尿瘘均归类为极复杂尿瘘。

（二）临床表现

1.漏尿

漏尿为主要症状,尿液不能控制地自阴道流出。根据瘘孔的位置,患者可表现为持续漏尿、体位性漏尿、压力性尿失禁或膀胱充盈性漏尿等,如较高位的膀胱瘘孔患者在站立时无漏尿,而平卧时则漏尿不止。瘘孔极小者在膀胱充盈时方漏尿。一侧输尿管阴道瘘由于健侧输尿管的尿液进入膀胱,因此在漏尿同时仍有自主排尿。漏尿发生的时间也因病因不同而有区别,坏死型尿瘘多在产后及手术后 3～7 d 开始漏尿。手术直接损伤者术后即开始漏尿。放射损伤所致漏尿发生时间晚且常合并粪瘘。

2.外阴皮炎

由于尿液长期的刺激、局部组织炎症增生及感染等,外阴皮炎表现为外阴部瘙痒和烧灼痛,外阴呈湿疹、丘疹样皮炎改变,继发感染后疼痛明显,影响日常生活。如为一侧输尿管下段断裂而致阴道漏尿,由于尿液刺激阴道一侧顶端,周围组织引起增生,盆腔检查可触及局部增厚。

3.尿路感染

合并尿路感染者有尿频、尿急、尿痛及下腹部不适等症状。

4.闭经及不孕

约 15％的尿瘘患者闭经或月经失调,可能与精神创伤有关。亦因阴道狭窄可致性交障碍,导致不孕。

5.复杂巨大的膀胱尿道阴道瘘

特别是有性生活者,膀胱被用作性交器官,导致膀胱慢性炎症,若向上蔓延至输尿管或肾,可有腰痛、肾区叩痛。

（三）诊断

尿瘘诊断不困难。应仔细询问病史、手术史、漏尿发生时间和漏尿表现。仔细行妇科检查以明确瘘孔部位、大小及其周围瘢痕情况,大瘘孔极易发现,小瘘孔则通过触摸瘘孔边缘的瘢痕组织可明确诊断,阴道检查可以发现瘘孔位置。如患者系盆腔手术后,检查未发现瘘孔,仅见尿液自阴道穹窿一侧流出,多为输尿管阴道瘘。检查暴露不满意时,患者可取膝胸卧位,用单叶拉钩将阴道后壁上提,可查见位于耻骨后或较高位置的瘘孔。较难确诊时,行下列辅助检查。

1.亚甲蓝试验

亚甲蓝试验用于鉴别膀胱阴道瘘、膀胱宫颈瘘或输尿管阴道瘘,并可协助辨认位置不明的极小瘘孔。将100～200 mL亚甲蓝稀释液注入膀胱,若蓝色液体经阴道壁小孔流出为膀胱阴道瘘,自宫颈口流出为膀胱宫颈瘘或膀胱子宫瘘,阴道内为清亮尿液则为输尿管阴道瘘。

2.靛胭脂试验

亚甲蓝试验瘘孔流出清亮尿液的患者,静脉注射靛胭脂 5 mL,5～10 min 见蓝色液体自阴道顶端流出者为输尿管阴道瘘。

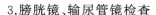

3.膀胱镜、输尿管镜检查

了解膀胱容积、黏膜情况,有无炎症、结石、憩室,明确瘘孔的位置、大小、数目及瘘孔和膀胱三角的关系等。必要时行双侧输尿管逆行插管及输尿管镜检查确定输尿管瘘位置。

4.静脉肾盂造影

限制饮水12 h及充分肠道准备后,静脉注射76%泛影葡胺20 mL,分别于注射后5 min、15 min、30 min、45 min摄片,根据肾盂、输尿管及膀胱显影情况,了解双侧肾功能及输尿管有无异常,用于诊断输尿管阴道瘘、结核性尿瘘和先天性输尿管异位。

5.肾图

能了解肾功能和输尿管功能情况。

(四)治疗

手术修补为主要治疗方法。非手术治疗仅限于分娩或手术后1周内发生的膀胱阴道瘘和输尿管小瘘孔,经放置导尿管和/或输尿管导管后,经2~4周偶有自行愈合可能。年老体弱不能耐受手术者,可使用尿收集器。

1.手术治疗时间的选择

直接损伤的尿瘘一经发现立即手术修补。其他原因所致尿瘘应等3~6个月,待组织水肿消退、局部血液供应恢复正常再行手术。瘘修补失败后至少应等待3个月后再手术。

2.手术途径的选择

手术途径有经阴道、经腹和经阴道腹部联合等。原则上应根据瘘孔类型和部位选择不同途径。绝大多数膀胱阴道瘘和尿道阴道瘘可经阴道手术,输尿管阴道瘘多需经腹手术。手术成功与否不仅取决于手术,术前准备及术后护理是保证手术成功的重要环节。

3.术前准备

术前要排除尿路感染,治疗外阴炎。方法有:①术前3~5 d用1:5 000高锰酸钾液坐浴。有外阴湿疹者,在坐浴后局部涂搽氧化锌油膏,待痊愈后再行手术。②老年妇女或闭经患者术前口服雌激素制剂15 d,促进阴道上皮增生,有利于伤口愈合。③常规进行尿液检查,有尿路感染应先控制感染,再行手术。④术前数小时开始应用抗生素预防感染。⑤必要时术前给予地塞米松,促使瘢痕软化。

4.术后护理

术后每天补液量不应少于3 000 mL,留置尿管10~14 d,增加尿量起冲洗膀胱的作用,保持导尿管引流通畅。发现阻塞及时处理。防止发生尿路感染。放置输尿管导管者,术后留置至少1个月。绝经患者术后继续服用雌激素1个月。术后3个月禁性生活,再次妊娠者原则上行剖宫产结束分娩。

(五)预防

绝大多数尿瘘可以预防,预防产伤所致的尿瘘更重要。提高产科质量是预防产科因素所致尿瘘的关键。经阴道手术助产时,术前必先导尿,若疑有损伤者,留置导尿管10 d,保证膀胱空虚,有利于膀胱受压部位血液循环恢复,预防尿瘘发生。妇科手术时,对盆腔粘连严重、恶性肿瘤有广泛浸润等估计手术困难时,术前经膀胱镜放入输尿管导管,使术中易于辨认。即使是容易进行的子宫全切术,术中也须明确解剖关系后再行手术操作。术中发现输尿管或膀胱损伤,须及时修补。使用子宫托需日放夜取。宫颈癌进行放射治疗时注意阴道内放射源的安放和固定,放射剂量不能过大。

二、粪瘘

粪瘘是指肠道与生殖道之间有异常通道,致使粪便由阴道排出,最常见的粪瘘是直肠阴道瘘。

(一)病因

1.产伤

与尿瘘相同,分娩时胎头长时间停滞在阴道内,阴道后壁及直肠受压,造成缺血、坏死是形成粪瘘的主要原因。难产手术操作、手术损伤导致Ⅲ度会阴撕裂,修补后直肠未愈合或会阴撕裂后缝线穿直肠黏膜未发现也可导致直肠阴道瘘。

2.先天畸形

先天畸形为非损伤性直肠阴道瘘,发育畸形出现先天直肠阴道瘘,常合并肛门闭锁。

3.盆腔手术损伤

行根治性子宫切除或左半结肠和直肠手术时,可直接损伤或使用吻合器不当等原因均可导致直肠阴道瘘,此种瘘孔位置一般是在阴道穹隆处。

4.其他

长期放置子宫托不取出、生殖道癌肿晚期破溃或放疗不当等,均能引起粪瘘。

(二)临床表现

阴道内排出粪便为主要症状。瘘孔大者,成形粪便可经阴道排出,稀便时呈持续外流,无法控制。瘘孔小者,阴道内可无粪便污染,但肠内气体可自瘘孔经阴道排出,稀便时则从阴道流出。

(三)诊断

除先天性粪瘘外,一般均有明确病因。根据病史、症状及妇科检查不难做出诊断。阴道检查时大的粪瘘显而易见,小的粪瘘在阴道后壁见到一颜色鲜红的小肉芽样组织,用示指行直肠指检,可以触及瘘孔,如瘘孔极小,用一探针从阴道肉芽样处向直肠方向探查,直肠内手指可以触及探针。阴道穹隆处小的瘘孔、小肠和结肠阴道瘘需行钡剂灌肠检查方能确诊。

(四)治疗

手术修补为主要治疗方法。手术或产伤引起的粪瘘应即时修补。先天性粪瘘应在患者15岁左右月经来潮后再行手术,过早手术容易造成阴道狭窄。压迫坏死性粪瘘,应等待3~6个月炎症完全消退后再行手术修补。高位巨大直肠阴道瘘合并尿瘘者、前次手术失败阴道瘢痕严重者,应先行暂时行乙状结肠造口术,1个月后再行修补手术。术前3 d严格肠道准备:少渣饮食2 d,术前流质饮食1 d,同时口服肠道抗生素、甲硝唑等3 d以抑制肠道细菌。手术前晚及手术当日晨行清洁灌肠。每天用1:5 000高锰酸钾液坐浴1~2次。术后5 d内控制饮食及不排便,禁食经1~2 d改少渣饮食,同时口服肠蠕动抑制药物。保持会阴清洁。第5 d起,口服药物软化大便,逐渐使患者恢复正常排便。

(五)预防

原则上与尿瘘的预防相同。分娩时注意保护会阴,防止会阴Ⅲ度裂伤。会阴缝合后常规进行肛门指检,发现有缝线穿透直肠黏膜,应立即拆除重缝。避免长期放置子宫托不取出;生殖道癌肿放射治疗时应掌握放射剂量和操作技术。

(侯　晓)

第八章

子宫内膜异位症与子宫腺肌病

第一节　子宫内膜异位症

具有生长功能的子宫内膜组织(腺体和间质)出现在宫腔被黏膜覆盖以外的部位时称为子宫内膜异位症(EMT),简称内异症。

EMT以痛经、慢性盆腔痛、不孕为主要表现,是育龄妇女的常见病。该病的发病率近年来有明显增高趋势,发病率占育龄妇女的10%～15%,占痛经妇女的40%～60%。在不孕患者中,30%～40%的患者合并EMT,在EMT患者中不孕症的发病率为40%～60%。

该病一般仅见于生育年龄妇女,以25～45岁妇女多见。绝经后或切除双侧卵巢后异位内膜组织可逐渐萎缩吸收,妊娠或使用性激素抑制卵巢功能可暂时阻止此病的发展,故EMT是激素依赖性疾病。

EMT虽为良性病变,但具有类似恶性肿瘤远处转移、浸润和种植的生长能力。异位内膜可侵犯全身任何部位,最常见的种植部位是盆腔脏器和腹膜,以侵犯卵巢和宫底韧带最常见,其次为子宫、直肠子宫陷凹、腹膜脏层、直肠阴道隔等部位,故有盆腔EMT之称。

一、发病机制

本病的发病机制尚未完全阐明,关于异位子宫内膜的来源,目前有多种学说。

(一)种植学说

妇女在经期时子宫内膜碎片可随经血倒流,经输卵管进入盆腔,种植于卵巢和盆腔其他部位,并在该处继续生长和蔓延,形成盆腔EMT。但已证实90%以上的妇女可发生经血逆流,却只有10%～15%的妇女罹患EMT。剖宫产手术后所形成的腹壁瘢痕EMT,占腹壁瘢痕EMT的90%左右,是种植学说的典型例证。

(二)淋巴及静脉播散

子宫内膜可通过淋巴或静脉播散,远离盆腔部位的器官如肺、手或大腿的皮肤和肌肉发生的EMT可能就是通过淋巴或静脉播散的结果。

(三)体腔上皮化生学说

卵巢表面上皮、盆腔腹膜都是由胚胎期具有高度化生潜能的体腔上皮分化而来,在反复经血逆流、炎症、机械性刺激、异位妊娠或长期持续的卵巢甾体激素刺激下,易发生化生而成为异位症的子宫内膜。

(四)免疫学说

免疫异常对异位内膜细胞的种植、黏附、增生具有直接和间接的作用,表现为免疫监视、免疫杀伤功能减弱,黏附分子作用增强,协同促进异位内膜的移植。以巨噬细胞为主的多种免疫细胞可释放多种细胞因子,促进异位内膜的种植、存活和增殖。EMT 患者的细胞免疫和体液免疫功能均有明显变化,患者外周血和腹水中的自然杀伤细胞(NK)的细胞毒活性明显降低。病变越严重者,NK 细胞活性降低亦越明显。雌激素水平越高,NK 细胞活性则越低。血清及腹水中,免疫球蛋白 IgG、IgA 及补体 C_3、C_4 水平均增高,还出现抗子宫内膜抗体和抗卵巢抗体等多种自身抗体。因此,个体的自身免疫能力对异位内膜细胞的抑制作用,在本病的发展中起关键作用。

(五)在位内膜决定论

中国学者提出的"在位内膜决定论"揭示了在位子宫内膜在 EMT 发病中的重要作用,在位内膜的组织病理学、生物化学、分子生物学及遗传学等特质,与 EMT 的发生发展密切相关,其"黏附-侵袭-血管形成"过程,所谓的"三 A 程序"既可以解释 EMT 的病理过程,又可以表达临床所见的不同病变。

二、病理

EMT 最常见的发生部位为靠近卵巢的盆腔腹膜及盆腔器官的表面。根据其发生部位不同,可分为腹膜 EMT、卵巢 EMT、子宫腺肌病等。

(一)腹膜 EMT

腹膜和脏器浆膜面的病灶呈多种形态。无色素沉着型为早期细微的病变,具有多种表现形式,呈斑点状或小泡状突起,单个或数个呈簇,有红色火焰样病灶,白色透明病变,黄褐色斑及圆形腹膜缺损。色素沉着型为典型的病灶,呈黑色或紫蓝色结节,肉眼容易辨认。病灶反复出血及纤维化后,与周围组织或器官发生粘连,直肠子宫陷凹常因粘连而变浅,甚至完全消失,使子宫后屈固定。

(二)卵巢子宫内膜异位症

卵巢 EMT 最多见,约 80% 的内异症位于卵巢。多数为一侧卵巢,部分波及双侧卵巢。初始病灶表浅,于卵巢表面可见红色或棕褐色斑点或小囊泡,随着病变发展,囊泡内因反复出血积血增多,而形成单个或多个囊肿,称为卵巢子宫内膜异位囊肿。因囊肿内含暗褐色黏糊状陈旧血,状似巧克力液体,故又称为卵巢巧克力囊肿,直径大多在 10 cm 以内。卵巢与周围器官或组织紧密粘连是卵巢子宫内膜异位囊肿的临床特征之一,并可借此与其他出血性卵巢囊肿相鉴别。

(三)子宫骶韧带、直肠子宫陷凹和子宫后壁下段的子宫内膜异位症

这些部位处于盆腔后部较低或最低处,与经血中的内膜碎屑接触机会最多,故为 EMT 的好发部位。在病变早期,子宫骶韧带、直肠子宫陷凹或子宫后壁下段有散在紫褐色出血点或颗粒状散在结节。由于病变伴有平滑肌和纤维组织增生,形成坚硬的结节。病变向阴道黏膜发展时,在阴道后穹隆形成多个息肉样赘生物或结节样疤痕。随着病变发展,子宫后壁与直肠前壁粘连,直肠子宫陷凹变浅,甚至完全消失。

(四)输卵管子宫内膜异位症

内异症直接累及黏膜较少,偶在其管壁浆膜层见到紫褐色斑点或小结节。输卵管常与周围

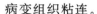

病变组织粘连。

(五)子宫腺肌病

子宫腺肌病分为弥漫型与局限型两种类型。弥漫型的子宫呈均匀增大,质较硬,一般不超过妊娠 3 个月大小。剖面见肌层肥厚,增厚的肌壁间可见小的腔隙,直径多在 5 mm 以内。腔隙内常有暗红色陈旧积血。局限型的子宫内膜在肌层内呈灶性浸润生长,形成结节,但无包膜,故不能将结节从肌壁中剥出。结节内也可见陈旧出血的小腔隙,结节向宫腔突出颇似子宫肌瘤。偶见子宫内膜在肌瘤内生长,称之为子宫腺肌瘤。

(六)恶变

EMT 是一种良性疾病,但少数可发生恶变,恶变率为 0.7%～1.0%,其恶变后的病理类型包括透明细胞癌、子宫内膜样癌、腺棘癌、浆液性乳头状癌、腺癌等。EMT 恶变 78% 发生在卵巢,22% 发生在卵巢外。卵巢外最常见的恶变部位是直肠阴道隔、阴道、结肠、盆腹膜、大网膜、脐部等。

三、临床表现

(一)症状

1.痛经

痛经是常见而突出的症状,多为继发性,占 EMT 的 60%～70%。多于月经前 1～2 d 开始,经期第 1～2 d 症状加重,月经净后疼痛逐渐缓解。疼痛多位于下腹深部及直肠区域,以盆腔中部为多,多随局部病变加重而逐渐加剧,但疼痛的程度与病灶的大小不成正比。

2.性交痛

性交痛多见于直肠子宫陷凹有异位病灶或因病变导致子宫后倾固定的患者。当性交时由于受阴茎的撞动,可引起性交疼痛,以月经来潮前性交痛最明显。

3.不孕

EMT 不孕率为 40%～60%。主要原因是腹水中的巨噬细胞影响卵巢的分泌功能和排卵功能,导致黄体功能不全(LPD)、未破裂卵泡黄素化综合征(LUFS)、早孕自然流产等。EMT 可使盆腔内组织和器官广泛粘连,输卵管变硬僵直,影响输卵管的蠕动,从而影响卵母细胞的捡拾和受精卵的输送;严重的卵巢周围粘连,可妨碍卵子的排出。

4.月经异常

部分患者可因黄体功能不全或无排卵而出现月经期前后阴道少量出血、经期延长或月经紊乱。内在性 EMT 患者往往有经量增多、经期延长或经前点滴出血。

5.慢性盆腔痛

71%～87% 的 EMT 患者有慢性盆腔痛,慢性盆腔痛患者中有 83% 活检确诊为 EMT;常表现为性交痛、大便痛、腰骶部酸胀及盆腔器官功能异常等。

6.其他部位 EMT 症状

肠道 EMT 可出现腹痛、腹泻或便秘。泌尿道 EMT 可出现尿路刺激症状等。肺部 EMT 可出现经前咯血、呼吸困难和/或胸痛。

(二)体征

典型的盆腔 EMT 在盆腔检查时,可发现子宫后倾固定,直肠子宫陷凹、子宫骶韧带或子宫颈后壁等部位扪及 1～2 个或更多触痛性结节,如绿豆或黄豆大小,肛诊更明显。有卵巢 EMT

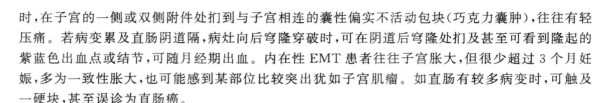

时,在子宫的一侧或双侧附件处扪到与子宫相连的囊性偏实不活动包块(巧克力囊肿),往往有轻压痛。若病变累及直肠阴道隔,病灶向后穹隆穿破时,可在阴道后穹隆处扪及甚至可看到隆起的紫蓝色出血点或结节,可随月经期出血。内在性 EMT 患者往往子宫胀大,但很少超过 3 个月妊娠,多为一致性胀大,也可能感到某部位比较突出犹如子宫肌瘤。如直肠有较多病变时,可触及一硬块,甚至误诊为直肠癌。

四、诊断

(一)病史

凡育龄妇女有继发性痛经进行性加重和不孕史、性交痛、月经紊乱等病史者,应仔细询问痛经出现的时间、程度、发展及持续时间等。

(二)体格检查

(1)妇科检查(三合诊)扪及子宫后位固定、盆腔内有触痛性结节或子宫旁有不活动的囊性包块,阴道后穹隆有紫蓝色结节等。

(2)其他部位的病灶如脐、腹壁瘢痕、会阴侧切瘢痕等处,可触及肿大的结节,经期明显。

临床上单纯根据典型症状和准确的妇检可以初步诊断 50% 左右的 EMT,但大约有 25% 的病例无任何临床症状,尚需借助下列辅助检查,特别是腹腔镜检查和活组织检查才能最后确诊。

(三)影像学检查

1.超声检查

超声检查可应用于各型内异症,通常用于Ⅲ～Ⅳ期的患者,是鉴别卵巢子宫内膜异位囊肿、直肠阴道隔 EMT 和子宫腺肌病的重要手段。巧克力囊肿一般直径为 5～6 cm,直径＞10 cm 较少,其典型的声像图特征如下。

(1)均匀点状型:囊壁较厚,囊壁为结节状或粗糙回声,囊内布满均匀细小颗粒状的反光点。

(2)混合型:囊内大部分为无回声区,可见片状强回声或小光团,但均不伴声影。

(3)囊肿型:囊内呈无回声的液性暗区,多孤立分布,但与卵巢单纯性囊肿难以区分。

(4)多囊型:包块多不规则,其间可见隔反射,分成多个大小不等的囊腔,各囊腔内回声不一致。

(5)实体型:内呈均质性低回声或弱回声。

2.磁共振(MRI)

磁共振(MRI)对卵巢型、深部浸润型、特殊部位内异症的诊断和评估有意义,但在诊断中的价值有限。

(四)CA125 值测定

血清 CA125 浓度变化与病灶的大小和病变的严重程度呈正相关,CA125≥35 U/mL 为诊断 EMT 的标准,临床上可以辅助诊断并可监测疾病的转归和评估疗效,由于 CA125 在不同的疾病间可发生交叉反应,使其特异性降低而不能单独作为诊断和鉴别诊断的指标。CA125 在监测内异症方面较诊断内异症更有价值。

在Ⅰ～Ⅱ期患者中,血清 CA125 水平正常或略升高,与正常妇女有交叉,提示 CA125 阴性者亦不能排除内异症。而在Ⅲ～Ⅳ期有卵巢子宫内膜异位囊肿、病灶侵犯较深、盆腔广泛粘连者,CA125 值多升高,但一般不超过 200 U/mL,腹腔液 CA125 的浓度可直接反映 EMT 病情,其浓度较血清高出 100 多倍,临床意义比血清 CA125 大;CA125 结合 EMAb、B 超、CT 或 MRI

可提高诊断准确率。

(五)抗子宫内膜抗体(EMAb)

EMT 是一种自身免疫性疾病,因为在许多患者体内可以测出抗子宫内膜的自身抗体。EMAb 是 EMT 的标志抗体,其产生与异位子宫内膜的刺激及机体免疫内环境失衡有关。EMT 患者血液中 EMAb 水平升高,经 GnRH-a 治疗后,EMAb 水平明显降低。测定抗子宫内膜抗体对内异症的诊断与疗效观察有一定的帮助。

(六)腹腔镜检查

腹腔镜检查是诊断 EMT 的金标准,特别是对盆腔检查和 B 超检查均无阳性发现的不育或腹痛患者更是重要手段。在腹腔镜下对可疑病变进行活检,可以确诊和正确分期,对不孕的患者还可同时检查其他不孕的病因和进行必要的处理,如盆腔粘连分解术、输卵管通液及输卵管造口术等。

五、子宫内膜异位症的分期

(一)美国生殖学会子宫内膜异位症手术分期

目前,世界上公认并应用的子宫内膜异位症分期法是 RAFS 分期,即按病变部位、大小、深浅、单侧或双侧、粘连程度及范围,计算分值,定出相应期别。

(二)子宫内膜异位症的临床分期

Ⅰ期:不孕症未能找到不孕原因而有痛经者,或为继发痛经严重者。妇科检查后穹隆粗糙不平滑感,或骶韧带有触痛。B 超检查无卵巢肿大。

Ⅱ期:后穹隆可触及小于 1 cm 的结节,骶韧带增厚,有明显触痛。两侧或一侧可触及 <5 cm 肿块或经 B 超确诊卵巢增大者,附件与子宫后壁粘连,子宫后倾尚活动。

Ⅲ期:后穹隆可触及大于 1 cm 结节,骶韧带增厚或阴道直肠可触及结节,触痛明显,两侧或一侧附件可触及大于 5 cm 肿块或经 B 超确诊附件肿物者。肿块与子宫后壁粘连较严重,子宫后倾活动受限。

Ⅳ期:后穹隆被块状硬结封闭,两侧或一侧附件可触及直径大于 5 cm 肿块与子宫后壁粘连,子宫后倾活动受限,直肠或输尿管受累。

对Ⅰ期、Ⅱ期患者选用药物治疗,如无效时再考虑手术治疗。对Ⅲ期、Ⅳ期患者首选手术治疗,对Ⅳ期患者行保守手术治疗预后较差。对此类不孕患者建议在术前药物治疗经 2~3 个月再行手术,以期手术容易施行,并可较彻底清除病灶。

六、EMT 与不孕

在不孕患者中,有 30%~58%的患者合并 EMT,在 EMT 患者中不孕症的发病率为 25%~67%。EMT 合并不孕的患者治疗后 3 年累计妊娠率低于无 EMT 者;患内异症的妇女因男方无精子行人工授精,成功率明显低于无内异症的妇女。EMT 对生育的影响主要有以下因素。

(一)盆腔解剖结构改变

盆腔内 EMT 所产生的炎性反应以及其所诱发的多种细胞因子和免疫反应,均可损伤腹膜表面,造成血管通透性增加,导致水肿、纤维素和血清血液渗出,经过一段时间后,发生盆腔内组织、器官粘连。其粘连的特点是范围大而致密,容易使盆腔内器官的解剖功能异常:一般 EMT 很少侵犯输卵管的肌层和黏膜层,故输卵管多为通畅。但盆腔内广泛粘连可导致输卵管变硬僵

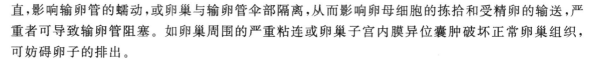
直,影响输卵管的蠕动,或卵巢与输卵管伞部隔离,从而影响卵母细胞的拣拾和受精卵的输送,严重者可导致输卵管阻塞。如卵巢周围的严重粘连或卵巢子宫内膜异位囊肿破坏正常卵巢组织,可妨碍卵子的排出。

(二)腹水对生殖过程的干扰

内异症患者腹水中的巨噬细胞数量增多且活力增强,不仅吞噬精子,还可释放白细胞介素-1(IL-1)、白细胞介素-2(IL-2)、肿瘤坏死因子(INF)等多种细胞因子,影响精子的功能和卵子的质量,不利于受精过程及胚胎着床。腹水中的巨噬细胞降低颗粒细胞分泌孕酮的功能,干扰卵巢局部的激素调节作用,使 LH 分泌异常、PRL 水平升高、前列腺素(PG)含量增加,影响排卵的正常进行,可能导致 LPD、LUFS、不排卵等。临床发现 EMT 患者 IVF-ET 的受精率降低。盆腔液中升高的 PG 可以干扰输卵管的运卵功能,并刺激子宫收缩,干扰着床和使自然流产率升高达 50%。

七、EMT 治疗

国际子宫内膜异位症学术会议(WEC)曾总结提出对于 EMT,腹腔镜、卵巢抑制、三期疗法、妊娠、助孕是最好的治疗。中国学者又明确提出内异症的规范化治疗应达到 4 个目的:减灭和去除病灶、缓解和消除疼痛、改善和促进生育、减少和避免复发。

治疗时主要考虑的因素:①年龄;②生育要求;③症状的严重性;④既往治疗史;⑤病变范围;⑥患者的意愿。

(一)有生育要求的内异症治疗方案

对有生育要求的内异症患者,应首先行子宫输卵管造影(HSG),输卵管通畅者,可先采用抑制子宫内膜异位症灶有效的药物,如避孕药、内美通或 GnRH-a 等药物 3~6 个周期,然后给予促排卵治疗,对排卵正常但不能受孕者应行腹腔镜检查以明确有无盆腔粘连或引起不孕的其他盆腔因素。若 HSG 提示病变累及输卵管影响输卵管通畅性或功能,则应行腹腔镜检查确诊病因,在检查的同时完成盆腔粘连分离、异位病灶去除及输卵管矫正手术。EMT 患者手术后半年为受孕的黄金时期,术后 1 年以上获得妊娠的机会大大下降。

有学者认为,对 EMT Ⅰ~Ⅱ 期不孕患者,首选手术治疗,在无广泛病变或经手术重建盆腔解剖结构后,此时期盆腔内环境最有利于受精,子宫内膜的容受性也最高,应积极促排卵尽早妊娠或促排卵后行 IUI 3 个周期,仍未成功则行 IVF。对 Ⅲ~Ⅳ 期内异症不孕患者手术后短期观察或促排卵治疗,若未妊娠,直接 IVF 或注射长效 GnRH-a 2~3 支后行 IVF-ET。对病灶残留,内异症生育指数评分低者,术后可用 GnRH-a 治疗 3 周期后行 IVF。

(二)无生育要求的治疗方案

对于无生育要求的内异症患者,治疗并控制病灶,以最简便、最小的代价来提高生活质量。治疗方法可分为手术治疗、药物治疗、介入治疗、中药治疗等。手术是第一选择,腹腔镜手术为首选。手术可以明确诊断,确定病变程度、类型、活动状态,进行切除、减灭病变,分离粘连,减轻症状,减少或预防复发。

子宫腺肌病症状较严重者,一般需行次全子宫切除或子宫全切术。年轻且要求生育者,如病灶局限,可考虑单纯切除病灶,缓解症状,提高妊娠率,但子宫腺肌病的病灶边界不清又无包膜,故不宜将其全部切除。因此复发率较高。疼痛较轻者,可以药物治疗。

（三）手术治疗

手术的目的是切除病灶、恢复解剖。手术又分为保守性手术、半保守性手术以及根治性手术。

1.保守性手术

保留患者的生育功能,手术尽量切除肉眼可见的病灶、剔除囊肿以及分离粘连。适合年龄较轻、病情较轻又有生育要求者。

2.根治性手术

切除全子宫及双附件以及所有肉眼可见的病灶。适合年龄 50 岁以上、无生育要求、症状重或者内异症复发经保守手术或药物治疗无效者。

3.半保守性手术

切除子宫,但保留卵巢。主要适合无生育要求、症状重或者复发经保守手术或药物治疗无效,但年龄较轻希望保留卵巢内分泌功能者。

手术后的复发率取决于病情的严重程度及手术的彻底性。彻底切除或剥除病灶后 2 年复发率大约为 21.5％,5 年复发率为 40％～50％。手术后使用 GnRH-a 类药物可用于治疗切除不完全的内异症患者的疼痛,尤其是重度内异症者术后盆腔痛。对于术后想受孕的患者可以不使用该类药物,因为这并不能提高受孕率,而且还会因治疗耽搁怀孕。术后使用促排卵药物,争取术后早日怀孕。如果术后需要使用 GnRH-a 类药物,注射第 3 支后 28 d 复查 CA125 及 CA199,CA125 降至 15 U/mL 以下,CA199 降至 20 U/mL 以下,待月经复潮后可行夫精人工授精（IUI）或 IVF-ET。

（四）药物治疗

药物治疗的目的是改善妊娠环境,获得妊娠和止痛。常用药物有以下几种。

1.假孕疗法

长期持续口服高剂量的雌、孕激素,抑制垂体 Gn 及卵巢性激素的分泌,造成无周期性的低雌激素状态,使患者产生一种高雄激素性的闭经,其所发生的变化与正常妊娠相似,故称为假孕疗法。各种口服避孕药和孕激素均可用来诱发假孕。

（1）口服避孕药:低剂量高效孕激素和炔雌醇的复合片,抑制排卵,下调细胞增殖,加强在位子宫内膜细胞凋亡,可有效安全地治疗 EMT 患者的痛经。长期连续或循环地使用是可靠的手术后用药,可避免或减少复发。通过阴道环给予雌、孕激素的方式治疗 EMT 相关疼痛效果及依从性良好。近年国外研究认为,避孕药疗效不差于 GnRH-a,且经济、便捷、不良反应小,可作为术后的一类用药。

用法:每天 1 片,连续服 9～12 个月或 12 个月以上。服药期间如发生阴道突破性出血,每天增加 1 片直至闭经。

（2）孕激素类:①地诺孕素是一种睾酮衍生物,仅结合于孕激素受体以避免雌激素、雄激素或糖皮质激素活性带来的不良反应。在改善 EMT 相关疼痛方面,地诺孕素与 GnRH-a 疗效相当。每天口服 2 mg,连续使用 52 周,对骨密度影响轻微。其安全耐受性很好,对血脂、凝血、糖代谢影响很小。给药方便,疗效优异,不良反应轻微。作为保守手术后的用药值得推荐。②炔诺酮 5.0～7.5 mg/d（每片 0.625 mg）,或甲羟孕酮（MPA）20～30 mg/d（每片 2 mg）,连服 6 个月;如用药期间出现阴道突破性出血,可每天加服补佳乐 1 mg 或己烯雌酚 0.25～0.50 mg。

由于炔诺酮、甲羟孕酮类孕激素疗效短暂,妊娠率低,复发率高,现临床上已较少应用。

2.假绝经疗法

使用药物阻断下丘脑 GnRH-a 和垂体 Gn 的合成和释放,直接抑制卵巢激素的合成,以及有可能与靶器官性激素受体相结合,导致 FSH 和 LH 值低下,从而使子宫内膜萎缩,导致短暂闭经。不像绝经期后 FSH 和 LH 升高,故名假绝经疗法。常用药物有达那唑、内美通等。

(1)达那唑:是一种人工合成的 17α-炔孕酮衍生物,抑制 FSH 和 LH 峰,产生闭经;并直接与子宫内膜的雄激素和孕激素的受体结合,导致异位内膜腺体和间质萎缩、吸收而痊愈。

用法:月经第 1 d 开始口服,每天 600～800 mg,分 2 次口服,连服 6 个月。或使用递减剂量,300 mg/d 逐渐减至 100 mg/d 的维持剂量,作为 GnRH-a 治疗后的维持治疗 1 年,能有效维持盆腔疼痛的缓解。

达那唑宫内节育器能有效缓解 EMT 有关的疼痛症状,且无口服时的不良反应。达那唑阴道环给药系统有效治疗深部浸润型 EMT 的盆腔疼痛,不良反应非常少见,可以作为术后长期维持治疗。

(2)孕三烯酮(内美通):是 19-去甲睾酮衍生物,有雄激素和抗雌孕激素作用,作用机制类似达那唑,疗效优于达那唑,不良反应较达那唑轻。其耐受性、安全性及疗效不如 GnRH-a。

用法:月经第 1 d 开始口服,每周 2 次,每次 2.5 mg,连服 6 个月。

3.其他药物

(1)三苯氧胺(他莫昔芬,TAM):是一种非甾体类的雌激素拮抗剂,可与雌激素竞争雌激素受体,降低雌激素的净效应,并可刺激孕激素的合成,而起到抑制雌激素作用,能使异位的子宫内膜萎缩,造成闭经,并能缓解因内异症引起的疼痛等症状。但 TAM 治疗中又可出现雌激素样作用,长期应用可引起子宫内膜的增生,诱发卵巢内膜囊肿增大。

用法:每天 20～30 mg,分 2～3 次口服,连服 3～6 个月。

(2)米非司酮:能与孕酮受体及糖皮质激素受体结合,下调异位和在位内膜的孕激素受体含量并抑制排卵,造成闭经,促进 EMT 病灶萎缩,疼痛缓解。

用法:月经第 1 d 开始口服,每天 10～50 mg,连服 6 个月。

(3)有前景的药物:芳香化酶抑制剂类,如来曲唑;GnRH-a-A 类药物西曲瑞克;基质金属蛋白酶抑制剂及抗血管生成治疗药物等。

4.免疫调节治疗

EMT 是激素依赖性疾病,性激素抑制治疗已广泛应用于临床并取得了一定的短期疗效,包括达那唑、GnRH-a 和口服避孕药等。但是高复发率以及长期使用产生的严重药物不良反应影响了后续治疗。研究表明 EMT 的形成和发展有免疫系统的参与,包括免疫监视的缺失,子宫内膜细胞对凋亡和吞噬作用的抵抗以及对子宫内膜细胞有细胞毒性作用的 NK 细胞活性的降低。因此,免疫调节为 EMT 治疗开辟了新的途径。目前,以下几种药物在 EMT 治疗研究中获得了初步疗效。

(1)己酮可可碱:己酮可可碱是一种磷酸二酯酶抑制剂,它既可以影响炎症调节因子的产生,也可以调节免疫活性细胞对炎症刺激的反应,近年来被认为可能对 EMT 有效而成为 EMT 免疫调节治疗的研究重点。己酮可可碱可以通过提高细胞内的环磷腺苷水平来减少炎症细胞因子的产生或降低其活性,如肿瘤坏死因子 α(TNF-α)。此外还具有抑制 T 淋巴细胞和 B 淋巴细胞活化,降低 NK 细胞活性,阻断白细胞对内皮细胞的黏附等作用。研究发现,己酮可可碱可以调节 EMT 患者腹膜环境的免疫系统功能,减缓子宫内膜移植物的生长,逆转过度活化的巨噬细胞,有效改善 EMT 相关的不孕。己酮可可碱不抑制排卵,对孕妇是安全的,适用于治疗与 EMT 相关的不孕症。

手术后使用己酮可可碱治疗轻度 EMT,800 mg/d,12 个月的妊娠率从 18.5% 提高到 31%,可以明显减轻盆腔疼痛。但也有研究认为并不能明显改善轻度到重度 EMT 患者的妊娠率,不能降低术后复发率。

(2)抗 TNF-α 治疗药物:TNF-α 是一种促炎症反应因子,是活化的巨噬细胞的主要产物,与 EMT 的形成和发展有关。EMT 患者腹腔液中 TNF-α 水平增高,并且其水平与 EMT 的严重程度相关。抗 TNF-α 治疗除了阻断 TNF-α 对靶细胞的作用外,还包括抑制 TNF-α 的产生。该类药物有己酮可可碱、英夫利西单抗、依那西普、重组人 TNF 结合蛋白 I 等。

(3)干扰素-α2b:干扰素-α 能刺激 NK 细胞毒活性,并可促使 CD8 细胞表达。无论是在体外实验或动物模型中,干扰素-α2b 对于 EMT 的疗效均得以证实。

(4)白细胞介素 12(IL-12):IL-12 的主要作用是调节免疫反应的可适应性。IL-12 可以作用于 T 淋巴细胞和 NK 细胞,从而诱导其他细胞因子的产生。其中产生的干扰素-γ 可以进一步增强 NK 细胞对子宫内膜细胞的细胞毒性作用,以及促进辅助性 T 淋巴细胞反应的产生。小鼠腹腔内注射 IL-12 明显减小异位子宫内膜病灶的表面积和总重量。但目前缺乏临床试验证实其疗效。

(5)中药:中医认为扶正固本类中药多有免疫促进作用,有促肾上腺皮质功能及增强网状内皮系统的吞噬作用,增加 T 淋巴细胞的比值。活血化瘀类中药对体液免疫与细胞免疫均有一定的抑制作用,不仅能减少已生成的抗体,而且抑制抗体形成,对已沉积的抗原抗体复合物有促进吸收和消除的作用,还有抗炎、降低毛细血管通透性等作用。由丹参、莪术、三七、赤芍等组方的丹莪妇康煎具有增强细胞免疫和降低体液免疫的双向调节作用,疗效与达那唑相似。由柴胡、丹参、赤芍、莪术、五灵脂组方的丹赤坎使 33% 的 EMT 患者局部体征基本消失,NK 细胞活性升高。但是中药的具体免疫调节作用尚缺乏实验室证据的支持,且报道的临床疗效可重复性不强。

5.左炔诺孕酮宫内缓释系统(LNG-IUS,商品名曼月乐)

LNG-IUS 直接减少病灶中的 E_2 受体,使 E_2 的作用减弱导致异位的内膜萎缩,子宫动脉阻力增加,减少子宫血流量,减少子宫内膜中前列腺素的产生,明显减少月经量,改善 EMT 患者的盆腔疼痛,缓解痛经症状。与 GnRH-a 相比,LNG-IUS 缓解 EMT 患者痛经疗效相当,减少术后痛经复发。不增加心血管疾病风险,且降低血脂,不引起低雌激素症状,没有减少骨密度的严重不良反应,可长期应用。不规则阴道流血发生率高于 GnRH-a。如果 EMT 患者需要长期治疗,可优先选择 LNG-IUS,在提供避孕的同时,是治疗子宫内膜异位症、子宫腺肌病和慢性盆腔痛的有效、安全、便捷的治疗手段之一,尤其适用于合并有子宫腺肌病的 EMT 患者长期维持治疗。

曼月乐含 52 mg 左炔诺孕酮,每天释放 20 μg,可有效使用 5 年。

放置曼月乐一般选择在月经的 7 d 以内;如果更换新的曼月乐可以在月经周期的任何时间。早孕流产后可以立即放置,产后放置应推迟到分娩后 6 周。

6.促性腺激素释放激素激动剂(GnRH-a)

GnRH-a 是目前最受推崇、最有效的子宫内膜异位症治疗药物。连续使用 GnRH-a 可下调垂体功能,造成药物暂时性去势及体内 Gn 水平下降、低雌激素状态;由于卵巢功能受抑制,产生相应低雌激素环境,使内异症病灶消退。目前常用的有长效制剂如进口的曲普瑞林、戈舍瑞林、布舍瑞林等;国产的长效制剂有亮丙瑞林(丽珠制药),短效制剂如丙氨瑞林(安徽丰原)。

(1)用法:长效制剂于月经第 1 d 开始注射,每 28 d 注射 1/2～1 支,注射 3～6 支,最多不超过 6 支。

(2)不良反应:主要为雌激素水平降低所引起的类似围绝经期综合征的表现,如潮热、多汗、血管舒缩不稳定、乳房缩小、阴道干燥等反应,占 90% 左右,一般不影响继续用药。严重雌激素减少,$E_2 < 734$ pmol/L,可增加骨中钙的吸收,而发生骨质疏松。

(3)反向添加疗法(Add-back):指联合应用 GnRH-a 及雌、孕激素,使体内雌激素水平达到所谓"窗口剂量",即不影响内异症的治疗,又可最大限度地减轻低雌激素的影响。其目的是减少血管收缩症状以及长期使用 GnRH-a 对于骨密度的损害。可以用雌、孕激素的联合或序贯方法。

用药方法:应用 GnRH-a 3 个月后,联合应用以下药物:①GnRH-a＋补佳乐 1～2 mg/d＋甲羟孕酮 2～4 mg/d。②GnRH-a＋补佳乐 1～2 mg/d＋炔诺酮 5 mg/d。③GnRH-a＋利维爱2.5 mg/d。

雌二醇阈值窗口概念:血清 E2 在 110～146 pmol/L 为阈值窗口,在窗口期内可不刺激 EMT 病灶生长,亦能满足骨代谢和血管神经系统对雌激素的需求,故可适当添加激素维持雌激素阈值水平,减少不良反应。适当的反加不影响 GnRH-a 疗效,且有效减少不良反应,延长用药时间。

(4)GnRH-a 反减治疗:以往采用 GnRH-a 先足量再减量方法,近年有更合理的长间歇疗法,延长GnRH-a 用药间隔时间至 6 周 1 次,共用 4 次,亦能达到和维持有效低雌激素水平,是经济有效且减少不良反应的给药策略,但其远期复发率有待进一步研究。

(五)药物与手术联合治疗

手术治疗可恢复正常解剖关系,去除病灶并同时分离粘连,但严重的粘连使病灶不能彻底清除,显微镜下和深层的病灶无法看到,术后的并发症有时难以避免。手术后的粘连是影响手术效果、导致不孕的主要原因。药物治疗虽有较好的疗效,但停药后短期内病变可能复发,致密的粘连妨碍药物到达病灶内而影响疗效。根据病情程度在手术前后药物治疗。术前应用 GnRH-a,在低雌激素作用下,腹腔内充血减轻,毛细血管充血和扩张均不明显,使粘连易于分离,卵巢异位瘤易于剥离,有利于手术的摘除,还可预防术后粘连形成。术后用 1～2 个月的药物,可以抑制手术漏掉的病灶,预防手术后的复发。

八、EMT 的复发与处理

内异症复发指手术和规范药物治疗,病灶缩小或消失以及症状缓解后,再次出现临床症状且恢复至治疗前水平或加重,或再次出现子宫内膜异位症灶。内异症总体的复发率高达 50% 以上,作为一种慢性活动疾病,无论给予什么治疗,患者总处于复发的危险之中,特别是年轻的、保守性手术者。实际上,难以区分疾病的再现或复发,还是再发展或持续存在,更难界定治疗后多长时间再出现复发。无论何种治疗,很难将异位灶清除干净,尤其是药物治疗。复发的生物学基础是异位内膜细胞可以存活并有激素的维持。这种异位灶可以很"顽强",在经过全期妊娠已经萎缩的异位种植可能在产后 1 个月复发。亦有报道在经过卵巢抑制后 3 个星期,仅在激素替代 3 d 即可再现病灶。复发的主要表现是疼痛以及结节或包块的出现,80% 于盆腔检查即可得知,超声扫描、血清 CA125 检查可助诊,最准确的复发诊断是腹腔镜检查。一般以药物治疗的复发率为高,1 年的复发率是 51.6%。保守性手术的每年复发率是 13.6%,5 年复发率是 40%～50%。

EMT复发的治疗基本遵循初治原则,但应个体化。如药物治疗后痛经复发,应手术治疗。手术后内异症复发可先用药物治疗,仍无效者应考虑手术治疗。如年龄较大、无生育要求且症状严重者,可行根治性手术。对于有生育要求者,未合并卵巢子宫内膜异位囊肿者,给予 GnRH-a 3 个月后进行 IVF-ET。卵巢子宫内膜异位囊肿复发可进行手术或超声引导下穿刺,术后给予 GnRH-a 3 个月后进行 IVF-ET。

（李兴华）

第二节　子宫腺肌病

子宫腺肌病是指子宫内膜向肌层良性浸润并在其中弥散性生长,其特征是在子宫肌层中出现异位的内膜和腺体,伴有周围肌层细胞的代偿性肥大和增生。本病有 20%～50% 的病例合并子宫内膜异位症,约 30% 合并子宫肌瘤。

目前子宫腺肌病的发病有逐渐增加的趋势,其治疗的方法日趋多样化,治疗方法的选择应在考虑患者年龄、生育要求、临床症状的严重程度、病变部位与范围、患者的意愿等的基础上确定。

一、临床特征

（一）病史特点
(1)详细询问相关的临床症状,如经量增多和进行性痛经。
(2)家族中有无相同病史。
(3)医源性因素所致子宫内膜创伤,如多次分娩、习惯性流产、人工流产、宫腔操作史。

（二）症状
子宫腺肌病的症状不典型,表现多种多样,没有特异性。约有 35% 的子宫腺肌病无临床症状,临床症状与病变的范围有关。

(1)月经过多:占 40%～50%,一般出血与病灶的深度呈正相关,偶尔也有小病变月经过多者。

(2)痛经:逐渐加剧的进行性痛经,痛经常在月经来潮的前一周就开始,至月经结束。15%～30% 的患者有痛经,疼痛的程度与病灶的多少有关,约 80% 的痛经者为子宫肌层深部病变。

(3)其他症状:部分患者可有未明原因的月经中期阴道流血及性欲减退,子宫腺肌病不伴有其他不孕疾病时,一般对生育无影响,伴有子宫肌瘤时可出现肌瘤的各种症状。

（三）体征
妇科检查可发现子宫呈均匀性增大或有局限性结节隆起,质地变硬,一般不超过孕 12 周子宫的大小。近月经期检查,子宫有触痛。月经期,由于病灶充血、水肿及出血,子宫可增大,质地变软,压痛较平时更为明显;月经期后再次妇科检查发现子宫有缩小,这种周期性出现的体征改变为诊断本病的重要依据之一。合并盆腔子宫内膜异位症时,子宫增大、后倾、固定、骶骨韧带增粗,或直肠子宫陷凹处有痛性结节等。

二、辅助检查

(一)实验室检查

(1)血常规:明确有无贫血。

(2)CA125:子宫腺肌病患者血 CA125 水平明显升高,阳性率达 80%,CA125 在监测疗效上有一定价值。

(二)影像学检查

(1)B 超:为子宫腺肌病的常规诊断手段。B 超的图像特点为:①子宫呈均匀性增大,轮廓尚清晰。②子宫内膜线可无改变,或稍弯曲。③子宫切面回声不均匀,有时可见大小不等的无回声区。

(2)MRI:为目前诊断子宫腺肌病最可靠的无创伤性诊断方法,可以区别子宫肌瘤和子宫腺肌病,并可诊断两者同时并存,对决定处理方法有较大帮助,在发达国家中广泛应用。图像表现为:①子宫增大,外缘尚光滑;②T_2WI 显示子宫的正常解剖形态扭曲或消失;③子宫后壁明显增厚,结合带厚度>8 mm;④T_2WI 显示子宫壁内可见一类似结合带的低信号肿物,与稍高信号的子宫肌层边界不清,类似于结合带的局灶性或广泛性增宽,其中可见局灶性的大小不等斑点状高信号区,即为异位的陈旧性出血灶或未出血的内膜岛。

(三)其他

(1)宫腔镜检查:子宫腔增大,有时可见异常腺体开口,并可除外子宫内膜病变。

(2)腹腔镜检查:子宫均匀增大,前后径增大更明显,子宫较硬,外观灰白或暗紫色,有时浆膜面见突出紫蓝色结节。

(3)肌层针刺活检:诊断的准确性依赖于取材部位的选择、取材次数以及病灶的深度和广度,特异性较高,但敏感性较低,而且操作困难,在临床上少用。

三、诊断

子宫腺肌病的诊断一般并不难,最主要的困难在于与子宫肌瘤等疾病的鉴别诊断。子宫腺肌病与子宫肌瘤均是常见的妇科疾病,两种病变均发生在子宫,发病年龄相仿,多见于 30~50 岁的育龄妇女,临床上容易互相混淆。一般来说子宫腺肌病突出症状是继发性逐渐加重的痛经,子宫肌瘤的突出症状却为月经过多及不规则出血,子宫腺肌病时子宫也有增大,但很少超过妊娠 3 个月子宫大小。

四、治疗

(一)治疗原则

由于子宫腺肌病的难治性,目前尚不能使每位患者均获得满意的疗效,应根据患者的年龄、生育要求和症状,实施个体化的多种手段的联合治疗策略。

(二)药物治疗

药物治疗子宫腺肌病近期疗效明显,但只是暂时性的,停药后症状体征常很快复发,对年轻有生育要求,近绝经期者或不接受手术治疗者可试用达那唑、孕三烯酮或促性腺激素释放激素类似物(GnRH-a)等。

1.达那唑

达那唑适用于轻度及中度子宫腺肌病痛经患者。

用法：月经第 1 d 开始口服 200 mg，2～3 次/天，持续用药 6 个月。若痛经不缓解或未闭经，可加至4 次/天。疗程结束后约 90％症状消失。停药后 4～6 周恢复月经及排卵。

不良反应：有恶心、头痛、潮热、乳房缩小、体重增加、性欲减退、多毛、痤疮、声音改变、皮脂增加、肌痛性痉挛等。但发生率低且症状多不严重。

2.孕三烯酮

19-去甲睾酮的衍生物，有抗雌激素和抗孕激素作用，不良反应发生率同达那唑，但程度略轻。

用法：每周用药 2 次，每次 2.5 mg，于月经第 1 d 开始服用，6 个月为 1 个疗程。因为用药量小，用药次数少，其应用近年来增多。孕三烯酮治疗轻症子宫腺肌病具有很好的效果，可达治愈目的，从而可防止其发展为重症子宫肌腺病，减少手术及术后并发症，提高患者生活质量。

3.促性腺激素释放激素激动剂(GnRH-a)

其为人工合成的十肽类化合物，能促进垂体细胞分泌黄体生成激素（LH）和卵泡刺激素（FSH），长期应用对垂体产生降调作用，可使 LH 和 FSH 分泌急剧减少。有研究表明，子宫腺肌病导致不孕与化学和免疫等因素有关，而 GnRH-a 有调节免疫活性的作用，且使子宫大小形态恢复正常，从而改善了妊娠率。但 GnRH-a 作用是可逆性的，故对子宫腺肌病合并不孕的治疗在停药后短期内不能自行受孕者，应选择辅助生殖技术。

4.其他药物

(1)孕激素受体拮抗剂：米非司酮为人工合成 19-去甲基睾酮衍生物，具有抗孕激素及抗皮质激素的活性，用法：米非司酮 10 mg 口服 1 次/天，连续 3 个月，治疗后患者停经，痛经消失，子宫体积明显缩小，不良反应少见。年轻患者停药后复发率高于围绝经期患者，复发者进行长期治疗仍有效。

(2)左旋 18 炔诺孕酮：Norplant 为左旋 18 炔诺孕酮皮下埋植剂，可治疗围绝经期子宫腺肌病，治疗后虽子宫体积无明显缩小，但痛经缓解率达 100％。缓释左旋 18 炔诺孕酮宫内节育器（LNG-IUS,曼月乐），国内外报道用 LNG-IUS 治疗子宫腺肌病痛经及月经过多有一定效果。

(3)短效口服避孕药：临床研究显示，长期服用短效避孕药可使子宫内膜和异位内膜萎缩，缓解痛经，减少经量，降低子宫内膜异位症的复发率。但是复方口服避孕药存在不良反应，服用后患者可出现点滴出血或突破性出血、乳房触痛、头痛、体重改变、恶心和呕吐等胃肠道反应以及情绪改变等不良反应，长期应用有血栓性疾病和心血管疾病风险。因此，复方口服避孕药的使用应综合各方面情况进行个体化用药，以使患者获得最大益处。目前国内外还没有关于该疗法用于子宫腺肌病治疗效果大样本的评价。

(4)孕激素：孕激素作用基于子宫内膜局部高剂量的孕酮，可引起蜕膜样变，上皮萎缩及产生直接的血管改变，使月经减少，甚至闭经。目前国外研究显示，地屈孕酮是分子结构最接近天然孕酮的一种孕激素，并具有更高的口服生物利用度。地屈孕酮是一种口服孕激素，可使子宫内膜进入完全的分泌相，从而可防止由雌激素引起的子宫内膜增生和癌变风险。地屈孕酮可用于内源性孕激素不足的各种疾病，它不产热，且对脂代谢无影响。极少数患者可出现突破性出血，一般增加剂量即可防止。地屈孕酮也可能发生其他发生在孕激素治疗中的不良反应，如轻微出血、乳房疼痛,肝功能损害极为少见。目前国内外尚无使用地屈孕酮治疗子宫腺肌病的大型随机对照试验。

(三)手术治疗

药物治疗无效或长期剧烈痛经时,应行手术治疗。手术治疗包括根治手术(子宫切除术)和保守手术。

1.子宫切除术

子宫切除术是主要的治疗方法,也是唯一循证医学证实有效的方法,可以根治痛经和/或月经过多,适用于年龄较大、无生育要求者。近年来,阴式子宫切除术应用日趋增多,单纯子宫腺肌病子宫体积多小于 12 孕周子宫大小,行阴式子宫切除多无困难。若合并有内异症,有卵巢子宫内膜异位囊肿或估计有明显粘连,可行腹腔镜子宫切除术。虽然有研究表明腺肌病的子宫有稍多于 10% 病变可累及宫颈,但也有研究表明腺肌病主要见于子宫体部,罕见于宫颈部位,只要保证切除全部子宫下段,仍可考虑行子宫次全切除术。

2.保守性手术

子宫腺肌病病灶挖除术、子宫内膜去除术和子宫动脉栓塞术都属于保留生育功能的方法。腹腔镜下子宫动脉阻断术和病灶消融术(使用电、射频和超声等能减少子宫腺肌病量),近年来的报道逐渐增多,但这些手术的效果均有待于循证医学研究证实。

(1)子宫腺肌病病灶挖除术:适用于年轻、要求保留生育功能的患者。子宫腺肌瘤一般能挖除干净,可以明显地改善症状、增加妊娠机会。对局限型子宫腺肌病可以切除大部分病灶,缓解症状。虽然弥散型子宫腺肌病做病灶大部切除术后妊娠率较低,仍有一定的治疗价值。术前使用 GnRH-a 治疗 3 个月,可以缩小病灶利于手术。做病灶挖除术的同时还可做子宫神经去除术或子宫动脉阻断术以提高疗效。

(2)子宫内膜去除术:近年来,有报道在宫腔镜下行子宫内膜去除术治疗子宫腺肌病,术后患者月经量明显减少,甚至闭经,痛经好转或消失,对伴有月经过多的轻度子宫腺肌病可试用。子宫内膜切除术虽可有效控制月经过多及痛经症状,但对深部病灶治疗效果较差。远期并发症常见的为宫腔粘连、宫腔积血、不孕、流产、早产等。

(3)子宫动脉栓塞术:近期效果明显,月经量减少约 50%,痛经缓解率达 90% 以上,子宫及病灶体积缩小显著,彩色超声显示子宫肌层及病灶内血流信号明显减少,该疗法对要求保留子宫和生育功能的患者具有重大意义。但 UAE 治疗某些并发症尚未解决,远期疗效尚待观察,对日后生育功能的影响还不清楚,临床应用仍未普及,还有待于进一步积累经验。

(4)子宫病灶电凝术:通过子宫病灶电凝可引起子宫肌层内病灶坏死,以达到治疗的目的。但病灶电凝术中很难判断电凝是否完全,因此不如手术切除准确,子宫肌壁电凝术后病灶被瘢痕组织所代替,子宫壁的瘢痕宽大,弹性及强度降低,故术后子宫破裂风险增加。

(5)盆腔去神经支配治疗:近年来国外学者采用开腹或腹腔镜下骶前神经切除术及子宫神经切除术治疗原发及继发性痛经,取得了较好效果。

(6)腹腔镜下子宫动脉阻断术:子宫动脉结扎治疗子宫腺肌病的灵感来源于子宫动脉栓塞治疗子宫腺肌病的成功经验,但该术式目前应用的病例不多。由于疼痛不能得到完全缓解,多数患者对手术效果并不满意。

五、预后与随访

(一)随访内容

通常包括患者主诉、疼痛评价、妇科检查、超声检查、血清 CA125 检测,如果是药物治疗者,需要检查与药物治疗相关的内容,如肝功能、骨密度等。

(二)预后

除非实施了子宫切除术,子宫腺肌病容易复发。因残留的内膜腺体而发生恶变的较少见,与子宫腺肌病类似的疾病子宫内膜异位症,其恶变率国内报道为 1.5%,国外报道为 0.7%~1.0%,相比之下,子宫腺肌病发生恶变更为少见。

(李兴华)

第九章

女性生殖系统肿瘤

第一节 输卵管肿瘤

一、输卵管良性肿瘤

输卵管肿瘤占女性生殖系统肿瘤的 $0.5\%\sim1.1\%$，其中良性肿瘤罕见。来源于副中肾管或中肾管。大致可分为以下几类：①上皮细胞肿瘤，如腺瘤、乳头状瘤；②内皮细胞肿瘤，如血管瘤、淋巴管瘤；③间皮细胞肿瘤，如平滑肌瘤、脂肪瘤、软骨瘤、骨瘤；④混合性畸胎瘤，如囊性畸胎瘤。

（一）输卵管腺瘤样瘤

输卵管腺瘤样瘤为最常见的一种输卵管良性肿瘤。以生育期年龄妇女为多见。80%以上伴有子宫肌瘤，未见恶变报道。腺瘤样瘤由 Golden 和 Ash 于 1945 年首先报道并命名，它的组织发生一直有争议，近几年的免疫组化和超微结构研究均支持肿瘤起源于多能性间叶细胞。

输卵管良性肿瘤无特异症状，多数患者是以其并发疾病如子宫肌瘤，慢性输卵管炎的症状而就诊，易被其他疾病所蒙蔽，临床极少有确诊病例，常在妇科手术时无意中被发现者居多，造成大体标本检查易忽略而漏诊，导致检出率低。肿瘤体积较小，直径为 $1\sim3$ cm，位于输卵管肌壁或浆膜下。大体形态为实性，灰白色或灰黄色，与周围组织有分界，但无包膜。镜下可见紧密排列的腺体，呈隧道样、微囊样或血管瘤样结构，被覆低柱状上皮，核分裂象罕见。间质由纤维、弹力纤维及平滑肌组成。肿瘤可以浸润性的方式生长到管腔皱襞的支持间质中去。诊断有困难时组织化学和免疫组化可帮助诊断，AB 阳性，CK、Vim、SMA、Calretinin 阳性即可确诊。治疗为手术切除患侧输卵管。预后良好。

（二）输卵管乳头状瘤

输卵管乳头状瘤多发生于生育期妇女，与输卵管积水并发率较高，偶尔亦与输卵管结核或淋病并存。

肿瘤直径一般为 $1\sim2$ cm。一般生长在输卵管黏膜，突向管腔，呈疣状或菜花状，剖面见肿瘤自输卵管黏膜长出。镜下典型特点：见乳头结构，大小不等，表面被覆无纤毛细胞或少数纤毛细胞，细胞扁平，立方或柱形，核有中等程度的多形性但是核分裂象很少见，组织学上需要将这种良性病变与输卵管腺癌进行鉴别。输卵管周围及管壁内可见少量的嗜碱性粒细胞和淋巴细胞为主的炎症细胞浸润。

肿瘤早期无症状,患者常常合并输卵管周围炎,常因不孕、腹痛等原因就诊,随肿瘤发展逐渐出现阴道排液,无臭味,合并感染时呈脓性。管腔内液体经输卵管伞端流向腹腔即形成盆腔积液,当有多量液体向阴道排出时,可出现腹部绞痛。盆腔检查可触及附件形成的肿块,超声检查和腹腔镜可协助诊断,但最后诊断有赖于病理检查。治疗为手术切除患侧输卵管,如有恶变者按输卵管癌处理。

(三)输卵管息肉

输卵管息肉可发生于生育年龄和绝经后,一般无症状,多在不孕患者行检查时发现。输卵管息肉的发生不明,多位于输卵管腔内,与正常黏膜上皮有连续,镜下可无炎症证据。宫腔镜检查和子宫输卵管造影均可发现,但前者优于后者。乳头状瘤和息肉的鉴别是前者具有乳头结构。

(四)输卵管平滑肌瘤

输卵管平滑肌瘤较少见。输卵管平滑肌瘤的发生与胃肠道平滑肌瘤相似,而与雌激素无关。同子宫平滑肌瘤,亦可发生退行性病变。临床上常无症状,多在行其他手术时偶尔发现。肿瘤较小,单个,实质,表面光滑。肿瘤较大时可压迫管腔而致不育及输卵管妊娠,亦可引起输卵管扭转而发生腹痛。处理时可手术切除患侧输卵管。

(五)输卵管成熟性畸胎瘤

输卵管成熟性畸胎瘤比恶性畸胎瘤还少见。文献上仅有少数病例报道,大多数为良性,其来源于副中肾管或中肾管,认为可能是胚胎早期,生殖细胞移行至卵巢的过程中,在输卵管区而形成。一般病变多为单侧,双侧少见,常位于输卵管峡部或壶腹部,以囊性为主,少数为实性病变,少数位于输卵管肌层内或缚于浆膜层,肿瘤体积一般较小,直径为 1~2 cm,也有达 10~20 cm者,镜下同卵巢畸胎瘤所见,可含有三个胚层成熟成分。

患者年龄一般为 21~60 岁。常见症状为盆腔或下腹部疼痛、痛经、月经不规则及绝经后流血,由于无典型的临床症状或无症状,因此术前很难做出诊断。输卵管畸胎瘤可合并输卵管妊娠,治疗仅行肿瘤切除或输卵管切除。

(六)输卵管血管瘤

输卵管血管瘤罕见。有学者认为女性性激素与血管瘤有关,但一般认为在输卵管内的扩张海绵样血管是由于扭转、损伤或炎症引起。

血管瘤一般较小。肿瘤位于浆膜下肌层内,分界不清,可见很多不规则小血管空隙,上覆扁平内皮细胞。血管被疏松结缔组织及管壁平滑肌纤维分隔。临床通常无症状,常在行其他手术时发现,偶可因血管瘤破裂出血而引起腹痛。处理时可做患侧输卵管切除术。

二、输卵管恶性肿瘤

(一)原发性输卵管癌

原发性输卵管癌是少见的女性生殖道恶性肿瘤。发病高峰年龄为 52~57 岁,超过 60% 的输卵管癌发生于绝经后妇女,占妇科恶性肿瘤的 0.1%~1.8%。在美国每年的发病率为3.6/10 万。其发生率排列于子宫颈癌、卵巢癌、宫体癌、外阴癌和阴道癌之后居末位。在临床上常容易与卵巢癌发生混淆,而造成临床和病理诊断上的困难。子宫与输卵管皆起源于副中肾管,原发性输卵管癌由于早期诊断困难,其 5 年生存率一直较低,过去仅为 5% 左右。目前随着治疗措施的改进,生存率为 50% 左右。

肉眼所见的原发性输卵管癌与卵巢癌的比例为1:50左右。最近,上皮性卵巢癌的卵巢外起源学说认为输卵管浆液性癌可能是卵巢高级别浆液性癌的先期病变,所谓的原发性上皮性浆液性卵巢癌很可能是原发性输卵管癌的继发性种植病变。很多卵巢高级别浆液性癌病例经严格标准的输卵管病理取材,可见到输卵管上皮内癌或早期癌病变。临床上见到的单纯输卵管癌可能是由于输卵管炎症粘连阻碍了输卵管癌播散形成浆液性卵巢癌。因此,输卵管癌的真正发病率可能远高于传统概念上的数字,预计将来输卵管癌和卵巢癌的诊断及分期病理标准可能发生变化。

1.病因

病因不明,慢性输卵管炎通常与输卵管癌并存,多数学者认为慢性炎症刺激可能是原发的诱因。由于慢性输卵管炎患者相当多见,而原发输卵管癌患者却十分罕见,因此两者是否有病因学联系尚不清楚。另外,患输卵管结核者有时亦与输卵管癌并存,这是否由于在输卵管结核基础上,上皮过度增生而导致恶变,但两者并发率不高。此外,遗传因素可能在输卵管癌的病因中扮演着重要角色,输卵管癌可能是遗传性乳腺癌-卵巢癌综合征的一部分。输卵管癌患者易并发乳腺癌、卵巢癌等其他妇科肿瘤,发病年龄及不孕等一些特点也与卵巢癌、子宫内膜癌相似,故认为其病因可能与卵巢癌、子宫内膜癌的一些致病因素相关。

2.病理

(1)巨检:一般为单侧,双侧占10%～26%。病灶多见于输卵管壶腹部,其次为伞端。早期输卵管外观可正常,多表现为输卵管增粗,直径为5～10 cm,类似输卵管积水、积脓或输卵管卵巢囊肿,局部呈结节状肿大,形状不规则呈腊肠样,病灶可呈局限性结节状向管腔中生长,随病程的进展向输卵管伞端蔓延,管壁变薄,伞端常闭锁。剖面上可见输卵管腔内有灰白色乳头状或菜花状组织,质脆,可有坏死团块。晚期癌内有肿瘤组织可由伞端突出于管口外。亦可穿出浆膜面。当侵入卵巢时能产生肿块,与输卵管卵巢炎块相似,常合并有继发感染或坏死,腔内容物呈浑浊脓性液体。

(2)显微镜检查:90%以上的输卵管癌是乳头状腺癌,其中50%为浆液性癌。其他类型包括透明细胞癌、子宫内膜样癌、鳞癌、腺鳞癌、黏液癌等。其组织病理分级如下。①Gx:组织分级无法评估;②G1:高分化(乳头状);③G2:中分化(乳头状-囊泡状);④G3:低分化(囊泡状-髓样)。

3.组织学分型

(1)Ⅰ级(即乳头状癌):肿瘤分化较好,呈分枝乳头状,乳头覆以单层或多层异型上皮,呈柱状或立方状,细胞大小不等,核浓染,核分裂象少见。通常癌组织从输卵管壁呈乳头状向管腔内生长。乳头轴心为多少不等的血管纤维组织,较少侵犯输卵管肌层。可见到正常黏膜上皮和癌组织过渡形态。因而有学者将其称为原位癌,此型癌为临床预后最好的类型。

(2)Ⅱ级(即乳头状腺癌):分化程度较乳头状癌低,癌组织形成乳头或腺管状结构。癌细胞异型间变明显,核分裂象增多,常侵犯输卵管壁。

(3)Ⅲ级(即腺泡状髓样癌):分化程度最差。癌细胞排列成实性条索或片块状,某些区域呈腺泡状结构。癌细胞间变及异型性明显,可出现巨细胞。核分裂象多见,并易见病理性核分裂象。管壁明显浸润,常侵犯淋巴管,临床预后差。

4.转移途径

原发性输卵管癌的转移方式主要有3种方式,血行转移较少见。

(1)直接扩散:癌细胞可经过输卵管伞端口或直接穿过管壁而蔓延到腹腔、卵巢、肝、大网膜

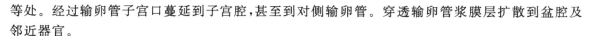

等处。经过输卵管子宫口蔓延到子宫腔,甚至到对侧输卵管。穿透输卵管浆膜层扩散到盆腔及邻近器官。

(2)淋巴转移:近年来已注意到淋巴结转移的重要性。输卵管癌可循髂部、腰部淋巴结至腹主动脉旁淋巴结,亦常见转移至大网膜。因子宫及卵巢与输卵管间有密切的淋巴管沟通,故常被累及。偶亦可见沿阔韧带及腹股沟淋巴结。淋巴结是复发病灶最常见的部位。癌细胞充塞输卵管的淋巴管后,淋巴回流将癌细胞带到对侧输卵管形成双侧输卵管癌。

(3)血性转移:晚期癌症患者可通过血行转移至肺、脑、肝、肾、骨等器官。

5.诊断

(1)根据病史。①发病年龄:原发性输卵管癌 2/3 发生于绝经期后,以 40～60 岁的妇女多见。其发病年龄高于宫颈癌,低于外阴癌而与卵巢上皮癌和子宫内膜癌相近。Peters 和 Eddy 报道的输卵管癌的发病年龄分别为 36～84 岁和 21～85 岁。②不育史:原发性输卵管癌患者的不育率比一般妇女要高,1/3～1/2 病例有原发或继发不育史。

(2)根据临床表现:临床上常表现为阴道排液、腹痛、盆腔包块,即所谓输卵管癌"三联征"。在临床上表现为这种典型的"三联征"患者并不多见,约占 11%。输卵管癌的症状及体征常不典型或早期无症状,故易被忽视而延误诊断。①阴道排液或阴道流血:阴道排液是输卵管癌最常见且具有特征性的症状。其排泄液为浆液性稀薄黄水,有时呈粉红色血清血液性,排液量多少不一,一般无气味。液体可能由于输卵管上皮在癌组织刺激下所产生的渗液,由于输卵管伞端闭锁或被肿瘤组织阻塞而通过宫腔从阴道排出。当输卵管癌有坏死或浸润血管时,可产生阴道流血。水样阴道分泌物占主诉的第三位,分泌物多时个别患者误认为尿失禁而就医。有时白带色黄类似琥珀色(个别患者在输卵管黏膜内含有较多胆固醇,但胆固醇致白带色黄的机制不清),有时为血水样或较黏稠。②下腹疼痛:为输卵管癌的常见症状,约有半数患者发生。多发生在患侧,常表现为阵发性、间歇性钝痛或绞痛。阴道排出水样或血样液体,疼痛可缓解。经过一阶段后逐渐加剧而呈痉挛性绞痛。其发生的机制可能是在癌肿发展的过程中,管腔伞端被肿瘤堵塞,输卵管腔内容物潴留增多,内压增加,引起输卵管蠕动增加,克服输卵管部分梗死将积液排出。③下腹部或盆腔肿块:妇科检查时可扪及肿块,亦有患者自己能扪及下腹部肿块,但很少见。肿块可为癌肿本身,也可为并发的输卵管积水或广泛盆腔粘连形成的包块。常位于子宫的一侧或后方,活动受限或固定不动。④外溢性输卵管积液:即患者经阴道大量排液后,疼痛减轻,盆腔包块缩小或消失的临床表现,但不常见。当管腔被肿瘤堵塞,分泌物郁积至一定程度,引起大量的阴道排液,随之管腔内压力减少,腹痛减轻,肿块缩小。由于输卵管积水的病例也可出现此现象,因此该症状的出现对关注输卵管疾病有价值,但并不是输卵管癌的特异症状。⑤腹水:较少见,约 10% 的病例伴有腹水。其来源有两个,管腔内积液经输卵管伞端开口流入腹腔;因癌瘤种植于腹膜而产生腹水。⑥其他:当输卵管癌肿增大或压迫附近器官或癌肿广泛转移时可出现腹胀、尿频、肠功能紊乱及腰骶部疼痛等,晚期可出现腹水及恶病质。

(3)根据辅助检查手段。①细胞学检查:若阴道脱落细胞内找到癌细胞,特别是腺癌细胞,而宫颈及子宫内膜检查又排除癌症存在者,则应考虑输卵管癌的诊断。但按文献报道阴道脱落细胞的阳性率都较低,在 50% 以下,其原因可能是因为腺癌细胞在脱落和排出的过程中易被破坏变形,也可能与取片方式有关。对于有大量阴道排液的患者,癌细胞可能被排出液冲走,导致细胞学阴性,需重复涂片检查。可行阴道后穹隆穿刺和宫腔吸出液的细胞学检查,亦可用子宫帽或月经杯收集排出液,增加阳性率,以提高输卵管恶性肿瘤的诊断。当肿瘤穿破浆膜层或有盆腹腔扩散时可在腹水或腹腔冲洗液中找到恶性细胞。②子宫内膜检查:黏膜下子宫肌瘤、子宫内膜癌、宫体癌、宫颈癌均可出现阴道排液增多的症状,因此宫腔探查及全面的分段诊刮很必要。若宫腔探查未发现异常,颈管及子宫内膜病理检查阴性,则应想到输卵管癌的可能。若内膜检查发现癌灶,虽然首先考虑子宫内膜癌,但亦不能排除输卵管癌向宫腔转移的可能。③宫腔镜及腹腔镜检查:通过宫腔镜检查,可观察子宫内膜情况的同时,还可以看到输卵管开口,并吸取液体做脱落细胞学检查;通过腹腔镜检查可直接观察输卵管及卵巢情况,对可疑的病例,可通过腹腔镜检查以明确诊断,早期输卵管癌可见到输卵管增粗,如癌灶已穿破输卵管管壁或已转移至周围脏器,并伴有粘连,则不易与卵巢癌鉴别。④B超检查及CT扫描:B超检查是常用的辅助诊断方法,B超及CT扫描均可确定肿块的部位、大小、形状和有无腹水,并了解盆腔其他脏器及腹膜后淋巴结有无转移的情况。⑤血清CA125测定:到目前为止,CA125是输卵管癌仅有的较有意义的肿瘤标志物,CA125可作为诊断和随诊原发性输卵管癌的指标。亦有报道CA125结果阳性的病例术后临床分期均为Ⅲ、Ⅳ期,术后一周检查CA125值明显降低,甚至达正常范围,提示CA125可能对中、晚期输卵管癌术后监测有参考意义,并对预后判断有指导意义。⑥子宫输卵管碘油造影:对输卵管恶性肿瘤的诊断有一定的价值,但有引起癌细胞扩散的危险,也难以区分输卵管肿瘤、积水、炎症,故一般不宜采用。

(4)根据鉴别诊断。①继发性输卵管癌:要点有以下三点。原发性输卵管癌的病灶,大部分存在于输卵管的黏膜层,继发性输卵管癌的黏膜上皮基本完整而病灶主要在间质内;原发性输卵管癌大多数都能看出乳头状结构,肌层癌灶多为散在病灶;原发性输卵管癌的早期癌变处可找到正常上皮到癌变的过渡形态。②附件炎性肿块:输卵管积水或输卵管卵巢囊肿都可表现为活动受限的附件囊性包块,在盆腔检查时很难与原发性输卵管癌区分并且两者均有不孕史,如患者年龄偏大且有阴道排液,则要考虑输卵管癌,并进一步做各项辅助检查,以协助诊断。③卵巢肿瘤:无输卵管癌的典型症状,输卵管癌多表现为阴道排液,而卵巢癌常为不规则阴道流血。盆腔检查时,卵巢良性肿瘤一般可活动,而输卵管癌的肿块多固定;卵巢癌表面常有结节感,若伴有腹水者多考虑卵巢癌,还可辅以B超及CT等检查以协助鉴别。④子宫内膜癌:多以不规则阴道流血为主诉,可因有阴道排液而与输卵管恶性肿瘤相混淆。通过诊刮病理以鉴别。

6.治疗

输卵管癌的治疗原则应与卵巢癌一致,即进行手术分期、肿瘤细胞减灭术、术后辅助治疗等。至于早期患者是否应行淋巴结清扫术,现仍有争议。输卵管癌的治疗以手术治疗为主、化疗等为辅的原则,应强调首次治疗的彻底性。

(1)手术治疗:彻底的手术切除是输卵管癌最根本的治疗方法。手术原则应同于上皮性卵巢癌。早期患者行全面的分期手术,包括全子宫、双侧附件、大网膜切除和腹膜后淋巴结清扫;晚期病例行肿瘤细胞减灭术,手术时应该尽可能切净原发病灶及其转移病灶。由于输卵管癌的播散方式与卵巢癌相同,即盆腹腔的局部蔓延和淋巴结转移。输卵管癌的双侧发生率为17%～26%,子宫及卵巢转移常见,盆腹膜转移率高,故手术应该采用正中切口,进行以下操作:仔细评估整个盆、腹腔,全面了解肿瘤的范围;全子宫切除,两侧输卵管卵巢切除;盆腔、腹主动脉旁淋巴结取样;横结肠下大网膜切除;腹腔冲洗;任何可疑部位活检,包括腹腔和盆腔腹膜。

早期输卵管癌的处理:①原位癌的处理。患者手术治疗如前所述范围切除肿瘤。输卵管原位癌手术切除后不提倡辅助治疗。②FIGOⅠ期、FIGOⅡ期的处理。此期患者应该进行手术分期。若最终的组织学诊断为腺癌原位癌或Ⅰ期,分化Ⅰ级,手术后不必辅助化疗。其他患者应该

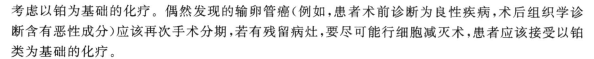

考虑以铂为基础的化疗。偶然发现的输卵管癌(例如,患者术前诊断为良性疾病,术后组织学诊断含有恶性成分)应该再次手术分期,若有残留病灶,要尽可能行细胞减灭术,患者应该接受以铂类为基础的化疗。

晚期输卵管癌的处理:①FIGO Ⅲ期的处理。除非另有论述,所有输卵管癌都指腺癌,和卵巢癌类似,应该采用以铂类为基础的化疗。患者接受减灭术后应该行以铂类为基础的化疗。若患者初次诊断时因为医学禁忌证而未行理想的减灭术,应该接受以铂为基础的化疗,然后再重新评估。化疗3个周期以后,再次评估时可以考虑二次探查,如有残留病灶,应该行二次细胞减灭术。然而,这种治疗未经任何前瞻性研究证实。②FIGO Ⅳ期的处理。患者若有远处转移,必须有原发病灶的组织学证据。手术时应尽可能切出肿瘤病灶,如果有胸膜渗出的症状,术前要抽胸腔积液。患者如果情况足够好,像卵巢癌那样,应该接受以铂类为基础的化疗。其他患者情况不能耐受化疗,应该对症治疗。

保留生育功能的手术:少数情况下,患者年轻、希望保留生育功能,只有在分期为原位癌的情况下,经过仔细评估和充分讨论,可以考虑保守性手术。然而,如果双侧输卵管受累的可能性很大,则不提倡保守性手术。确诊的癌症,不考虑保守手术。

(2)化疗:化疗应与手术治疗紧密配合,是主要的术后辅助治疗,输卵管癌的化疗与卵巢癌相似。紫杉醇和铂类联合化疗在卵巢癌的成功应用现在也用于输卵管癌的化疗。很多回顾性分析提示,对于相同的组织学类型,这个方案的疗效优于烷化剂和铂类的联合。因此,目前紫杉醇和铂类联合的化疗方案是治疗输卵管癌的一线用药。

(3)内分泌治疗:由于输卵管上皮源于副中肾管,对卵巢激素有反应,所以可用激素药物治疗。若输卵管癌肿瘤中含有雌、孕激素受体,可应用抗雌激素药物如他莫昔芬及长期避孕激素,如己酸孕酮、甲羟孕酮等治疗。但目前对激素的治疗作用还没得到充分的肯定。

(4)放疗:放疗仅作为输卵管癌的综合治疗的一种手段,一般以体外放射为主。对术时腹水内找到癌细胞者,可在腹腔内注入^{32}P。对于Ⅱ、Ⅲ期手术无肉眼残留病灶,腹水或腹腔冲洗液细胞学阴性,淋巴结无转移者,术后可辅以全腹加盆腔放疗或腹腔内同位素治疗。对不能切除的肿瘤患者,放疗可使癌块缩小,粘连松动,以便争取获得再次手术机会,但残留病灶者效果不及术后辅助化疗。盆腔照射量不应低于5 000~6 000 cGy/(4~6)w;全腹照射剂量不超过3 000 cGy/(5~6)w。有学者认为在外照射后再应用放射性胶体^{32}P则效果更好。在放疗后可应用化疗维持。

(5)复发的治疗:在综合治疗后的随诊过程中,如出现局部盆腔复发或原有未切除的残留癌灶经化疗后可考虑第二次手术。

7.预后

原发性输卵管癌预后差,但随着对输卵管癌的认识、诊断及治疗措施的提高和改进,其5年生存率明显提高。因此,对晚期的患者术后积极地放、化疗,虽不能根除癌瘤,但能延长生存期。输卵管癌的预后更多地取决于期别,因此,分期和区分肿瘤是原发性抑或转移性更为重要。转移性输卵管癌远远多于原发性输卵管癌。影响预后的因素如下。

(1)临床分期:是重要的影响因素,期别愈晚期预后愈差。随期别的提高生存率逐渐下降。Peter等研究了115例输卵管癌患者,发现管壁浸润越深,预后越差,术后残留病灶大者预后差。

(2)初次术后残存瘤的大小:也是影响预后的重要因素。Eddy分析了38例输卵管癌病理,初次手术后未经顺铂治疗的患者中,肉眼无瘤者的5年生存率为29%,残存瘤≥2 cm者仅为7%。初次手术后用顺铂治疗的病例,肉眼无瘤者的5年生存率为83%,残存瘤≥2 cm者的为 29%。

（3）输卵管浸润深度：肿瘤仅侵犯黏膜层者预后好，相反穿透浆膜层则预后差。

（4）辅助治疗：是否接受辅助治疗对其生存率的影响有显著性差别，接受了以顺铂为主的化疗患者其生存时间明显高于没有接受化疗者。

（5）病理分级：关于肿瘤病理分期对预后的影响尚有争议，近年来多数研究报道病理分期与预后无明显关系，其对预后的影响不如临床分期及其他重要。

（二）其他输卵管恶性肿瘤

1.原发性输卵管绒毛膜癌

本病极为罕见，多数发生于妊娠后妇女，和体外受精（IVF）有关，临床表现不典型，故易误诊。输卵管绒毛膜癌大多数来源于输卵管妊娠的滋养叶细胞，少数来源于异位的胚胎残余或具有形成恶性畸胎瘤潜能的未分化胚细胞。来源于前者的绒癌发生于生育期，临床症状同异位妊娠或伴有腹腔内出血，常误诊为输卵管异位妊娠而手术；来源于后者的绒癌，多数在 7～14 岁发病，可出现性早熟症状，由于滋养叶细胞有较强的侵袭性，能迅速破坏输卵管壁，在早期就侵入淋巴及血管而发生广泛转移至肺、肝、骨及阴道等处。

肿瘤在输卵管表面呈暗红色或紫红色，切面见充血、水肿、管腔扩张，腔内充满坏死组织及血块。镜下见细胞滋养层细胞及合体滋养层细胞大量增生，不形成绒毛。

诊断主要依据临床症状及体征，结合血、尿内人绒毛膜促性腺激素（HCG）的测定，胸部 X 线片等检查，但最终确诊有待病理结果。本病应与以下疾病鉴别。

（1）子宫内膜癌：可出现阴道排液，但主要临床症状为不规则阴道流血，诊刮病理可鉴别。

（2）附件炎性包块：有不孕或盆腔包块史，妇检可在附件区触及活动受限囊性包块。

（3）异位妊娠：两者均有子宫正常，子宫外部规则包块，均可发生大出血，但宫外孕患者 HCG 滴度增高程度低于输卵管绒癌，病理有助确诊。

治疗同子宫绒毛膜癌，可以治愈。先采用手术治疗，然后根据预后因素采用化疗。如果肿瘤范围局限，希望保留生育功能者可以考虑保守性手术，如输卵管绒毛膜癌来源于输卵管妊娠的滋养叶细胞，其生存率约为 50%，如来源于生殖细胞，预后很差。

2.原发性输卵管肉瘤

原发性输卵管肉瘤罕见，其与原发性输卵管腺癌之比为 1∶25。迄今文献报道不到 50 例。主要为纤维肉瘤和平滑肌肉瘤。肿瘤表面常呈多结节状，可见充满弥散性新生物，质软，大小不等的包块。本病可发生在任何年龄妇女，临床症状同输卵管癌，主要为阴道排液，呈浆液性或血性，继发感染时排出液呈脓性。部分患者亦以腹胀、腹痛或下腹部包块为症状。由于肉瘤生长迅速常伴有全身乏力、消瘦等恶病质症状。此病需与以下疾病相鉴别。

（1）附件炎性包块：均可表现腹痛、白带多及下腹包块，但前者有盆腔炎性疾病病史，抗感染治疗有效。

（2）子宫内膜癌：有阴道排液的患者需要与子宫内膜癌鉴别，分段诊刮病理可确诊。

（3）卵巢肿瘤：多无临床症状，伴有腹水，B 超可协助诊断。

治疗参考子宫肉瘤治疗方案，以手术为主，再辅以化疗或放疗，预后差。

3.输卵管未成熟畸胎瘤

输卵管未成熟畸胎瘤极少见。可是本病却可以发生在有生育要求的年轻女性，虽然治愈率高，但进展较快，因此早期诊断早期治疗十分重要，输卵管未成熟畸胎瘤预后较差。虽然直接决定患者的预后因素是临床分期,但肿瘤组织分化程度、幼稚成分的多少和预后有密切关系。治疗采用手术治疗,然后根据相关预后因素采用化疗。如果要保留生育功能,任何期别的患者均可以行保守性手术。化疗方案采用卵巢生殖细胞肿瘤的化疗方案。

4.转移性输卵管癌

转移性输卵管癌较多见,占输卵管恶性肿瘤的80%～90%。其主要来自卵巢癌、子宫体癌、子宫颈癌,远处如直肠癌、胃癌及乳腺癌亦可转移至输卵管。临床表现因原发癌的不同而有差异。镜下其病理组织形态与原发癌相同。其诊断标准如下。

(1)癌灶主要在输卵管浆膜层,肌层、黏膜层正常或显示慢性炎症。若输卵管黏膜受累,其表面上皮仍完整。

(2)癌组织形态与原发癌相似,最多见为卵巢癌、宫体癌和胃肠癌等。

(3)输卵管肌层和系膜淋巴管内一般有癌组织存在,而输卵管内膜淋巴管很少有癌细胞存在。

治疗按原发癌已转移的原则处理。

5.临床特殊情况的思考和建议

(1)临床特征:对于输卵管癌的临床表现,应对此病有一定认识并提高警惕,并通过进一步的辅助检查,尽可能在术前作出早期诊断。因此,有以下情况下者应考虑输卵管癌的可能。①有阴道排液、腹痛、腹块三大特征者;②持续存在不能解释的不规则子宫出血,尤其是在35岁以上,尤其对于细胞学涂片阴性,刮出子宫内膜也阴性的患者;③持续存在不能解释的异常阴道排液,排液呈血性,年龄>35岁;④持续存在不能解释的下腹和/或下背疼痛;⑤在宫颈涂片中出现一种不正常的腺癌细胞;⑥在绝经前后发现附件肿块。

(2)输卵管癌术前的诊断问题:输卵管癌常误诊,过去术前诊断率为2%,近数年来由于提高认识及进一步的辅助诊断,术前诊断率提高到25%～35%。术前不易作出确诊的原因可能如下。①由于输卵管癌少见,常被忽视;②输卵管位于盆腔内,常不能感觉到;③较多患者肥胖,而且由于激素低落而阴道萎缩,所以检查不够明确;④肿瘤发展早期症状很不明显,下腹疼痛常伴有其他不同的盆腔疾病,故常误诊为绝经期的功能紊乱。

(3)对于双侧输卵管癌究竟是原发还是继发问题:双侧输卵管均由副中肾管演化而来,在同一致癌因素下,可以同时发生癌。文献报道0～Ⅱ期输卵管癌双侧性占7%,Ⅲ～Ⅳ期占30%。因此,晚期输卵管癌转移是引起双侧累及的主要原因。转移而来的腺癌首先侵犯间质和肌层,而黏膜皱襞上皮常保持完好。但现在也有不少学者认为卵巢癌可能为输卵管癌灶转移而来,尚待进一步证明。

(4)输卵管腺癌合并子宫内膜癌是原发还是继发问题:①两者病灶均较早,无转移可能性,应视两者均为原发性。②子宫内膜转移病灶是局灶性侵犯间质,并见有正常腺体夹杂其中,对四周组织常有压迫,无过渡形态。

(5)输卵管肿瘤合并妊娠问题:输卵管肿瘤是一种较罕见的女性生殖系统的肿瘤。输卵管良性肿瘤较恶性肿瘤更少见。输卵管肿瘤患者常伴有不孕史,故其合并妊娠仅见个案报道。由于常无临床症状,很少在术前做出诊断。1996年有报道1例妊娠合并输卵管畸胎瘤扭转,患者为25岁,因停经5个月,反复左下腹疼痛入院,B超检查提示宫内妊娠5个月,左侧卵巢肿块大小7 cm×6.5 cm×6 cm,故诊断"中期妊娠,左侧卵巢肿瘤蒂扭转"而手术。术时见子宫增大5个月,左输卵管肿物10 cm×7 cm×6 cm,呈囊性,灰黑色,蒂长1.5 cm,扭转180°行患侧输卵管切除术。病理检查结果显示输卵管畸胎瘤。

原发性输卵管癌合并妊娠亦罕见。国外文献曾报道 3 例原发性输卵管癌合并足月妊娠；Schinfeld 报道一患者 40 岁，当足月妊娠时入院检查胎先露呈臀位而行剖宫产，术时发现左侧输卵管伞端有 4.5 cm×3 cm×2.3 cm 暗色、实质包块，做部分输卵管切除术，病理检查为输卵管腺癌。术后 6 d 再行全子宫、双附件及部分大网膜切除术，后继化疗及放疗。另 2 例为产后行输卵管结扎术时发现输卵管癌。国内有报道 5 例原发性输卵管癌，其中有 1 例因停经 45 d 行人流扎管术，术时发现右侧输卵管肿胀积液、粘连，切除右侧输卵管，病理检查为原发性输卵管腺癌，再次手术，术后 5 年随访健在。

（王书君）

第二节 卵巢肿瘤

卵巢肿瘤是常见的妇科肿瘤，由于卵巢位于盆腔深部，早期病变不易发现，一旦出现症状多属晚期，应高度警惕。卵巢上皮性肿瘤好发于 50～60 岁的妇女，5 年生存率一直徘徊于 30％～40％，死亡率居妇科恶性肿瘤首位，已成为严重威胁妇女生命和健康的主要肿瘤。卵巢生殖细胞肿瘤多见于 30 岁以下的年轻女性，恶性程度高，由于有效化疗方案的应用，使卵巢恶性生殖细胞肿瘤的治疗效果有了明显的提高，死亡率从 90％降至 10％。

一、卵巢肿瘤概论

卵巢组织成分非常复杂，是全身各脏器原发肿瘤类型最多的器官，不同类型卵巢肿瘤的组织学结构和生物学行为都存在很大的差异。除组织类型繁多外，尚有良性、交界性和恶性之分。卵巢亦为胃肠道恶性肿瘤、乳腺癌、子宫内膜癌等的常见转移部位。

(一)组织学分类

最常用的分类是世界卫生组织（WHO）的卵巢肿瘤组织学分类。该分类于 1973 年制定，2003 年修改，2014 年再次修订。主要的组织学分类如下。

1.上皮性肿瘤

上皮性肿瘤占原发性卵巢肿瘤 50％～70％，其恶性类型占卵巢恶性肿瘤的 85％～90％。来源于卵巢表面的生发上皮，而生发上皮来自原始的体腔上皮，具有分化为各种米勒管上皮的潜能。若向输卵管上皮分化，形成浆液性肿瘤；向宫颈黏膜分化，形成黏液性肿瘤；向子宫内膜分化，形成子宫内膜样肿瘤。

2.生殖细胞肿瘤

生殖细胞肿瘤占卵巢肿瘤的 20％～40％。生殖细胞来源于生殖腺以外的内胚叶组织，在其发生、移行及发育过程中，均可发生变异，形成肿瘤。生殖细胞有发生多种组织的功能。未分化者为无性细胞瘤，胚胎多能者为胚胎癌，向胚胎结构分化为畸胎瘤，向胚外结构分化为内胚窦瘤、绒毛膜癌。

3.性索间质肿瘤

性索间质肿瘤约占卵巢肿瘤的 5％。性索间质来源于原始体腔的间叶组织，可向男女两性

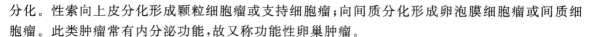

分化。性索向上皮分化形成颗粒细胞瘤或支持细胞瘤;向间质分化形成卵泡膜细胞瘤或间质细胞瘤。此类肿瘤常有内分泌功能,故又称功能性卵巢肿瘤。

4.继发性肿瘤

继发性肿瘤占卵巢肿瘤的5%~10%,其原发部位多为胃肠道、乳腺及生殖器官。

(二)临床表现

1.卵巢良性肿瘤

早期肿瘤较小,多无症状,常在妇科检查时偶然发现。肿瘤增至中等大时,感腹胀或腹部扪及肿块,边界清楚。妇科检查在子宫一侧或双侧触及球形肿块,多为囊性,表面光滑、活动与子宫无粘连。若肿瘤长大充满盆、腹腔即出现压迫症状,如尿频、便秘、气急、心悸等。腹部膨隆,肿块活动度差,叩诊呈实音,无移动性浊音。

2.卵巢恶性肿瘤

早期常无症状,可在妇科检查发现。主要症状为腹胀、腹部肿块及腹水。症状的轻重决定于:①肿瘤的大小、位置、侵犯邻近器官的程度;②肿瘤的组织学类型;③有无并发症。肿瘤若向周围组织浸润或压迫神经,可引起腹痛、腰痛或下肢疼痛;若压迫盆腔静脉,出现下肢水肿;若为功能性肿瘤,产生相应的雌激素或雄激素过多症状。晚期可表现消瘦、严重贫血等恶病质征象。三合诊检查在阴道后穹隆触及盆腔内硬结节,肿块多为双侧,实性或半实性,表面凹凸不平,不活动,常伴有腹水。有时在腹股沟、腋下或锁骨上可触及肿大淋巴结。

(三)并发症

1.蒂扭转

蒂扭转为常见的妇科急腹症,约10%卵巢肿瘤并发蒂扭转。好发于瘤蒂长、中等大、活动度良好、重心偏于一侧的肿瘤(如畸胎瘤)。常在患者突然改变体位时,或妊娠期和产褥期子宫大小、位置改变时发生蒂扭转。卵巢肿瘤扭转的蒂由骨盆漏斗韧带、卵巢固有韧带和输卵管组成。发生急性扭转后静脉回流受阻,瘤内极度充血或血管破裂瘤内出血,致使瘤体迅速增大,后因动脉血流受阻,肿瘤发生坏死变为紫黑色,可破裂和继发感染。其典型症状是突然发生一侧下腹剧痛,常伴恶心、呕吐甚至休克,由腹膜牵引绞窄引起。妇科检查扪及肿物张力大,压痛,以瘤蒂部最明显。有时不全扭转可自然复位,腹痛随之缓解。蒂扭转一经确诊,应尽快行剖腹手术,术时应在蒂根下方钳夹后再将肿瘤和扭转的瘤蒂切除,钳夹前不可将扭转回复,以防栓塞脱落。

2.破裂

约3%卵巢肿瘤会发生破裂,破裂有自发性和外伤性两种。自发性破裂常因肿瘤生长过速所致,多为肿瘤浸润性生长穿破囊壁;外伤性破裂常因腹部受重击、分娩、性交、妇科检查及穿刺等引起。其症状轻重取决于破裂口大小、流入腹腔囊液的性质和数量。小囊肿或单纯浆液性囊腺瘤破裂时,患者仅感轻度腹痛;大囊肿或成熟畸胎瘤破裂后,常致剧烈腹痛,伴恶心、呕吐,有时导致腹腔内出血、腹膜炎及休克。妇科检查可发现腹部压痛、腹肌紧张,可有腹水征,原有肿块摸不到或扪及缩小张力低的肿块。疑有肿瘤破裂应立即剖腹探查,术中应尽量吸净囊液,并涂片行细胞学检查,清洗腹腔及盆腔,切除标本应行仔细的肉眼观察,尤需注意破口边缘有无恶变并送病理学检查。

3.感染

感染较少见,多因肿瘤扭转或破裂后引起,也可来自邻近器官感染灶如阑尾炎扩散。临床表现为发热、腹痛、肿块及腹部压痛、反跳痛、腹肌紧张及白细胞计数升高等。治疗应先应用抗生素抗感染,后行手术切除肿瘤。若短期内感染不能控制,宜行急诊手术。

4.恶变

卵巢良性肿瘤可发生恶变,恶变早期无症状,不易发现。若发现肿瘤生长迅速,尤其双侧性,应考虑恶变。近年来,子宫内膜异位囊肿恶变引起临床高度关注,因此,确诊为卵巢肿瘤者应尽早手术明确性质。

(四)诊断

病理学是诊断卵巢肿瘤的标准,临床表现和相关的辅助检查有助于诊断。

卵巢肿瘤无特异性症状,常于体检时发现。根据患者的年龄、病史及局部体征等特点可初步确定是否为卵巢肿瘤,并对良性、恶性进行评估。术前常用的辅助诊断方法有以下几种。

1.影像学检查

(1)超声:能检测肿块部位、大小、形态,提示肿瘤性质,鉴别卵巢肿瘤、腹水和结核性包裹性积液,超声检查的临床诊断符合率>90%。通过彩色多普勒超声扫描,能测定卵巢及其新生组织血流变化,有助于诊断。

(2)胸部、腹部 X 线平片:对判断有无胸腔积液、肺转移和肠梗阻有诊断意义。卵巢畸胎瘤,腹部 X 线平片可显示牙齿及骨质,囊壁为密度增高的钙化层,囊腔呈放射透明阴影。

(3)CT 检查:可清晰显示肿块形态,良性肿瘤多呈均匀性吸收,囊壁薄,光滑;恶性肿瘤轮廓不规则,并向周围浸润或伴腹水;CT 还可显示有无肝、肺结节及腹膜后淋巴结转移。

(4)磁共振成像(MRI):MRI 具有较高的软组织分辨度,在判断子宫病变的性质、评估肿瘤局部浸润的程度、周围脏器的浸润、有无淋巴转移、有无肝脾转移和确定手术方式有重要参考价值。

(5)PET-CT 检查:正电子发射计算机断层显像(PET-CT)是将 PET 与 CT 完美融为一体的现代影像学检查。由 PET 提供病灶详尽的功能与代谢等分子信息,而 CT 提供病灶的精确解剖定位,一次显像可获得全身各方位的断层图像,具有灵敏、准确、特异及定位精确等特点,可一目了然的了解全身整体状况,达到早期发现病灶和诊断疾病的目的。PET-CT 更有助于复发卵巢癌的定性和定位诊断。

2.肿瘤标志物

不同类型卵巢肿瘤有相对较为特殊标志物,可用于辅助诊断及病情监测。

(1)CA125:80%卵巢上皮癌患者 CA125 水平高于正常值;90%以上患者 CA125 水平的高低与病情缓解或恶化相一致,可用于病情监测,敏感性高。

(2)人附睾蛋白 4(HE4):是一种新的卵巢癌肿瘤标志物。正常生理情况下,HE4 在卵巢癌组织和患者血清中均高度表达,可用于卵巢癌的早期检测、鉴别诊断、治疗监测及预后评估。88%的卵巢癌患者都会出现 HE4 升高的现象。与 CA125 相比,HE4 的敏感度更高、特异性更强,尤其是在疾病初期无症状表现的阶段。HE4 与 CA125 两者联合应用,诊断卵巢癌的敏感性可增加到 92%,并将假阴性结果减少 30%,大大增加了卵巢癌诊断的准确性。

(3)CA199 和 CEA 等肿瘤标记物在卵巢上皮癌患者中也会升高,尤其是对卵巢黏液性癌的诊断价值较高。

(4)AFP:对卵巢内胚窦瘤有特异性价值,对未成熟畸胎瘤、混合性无性细胞瘤中含卵黄囊成分者有协助诊断意义。

(5)HCG:对于原发性卵巢绒癌有特异性。

(6)性激素:颗粒细胞瘤、卵泡膜细胞瘤可产生较高水平雌激素。

3.腹腔镜检查

可直接观察肿块状况,对盆腔、腹腔及横膈部位进行窥视,并在可疑部位进行多点活检,抽吸腹腔液行细胞学检查。

4.细胞学检查

腹水或腹腔冲洗液找癌细胞对Ⅰ期患者进一步确定分期及选择治疗方法有意义,若有胸腔积液应做细胞学检查确定有无胸腔转移。

(五)鉴别诊断

1.卵巢良性肿瘤与恶性肿瘤的鉴别

见表9-1。

表 9-1 卵巢良性肿瘤与恶性肿瘤鉴别

鉴别内容	良性肿瘤	恶性肿瘤
病史	病程长,生长缓慢	病程短,迅速增大
肿块部位及性质	单侧多,囊性,光滑,活动	双侧多,实性或囊实性,不规则,固定,后穹隆实性结节或肿块
腹水征	多无	常有腹水,可能查到恶性细胞
一般情况	良好	可有消瘦、恶病质
超声检查	为液性暗区,边界清晰,有间隔光带	液性暗区内有杂乱光团、光点,界限不清
CA125*(>50岁)	<35 U/mL	>35 U/mL

注:因 50 岁以下患者常有盆腔炎性疾病、子宫内膜异位症等可使 CA125 升高的疾病,故参考价值不大;>50 岁患者中,若有卵巢肿块伴 CA125 升高,则恶性者可能性大,有鉴别诊断意义。

2.卵巢良性肿瘤的鉴别诊断

(1)卵巢瘤样病变:滤泡囊肿和黄体囊肿最常见。多为单侧,直径<5 cm,壁薄,暂行观察或口服避孕药,2~3 个月自行消失,若持续存在或长大,应考虑为卵巢肿瘤。

(2)输卵管卵巢囊肿:为炎性囊性积液,常有不孕或盆腔感染史,两侧附件区条形囊性肿块,边界较清,活动受限。

(3)子宫肌瘤:浆膜下肌瘤或肌瘤囊性变易与卵巢实体瘤或囊肿混淆。肌瘤常为多发性,与子宫相连,检查时肿瘤随宫体及宫颈移动。超声检查可协助鉴别。

(4)妊娠子宫:妊娠早期或中期时,子宫增大变软,峡部更软,三合诊时宫体与宫颈似不相连,易将宫体误认为卵巢肿瘤。但妊娠妇女有停经史,做 HCG 测定或超声检查即可鉴别。

(5)腹水:大量腹水应与巨大卵巢囊肿鉴别,腹水常有肝病、心脏病史,平卧时腹部两侧突出如蛙腹,叩诊腹部中间鼓音,两侧浊音,移动性浊音阳性;超声检查见不规则液性暗区,液平面随体位改变,其间有肠曲光团浮动,无占位性病变。巨大囊肿平卧时腹部中间隆起,叩诊浊音,腹部两侧鼓音,无移动性浊音,边界清楚;超声检查见圆球形液性暗区,边界整齐光滑,液平面不随体位移动。

3.卵巢恶性肿瘤的鉴别诊断

(1)子宫内膜异位症:子宫内膜异位症形成的粘连性肿块及直肠子宫陷凹结节与卵巢恶性肿瘤很难鉴别。前者常有进行性痛经、月经多,经前不规则阴道流血等。超声检查、腹腔镜检查是有效的辅助诊断方法,必要时应剖腹探查确诊。

（2）结核性腹膜炎：常合并腹水，盆腹腔内形成粘连性肿块。但多发生于年轻、不孕妇女，伴月经稀少或闭经。多有肺结核史；有消瘦、乏力、低热、盗汗、食欲缺乏等全身症状。妇科检查肿块位置较高，形状不规则，界限不清，不活动。叩诊时鼓音和浊音分界不清。胸部 X 线片检查、结核菌素试验等可协助诊断，必要时行剖腹探查取材，行活体组织检查确诊。

（3）生殖道以外的肿瘤：需与腹膜后肿瘤、直肠癌、乙状结肠癌等鉴别。腹膜后肿瘤固定不动，位置低者使子宫、直肠或输尿管移位。直肠癌和乙状结肠癌多有相应的消化道症状，超声检查、钡剂灌肠、乙状结肠镜检等有助于鉴别。

（4）转移性卵巢肿瘤：与卵巢原发恶性肿瘤不易鉴别。对于双侧性、中等大、肾形、活动的实性肿块，应疑为转移性卵巢肿瘤，有消化道癌、乳癌病史者，更要考虑转移性卵巢肿瘤诊断。若患者有消化道症状应行胃镜检查，此外要排除其他可能的原发肿瘤。如未发现原发性肿瘤病灶，应行剖腹探查。

（5）慢性盆腔炎：有流产或产褥感染病史，有发热、下腹痛，妇科检查附件区有肿块及组织增厚、压痛、片状块物达盆壁。用抗生素治疗症状缓解，块物缩小。若治疗后症状、体征无改善，或块物增大，应考虑为盆腔或卵巢恶性肿瘤可能。超声检查有助于鉴别。

（六）恶性肿瘤的转移途径

卵巢恶性肿瘤的转移特点是外观局限的肿瘤，可在腹膜、大网膜、腹膜后淋巴结、横膈等部位有亚临床转移。主要通过直接蔓延及腹腔种植，瘤细胞可直接侵犯包膜，累及邻近器官，并广泛种植于盆腹膜及大网膜、横膈、肝表面。淋巴道也是重要的转移途径，有 3 种方式：①沿卵巢血管经卵巢淋巴管向上到腹主动脉旁淋巴结；②沿卵巢门淋巴管达髂内、髂外淋巴结，经髂总至腹主动脉旁淋巴结；③偶有沿圆韧带入髂外及腹股沟淋巴结。横膈为转移的好发部位，尤其是右膈下淋巴丛密集，故最易受侵犯。血行转移少见，晚期可转移到肺、胸膜及肝。

（七）卵巢恶性肿瘤临床分期

卵巢恶性肿瘤临床分期现多采用 FIGO 2013 年手术-病理分期（表 9-2），用以估计预后和比较疗效。

表 9-2　卵巢癌、输卵管癌、腹膜癌的手术-病理分期（FIGO，2013 年）

Ⅰ期	病变局限于卵巢或输卵管
ⅠA	肿瘤局限于一侧卵巢（包膜完整）或输卵管，卵巢和输卵管表面无肿瘤；腹水或腹腔冲洗液未找到癌细胞
ⅠB	肿瘤局限于双侧卵巢（包膜完整）或输卵管，卵巢和输卵管表面无肿瘤；腹水或腹腔冲洗液未找到癌细胞
ⅠC	肿瘤局限于单侧或双侧卵巢或输卵管，并伴有如下任何一项：
ⅠC1	手术导致肿瘤破裂
ⅠC2	手术前肿瘤包膜已破裂或卵巢、输卵管表面有肿瘤
ⅠC3	腹水或腹腔冲洗液发现癌细胞
Ⅱ期	肿瘤累及一侧或双侧卵巢或输卵管并有盆腔内扩散（在骨盆入口平面以下）或原发性腹膜癌
ⅡA	肿瘤蔓延或种植到子宫和/或输卵管和/或卵巢
ⅡB	肿瘤蔓延至其他盆腔内组织
Ⅲ期	肿瘤累及单侧或双侧卵巢、输卵管或原发性腹膜癌，伴有细胞学或组织学证实的盆腔外腹膜转移或证实存在腹膜后淋巴结转移
ⅢA1	仅有腹膜后淋巴结阳性（细胞学或组织学证实）

续表

ⅢA1（ⅰ）	淋巴结转移最大直径≤10 mm
ⅢA1（ⅱ）	淋巴结转移最大直径>10 mm
ⅢA2	显微镜下盆腔外腹膜受累，伴或不伴腹膜后阳性淋巴结
ⅢB	肉眼盆腔外腹膜转移，病灶最大直径≤2 cm，伴或不伴腹膜后阳性淋巴结
ⅢC	肉眼盆腔外腹膜转移，病灶最大直径>2 cm，伴或不伴腹膜后阳性淋巴结（包括肿瘤蔓延至肝包膜和脾，但未转移到脏器实质）
Ⅳ期	超出腹腔外的远处转移
ⅣA	胸腔积液中发现癌细胞
ⅣB	腹腔外器官实质转移（包括肝实质转移和腹股沟淋巴结和腹腔外淋巴结转移）

（八）治疗

一经发现卵巢肿瘤，应行手术。手术目的：①明确诊断；②切除肿瘤；③恶性肿瘤进行手术-病理分期。术中不能确定肿瘤性质者，应将切下的卵巢肿瘤进行快速冷冻组织病理学检查，明确诊断。手术可通过腹腔镜和/或剖腹进行。术后应根据卵巢肿瘤的性质、组织学类型、手术-病理分期等因素来决定是否进行辅助治疗。

（九）随访与监测

卵巢恶性肿瘤易于复发，应长期予以随访和监测。

1.随访时间

术后1年内每月1次；术后2年每3月1次；术后3～5年视病情每4～6月1次；5年以后者每年1次。

2.监测内容

临床症状、体征、全身检查及盆腔检查（包括三合诊检查）、超声检查。必要时做CT或MRI检查。肿瘤标志物测定，如CA125、HE4、CA199、CEA、AFP、HCG、雌激素和雄激素等可根据病情选用。

（十）妊娠合并卵巢肿瘤

妊娠合并良性肿瘤以成熟囊性畸胎瘤及浆液性（或黏液性）囊腺瘤居多，占妊娠合并卵巢肿瘤的90%，恶性者以无性细胞瘤及浆液性囊腺癌为多。若无并发症，妊娠合并卵巢肿瘤一般无明显症状。早孕时三合诊即能查得。中期妊娠以后不易查得，需依靠病史及超声诊断。

早孕时肿瘤嵌入盆腔可能引起流产，中期妊娠时易并发蒂扭转，晚期妊娠时若肿瘤较大可导致胎位异常，分娩时可引起肿瘤破裂，若肿瘤位置低可梗阻产道导致难产。妊娠时盆腔充血，可能使肿瘤迅速增大，并促使恶性肿瘤扩散。

早孕合并卵巢囊肿，以等待至妊娠3个月后进行手术为宜，以免诱发流产。妊娠晚期发现者，可等待至足月，临产后若肿瘤阻塞产道即行剖宫产，同时切除肿瘤。

若诊断或疑为卵巢恶性肿瘤，应尽早手术，其处理原则同非孕期。

二、卵巢原发上皮性肿瘤

卵巢上皮性肿瘤为最常见的卵巢肿瘤，多见于中老年妇女，很少发生在青春期前女孩和婴幼儿。卵巢上皮性肿瘤分为良性、交界性和恶性。交界性肿瘤是指上皮细胞增生活跃及核异型，核分裂象增加,表现为上皮细胞层次增加,但无间质浸润,是一种低度潜在恶性肿瘤,生长缓慢,转移率低,复发迟。卵巢上皮性癌发展迅速,不易早期诊断,治疗困难,死亡率高。

(一)发病原因及高危因素

卵巢上皮癌的发病原因一直未明。近年的研究证据表明,卵巢癌由卵巢表面生发上皮起源假说缺乏科学依据,卵巢外起源学说则引起高度重视,并提出了上皮性卵巢癌发生的二元理论。二元论将卵巢上皮癌分为两型,Ⅰ型卵巢癌包括了低级别卵巢浆液性癌及低级别卵巢子宫内膜样癌、透明细胞癌、黏液性癌和移行细胞癌;Ⅱ型卵巢癌包括了高级别卵巢浆液性癌及高级别卵巢子宫内膜样癌、未分化癌和恶性中胚叶混合性肿瘤(癌肉瘤)。Ⅰ型卵巢癌起病缓慢,常有前驱病变,多为临床早期,预后较好;Ⅱ型卵巢癌发病快,无前驱病变,侵袭性强,多为临床晚期,预后不良。两型卵巢癌的发生、发展可能有两种不同的分子途径,因而具有不同的生物学行为。高级别卵巢浆液性癌大多起源于输卵管的观点已被国际上多数学者所接受。

此外,下列因素也可能与卵巢上皮癌的发病密切相关。

1.遗传因素

5%～10%的卵巢上皮癌具有遗传异常。上皮性卵巢癌的发生与3个遗传性癌综合征有关,即遗传性乳腺癌-卵巢癌综合征(HBOC)、遗传性位点特异性卵巢癌综合征(HSSOC)和遗传性非息肉性结直肠癌综合征(HNPCC),最常见的是 HBOC。真正的遗传性卵巢癌和乳腺癌一样,主要是由于*BRCA1* 和*BRCA2* 基因突变所致,属于常染色体显性遗传。

2.子宫内膜异位症

相关的形态学和分子遗传学的证据提示,卵巢子宫内膜样癌和透明细胞癌可能来源于子宫内膜异位症的病灶恶变。抑癌基因*ARID1A* 基因突变不仅见于卵巢子宫内膜样癌和透明细胞癌的癌组织,同时见于邻近的子宫内膜异位症和癌变前期病灶,这是卵巢子宫内膜样癌和透明细胞癌起源异位子宫内膜的有力证据。

3.持续排卵

持续排卵使卵巢表面上皮不断由损伤与修复,其结果一方面在修复过程中卵巢表面上皮细胞突变的可能性增加。减少或抑制排卵可减少卵巢上皮由排卵引起的损伤,可能降低卵巢癌发病危险。流行病学调查发现,卵巢癌危险因素有未产、不孕,而多次妊娠、哺乳和口服避孕药有保护作用。

(二)病理

1.组织学类型

卵巢上皮肿瘤组织学类型主要有以下几种。

(1)浆液性肿瘤。①浆液性囊腺瘤:约占卵巢良性肿瘤的25%。多为单侧,球形,大小不等,表面光滑,囊性,壁薄,内充满淡黄色清亮液体。有单纯性及乳头状两型,前者多为单房,囊壁光滑;后者常为多房,可见乳头,向囊外生长。镜下见囊壁为纤维结缔组织,内为单层柱状上皮,乳头分支较粗,间质内见砂粒体(成层的钙化小球状物)。②交界性浆液性囊腺瘤:中等大小,多为双侧,乳头状生长在囊内较少,多向囊外生长。镜下见乳头分支纤细而密,上皮复层不超过3层,细胞核轻度异型,核分裂象<1/HP,无间质浸润,预后好。对于存在浸润性种植患者,晚期和复发概率增加。③浆液性囊腺癌:占卵巢恶性肿瘤的40%～50%。多为双侧,体积较大,半实质性。结节状或分叶状,灰白色,或有乳突状增生,切面为多房,腔内充满乳头,质脆,出血、坏死。镜下见囊壁上皮明显增生,复层排列,一般为4～5层。癌细胞为立方形或柱状,细胞异型明显,

并向间质浸润。

2014年版WHO女性生殖道肿瘤分类中将浆液性癌分为低级别癌与高级别癌二类,采用的是M.D.Anderson癌症中心的分类标准(表9-3)。

表9-3 卵巢浆液性癌组织学分类(WHO,2014)

	高级别	低级别
组织病理特点	细胞核多形性,大小相差超过3倍	细胞核较均匀一致,仅轻到中度异型性
	核分裂数>12/HP	核分裂数≤12/HP
	常见坏死和多核瘤巨细胞	无坏死或多核瘤巨细胞
		核仁可明显,可有胞质内黏液

注:级别的确定基于细胞形态,非组织结构。

(2)黏液性肿瘤:黏液性肿瘤组织学上分为肠型、宫颈型或混合型,由肠型黏膜上皮或宫颈管黏膜上皮(mullerian分化)组成。①黏液囊腺瘤:占卵巢良性肿瘤的20%。多为单侧,圆形或卵圆形,体积较大,表面光滑,灰白色。切面常为多房,囊腔内充满胶冻样黏液,含黏蛋白和糖蛋白,囊内很少有乳头生长。镜下见囊壁为纤维结缔组织,内衬单层柱状上皮;可见杯状细胞及嗜银细胞。恶变率为5%~10%。偶可自行破裂,瘤细胞种植在腹膜上继续生长并分泌黏液,在腹膜表面形成胶冻样黏液团块,极似卵巢癌转移,称腹膜假黏液瘤。腹膜假性黏液瘤主要继发于肠型分化的肿瘤,瘤细胞呈良性,分泌旺盛,很少见细胞异型和核分裂,多限于腹膜表面生长,一般不浸润脏器实质。手术是主要治疗手段,术中应尽可能切净所有肿瘤。然而,手术很少能根治,本病复发率高,患者需要多次手术,患者常死于肠梗阻。②交界性黏液性囊腺瘤:一般较大,少数为双侧,表面光滑,常为多房。切面见囊壁增厚,有实质区和乳头状形成,乳头细小、质软。镜下见上皮不超过3层,细胞轻度异型,细胞核大、染色深,有少量核分裂,增生上皮向腔内突出形成短粗的乳头,无间质浸润。③黏液性囊腺癌:占卵巢恶性肿瘤的10%。多为单侧,瘤体较大,囊壁可见乳头或实质区,切面为囊、实性,囊液混浊或血性。镜下见腺体密集,间质较少,腺上皮超过3层,细胞明显异型,并有间质浸润。

(3)卵巢子宫内膜样肿瘤:良性瘤较少见,为单房,表面光滑,囊壁衬以单层柱状上皮,似正常子宫内膜。囊内被覆扁平上皮,间质内可有含铁血黄素的吞噬细胞。子宫内膜样交界性瘤很少见。卵巢子宫内膜样癌占卵巢恶性肿瘤的10%~24%,肿瘤单侧多,中等大,囊性或实性,有乳头生长,囊液多为血性。镜下特点与子宫内膜癌极相似,多为高分化腺癌或腺棘皮癌,常并发子宫内膜异位症和子宫内膜癌,不易鉴别何者为原发或继发。

(4)透明细胞肿瘤:来源于米勒氏管上皮,良性罕见,交界性者上皮由1~3层多角形靴钉状细胞组成,核有异型性但无间质浸润,常合并透明细胞癌存在。透明细胞癌占卵巢癌5%~11%,患者均为成年妇女,一般年龄为48~58岁,10%合并高钙血症。常合并子宫内膜异位症(25%~50%)。易转移至腹膜后淋巴结,对常规化疗不明感。呈囊实性,单侧多,较大;镜下瘤细胞质丰富或呈泡状,含丰富糖原,排列成实性片、索状或乳头状;瘤细胞核异型性明显,深染,有特殊的靴钉细胞附于囊内及管状结构。

(5)勃勒纳瘤:由卵巢表面上皮向移行上皮分化而形成,占卵巢肿瘤1.5%~2.5%。多数为良性,单侧,体积小(直径<5 cm),表面光滑,质硬,切面灰白色漩涡或编织状。小肿瘤常位于卵巢髓质近卵巢门处。亦有交界性及恶性。

(6)未分化癌:在未分化癌中,小细胞癌最有特征。发病年龄为 9～43 岁,平均年龄为 24 岁,70%患者有高钙血症。常为单侧,较大,表面光滑或结节状,切面为实性或囊实性,质软、脆,分叶或结节状,褐色或灰黄色,多数伴有坏死出血。镜检癌细胞为未分化小细胞,圆形或梭形,胞质少,核圆或卵圆有核仁,核分裂多见。细胞排列紧密,呈弥散、巢状、片状生长。恶性程度极高,预后极差,90%患者在 1 年内死亡。

2.组织学分级

2014 年版 WHO 女性生殖道肿瘤分类中,对卵巢上皮癌的组织学分级达成共识。浆液性癌分为低级别癌与高级别癌两类。子宫内膜样癌根据 FIGO 分级系统分 3 级,1 级实性区域<5%,2 级实性区域 5%～50%,3 级实性区域>50%。黏液性癌不分级,但分为 3 型:①非侵袭性(上皮内癌);②侵袭性(膨胀性或融合性);③侵袭性(浸润型)。浆黏液性癌按不同的癌成分各自分级。透明细胞癌和未分化癌本身为高级别癌,不分级。恶性 Brenner 瘤其恶性成分参照尿路上皮癌分级,分为低级别和高级别。肿瘤组织学分级对患者预后有重要的影响,应引起重视。

(三)治疗

1.良性肿瘤

若卵巢肿块直径<5 cm,疑为卵巢瘤样病变,可行短期观察。一经确诊为卵巢良性肿瘤,应手术治疗。根据患者年龄、生育要求及对侧卵巢情况决定手术范围。年轻、单侧良性肿瘤应行患侧卵巢囊肿剥出或卵巢切除术,尽可能保留正常卵巢组织和对侧正常卵巢;即使双侧良性囊肿,也应争取行囊肿剥出术,保留正常卵巢组织。围绝经期妇女可行单侧附件切除或子宫及双侧附件切除术。术中剖开肿瘤肉眼观察区分良、恶性,必要时做冷冻切片组织学检查明确性质,确定手术范围。若肿瘤大或可疑恶性,尽可能完整取出肿瘤,防止囊液流出及瘤细胞种植于腹腔。巨大囊肿可穿刺放液,待体积缩小后取出,穿刺前须保护穿刺周围组织,以防囊液外溢,放液速度应缓慢,以免腹压骤降发生休克。

2.交界性肿瘤

手术是卵巢交界性肿瘤最重要的治疗,手术治疗的目标是将肿瘤完全切除。卵巢交界瘤建议行全面分期手术,是否要行腹膜后淋巴结系统切除或取样活检,多数学者倾向否定意见,尤其是卵巢黏液性肿瘤。年轻患者可考虑行保留生育功能治疗。晚期复发是卵巢交界瘤的特点,78%在 5 年后甚至经 10～20 年又复发。复发的肿瘤一般仍保持原病理形态,即仍为交界性肿瘤,复发的肿瘤一般仍可切除。

卵巢交界性瘤一般不主张进行术后化疗,化疗仅在以下几种情况考虑应用:①肿瘤期别较晚,有广泛种植,术后可施行 3～6 个疗程化疗;②有大网膜,淋巴结或其他远处部位浸润性种植的患者更可能发生早期复发,这些患者应按照低级别浆液性癌进行化疗。

3.恶性肿瘤

治疗原则是手术为主,辅以化疗、放疗及其他综合治疗。

(1)手术:是治疗卵巢上皮癌的主要手段。应根据术中探查及冷冻病理检查结果,决定手术范围,卵巢上皮癌第一次手术彻底性与预后密切相关。

早期(FIGO Ⅰ～Ⅱ期)卵巢上皮癌应行全面确定分期的手术,包括留取腹水或腹腔冲洗液进行细胞学检查;全面探查盆、腹腔,对可疑病灶及易发生转移部位多处取材做组织学检查;全子宫和双附件切除(卵巢动静脉高位结扎);盆腔及腹主动脉旁淋巴结清除;大网膜和阑尾切除。一般认为,对于上皮性卵巢癌施行保留生育功能(保留子宫和对侧附件)的手术应是谨慎和严格选择的,必须具备以下条件方可施行:①患者年轻,渴望生育;②ⅠA期;③细胞分化好(G1);④对侧卵巢外观正常、剖探阴性;⑤有随诊条件。亦有主张完成生育后视情况再行手术切除子宫及对侧附件。对于有高危因素而要求保留生育功能的患者则需充分知情。

晚期卵巢癌(FIGO Ⅲ~Ⅳ期)应行肿瘤细胞减灭术,术式与全面确定分期的手术相同,手术的主要目的是尽最大努力切除卵巢癌之原发灶和转移灶,使残余肿瘤直径<1 cm,必要时可切除部分肠管或脾脏等。对于手术困难的患者可在组织病理学确诊为卵巢癌后,先行1~2个疗程的先期化疗后再进行手术。

复发性卵巢癌的手术治疗价值尚有争议,主要用于以下几方面:①解除肠梗阻;②对二线化疗敏感的复发灶(化疗后间隔>12月)的减灭;③切除孤立的复发灶。对于复发癌的治疗多数只能缓解症状,而不是为了治愈,生存质量是最应该考虑的因素。

(2)化学药物治疗:为主要的辅助治疗。常用于术后杀灭有残留癌灶,控制复发;也可用于复发病灶的治疗。化疗可以缓解症状,延长患者存活期。暂无法施行手术的晚期患者,化疗可使肿瘤缩小,为以后手术创造条件。

一线化疗是指首次肿瘤细胞减灭术后的化疗。常用化疗药物有顺铂、卡铂、紫杉醇、环磷酰胺、异环磷酰胺、氟尿嘧啶、博来霉素、长春新碱、依托泊苷(VP-16)等。近年来多以铂类药物和紫杉醇为主要的化疗药物,常用联合化疗方案见表9-4。根据病情可采用静脉化疗或静脉腹腔联合化疗。腹腔内化疗不仅能控制腹水,又能使小的腹腔内残存癌灶缩小或消失。化疗疗程数一般为6~9个疗程。二线化疗主要用于卵巢癌复发的治疗。选择化疗方案前应了解一线化疗用什么药物及药物累积量;一线化疗疗效如何,毒性如何,反应持续时间及停药时间。患者一线治疗中对铂类的敏感性对选择二线化疗具重要参考价值。二线化疗的用药原则:①以往未用铂类者可选用含铂类的联合化疗;②在铂类药物化疗后6个月以上出现复发用以铂类为基础的二线化疗通常有效;③难治性患者不应再选用以铂类为主的化疗,而应选用与铂类无交叉耐药的药物,如紫杉醇、拓扑替康、异环磷酰胺、六甲蜜胺、吉西他滨、多柔比星脂质体等。

表9-4 卵巢上皮性癌常用联合化疗方案

方案	药物	剂量及方法	疗程间隔
1.TC	紫杉醇(T)	175 mg/m² 静脉滴注1次,3 h滴完	3周
	卡铂(C)	卡铂(剂量按 AUC=5 计算)静脉滴注1次	
2.TP	紫杉醇(T)	175 mg/m² 静脉滴注1次,3 h滴完	3周
	顺铂(P)	70 mg/m² 静脉滴注1次	
3.PC	顺铂(P)	70 mg/m² 静脉滴注1次	3~4周
	环磷酰胺(C)	700 mg/m² 静脉滴注1次	

(3)放疗:外照射对于卵巢上皮癌的治疗价值有限,可用于锁骨上和腹股沟淋巴结转移灶和部分紧靠盆壁的局限性病灶的局部治疗。对上皮性癌不主张以放疗作为主要辅助治疗手段,但在ⅠC期,或伴有大量腹水者经手术后仅有细小粟粒样转移灶或肉眼看不到有残留病灶的可辅以放射性同位素^{32}P腹腔内注射以提高疗效,减少复发,腹腔内有粘连时禁用。

(4)免疫治疗:靶向药物治疗是目前改善晚期卵巢癌预后的主要趋势。近几年,贝伐珠单抗在卵巢癌的一线治疗及复发卵巢癌的治疗中都取得了较好的疗效,可提高患者的无瘤生存期,但其昂贵的价格还须进行价值医学方面的评价。

（四）预后

预后与分期、组织学分类及分级、患者年龄及治疗方式有关。以分期最重要，期别越早预后越好。据文献报道Ⅰ期卵巢癌，病变局限于包膜内，5年生存率达90％。若囊外有赘生物、腹腔冲洗液找到癌细胞降至68％；Ⅲ期卵巢癌，5年生存率为30％～40％；Ⅳ期卵巢癌仅为10％。低度恶性肿瘤疗效较恶性程度高者为佳，细胞分化良好者疗效较分化不良者好。对化疗药物敏感者，疗效较好。术后残余癌灶直径<1 cm者，化疗效果较明显，预后良好。

（五）预防

卵巢上皮癌的病因不清，难以预防。但若能积极采取措施对高危人群严密监测随访，早期诊治可改善预后。

（1）高危人群严密监测：40岁以上妇女每年应行妇科检查；高危人群每半年检查1次，早期发现或排除卵巢肿瘤。若配合超声检查、CA125检测等则更好。

（2）早期诊断及处理：卵巢实性肿瘤或囊肿直径>5 cm者，应及时手术切除。重视青春期前、绝经后或生育年龄口服避孕药的妇女发现卵巢肿大，应及时明确诊断。盆腔肿块诊断不清或治疗无效者，应及早行腹腔镜检查或剖腹探查，早期诊治。

（3）乳癌和胃肠癌的女性患者，治疗后应严密随访，定期行妇科检查，确定有无卵巢转移癌。

（4）家族史和基因检测是临床医师决定是否行预防性卵巢切除的主要考虑因素，基因检测是最关键的因素。对 *BRCA1*（＋）的 HOCS 家族成员行预防性卵巢切除是合理的。

三、卵巢生殖细胞肿瘤

卵巢生殖细胞肿瘤是指来源于胚胎性腺的原始生殖细胞而具有不同组织学特征的一组肿瘤，其发病率仅次于上皮性肿瘤，多发生于年轻的妇女及幼女，绝经后仅占4％。卵巢恶性生殖细胞肿瘤恶性程度大，死亡率高。由于找到有效的化疗方案，使其预后大为改观。卵巢恶性生殖细胞肿瘤的存活率分别由过去的10％提高到目前90％，大部分患者可行保留生育功能的治疗。

（一）病理分类

1.畸胎瘤

由多胚层组织结构组成的肿瘤，偶见含一个胚层成分。肿瘤组织多数成熟，少数未成熟；多数为囊性，少数为实性。肿瘤的良性、恶性及恶性程度取决于组织分化程度，而不取决于肿瘤质地。

（1）成熟畸胎瘤：又称皮样囊肿，属良性肿瘤，占卵巢肿瘤的10％～20％，占生殖细胞肿瘤的85％～97％，占畸胎瘤的95％以上。可发生于任何年龄，以20～40岁居多。多为单侧，双侧占10％～17％。中等大小，呈圆形或卵圆形，壁光滑、质韧。多为单房，腔内充满油脂和毛发，有时可见牙齿或骨质。囊壁内层为复层扁平上皮，壁上常见小丘样隆起向腔内突出称"头节"。肿瘤可含外、中、内胚层组织。偶见向单一胚层分化，形成高度特异性畸胎瘤，如卵巢甲状腺肿，分泌甲状腺激素，甚至引起甲亢。成熟囊性畸胎瘤恶变率为2％～4％，多见于绝经后妇女；"头节"的上皮易恶变，形成鳞状细胞癌，预后较差。

（2）未成熟畸胎瘤：属恶性肿瘤，含2～3胚层，占卵巢畸胎瘤1％～3％。肿瘤由分化程度不同的未成熟胚胎组织构成，主要为原始神经组织。多见于年轻患者，一般年龄为11～19岁。肿瘤多为实性，可有囊性区域。肿瘤的恶性程度根据未成熟组织所占比例、分化程度及神经上皮含量而定。该肿瘤的复发及转移率均高,但复发后再次手术可见未成熟肿瘤组织具有向成熟转化的特点,即恶性程度的逆转现象。

2.无性细胞瘤

无性细胞瘤为中度恶性的实性肿瘤,占卵巢恶性肿瘤的5%。好发于青春期及生育期妇女,单侧居多,右侧多于左侧。肿瘤为圆形或椭圆形,中等大,实性,触之如橡皮样。表面光滑或呈分叶状。切面淡棕色,镜下见圆形或多角形大细胞,细胞核大,胞质丰富,瘤细胞呈片状或条索状排列,有少量纤维组织相隔,间质中常有淋巴细胞浸润。对放疗特别敏感,纯无性细胞瘤的5年存活率可达90%。混合型(含绒癌,内胚窦成分)预后差。

3.卵黄囊瘤

来源于胚外结构卵黄囊,其组织结构与大鼠胎盘的内胚窦特殊血管周围结构(schiller-dural小体)相似,又名内胚窦瘤。卵黄囊瘤占卵巢恶性肿瘤1%,但是恶性生殖细胞肿瘤的常见类型,其恶性程度高,常见于儿童及年轻妇女。多为单侧,肿瘤较大,圆形或卵圆形。切面部分囊性变,组织质脆,多有出血坏死区,呈灰红或灰黄色,易破裂。镜下见疏松网状和内皮窦样结构。瘤细胞扁平、立方、柱状或多角形,产生甲胎蛋白(AFP),故患者血清AFP浓度很高,其浓度与肿瘤消长相关,是诊断及治疗监测时的重要标志物。肿瘤生长迅速,易早期转移,预后差,既往平均生存期仅1年,现经手术及联合化疗后,生存期明显延长。

4.胚胎癌

胚胎癌是一种未分化并具有多种分化潜能的恶性生殖细胞肿瘤。极少见,发生率占卵巢恶性生殖细胞瘤的5%以下。胚胎癌具有向胚体方向分化的潜能,可形成不同程度分化的畸胎瘤;向胚外方向分化则形成卵黄囊结构或滋养细胞结构。形态上与睾丸的胚胎癌相似,但发生在卵巢的纯型胚胎癌远较在睾丸少见,其原因尚不明。肿瘤体积较大,有包膜,质软,常伴出血、梗死和包膜破裂。切面为实性,灰白色,略呈颗粒状;与其他生殖细胞瘤合并存在时,依所含的成分和占的比例不同呈现出杂色多彩状,囊性变和出血坏死多见。瘤组织由较原始的多角形细胞聚集形成的实性上皮样片块和细胞巢与原始幼稚的黏液样间质构成。肿瘤细胞和细胞核的异型性突出,可见瘤巨细胞。在稍许分化的区域,瘤细胞有形成裂隙和乳头的倾向,细胞略呈立方或柱状上皮样,但不形成明确的腺管。胚胎癌具有局部侵袭性强、播散广泛及早期转移的特性;转移的途径早期经淋巴管,晚期合并血行播散。

5.绒癌

原发性卵巢绒癌也称为卵巢非妊娠性绒癌,是由卵巢生殖细胞中的多潜能细胞向胚外结构(滋养细胞或卵黄囊等)发展而来的一种恶性程度极高的卵巢肿瘤,它可分为单纯型或混合型。混合型,即除绒癌成分外,还同时合并存在其他恶性生殖细胞肿瘤,如未成熟畸胎瘤、卵黄囊瘤、胚胎癌及无性细胞瘤等。原发卵巢绒癌多见的是混合型,单纯型极为少见。妊娠性绒癌一般不合并其他恶性生殖细胞肿瘤。典型的肿瘤体积较大,单侧,实性,质软,出血坏死明显。镜下形态如同子宫绒癌,由细胞滋养细胞和合体滋养细胞构成。因其他生殖细胞肿瘤特别是胚胎性癌常有不等量的合体细胞,诊断必须同时具备两种滋养细胞。非妊娠性绒癌预后较妊娠性绒癌差,治疗效果不好,病情发展快,短期内即死亡。

(二)诊断

卵巢恶性生殖细胞肿瘤在临床表现方面具有一些特点。如发病年龄轻,肿瘤较大,肿瘤标记物异常,很易产生腹水,病程发展快等。若能注意到这些肿瘤的特点,诊断并不难。特别是血清甲胎蛋白(AFP)和人绒毛膜促性腺激素(HCG)的检测可以起到明确诊断的作用。卵黄囊瘤可以合成 AFP,卵巢绒癌可分泌 HCG,这些都是很特异的肿瘤标志物。血清 AFP 和 HCG 的动态变化与癌瘤病情的好转和恶化是一致的,临床完全缓解的患者其血清 AFP 或 HCG 值轻度升高也预示癌瘤的残存或复发。虽然血清 AFP 和 HCG 的检测对卵巢内胚窦瘤和卵巢绒癌有明确诊断的意义,但卵巢恶性生殖细胞肿瘤的最后确诊还是依靠组织病理学的诊断。

(三)治疗

1.良性生殖细胞肿瘤

单侧肿瘤应行卵巢肿瘤剥除或患侧附件切除术;双侧肿瘤争取行卵巢肿瘤剥除术;围绝经期妇女可考虑行全子宫双附件切除术。

2.恶性生殖细胞肿瘤

(1)手术治疗:由于绝大部分恶性生殖细胞肿瘤患者是希望生育的年轻女性,常为单侧卵巢发病,即使复发也很少累及对侧卵巢和子宫,更为重要的是卵巢恶性生殖细胞肿瘤对化疗十分敏感。因此,手术的基本原则是无论期别早晚,只要对侧卵巢和子宫未受肿瘤累及,均应行保留生育功能的手术,即仅切除患侧附件,同时行全面分期探查术。对于复发的卵巢生殖细胞仍主张积极手术。

(2)化疗:恶性生殖细胞肿瘤对化疗十分敏感。根据肿瘤分期、类型和肿瘤标记物的水平,术后可采用 3～6 疗程的联合化疗。常用化疗方案见表 9-5。

表 9-5　卵巢恶性生殖细胞肿瘤常用联合化疗方案

方案	药物	剂量及方法	疗程间隔
PEB	顺铂(p)	30～35 mg/(m²·d),静脉滴注,第 1～3 d	3 周
	依托泊苷(E)	100 mg/(m²·d),静脉滴注,第 1～3 d	
	博来霉素(B)	30 mg/周,肌内注射(化疗第二天开始)	
PVB	顺铂(P)	30～35 mg/(m²·d),静脉滴注,第 1～3 d	3 周
	长春新碱(V)	1.0～1.5 mg/m²(2 mg)静脉注射,第 1～2 d	
	博来霉素(B)	30 mg/周,肌内注射(化疗第二天开始)	
VAC	长春新碱(V)	1.0～1.5 mg/m²(最大 2 mg)静脉注射,第 1 d	4 周
	放线菌素 D(A)	5～7 mg/(kg·d),静脉滴注,第 2～6 d	
	环磷酰胺(C)	5～7 mg/(kg·d),静脉滴注,第 2～6 d	

(3)放疗:为手术和化疗的辅助治疗。无性细胞瘤对放疗最敏感,但由于无性细胞瘤的患者多年轻,要求保留生育功能,目前放疗已较少应用。对复发的无性细胞瘤,放疗仍能取得较好疗效。

四、卵巢性索间质肿瘤

卵巢性索间质肿瘤来源于原始性腺中的性索及间质组织,占卵巢肿瘤的 4.3%～6.0%。在胚胎正常发育过程中,原始性腺中的性索组织,在男性将演变成睾丸曲细精管的支持细胞,在女性将演变成卵巢的颗粒细胞;而原始性腺中的特殊间叶组织将演化为男性睾丸的间质细胞及女性卵巢的泡膜细胞。卵巢性索间质肿瘤即是由上述性索组织或特殊的间叶组织演化而形成的肿瘤,它们仍保留了原来各自的分化特性。肿瘤可由单一细胞构成,如颗粒细胞瘤、泡膜细胞瘤、支持细胞瘤、间质细胞瘤;肿瘤亦可由不同细胞组合形成,当含两种细胞成分时,可以形成颗粒-泡膜细胞瘤,支持-间质细胞瘤;而当肿瘤含有上述四种细胞成分时,此种性索间质肿瘤称为两性母细胞瘤。许多类型的性索间质肿瘤能分泌类固醇激素,临床出现内分泌失调症状,但是肿瘤的诊断依据是肿瘤特有的病理形态,临床内分泌紊乱和激素水平异常仅能作为参考。

(一)病理分类和临床表现

1.颗粒细胞-间质细胞瘤

由性索的颗粒细胞及间质的衍生成分如成纤维细胞及卵泡膜细胞组成。

(1)颗粒细胞瘤:在病理上颗粒细胞瘤分为成人型和幼年型两种。95%的颗粒细胞瘤为成人型,属低度恶性的肿瘤,可发生于任何年龄,高峰为 45～55 岁。肿瘤能分泌雌激素,故有女性化作用。青春期前患者可出现假性性早熟,生育年龄患者出现月经紊乱,绝经后患者则有不规则阴道流血,常合并子宫内膜增生过长,甚至发生腺癌。肿瘤多为单侧,圆形或椭圆形,呈分叶状,表面光滑,实性或部分呈囊性;切面组织脆而软,伴出血坏死灶。镜下见颗粒细胞环绕成小圆形囊腔,菊花样排列、中心含嗜伊红物质及核碎片(Call-Exner 小体)。瘤细胞呈小多边形,偶呈圆形或圆柱形,胞质嗜淡伊红或中性,细胞膜界限不清,核圆,核膜清楚。预后较好,5 年生存率达 80% 以上,但有远期复发倾向。幼年型颗粒细胞瘤罕见,仅占 5%,是一种恶性程度极高的卵巢肿瘤。主要发生在青少年,98%为单侧。镜下呈卵泡样,缺乏核纵沟,胞质丰富,核分裂更活跃,极少含 Call-Exner 小体,10%～15%呈重度异型性。

(2)卵泡膜细胞瘤:为有内分泌功能的卵巢实性肿瘤,因能分泌雌激素,故有女性化作用。常与颗粒细胞瘤合并存在,但也有纯卵泡膜细胞瘤。为良性肿瘤,多为单侧,呈圆形、卵圆形或分叶状,表面被覆薄的有光泽的纤维包膜。切面为实性,灰白色。镜下见瘤细胞短梭形,胞质富含脂质,细胞交错排列呈漩涡状。瘤细胞团为结缔组织分隔。常合并子宫内膜增生过长,甚至子宫内膜癌。恶性卵泡膜细胞瘤较少见,可直接浸润邻近组织,并发生远处转移。其预后较一般卵巢癌为佳。

(3)纤维瘤:为较常见的良性肿瘤,占卵巢肿瘤的 2%～5%,多见于中年妇女,单侧居多,中等大小,表面光滑或结节状,切面灰白色,实性、坚硬。镜下见由梭形瘤细胞组成,排列呈编织状。偶见患者伴有腹水或胸腔积液,称梅格斯综合征,腹水经淋巴或横膈至胸腔,右侧横膈淋巴丰富,故多见右侧胸腔积液。手术切除肿瘤后,胸腔积液、腹水自行消失。

2.支持细胞-间质细胞瘤

支持细胞-间质细胞瘤又称睾丸母细胞瘤,罕见,多发生在 40 岁以下妇女。单侧居多,通常较小,可局限在卵巢门区或皮质区,实性,表面光滑而滑润,有时呈分叶状,切面灰白色伴囊性变,囊内壁光滑,含血性浆液或黏液。镜下见不同分化程度的支持细胞及间质细胞。高分化者属良性,中低分化为恶性,具有男性化作用;少数无内分泌功能呈现女性化,雌激素可由瘤细胞直接分泌或由雄激素转化而来。10%～30%呈恶性行为,5 年生存率为 70%～90%。

(二)治疗

1.良性的性索间质肿瘤

年轻妇女患单侧肿瘤,应行卵巢肿瘤剥除或患侧附件切除术;双侧肿瘤争取行卵巢肿瘤剥除术;围绝经期妇女可考虑行全子宫双附件切除术。卵巢纤维瘤、卵泡膜细胞瘤和硬化性间质瘤是良性的,可按上述处理。

2.恶性的性索间质肿瘤

颗粒细胞瘤、间质细胞瘤、环管状性索间质瘤是低度或潜在恶性的。Ⅰ期的卵巢性索间质肿瘤希望生育的年轻患者,可考虑行患侧附件切除术,保留生育功能,但应进行全面细致的手术病理分期;不希望生育者应行全子宫双附件切除术和确定分期手术。晚期肿瘤应采用肿瘤细胞减灭术。与上皮性卵巢癌不同,对于复发的性索间质肿瘤仍主张积极手术。术后辅助治疗并没有公认有效的方案。以铂类为基础的多药联合化疗可作为术后辅助治疗的选择,尤其是晚期和复发患者的治疗。常用方案为 TC、PAC、PEB、PVB,一般化疗 6 个疗程。本瘤有晚期复发的特点,应长期随诊。

五、卵巢转移性肿瘤

体内任何部位原发性癌均可能转移到卵巢,乳腺、肠、胃、生殖道、泌尿道等是常见的原发肿瘤器官。库肯勃瘤,即印戒细胞癌,是一种特殊的转移性腺癌,原发部位在胃肠道,肿瘤为双侧性,中等大,多保持卵巢原状或呈肾形。一般无粘连,切面实性,胶质样。镜下见典型的印戒细胞,能产生黏液,周围是结缔组织或黏液瘤性间质。

卵巢转移瘤的处理取决于原发灶的部位和治疗情况,需要多学科协作,共同诊治。治疗的原则是有效的缓解和控制症状。如原发瘤已经切除且无其他转移和复发迹象,卵巢转移瘤仅局限于盆腔,可采用原发性卵巢恶性肿瘤的手术方法,尽可能切除盆腔转移瘤,术后应按照原发瘤进行辅助治疗。大部分卵巢转移性肿瘤的治疗效果不好,预后很差。

(李兴华)

第三节　子宫颈癌

子宫颈癌是我国最常见的女性生殖道恶性肿瘤,其发病率有明显的地区差异。在世界范围内,子宫颈癌发病率最高的地区是哥伦比亚,最低的是以色列。我国属于高发区,但不同的地区发病率也相差悬殊,其地区分布特点是高发区连接成片,从山西、内蒙古、陕西,经湖北、湖南到江西,形成一个子宫颈癌的高发地带。农村高于城市,山区高于平原。随着近 50 年来国内外长期大面积普查普治及妇女保健工作的开展,子宫颈癌的发病率和死亡率均已明显下降,且晚期肿瘤的发生率明显下降,早期及癌前病变的发生率在上升。发病年龄以 40~55 岁为最多见,20 岁以前少见。子宫颈癌以鳞状细胞癌为最多见,其次还有腺癌及鳞腺癌。少见病理类型还有神经内分泌癌、未分化癌、混合型上皮/间叶肿瘤、黑色素瘤、淋巴瘤等。

一、子宫颈鳞状细胞癌

子宫颈恶性肿瘤中 70%～90%为鳞状细胞癌。多发生于子宫颈鳞状上皮细胞和柱状上皮细胞交界的移行区。子宫颈鳞状细胞癌又有疣状鳞癌及乳头状鳞癌等亚型。

(一)病因

子宫颈癌病因至今比较明确的是与人乳头瘤病毒感染有关。HPV 在自然界广泛存在,主要侵犯人的皮肤和黏膜,导致不同程度的增生性病变。目前鉴定出的 HPV 种类 130 余种亚型,大约有 40 种与肛门生殖道感染有关。根据其在子宫颈癌发生中的危险性不同,可将 HPV 分为 2 类:高危型 HPV,包括 16、18、31、33、35、39、45、51、52、56、58、59、68、73、82,此种类型通常与子宫颈高度病变和子宫颈癌的发生相关,如 HPV16、18 型常常在子宫颈癌中检测到。而我国还包括 33、31、58 及 52 型。低危型 HPV,包括 6、11、40、42、43、44、54、61、70、72、81、88、CP6108 型等,常常在良性或子宫颈低度病变中检测到,而很少存在于癌灶中,如 HPV6、11 型与外生殖器和肛周区域的外生型湿疣关系密切。目前还有 3 型疑似高危型:26、53 和 66 型。

已有大量研究证实 HPV 阴性者几乎不会发生子宫颈癌(子宫颈微偏腺癌、透明细胞癌除外)。因此,检测 HPV 感染是子宫颈癌的一种重要的辅助筛查手段。

但以往资料也显示,子宫颈癌的发生可能也与下列因素有关:①早婚、早育、多产。②性生活紊乱、性卫生不良。③子宫颈裂伤、外翻、糜烂及慢性炎症的长期刺激。④其他病毒:疱疹病毒Ⅱ型(HSV-Ⅱ及人巨细胞病毒(HCMV)等感染。⑤有高危的性伴侣:性伴侣有多种性病、性伴侣有多个性伴、性伴侣患有阴茎癌、性伴侣的前任妻子患有子宫颈癌等。⑥吸烟者。⑦社会经济地位低下、从事重体力劳动者。

(二)病理特点

1.组织发生

子宫颈鳞状细胞癌的好发部位为子宫颈阴道部鳞状上皮与子宫颈管柱状上皮交界部,即移行带。在子宫颈移行带形成过程中,其表面被覆的柱状上皮可通过鳞状上皮化生或鳞状上皮化被鳞状上皮所代替。此时,如有某些外来致癌物质刺激或 HPV 高危亚型的持续感染存在等,使移行带区近柱状上皮活跃的未成熟储备细胞或化生的鳞状上皮,向细胞的不典型方向发展,形成子宫颈上皮内瘤变,并继续发展为镜下早期浸润癌和浸润癌。这一过程绝大多数是逐渐的、缓慢的,但也可能有少数患者不经过原位癌而于短期内直接发展为浸润癌。

2.病理表现

(1)根据癌细胞的分化程度分为 3 种类型。①高分化鳞癌(角化性大细胞型,Ⅰ级):癌细胞大,高度多形性。有明显的角化珠形成,可见细胞间桥,癌细胞异型性较轻,核分裂较少,或无核分裂。②中分化鳞癌(非角化性大细胞型,Ⅱ级):癌细胞大,多形性,细胞异型性明显,核深染,不规则,核浆比例失常,核分裂较多见,细胞间桥不明显,无或有少量角化珠,可有单个的角化不良细胞。③低分化鳞癌(小细胞型,Ⅲ级):含有小的原始细胞,核深染,含粗颗粒。癌细胞大小均匀,核浆比例更高。无角化珠形成,亦无细胞间桥存在,偶可找到散在的角化不良的细胞。细胞异型性明显,核分裂象多见。此型常需利用免疫组化及电镜来鉴别。

(2)根据肿瘤生长的方式及形态,子宫颈鳞癌大体标本可分为以下四种。

外生型:最常见,累及阴道。①糜烂型:子宫颈外形清晰,肉眼未见肿瘤,子宫颈表面可见不规则糜烂,程度不一,多呈粗糙颗粒性,质地较硬,容易接触性出血,此种类型多见于早期子宫颈癌。②结节型:肿瘤从子宫颈外口向子宫颈表面生长,多个结节融合形成团块状,有明显的突起,常有深浅不一的溃疡形成。肿瘤质地较硬、脆,触诊时出血明显。③菜花型:为典型外生型肿瘤。癌肿生长类似菜花样,自子宫颈向阴道内生长。此型瘤体较大,质地较脆、血液循环丰富、接触性出血明显,常伴有感染和坏死灶存在。因向外生长,故较少侵犯宫旁组织,预后相对好。

内生型:癌灶向子宫颈邻近组织浸润,子宫颈表面光滑或仅有柱状上皮异位,子宫颈肥大质硬呈桶装,常累及宫旁组织。

溃疡型:内生型和乳头型,肿瘤向子宫颈管侵蚀性生长,形成溃疡或空洞,状如火山口。有时

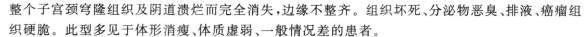

整个子宫颈穹隆组织及阴道溃烂而完全消失,边缘不整齐。组织坏死、分泌物恶臭、排液、癌瘤组织硬脆。此型多见于体形消瘦、体质虚弱、一般情况差的患者。

颈管型:癌灶发生于颈管内,常侵及子宫颈管及子宫峡部供血层及转移至盆腔淋巴结。

一般内生型子宫颈癌血管、淋巴结转移及宫旁和宫体受侵较多见,外生型侵犯宫体较少。

3.根据癌灶浸润的深浅分类

(1)原位癌:见子宫颈上皮内瘤变。

(2)微小浸润癌:在原位癌的基础上,镜下发现癌细胞小团似泪滴状甚至锯齿状出芽穿破基底膜,或进而出现膨胀性间质浸润,但深度不超过 5 mm,宽不超过 7 mm,且无癌灶互相融合现象,浸润间质。

(3)浸润癌:癌组织浸润间质的深度超过 5 mm,宽度超过 7 mm 或在淋巴管、血管中发现癌栓。

(三)转移途径

1.直接蔓延

直接蔓延最常见。向下侵犯阴道,向上可累及子宫峡部及宫体,向两侧扩散到子宫颈旁组织,主、骶韧带,压迫输尿管并侵犯阴道旁组织,晚期向前后可侵犯膀胱和直肠,形成膀胱阴道瘘或直肠阴道瘘。

2.淋巴转移

淋巴转移这是子宫颈癌转移的主要途径,转移率与临床期别有关。最初受累的淋巴结有宫旁、子宫颈旁、闭孔、髂内、髂外、髂总、骶前淋巴结,称一级组淋巴转移。继而受累的淋巴结有腹主动脉旁淋巴结和腹股沟深浅淋巴结,称为二级组淋巴结转移。晚期还可出现左锁骨上淋巴结转移。

3.血行转移

血行转移较少见,多发生在癌症晚期。主要转移部位有肺、肝、骨骼等处。

(四)临床分期

子宫颈癌临床分期目前采用的是国际妇产科联盟(FIGO,2009 年)的临床分期标准。

1.子宫颈癌临床分期

Ⅰ期:癌已侵犯间质,但局限于子宫颈。①ⅠA 期:镜下早期浸润,即肉眼未见病变,用显微镜检查方能做出诊断。间质的浸润<5 mm,宽度≤7 mm,无脉管的浸润。ⅠA1 期,显微镜下可测量的微灶间质浸润癌。其间质浸润深度≤3 mm,水平扩散≤7 mm。ⅠA2 期,显微镜下可测量的微小癌,其浸润间质的深度>3 mm 但≤5 mm,水平扩散≤7 mm。②ⅠB 期,临床病变局限在子宫颈,或病灶超过ⅠA 期。ⅠB1 期,临床病变局限在子宫颈,癌灶≤4 cm。ⅠB2 期,临床病变局限在子宫颈,癌灶>4 cm。

Ⅱ期:癌灶超过子宫颈,但阴道浸润未达下 1/3,宫旁浸润未达骨盆壁。①ⅡA 期:癌累及阴道为主,但未达下 1/3;无明显宫旁浸润。ⅡA1,临床可见癌灶,≤4 cm;ⅡA2,临床可见癌灶,>4 cm。②ⅡB 期:癌浸润宫旁为主,未达盆壁。

Ⅲ期:癌侵犯阴道下 1/3 或延及盆壁。有肾盂积水或肾无功能者,均列入Ⅲ期,但非癌所致的肾盂积水或肾无功能者除外。①ⅢA 期:宫旁浸润未达盆壁,但侵犯阴道下 1/3。②ⅢB 期:宫旁浸润已达盆壁,癌瘤与盆壁间无空隙,或引起肾盂积水或肾无功能。

Ⅳ期:癌扩展超出真骨盆或临床侵犯膀胱和/或直肠黏膜。①ⅣA 期:癌肿侵犯膀胱和/或直肠黏膜等邻近器官。②ⅣB 期:癌肿浸润超出真骨盆,有远处器官转移。

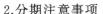

2.分期注意事项

（1）ⅠA期应包括最小的间质浸润及可测量的微小癌；ⅠA1及ⅠA2均为显微镜下的诊断，非肉眼可见。

（2）静脉和淋巴管等脉管区域受累，宫体扩散和淋巴结受累均不参与分期。

（3）检查宫旁组织增厚并非一定是癌性浸润所致，可由于炎性增厚；只有宫旁组织结节性增厚、弹性差、硬韧未达盆壁者才能诊断为ⅡB期，达盆壁者诊断为ⅢB期。

（4）癌性输尿管狭窄而产生的肾盂积水或肾无功能时，无论其他检查是否仅Ⅰ或Ⅱ期，均应定为Ⅲ期。

（5）仅有膀胱泡样水肿者不能列为Ⅳ期而为Ⅲ期。必须膀胱冲洗液有恶性细胞时，需病理证实有膀胱黏膜下浸润，方可诊断为Ⅳ期。

（五）诊断

子宫颈癌在出现典型症状和体征后，一般已为浸润癌，诊断多无困难，活组织病理检查可确诊。但早期子宫颈癌及癌前病变往往无症状，体征也不明显，目前国内外均主张使用三阶梯检查法来进行子宫颈病变和子宫颈癌的筛查/检查，从而尽早发现癌前病变和早期癌，同时减少漏诊的发生。

1.症状

（1）无症状：微小浸润癌一般无症状，多在普查中发现。

（2）阴道出血：ⅠB期后，癌肿侵及间质内血管，开始出现阴道出血，最初表现为少量血性白带或性交后、双合诊检查后少量出血，称接触性出血。也可能有经间期或绝经后少量不规则出血。晚期癌灶较大时则表现为多量出血，甚至因较大血管被侵蚀而引起致命大出血。

（3）排液、腐臭味：阴道排液，最初量不多，呈白色或淡黄色，无臭味。随着癌组织破溃和继发感染，阴道可排出大量米汤样、脓性或脓血性液体，常伴有蛋白质腐败样的恶臭味。

（4）疼痛：晚期癌子宫颈旁组织有浸润，常累及闭孔神经、腰骶神经等，可出现严重持续的腰骶部或下肢疼痛。癌瘤压迫髂血管或髂淋巴，可引起回流受阻，出现下肢肿胀疼痛。癌肿压迫输尿管，引起输尿管及肾盂积水，则伴有腰部胀痛不适。

（5）水肿：癌症晚期肿瘤压迫髂淋巴或髂内、髂外动静脉引起血流障碍，发生下肢水肿、外阴水肿、腹壁水肿等。末期营养障碍也可能发生全身水肿。

（6）邻近器官转移。①膀胱：晚期癌侵犯膀胱，可引起尿频、尿痛或血尿。双侧输尿管受压，可出现无尿，排尿异常及尿毒症。癌浸润穿透膀胱壁，可发生膀胱阴道瘘。②直肠：癌肿压迫或侵犯直肠，常有里急后重、便血或排便困难，严重者可发生肠梗阻及直肠阴道瘘。

（7）远处器官转移：晚期子宫颈癌可通过血行转移发生远处器官转移。最常见肺脏、骨骼及肝脏等器官的转移。①肺转移：患者出现咳嗽、血痰、胸痛、背痛、胸腔积液等。②骨骼转移：常见于腰椎、胸椎、耻骨等，有腰背痛及肢体痛发生，病灶侵犯或压迫脊髓，可引起肢体感觉及运动障碍。③肝脏转移：早期可不表现，晚期则出现黄疸、腹水及肝区痛等表现。

2.体征

早期子宫颈癌子宫颈的外观和质地可无异常，或仅见不同程度的糜烂。子宫颈浸润癌外观上可见糜烂、菜花、结节及溃疡，有时子宫颈肿大变硬呈桶状。妇科检查除注意子宫颈情况外，还应注意穹隆及阴道是否被侵犯，子宫是否受累。要注意子宫大小、质地、活动度、宫旁有无肿物及压痛。

3.辅助检查

(1)子宫颈细胞学检查。传统涂片巴氏染色,结果分为 5 级:Ⅰ级为正常的阴道上皮细胞涂片,不需特殊处理。Ⅱ级为炎症。现多将Ⅱ级再分为Ⅱa 和Ⅱb 级。Ⅱa 级细胞为炎症变化,Ⅱb 级细胞有核异质的不典型改变。对Ⅱ级特别是Ⅱb 级应先给予抗感染治疗,4～6 周后行涂片检查追访。如持续异常,应行阴道镜检查或阴道镜下定位活组织检查。Ⅲ、Ⅳ、Ⅴ级分别为可疑癌、高度可疑癌及癌。对Ⅲ级以上的涂片,应立即重复涂片,并做进一步检查,如阴道镜检查、碘试验、活组织检查等。目前即使是传统涂片,也主张采用 TBS 描述性诊断法进行报告。TBS 描述性诊断法包括:①良性细胞改变。感染:滴虫性阴道炎;真菌形态符合念珠菌属;球杆菌占优势,形态符合阴道变异菌群(阴道嗜血杆菌);杆菌形态符合放线菌属;细胞改变与单纯疱疹病毒有关;其他。反应性改变:与下列因素有关-炎症(包括不典型修复);萎缩性阴道炎;放疗;宫内避孕器(IUD);其他。②上皮细胞改变。鳞状上皮细胞:无明确诊断意义的非典型鳞状细胞(ASCUS);低度鳞状上皮内病变(LSIL);HPV 感染、CINⅠ;高度鳞状上皮内病变(HSIL);原位癌、CINⅡ、CINⅢ;鳞状上皮细胞癌。腺上皮细胞:宫内膜细胞(良性,绝经后)、无明确诊断意义的非典型腺上皮(AGUS)、子宫颈腺癌、宫内膜腺癌、宫外腺癌、腺癌。其他恶性新生物。

(2)碘试验:称席勒(Schiller)或卢戈(Lugol)试验。将 2% 的溶液涂在子宫颈和阴道壁上,观察其染色。正常子宫颈鳞状上皮含糖原,与碘结合后呈深赤褐色或深棕色。子宫颈炎或子宫颈癌的鳞状上皮及不成熟的化生上皮不含或缺乏糖原而不着色,碘试验主要用于子宫颈细胞学检查可疑癌又无阴道镜的条件下时识别子宫颈病变的危险区,确定活检的部位,了解阴道有无癌浸润。

(3)阴道镜检查:是一种简便有效的了解子宫颈及阴道有无病变的方法。当子宫颈防癌涂片可疑或阳性,而肉眼不能见到子宫颈上皮及毛细血管异常,通过阴道镜的放大作用则可明确其形态变化,可根据形态异常部位活组织检查,以提高活检的准确率,常作为子宫颈细胞学检查异常,组织病理学检查时确定活检部位的检查方法。并可定期追踪观察 CIN 治疗后的变化。但阴道镜无法观察子宫颈管内疾病。

(4)人乳头瘤病毒(HPV)检测:鉴于人乳头瘤病毒感染与子宫颈癌的直接关系,近年来常用检测子宫颈细胞内 HPV-DNA,对细胞学 ASG-US 以上的人群进行分流,对子宫颈癌进行辅助诊断。子宫颈涂片检查呈阴性或可疑者,如 HPV-DNA 阳性,重新复查涂片或再次取材可降低子宫颈涂片的假阴性率。因为细胞学对残留病变的敏感性为 70%,HPV 为 90%。但 HPV 阴性者意义更大。同时 HPV 的分型检测对于临床上追踪 HPV 的持续感染、CIN 及子宫颈癌的治疗后追踪评价、疫苗注射前的感染与否的知晓均有意义。

(5)子宫颈和颈管活组织检查及子宫颈管内膜刮取术:是确诊 CIN 和子宫颈癌最可靠和不可缺少的方法。一般无阴道镜时应在子宫颈鳞-柱交界部的 3、6、9、12 点四处取活检;有阴道镜时可在碘试验不着色区、醋白试验明显异常区,上皮及血管异常区或肉眼观察的可疑癌变部位取多处组织,各块组织分瓶标清楚位置送病理检查。除做子宫颈活组织检查外,怀疑腺癌时还应用刮匙做子宫颈管搔刮术,特别是子宫颈刮片细胞学检查为Ⅲ级或Ⅲ级以上而子宫颈活检为阴性时,以确定颈管内有无肿瘤或子宫颈癌是否已侵犯颈管尤为重要。

(6)子宫颈锥形切除术:在广泛应用阴道镜以前,绝大部分阴道涂片检查呈异常的患者,都行子宫颈锥切术作为辅助诊断的方法,以排除子宫颈浸润癌。目前阴道镜下多点活检结合颈管诊刮术已代替了许多锥切术。但在下列情况下应用锥切:①子宫颈细胞学检查多次为阳性,而子宫颈活检及颈管内膜刮取术为阴性时。②细胞学检查与阴道镜检查或颈管内膜刮取术结果不符。③活检诊断为子宫颈原位癌或微灶型浸润癌,但不能完全除外浸润癌。④级别高的 CIN 病变超出阴道镜检查的范围,延伸到颈管内。⑤临床怀疑早期腺癌,细胞学检查阴性,阴道镜检查未发现明显异常时。做子宫颈锥切时应注意:手术前要避免做过多的阴道和子宫颈准备,以免破坏子宫颈上皮;尽量用冷刀不用电刀,锥切范围高度在癌灶外0.5 cm,锥高延伸至颈管 2.0~2.5 cm 应包括阴道镜下确定的异常部位、颈管的异常上皮。怀疑鳞癌时,重点为子宫颈外口的鳞柱状细胞交界处及阴道镜检查的异常范围;怀疑为腺癌时,子宫颈管应切达子宫颈管内口处。

(7)子宫颈环形电切术(LEEP)及移形带大的环状切除术(LLETZ):为一种新的单较为成熟的 CIN 及早期浸润癌的诊断及治疗方法。常用于:①不满意的阴道镜检查。②颈管内膜切除术阳性。③细胞学和颈管活检不一致。④子宫颈的高等级病变(CINⅡ~Ⅲ)。此种方法具有一定的热损伤作用,应切除范围在病灶外 0.5~1.0 cm,方不影响早期浸润癌的诊断。

(8)其他:当子宫颈癌诊断确定后,根据具体情况,可进行肺摄片、B 型超声检查、膀胱镜、直肠镜检查及静脉肾盂造影等检查,以确定子宫颈癌的临床分期。视情况可行 MRI、CT、PET-CT、骨扫描等检查。

(六)鉴别诊断

1.子宫颈良性病变

子宫颈糜烂和子宫颈息肉、子宫颈子宫内膜异位症。可出现接触性出血和白带增多,外观有时与子宫颈癌难以鉴别,应做子宫颈涂片或取活体组织进行病理检查。

2.子宫颈良性肿瘤

子宫黏膜下肌瘤、子宫颈管肌瘤、子宫颈乳头瘤等。表面如有感染坏死,有时可误诊为子宫颈癌。但肌瘤多为球形,来自颈管或宫腔,常有蒂,质硬,且可见正常的子宫颈包绕肌瘤或肌瘤的蒂部。

3.子宫颈恶性肿瘤

原发性恶性黑色素瘤、肉瘤及淋巴瘤、转移性癌。

(七)治疗

子宫颈癌的治疗方法主要是放射及手术治疗或两者联合应用。近年来随着抗癌药物的发展,化疗已成为常用的辅助治疗方法,尤其是在晚期癌及转移癌患者。其他还有免疫治疗、中医中药治疗等。

对患者选择放疗还是手术,应根据子宫颈癌的临床分期、病理类型、患者年龄、全身健康状况、患者意愿以及治疗单位的设备条件和技术水平等而定。一般早期鳞癌如Ⅰ期~Ⅱa 期,多采用手术治疗,Ⅱb 期以上多用放疗。早期病例放疗与手术治疗的效果几乎相同。手术治疗的优点是早期病例一次手术就能完全清除病灶,治疗期短,对年轻患者既可保留正常卵巢功能又可保留正常性交能力。其缺点是手术范围大,创伤多,术时、术后可能发生严重并发症。放疗的优点是适合于各期患者,缺点是病灶旁可造成正常组织的永久性损伤以及发生继发性肿瘤。

1.放疗

放疗是治疗子宫颈癌的主要方法,适用于各期。早期病例以腔内放疗为主,体外照射为辅;晚期病例以体外照射为主,腔内放疗为辅。腔内照射的目的是控制局部病灶。体外照射则用于治疗盆腔淋巴结及子宫颈旁组织等转移灶。腔内照射的放射源主要有^{60}钴、^{137}铯、^{192}铱。现已采用后装技术,既保证放射位置准确,又可减轻直肠、膀胱的反应,提高治疗效果,同时也解决了医务人员的防护问题。体外照射目前已用直线加速器、高 LET 射线、快中子、质子、负 π 介子等射线。低剂量率照射时 A 点(相当于输尿管和子宫动脉在子宫颈内口水平交叉处)给 70～80 Gy/10 d。高剂量率在早期患者A 点给 50 Gy/5 w(宫腔 25 Gy,穹隆 25 Gy)。晚期患者A 点给 40 Gy/4 w(宫腔 17.5 Gy,穹隆 22.5 Gy)。体外照射,早期患者给予两侧骨盆中部剂量为40～45 Gy,晚期患者全盆腔照射 30 Gy 左右,以后小野照射至骨盆中部剂量达50～55 Gy。

(1)选择放疗应考虑的因素:①既往有剖腹手术史、腹膜炎、附件炎史,可能有肠管粘连、肠管与腹膜的粘连及肠管与附件的粘连;进行大剂量的放疗时易损伤膀胱及肠管。②阴道狭窄者行腔内治疗时,直肠及膀胱的受量增大。③内脏下垂者,下垂的内脏有被照射的危险。④放射耐受不良的患者,能手术时尽量手术治疗。⑤残端癌患者子宫颈变短,膀胱和直肠与子宫颈部接近,有与膀胱、直肠粘连的可能,使邻近器官受量大,且由于既往的手术改变了子宫颈部的血流分布,使放射敏感性降低。

(2)放疗的时机。①术前照射:在手术前进行的放疗为术前照射。术前照射的目的为使手术困难的肿瘤缩小,以利手术;如Ⅰb2 期肿瘤;减少肿瘤细胞的活性,防止手术中挤压造成游离的肿瘤细胞发生转移;手术野残存的微小病灶放疗后灭活,可防止术后复发。术前照射一般取放射剂量的半量,术前照射一般不良反应较大,常造成术中困难、术后创伤组织复原困难。②术中照射:即在开腹手术中,术中对准病灶部位进行放射。这是近些年来出现的一种新的、较为理想的治疗方式。③术后照射:对术后疑有癌残存及淋巴清扫不彻底者应进行术后补充治疗。术后照射的适应证:盆腔淋巴结阳性者;宫旁有浸润、切缘有病灶者;子宫颈原发病灶大或有脉管癌栓者;阴道切除不足者。术后照射的原则:为体外照射。应根据术者术中的情况进行全盆腔或中央挡铅进行盆腔四野照射,总的肿瘤剂量可达 45～50 Gy。

(3)放疗后并发症。①丧失内分泌功能:完全采用放疗,使卵巢功能丧失。造成性功能减退、性欲下降。若手术后保留卵巢者,则应游离悬吊双卵巢,并放置标志物,使体外照射治疗时可保留双卵巢功能。②放射性炎症使器官功能受损,包括阴道狭窄及闭锁:放疗后阴道上端及阴道旁组织弹性发生变化,黏膜变薄、充血、干燥、易裂伤,甚至上段粘连发生闭锁;放射性膀胱炎:治疗期间可发生较严重的急性膀胱炎,出现尿频、尿急、尿痛、血尿等表现;远期可出现慢性膀胱炎的表现;放射性肠炎:可表现为腹痛、顽固性腹泻、营养不良等表现;骨髓抑制:放射性治疗可造成骨髓抑制,白细胞降低、贫血及出血倾向。③放射治疗后可引发远期癌症:如卵巢癌、结肠癌、膀胱癌及白血病。

2.手术治疗

(1)手术适应证:手术治疗是早期子宫颈浸润癌的主要治疗方法之一。其适应证原则上限于Ⅰ期及Ⅱb 期以下的病例,特别情况应当另行考虑。患者年轻、卵巢无病变、为鳞状细胞癌,可以保留卵巢。

(2)禁忌证:患者体质不良,过于瘦弱;过于肥胖,对极度肥胖的患者选择手术时应慎重;伴有严重心、肺、肝、肾等内科疾病不能耐受手术者,不宜行手术治疗;对 70 岁以上有明显内科并发症的高龄患者尽量采用放疗。

(3)不同期别的手术范围。①ⅠA1 期:行扩大筋膜外子宫全切术。本手术按一般筋膜外子宫全切术进行。阴道壁需切除 0.5～1.0 cm。②ⅠA2 期:行次广泛子宫全切术。本术式需切除的范围为全子宫切除合并切除宫旁组织 1.5～2 cm,宫骶韧带 2.0 cm,阴道壁需切除1.5～2.0 cm。手术时必须游离输尿管内侧,将其推向外侧。游离输尿管时必须保留其营养血管。同时应行盆腔淋巴结切除术。③ⅠB～ⅡA期：行广泛性子宫全切术及盆腔淋巴结清扫术。对于年轻、鳞癌患者应考虑保留附件。切除子宫时必须打开膀胱侧窝、隧道及直肠侧窝，游离输尿管，并将子宫的前后及两侧韧带及结缔组织分离和切断，主韧带周围的脂肪组织亦需切除。切除主韧带的多少可以根据病灶浸润范围决定，至少要在癌灶边缘以外2.5 cm以上，一般切除的宫旁组织及主韧带应在3.0 cm以上，有时甚至沿盆壁切除之。阴道上段有侵犯时，应切除病灶达外缘1.0 cm以上。需清除的盆腔淋巴结为髂总、髂内、髂外、腹股沟深、闭孔及子宫旁等淋巴结，必要时需清除腹主动脉旁、骶前等淋巴结。

此外，有人主张对Ⅱb期及部分Ⅲb期病例行超子宫根治术，即将主韧带从其盆壁附着的根部切除；对Ⅳa期年轻、全身一般情况好的病例行盆腔脏器切除术。但这些手术范围广，创伤大，手术后并发症多，即使有条件的大医院也需慎重考虑。

（4）手术后常见并发症及其防治。①膀胱功能障碍：子宫颈癌行广泛性子宫全切术由于术中必须游离输尿管、分离下推膀胱，处理子宫各韧带，切除组织较多，常易损伤支配膀胱的副交感神经，引起术后膀胱逼尿肌功能减弱，影响膀胱功能，导致排尿困难、尿潴留、尿路感染。为减少此并发症，术中处理宫骶韧带及主韧带时应尽量保留盆腔神经丛及其分支；分离膀胱侧窝及直肠时尽量减少神经纤维的损伤，保留膀胱上、下动脉及神经节；手术操作要轻柔，止血细致。术后认真护理，防止继发感染。常规保留尿管14 d，后2 d尿管要定时开放，做膀胱操，每2～3 h开放半小时，促进膀胱舒缩功能的恢复。拔除尿管后，做好患者思想工作，消除其顾虑和紧张情绪，让患者试行排尿。如能自解，需测残余尿，以了解排尿功能。如残余尿<100 mL，则认为膀胱功能已基本恢复，不必再保留尿管；如剩余尿>120 mL，则需继续保留尿管，并可做下腹热敷、耻上封闭、针灸、超声、理疗等促进膀胱功能恢复。同时应注意外阴清洁，给抗生素预防感染。②输尿管瘘：术中游离输尿管时，易损伤输尿管鞘或影响其局部血循环，加之术后继发感染、粘连、排尿不畅等，可使输尿管壁局部损伤处或血供障碍处发生坏死、脱落，形成输尿管瘘。输尿管瘘最常发生于术后1～3周。为防止输尿管瘘的形成，应提高手术技巧，术中尽量保留输尿管的外鞘及营养血管，术后预防盆腔感染。如术中发现输尿管损伤，应立即进行修补，多能愈合。术后发生输尿管瘘，可在膀胱镜下试行瘘侧插入输尿管导管，一般保留2～3周可自愈。若导管通不过修补口，则需行肾盂造瘘，之后行吻合术，修补性手术应在损伤发现后3～6个月进行。③盆腔淋巴囊肿：行盆腔淋巴结清扫术后，腹膜后留有无效腔，回流的淋巴液滞留在腹膜后形成囊肿，即盆腔淋巴囊肿。常于术后一周左右在下腹部腹股沟上方或其下方单侧或双侧触及卵圆形囊肿，可有轻压痛。一般可在1～2个月自行吸收。也可用大黄、芒硝局敷或热敷可消肿，促进淋巴液吸收。如囊肿较大有压迫症状或继发感染，应用广谱抗生素，或行腹膜外切开引流术。④盆腔感染：因手术范围大，时间长，剥离创面多，渗血、渗出液聚积等，易发生盆腔感染。若抗生素应用无效，且有脓肿形成，宜切开引流。术中若在双侧闭孔窝部位放置橡皮条经阴道断端向阴道外引流，可减少盆腔感染的发生。

3.手术前后放疗

对Ⅰb2期菜花型、年轻Ⅱb期患者，最好在术前先给半量放疗，以缩小局部肿瘤，使手术易于进行，减低癌瘤的活力，避免手术时的扩散，减少局部复发的机会。放疗结束后应在4～6周手术。术后放疗适用于术中发现有盆腔淋巴结有癌转移、宫旁组织癌转移、手术切缘有癌细胞残留者，以提高术后疗效。

4.化疗

手术及放疗对于早期子宫颈癌的疗效均佳,但是对中晚期、低分化病例的疗效均不理想。近30年来随着抗癌药物的不断问世,使晚期病例在多药联合治疗、不同途径给药等综合治疗下生存期有所延长。作为肿瘤综合治疗的一种手段,化疗本身具有一定疗效;同时对于放疗有一定的增敏作用。子宫颈癌的化疗主要用于下述3个方面:①对复发、转移癌的姑息治疗。②对局部巨大肿瘤患者术前或放疗前的辅助治疗。③对早期但有不良预后因素患者的术后或放疗中的辅助治疗。

化疗与手术或放疗并用,综合治疗的意义在于:杀灭术野或照射野以外的癌灶;杀灭术野内的残存病灶或照射野内的放射线抵抗性癌灶;使不能手术的大癌灶缩小,提高手术切除率;增加放射敏感性。

(1)常用单一化疗用药:顺铂(DDP)、博来霉素(BLM)、异环磷酰胺(IFO)、氟尿嘧啶(5-FU)、环磷酰胺(CTX)、阿霉素(ADM)、氨甲蝶呤(MTX)等效果较好。如顺铂 $20\sim50$ mg/m²,静脉滴注,每3周为一周期;其单药反应率在 $6\%\sim25\%$。

(2)联合静脉全身化疗常用的方案:①博来霉素 10 mg/m²,肌内注射,每周1次,每3周重复。②长春新碱 1.5 mg/m²,静脉滴注,第1 d,每10 d重复。顺铂 $50\sim60$ mg/m²,静脉滴注,第1 d,4周内完成3次。③异环磷酰胺 5 g/m² 静脉滴注。卡铂 300 mg/m²(AUC=4.5)静脉滴注,每4周重复。④顺铂60 mg/m²,静脉滴注,第1 d。长春瑞滨 25 mg/m² 静脉滴注,第1 d,每3周重复。博来霉素 15 mg,静脉滴注,第1,8,15 d。

(3)动脉插管化疗:采用区域性动脉插管灌注化疗药物,可以提高肿瘤内部的药物浓度,使肿瘤缩小,增加手术机会;在控制盆腔肿瘤的同时又可减少对免疫系统的影响,因而可以提高疗效。所使用的药物与全身化疗所使用的药物相同,但可根据所具有的条件采用不同的途径给药,如髂内动脉插管、腹壁下动脉插管、子宫动脉插管等,在插管化疗的同时还可加用暂时性动脉栓塞来延长药物的作用时间。常采用的化疗方案如下。①顺铂70 mg/m²,博来霉素 15 mg,长春瑞滨25 mg/m²。3~4周重复。动脉注射,一次推注。②顺铂70 mg/m²,吡柔比星 40 mg/m²,长春瑞滨 25 mg/m²。3~4周重复。动脉注射,一次推注。③顺铂 70 mg/m²,阿霉素 25~50 mg/m²,环磷酰胺600 mg/m²。3~4周重复,动脉注射,一次推注。静脉注射,分两次入小壶。

(八)预后

子宫颈癌的预后与临床期别、有无淋巴结转移、肿瘤分级等的关系最密切。临床期别高、组织细胞分化差、淋巴结阳性为危险因素。据FIGO资料,子宫颈癌的5年存活率Ⅰ期为85%,Ⅱ期为60%,Ⅲ期为30%,Ⅳ期为10%。国内中国医科院肿瘤医院放疗的5年生存率:Ⅰ期95.6%,Ⅱ期为82.7%,Ⅲ期为26.6%;手术治疗的5年生存率:Ⅰ期为95.6%,Ⅱ期为68.7%。子宫颈癌的主要死亡原因是肿瘤压迫双侧输尿管造成的尿毒症,肿瘤侵蚀血管引起的大出血以及感染、恶病质等。

二、子宫颈腺癌

子宫颈腺癌较子宫颈鳞癌少见,占子宫颈浸润癌的 $5\%\sim15\%$。近年来发病率有上升趋势。发病平均年龄为54岁,略高于子宫颈鳞状细胞癌。但20岁以下妇女的子宫颈癌以腺癌居多。子宫颈腺癌的发病原因仍不清楚,但一般认为与子宫颈鳞癌病因不同。腺癌的发生与性生活及

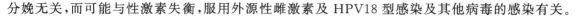

分娩无关,而可能与性激素失衡,服用外源性雌激素及 HPV18 型感染及其他病毒的感染有关。

(一)病理特点

1.子宫颈腺癌大体形态

在早期微浸润癌时,子宫颈表面可光滑或呈糜烂、息肉、乳头状。当子宫颈浸润到颈管壁、病灶大到一定程度时,颈管扩大使整个子宫颈呈现为"桶状宫颈",子宫颈表面光滑或轻度糜烂,但整个子宫颈质硬。外生型者可呈息肉状、结节状、乳头状、菜花状等。

2.子宫颈腺癌组织学类型

目前尚无统一的病理学分类标准。但以子宫颈管内膜腺癌最常见。其组织形态多种多样,常见者为腺性,其次为黏液性。高度分化的腺癌有时与腺瘤样增生很难区别,而分化不良的腺癌有时则极似分化很差的鳞状细胞癌。腺癌中含有鳞状化生的良性上皮,称为腺棘皮癌。如鳞状上皮有重度间变,称为腺鳞癌。黏液性腺癌的特征是产生黏液,根据细胞的分化程度分为高、中、低分化。子宫颈腺癌中还有几种特殊组织起源的腺癌,如子宫颈透明细胞癌(起源于残留的副中肾管上皮)、子宫颈中肾癌(起源于残留的中肾管)、浆液乳头状腺癌、未分化腺癌、微偏腺癌(黏液性腺癌中的一种)等。

(二)转移途径及临床分期

同子宫颈鳞癌。

(三)诊断及鉴别诊断

症状与子宫颈鳞癌大致相同。可有异常阴道流血包括接触性出血、白带内带血、不规则阴道流血或绝经后阴道出血。但子宫颈腺癌患者的白带有其特点,一般为水样或黏液样,色白,量大、无臭味。患者常主诉大量黏液性白带,少数呈黄水样脓液,往往一天要换数次内裤或卫生垫。查体子宫颈局部可光滑或呈糜烂、息肉状生长。部分子宫颈内生性生长呈有特色的质硬的桶状子宫颈。根据症状及体征还需做以下检查,阴道细胞学涂片检查假阴性率高,阳性率较低,易漏诊。因此,阴道细胞学涂片检查只能用于初筛,如症状与涂片结果不符,需进一步检查。如细胞学检查腺癌细胞为阳性,还应行分段诊刮,以明确腺癌是来自子宫内膜还是来自子宫颈管。子宫颈腺癌的确诊必须依靠病理检查。活检对Ⅰa期的诊断比较困难,因为活检所取的组织仅为小块组织,难以肯定浸润的深度,要诊断腺癌是否属于Ⅰa期,有人建议行子宫颈锥形切除术。

(四)治疗

子宫颈腺癌对放疗不甚敏感。其治疗原则是:只要患者能耐受手术,病灶估计尚能切除,早中期患者应尽量争取手术治疗。晚期病例手术困难或估计难以切干净者,在术前或术后加用动脉插管化疗、全身化疗或放疗可能有助于提高疗效。

1.Ⅰ期

行广泛性全子宫切除＋双附件切除术及双侧盆腔淋巴结清扫术。

2.Ⅱ期

能手术者行广泛性全子宫切除＋双附件切除术及双侧盆腔淋巴结清扫术,根据情况决定术前或术后加用放、化疗。病灶大者可于术前放疗,待病灶缩小后再手术。如病灶较小,估计手术能切除者,可先手术,根据病理结果再决定是否加用放疗。

3.Ⅲ期及Ⅳ期

宜用放疗为主的综合治疗。若病变仅侵犯膀胱黏膜或直肠黏膜,腹主动脉旁淋巴结病理检查为阴性者,可考虑行全、前或后盆腔除脏术。

三、子宫颈复发癌

子宫颈复发癌是指子宫颈癌经根治性手术治疗后 1 年,放疗后超过半年又出现癌灶。据报道,子宫颈晚期浸润癌治疗后,约有 35％将来会复发,其中 50％复发癌发生于治疗后第一年内,70％以上发生于治疗后 3 年内。10 年后复发的机会较少。若治疗 10 年后复发,则称为子宫颈晚期复发癌。复发可分为手术后复发及放疗后复发。复发部位以盆腔为主,占 60％～70％。远处复发相对较少,占 30％～40％,其中以锁骨上淋巴结、肺、骨、肝多见。

(一)诊断

1.症状

随复发部位不同而异。早期或部分患者可无症状。

(1)中心性复发:即子宫颈、阴道或宫体的复发,常见于放疗后复发。最常见的症状有白带增多(水样或有恶臭)和阴道出血。

(2)宫旁复发:即盆壁组织的复发。下腹痛、腰痛及骶髂部疼痛、下肢痛伴水肿、排尿排便困难为宫旁复发的常见症状。

(3)远处复发及转移:咳嗽、咯血、胸背疼痛或其他局部疼痛为肺或其他部位转移的症状。

(4)晚期恶病质患者可出现食欲减退、消瘦、贫血等全身消耗表现。

2.体征

阴道和/或子宫颈复发,窥视阴道可见易出血的癌灶。盆腔内复发可发现低位盆腔内有肿块或片状增厚。但需注意,宫颈局部结节感、溃疡坏死及盆腔内片状增厚疑有复发时,应与放射线引起的组织反应相鉴别。全身检查应注意有无可疑病灶及浅表淋巴结肿大,尤其是左锁骨上淋巴结有无转移。

3.辅助检查

(1)细胞学和阴道镜检查:对中心性复发的早期诊断有帮助。但放疗后局部变化,尤其阴道上端闭锁者常影响检查的可靠性,需有经验者进行检查以提高准确率。

(2)病理检查:诊断复发必须依靠病理。对可疑部位行多点活检、颈管刮术或分段诊刮取子宫内膜,必要时行穿刺活检等。

(3)其他辅助检查:胸部或其他部位的 X 线检查,盆腹腔彩色 B 超、CT、磁共振成像、PET-CT 等,同位素肾图及静脉肾盂造影等检查对诊断盆腔内复发和盆腔外器官转移可提供一定的参考价值和依据。

(二)治疗

子宫颈复发癌的治疗,主要依据首次治疗的方法、复发部位以及肿瘤情况等因素而分别采取以下治疗。

1.放疗

凡手术后阴道残端复发者,可采用阴道腔内后装放疗。如阴道残端癌灶较大,累及盆壁,应加盆腔野的体外放疗。

2.手术治疗

放疗后阴道、子宫颈部位复发者,可予以手术治疗,但在放疗区域内手术难度大,并发症多,需严格选择患者。

3.综合治疗

对较大的盆腔复发灶,可先行盆腔动脉内灌注抗癌化疗药物,待肿块缩小后再行放疗。放疗后的盆腔内复发灶,能手术切除者应先切除,术后给予盆腔动脉插管化疗;不能手术者,可行动脉插管化疗和/或应用高能放射源中子束进行放疗。对肺、肝的单发癌灶,能切除者考虑先行切除,术后加全身或局部化疗。不能手术者、锁骨上淋巴结转移或多灶性者,可化疗与放疗配合应用。化疗对复发癌也有一定疗效。化疗方案见子宫颈鳞状细胞癌的化疗。

四、子宫颈残端癌

子宫次全切除术后,残留的子宫颈以后又发生癌称为子宫颈残端癌,可分为真性残端癌和隐性残端癌。前者为次子宫全切术后发生,后者为次全子宫切除时癌已存在,而临床上漏诊,未能发现。随着次子宫全切术的减少,子宫颈残端癌的发生已非常少见,国内报道仅占子宫颈癌的1%以下。

(一)治疗

与一般子宫颈癌一样,应根据不同期别决定治疗方案。但由于次子宫全切术后残留的子宫颈管较短,腔内放疗受很大限制,宫旁及盆腔组织的照射剂量较一般腔内放疗量减少,需通过外照射做部分补充。Ⅰ期及Ⅱa期子宫颈残端癌仍可行手术治疗,但是由于前次手术后盆腔结构有变化,手术有一定难度,极易出现输尿管及肠管的损伤。不能手术者可行放疗。

(二)预防

因妇科疾病需行子宫切除术前,应了解子宫颈情况,常规做子宫颈刮片细胞学检查,必要时做阴道镜检查及子宫颈活检,以排除癌变。除年轻患者外,尽量行子宫全切术而不做次子宫全切术。即使保留子宫颈,也应去除颈管内膜及子宫颈的移行带区。

(乔秀梅)

第四节　子宫肉瘤

子宫肉瘤是一类来源于子宫内膜间质、结缔组织或平滑肌的子宫恶性肿瘤,好发于围绝经期妇女,多发生在40～60岁。临床十分少见,占妇科恶性肿瘤1%～3%,占子宫恶性肿瘤的2%～6%。子宫肉瘤虽少见,但组织成分繁杂,分类也繁多,主要有子宫平滑肌肉瘤、子宫内膜间质肉瘤和子宫恶性米勒管混合瘤等。由于子宫肉瘤恶性程度高,预后较差,不易早期诊断,术后易复发,放疗和化疗不甚敏感,故病死率高,其5年生存率徘徊在30%～50%。

一、组织发生及病理

根据组织来源,主要分为以下几种。

(一)平滑肌肉瘤

平滑肌肉瘤最多见,来自子宫肌层或子宫血管壁平滑肌纤维,也可由子宫肌瘤恶变而来,称子宫肌瘤肉瘤变性或恶变。巨检见肉瘤呈弥漫性生长,与子宫肌层无明显界限;肌瘤肉瘤变者常从中心开始向周围播散。剖面失去漩涡状结构,常呈均匀一片或鱼肉状,色灰黄,质地脆而软。50%以上见出血坏死。镜下见平滑肌细胞增生,细胞大小不一,排列紊乱,核异型,染色质多、深染且分布不均,核仁明显,有多核巨细胞,核分裂象>5/10 HP及有凝固性坏死。

(二)子宫内膜间质肉瘤

来自宫内膜间质细胞,分两类。

1.低度恶性子宫内膜间质肉瘤

以往称淋巴管内间质异位等,少见。巨检见子宫球状增大。剖面见子宫内膜层有息肉状肿块,鱼肉样,棕褐色至黄色,可有出血、坏死和囊性变。镜下见子宫内膜间质细胞高度增生并浸润肌层,细胞大小一致,呈圆形或小梭形,核分裂象≤3/10 HP。

2.高度恶性子宫内膜间质肉瘤

高度恶性子宫内膜间质肉瘤又称子宫内膜间质肉瘤,少见,恶性程度较高。巨检形似前者,但体积较大。镜下见内膜间质细胞呈梭形或多角形,大小不等,异型性明显,核分裂象>10/10 HP。

(三)恶性中胚叶混合瘤肿瘤(malignant mesodermal mixed tumor,MMMT)

含肉瘤和腺癌两种成分,故又称癌肉瘤或恶性中胚叶混合瘤,较罕见的子宫恶性肿瘤,来自中胚叶。巨检见肿瘤从子宫内膜长出,向宫腔突出呈息肉样,多发性或分叶状,底部较宽或形成蒂状,质软,表面光滑或有溃烂,肿瘤切面呈鱼肉状,有出血和小囊腔。晚期浸润周围组织。镜下见癌(腺癌为主)和肉瘤两种成分混合存在。

二、临床表现

(一)早期症状

早期症状不明显,向宫腔内生长者,症状出现较早,随病情变化可出现以下症状。

1.不规则阴道出血

不规则阴道出血是最常见的症状,量或多或少,由宫腔生长的肿瘤表面破溃所致。若合并感染坏死,可有大量脓性分泌物排出,内含组织碎片,味臭。肿瘤可自宫腔或宫颈脱至阴道内。

2.下腹部块物

子宫肌瘤迅速增大,尤其是绝经后的患者,应考虑为恶性。

3.压迫症状

晚期肿瘤向周围组织浸润,压迫周围组织,加上肿瘤生长迅速而出现下腹痛、腰痛等。压迫直肠、膀胱时出现相关脏器压迫症状。

4.晚期癌症状

癌肿转移腹膜或大网膜时出现血性腹水,晚期出现恶病质、消瘦、继发性贫血、发热等全身衰竭现象。

(二)体征

妇科检查:子宫增大,质软,表面不规则。有时宫口扩张,宫口内见赘生物或从宫口向阴道脱出的息肉样或葡萄状赘生物,呈暗红色,质脆,触之易出血。晚期肉瘤可浸润盆壁。

三、临床分期

常用国际抗癌协会(UICC)的分期法如下所述。

(1)Ⅰ期:癌肿局限于宫体。

(2)Ⅱ期:癌肿已浸润至宫颈。

(3)Ⅲ期:癌肿已超出子宫范围,侵犯盆腔其他脏器及组织,但仍局限于盆腔。

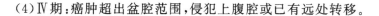

（4）Ⅳ期：癌肿超出盆腔范围，侵犯上腹腔或已有远处转移。

四、转移途径

转移途径有直接蔓延、淋巴转移及血行转移，以血行转移多见。

五、诊断

根据病史、症状、体征，应疑有子宫肉瘤的可能。分段诊刮是有效的辅助诊断方法，刮出物送病理检查可确诊。但因子宫肉瘤组织复杂，刮出组织太少易误诊为腺癌；有时取材不当仅刮出坏死组织以致误诊或漏诊，若肌瘤位于肌层内，尚未侵犯子宫内膜，刮宫无法诊断，B超及CT等检查可协助诊断，但最后诊断必须根据病理切片检查结果。手术切除的子宫肌瘤标本也应逐个详细检查，可疑者应做快速病理检查以确诊。子宫肉瘤易转移至肺部，故应常规行胸部X线片。

六、治疗

治疗原则是以手术为主。Ⅰ期行全子宫及双侧附件切除术。宫颈肉瘤、子宫肉瘤Ⅱ期、癌肉瘤应行子宫广泛性切除术及盆腔及主动脉旁淋巴结切除术。根据病情早晚，术后加用化疗或放疗可提高疗效，恶性米勒管混合瘤对放疗较敏感，手术加放疗疗效较好。目前对肉瘤化疗效果较好的药物有顺铂、多柔比星、异环磷酰胺等，常用三药联合方案。子宫恶性中胚叶混合瘤和高度恶性子宫内膜间质肉瘤对放疗敏感。低度恶性子宫内膜间质肉瘤含雌孕激素受体，孕激素治疗有一定疗效，通常用醋酸甲羟孕酮或甲地孕酮。

七、预后

子宫肌瘤肉瘤变的恶性程度一般较低，预后较好。恶性米勒管混合瘤恶性程度高，预后差。子宫肉瘤的5年存活率仅为20％～30％。

（乔秀梅）

第五节 子宫内膜癌

子宫内膜癌为女性生殖道常见恶性肿瘤之一，发达国家中发病率居女性生殖道恶性肿瘤首位，病死率居第2位。多见于老年妇女，高发年龄50～60岁，近年来年轻患者有增多趋势。由于人类寿命延长和肥胖人群增多，近二十年间子宫内膜癌发病率仍居高不下，而病死率也明显上升。病死率的上升除与老年、肥胖、内科并发症多等相关外，与晚期病例、高危组织类型增多及一些患者未能接受适宜诊治相关。目前对两种类型内膜癌的病理及基础研究已取得较大进展；临床手术、化疗、激素治疗亦积累了更多资料，临床研究更加深入；对年轻早期患者的保守治疗亦做了一定探索。但在治疗中对术前影像学评估的价值，术中肉眼及病理冷冻切片检查对肌层受累程度的判断的准确性，淋巴结切除范围等均尚存争议。为进一步改善预后，妇科肿瘤医师应进一步识别、区分高危子宫内膜癌患者，进行适宜治疗，以期降低病死率，达到最佳疗效。

子宫内膜癌多见于绝经后妇女（70％），围绝经期妇女占20％～25％，<40岁妇女约占5％，

发病与肥胖、雌激素持续增高、遗传等因素相关。询问病史时应重视以下高危因素：①肥胖、无排卵性不孕、不育、延迟绝经(52 岁以后绝经)。②代谢紊乱性疾病：糖尿病、高血压。③与雌激素增高有关的妇科疾病：多囊卵巢综合征、卵巢颗粒细胞瘤、子宫内膜增生或不典型增生史和子宫肌瘤有不规则出血者。④有使用外源性雌激素史者,特别是无孕激素对抗的雌激素替代治疗,或长期应用他莫昔芬患者。⑤有癌家族史、多发癌及重复癌倾向者(如乳腺癌、卵巢癌等),Lynch Ⅱ综合征。遗传性非息肉样结肠直肠癌患者其内膜癌发病危险为 40%～60% 等。

有高危因素的患者应密切随访,若有月经过多、阴道不规则出血等症状出现应行分段诊刮,明确诊断。Ⅱ型 Lynch 综合征患者亦可在完成生育任务后行预防性子宫切除术。

一、临床表现

(一)阴道出血

(1)绝经后阴道出血:绝经后阴道流血,为子宫内膜癌患者的主要症状,子宫内膜癌患者多为绝经后妇女,90%以上有阴道流血症状,绝经时间愈长,发生内膜癌的概率愈高。

(2)围绝经期妇女月经紊乱:约 20% 的内膜癌患者为围绝经期妇女,以围绝经期月经紊乱及血量增多为主要表现。

(3)40 岁以下妇女月经紊乱或经量增多者,近年来年轻患者已有增多趋势(5%～10%),多为肥胖、不孕或多囊卵巢综合征患者。

(二)阴道异常排液

阴道异常排液可为浆液性或血性分泌物。

(三)下腹疼痛及其他症状

下腹疼痛可由宫腔积脓或积液引起,晚期则因癌肿扩散导致消瘦、下肢疼痛及贫血等。应重视阴道流血、排液等症状。有以上症状妇女均应考虑有无内膜癌可能性,并应及时进行妇科及其他相关检查。

二、检查

(一)全面查体

注意有无糖尿病、高血压、心血管及肺部疾病。

(二)妇科检查

排除阴道、子宫颈病变出血及炎性感染引起的排液。早期盆腔检查多正常,晚期可有子宫增大、附件肿物、贫血及远处转移的相应体征。

三、辅助检查

(一)细胞学涂片检查

子宫颈和阴道脱落细胞学涂片检查阳性率低,宫腔刷片或宫腔冲洗液细胞学涂片检查阳性率增高,但均不能作为确诊依据。

(二)经阴道 B 超检查

经阴道 B 超检查为首选的无创辅助检查方法,可了解子宫大小、宫腔内有无异常回声、内膜厚度、肌层有无浸润、附件肿物大小及性质等。绝经后妇女内膜厚度＜5 mm 时,其阴性预测值可达 96%。

（三）诊刮或内膜活检

诊刮或内膜活检是确诊或排除子宫内膜癌的重要方法。对绝经后内膜增厚＞5 mm 或有宫腔赘生物者；年龄＞40 岁阴道不规则流血疑为内膜癌患者或 40 岁以下有内膜癌高危因素，高度怀疑内膜癌者应行诊刮术或内膜活检。

（四）宫腔镜检查

近年来，宫腔镜检查已广泛应用于宫内膜病变的早期诊断。可直接对可疑部位进行活检，提高诊断准确性，避免常规诊刮或活检的漏诊。多用于经阴道 B 超检查子宫内膜无明显增厚和病变，或呈内膜息肉样变者；或经诊刮活检阴性，仍有反复出血的患者。

（五）MRI、CT、CA125 等检查

病情需要者可选用 MRI、CT 检查及 CA125 检测。MRI、CT 对淋巴结转移诊断价值相同，MRI 对累及子宫颈肌层浸润深度的预测准确度优于 CT。CA125 值明显升高者，提示可能有子宫外病灶存在，可作为晚期内膜癌术后监测指标。对疑有宫外病灶的高危患者亦可选用计算机体层显像检查，明确病变范围。

四、诊断

应根据诊刮或直接宫腔活检，或宫腔镜下活检及病理组织学检查结果等做出诊断。

五、分期

子宫内膜癌采用 FIGO 手术病理分期，目前使用的是 2009 年 FIGO 子宫内膜癌的手术病理分期。对于未行手术治疗的患者或者是先行放疗的患者，采用 1971 年制定的临床分期。

（一）手术-病理分期

（1）I 期：肿瘤局限于子宫体。

（2）I_A 期：无或＜1/2 肌层受累。

（3）I_B 期：≥1/2 肌层受累（≥/2 肌层浸润）。

（4）II 期：癌瘤累及子宫颈间质，但未扩散至宫外。

（5）III 期：局部和/或区域扩散。

（6）III_A 期：癌瘤累及子宫体浆膜层和/或附件。

（7）III_B 期：阴道和/或宫旁受累。

（8）III_C 期：癌瘤转移至盆腔和/或腹主动脉旁淋巴结。

（9）III_{C1} 期：癌瘤转移全盆腔淋巴结。

（10）III_{C2} 期：癌瘤转移至腹主动脉旁淋巴结有/无盆腔淋巴结转移。

（11）IV 期：癌瘤累及膀胱和/或肠黏膜；或远处转移。

（12）IV_A 期：癌瘤累及膀胱和/或肠道黏膜。

（13）IV_B 期：远处转移，包括腹腔转移及（或）腹股沟淋巴转移。

（二）临床分期

（1）I 期：癌瘤局限于宫体。

（2）I_A 期：子宫腔长度≤8 cm。

（3）I_B 期：子宫腔长度＞8 cm。

（4）II 期：癌瘤累及子宫颈。

(5)Ⅲ期：癌瘤播散于子宫体以外，盆腔内（阴道、宫旁组织可能受累，但未累及膀胱、直肠）。

(6)Ⅳ期：癌瘤累及膀胱或直肠，或有盆腔以外的播散。

六、病理类型

子宫内膜癌通常可分为Ⅰ型和Ⅱ型子宫内膜癌。Ⅰ型子宫内膜癌与无孕激素拮抗的雌激素刺激有关，可由子宫内膜复杂性不典型增生发展而来；Ⅱ型子宫内膜癌可由萎缩的子宫内膜癌变而来。Ⅰ型和Ⅱ型又包括不同的病理类型，Ⅰ型主要包括子宫内膜样腺癌（G_1、G_2）和黏液性腺癌，其他病理类型多属于Ⅱ型子宫内膜癌，即特殊类型的子宫内膜癌。子宫内膜癌的主要病理类型为腺癌，其中以子宫内膜样腺癌最为常见（60％～65％）。2014 年，WHO 将子宫内膜癌的病理分类在 2003 年分类的基础上进行了修改。按照 2003 年和 2014 年 WHO 的病理分类标准，癌肉瘤未归入子宫内膜癌，属于子宫的上皮-间叶混合性肿瘤。但病理学家认为癌肉瘤属化生癌，其恶性程度高，早期易发生淋巴、血行转移及腹腔播散，应按高级别的内膜癌治疗。因此，在 2015 年的 FIGO 妇癌报道、2015 年的 ACOG 内膜癌指南，以及 2016 年的 NCCN 指南中，均将癌肉瘤归入子宫内膜癌。

子宫内膜样腺癌分为高、中、低分化（Grad：1，2，3），为影响预后的重要因素。G_1、G_2病变多为来源于增生过长的子宫内膜，与雌激素作用相关，属于Ⅰ型子宫内膜癌；G_3则可能来源于萎缩的内膜，或为内膜样癌晚期事件，因基因突变而恶变与雌激素无关，属于Ⅱ型子宫内膜癌。伴鳞状分化成分的子宫内膜样癌，其腺癌的分化程度（G_1～G_3）为预后的重要因素。

子宫浆液性（乳头状）腺癌现多称子宫浆液性癌（USC 或 ESC），恶性程度极高，占 1％左右。透明细胞癌常见于老年患者，预后差，Ⅰ期 5 年生存率仅 44％。其他特殊类型均属Ⅱ型子宫内膜癌。

七、治疗

（一）子宫内膜非典型增生的治疗

根据 2014 年 WHO 分类标准，子宫内膜增生症分为两种类型，一类称为增生过长不伴有非典型增生，包括有不伴非典型增生的子宫内膜单纯性增生和复杂性增生，其癌变率<1％，作为功血处理；第二类称为非典型增生过长/内膜样上皮内瘤变，非典型增生过长的癌变率在 25％～33％，内膜样上皮内瘤变的癌变率在 59％左右，所以应积极处理。

子宫内膜非典型增生治疗中应重视患者年龄和内膜非典型增生的程度（轻、中、重度）；年轻、未生育或要求保留子宫者，可采用激素治疗，密切随访；由于内膜复杂性增生伴非典型增生中约 40％伴子宫内膜癌，对 40 岁以上无生育要求者，若为中或重度非典型增生，或者是内膜样上皮内瘤变，建议行筋膜外子宫切除术。

轻度非典型增生可选用醋酸甲羟孕酮（10～30 mg/d），于经前 10 d 周期性用药。中度以上非典型增生则应用大剂量孕激素持续治疗（甲羟孕酮 250～500 mg/d 或甲地孕酮 80～160 mg/d，3 个月；或 18-快诺孕酮 3～4 mg/d，3 个月），定期诊刮或宫腔镜送组织学检查，根据内膜对治疗的反应，决定是否继续激素治疗或改用手术治疗。要求生育者，待内膜正常后可加促排卵药物治疗，如氯米芬 50～100 mg 每天 1 次，周期 5～9 d 用药。亦可用己酸孕酮 500 mg 肌内注射，每周 2～3 次，3 个月后减量再用 3 个月，或用丹那唑或局部用药（曼月乐节育环）等治疗。因其恶变率较高，治疗后 2～13 年内可有复发，故应密切随访。个别病例亦可试用芳香化酶抑制剂和选择性雌

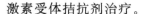

激素受体拮抗剂治疗。

(二)子宫内膜癌的其他治疗方法

1.放疗

放疗分为单纯放疗、术前放疗及术后放疗。单纯放疗主要用于晚期或有严重内科疾病、高龄和无法手术的其他期患者,可按临床分期进行放疗。术前放疗,主要是为控制、缩小癌灶,创造手术机会或缩小手术范围。术后放疗是对手术-病理分期后具有复发高危因素患者重要的辅助治疗,或作为手术范围不足的补充治疗。

(1)单纯放疗。①腔内照射(后装)高剂量率:A点及F点总剂量为45~50 Gy,每周1次,分6~7次完成。②体外照射:40~45 Gy,6周内完成。

(2)术前放疗。①全剂量照射:腔内加体外照射同单纯放疗,于完成放疗后8~10周行单纯全子宫及附件切除术。②腔内照射:腔内照射45~50 Gy,完成照射后8~10周手术;部分性腔内术前放疗:A点及F点总剂量不低于20 Gy,分2~3次完成治疗,每周1次,放疗后10~14 d手术(切除子宫及双侧附件)。③术前体外照射:用于不利于腔内照射者(如子宫>10周,或有宫腔以外播散者)。盆腔外照射剂量为20 Gy,2~3周完成;或A点及F点20 Gy,每周1次,分3次完成。

(3)术后放疗。①术后全盆腔照射:总剂量40~50 Gy,4~6周完成。②腹主动脉旁扩大照射区:总剂量30~40 Gy,3~4周完成。照射前行肾扫描,放疗时应加以屏障(若术前已行体外放疗,应减少术后照射剂量)。若采用适形及调强技术,保护好正常组织,对主动脉淋巴结转移照射量可达50~60 Gy。③术后腔内放疗:手术范围不够;有癌瘤残存,或疑有癌瘤残存者,或有局部复发高危因素者可于手术后2周行腔内放疗,总剂量10~20 Gy,2~3周完成。

大量临床研究已证实,对Ⅰ期患者来说,术后辅助放疗仅Ⅰ$_C$期G$_3$患者可获益,并多采用腔内照射。对Ⅰ$_B$期G$_2$、G$_3$,Ⅰ$_C$期G$_2$、G$_3$期若无淋巴转移及宫外病变,术后多不主张采用辅助放疗。

2.化疗

(1)多用于特殊病理类型:癌瘤分化差,孕激素受体(PR)、雌激素受体(ER)阴性患者;或为晚期复发癌的辅助治疗。常用药物有DDP、ADM、紫杉醇(Taxol)、卡铂、5-FU和CTX等。单一药物的有效率为25%~37%。目前单一用药已被联合用药取代,紫杉醇加铂(TP)已成为一线联合化疗方案。

(2)常用的联合化疗方案:经临床观察,疗效可达40%~60%。疗程根据患者病情、全身状况和术后是否放疗等确定,一般可应用3~6个疗程。

(3)对化疗的建议:①对于放疗后的高危患者给予辅助化疗能提高肿瘤无进展生存时间,但是对于总体生存率的好处还没有得到证实。②对于早期的高风险患者的化疗只应该在临床试验内进行。③对于腹腔残留病灶<2 cm的患者和Ⅲ期内膜癌患者,化疗优于全腹照射。④子宫内膜癌患者大多年老体弱,在给予辅助治疗时要考虑到这一点。

(4)建议方案。①AP:多柔比星(ADM)50 mg/m²、顺铂(DDP)50 mg/m²静脉用药,间隔3~4周。②TP:紫杉醇(Taxol)135 mg/m²、卡铂(CBP)AUC(曲线下面积)4~5静脉用药,间隔3~4周。③CBP+Taxol有效率达40%,目前亦有用两者低剂量周疗(TAP因毒性高且临床疗效与AP相近故少用)。

3.激素治疗

激素治疗仅用于晚期或复发的子宫内膜样癌患者。以高效药物、大剂量、长疗程为宜,4~6周可显效。激素治疗目前仅对癌瘤分化好(G_1),孕激素受体(PR)阳性者疗效较肯定,对远处复发者疗效优于盆腔复发。治疗时间尚无统一看法,但应用药2年以上。总有效率为25%~30%,可延长患者的疾病无进展生存期,对生存率无影响。目前Ⅰ期患者术后多不采用孕激素做辅助治疗。

(1)孕激素治疗。①甲羟孕酮(MPA):口服,每天250~500 mg。②甲地孕酮(MA):口服,每天80~160 mg。③氯地孕酮:口服,每天20~40 mg。孕激素治疗总有效率25%,病变无进展期间为4个月左右,但总生存率不变(10~12个月)。研究证明,MPA剂量>200 mg/d,不增加有效率,有水钠潴留、体重增加及增加栓塞危险。

(2)抗雌激素药物治疗:他莫昔芬为雌激素受体拮抗剂,有抗雌激素作用,可使PR水平上升,有利于孕激素治疗。口服每天20 mg,数周后可增加剂量,或先用经2~3周再用孕激素,可提高孕激素治疗效果。在孕激素治疗无效的患者中,约20%他莫昔芬治疗有效。

(3)近年来亦有采用芳香化酶抑制剂或选择性雌激素受体调节剂行激素治疗报道,如雷洛昔芬有效率为28%。

4.靶向治疗

除了手术、放疗、化疗、激素治疗,靶向治疗目前也在子宫内膜癌的治疗中有了越来越重要的作用,特别是对于晚期和复发病例,靶向治疗也取得了一定的治疗效果。目前也开展了贝伐珠单抗,酪氨酸激酶抑制剂等对子宫内膜癌靶向治疗的临床试验。

(三)复发癌或转移癌治疗

多在治疗后3年内复发:①局部复发可选择手术、放疗,或手术与放射联合治疗。术后1~2年单个盆腔复发灶,若能切除多可治愈。若患者为已接受放疗后复发,治疗则与宫颈癌复发相同;对中心性复发符合条件者选用盆腔脏器廓清术。②若非局部复发,可选用孕激素治疗,MPA 250 mg每天1次或MA 80 mg每天3次,可长期服用,一般治疗3个月后方显效。化疗药物DDP、Taxol及ADM等可用于手术及放疗无法治愈的复发患者。

1.手术治疗

手术后局部或区域复发可进行手术探查,切除病灶;或行放疗。若为盆腔放疗后复发(原照射部位复发),处理上仍存争议。

(1)复发性内膜癌行广泛手术如盆腔脏器切除术等的存活率仅为20%,故可采用局部阴道切除,加或不加术中放疗。对以前未接受过RT复发癌部位或以前仅为近距离放疗的复发,以手术探查盆、腹腔,再切除复发灶,加或不加用术中放疗;RT加近距离照射对这些患者亦为可选用治疗之一。

对于局限于阴道的复发或有盆腔淋巴结复发,推荐瘤区放疗,加或不加腔内近距离照射或化疗。阴道复发用放疗其生存率为40%~50%,若有阴道外扩散或盆腔淋巴结受累,其预后更差。腹主动脉旁或髂总淋巴结复发可做瘤区放疗,加用或不加用阴道照射、化疗。

对上腹部及盆腔转移或复发的镜下残留癌灶行化疗,加用或不加用瘤区直接放疗。对残留单个大癌灶可切除者应行手术切除,术后加或不加放疗;对不能切除的单个大癌灶按已扩散病灶处理。处理全身的病变可行保守性治疗。

(2)对以前已行过外照射的复发部位推荐治疗如下:手术探查盆腔,切除复发灶,加或不加术中放疗、激素治疗及化疗。

2.复发和晚期内膜癌的激素治疗和化疗

用于子宫内膜样癌激素治疗的药物主要是孕激素类药物、他莫昔芬、芳香化酶抑制剂也可应用。目前尚无特别有效的孕激素药物和方案。高分化转移癌瘤激素治疗反应好,可有一定的缓解期,特别是对盆腔外局部的转移和复发病灶,如对肺转移疗效较好。对无症状或低级别(高分化)弥散的转移灶,激素治疗(应用激素类药物)有效,特别是雌、孕激素受体阳性患者。对孕激素标准治疗无效的病例,约 20％对他莫昔芬治疗有效。有研究报道选择性雌激素受体调节剂在转移性内膜癌治疗有效率为 28％。在激素治疗中若病变进展,可应用细胞毒性类药物进行化疗。对激素和化疗无效者,全身转移患者可行保守性治疗。

3.复发和转移癌的化疗

内膜癌化疗方面研究很多,单药物多用如顺铂、卡铂、紫杉醇、多柔比星等,治疗有效率为21％～36％。

多药联合治疗有效率为 31％～81％,但存活期相对较短,中位生存期近 1 年。在对卵巢癌治疗研究的应用基础上卡铂和紫杉醇已逐渐应用于内膜癌的复发和晚期癌的治疗。有效率为40％,总生存期为 13 个月。低剂量紫杉醇和卡铂周疗仍有一定疗效。化疗和/或保守性放疗是对有症状 G_2、G_3 及有大转移癌灶复发和晚期癌可缓解症状的治疗方法(若 2 个疗程化疗均无效则可纳入临床研究)。

八、子宫内膜癌的特殊类型

(一)子宫浆液性腺癌

子宫浆液性乳头状腺癌现多称子宫浆液性腺癌,较少见,为子宫内膜癌的特殊亚型(Ⅱ型)。其病理形态上与卵巢浆液性乳头状癌相同,以含砂粒体的浆液性癌,有或无乳头状结构为其诊断特征。恶性程度高,分化低,早期可发生脉管浸润、深肌层受累、盆腹腔淋巴结转移。预后差,Ⅰ 期复发转移率达 31％～50％;早期 5 年存活率 40％～50％,晚期则低于 15％。其癌前病变为子宫内膜腺体异型增生。子宫内膜浆液性上皮内癌为子宫浆液性癌早期病变(或一种可转移的特殊形式),33％～67％伴宫外转移,14％～25％伴子宫颈转移,临床处理同浆液性癌。

诊治中应注意以下几点。

(1)严格进行手术-病理分期:诊刮病理检查一旦诊断为子宫浆液性癌,无论临床诊断期别早晚,均应进行全面手术分期(包括盆腹腔冲洗液细胞学检查、盆腹腔腹膜多处活检、腹膜后淋巴结切除等)。

(2)手术治疗:同卵巢癌细胞减灭缩瘤术,包括大网膜切除等。

(3)重视术后辅助放化疗:因该类肿瘤多数分化不良,盆腹腔早期播散。术后化疗中以铂类为主,常选用与卵巢浆液性乳头状瘤相同的方案,如 TP、CP 或 CAP 等。放疗则多选用阴道腔内照射控制局部复发。

(4)与卵巢浆液性乳头状癌鉴别:①卵巢与子宫均受累,但主要病灶在子宫;②卵巢内病变仅为卵巢门淋巴管瘤栓;③若盆腹腔内有病变,卵巢皮质仅有镜下受累,则可诊断为本病。

(二)子宫癌肉瘤病

理学家认为子宫癌肉瘤属化生癌,应属上皮癌,故 WHO 2003 年提出将子宫癌肉瘤归于子宫内膜癌的范畴,NCCN 将其划入特殊类型的子宫内膜癌。子宫癌肉瘤的组织来源可为同源性或异源性,以前归属于恶性中胚叶混合性瘤,其恶性程度高,早期即有腹腔、淋巴、血液循环转移。手术治疗上应按高级别特殊类型内膜癌处理。对化疗敏感,异环磷酰胺为其单一最有效药物。联合治疗方案以异环磷酰胺联合顺铂方案最有效,已广泛应用。术后盆腔照射可有效控制复发,提高生存率。

九、特殊情况处理

(一)子宫切除术后诊断为子宫内膜癌

应根据术后与子宫外播散相关的高危因素,如组织分级、肌层浸润深度、病理类型等制订进一步治疗方案。G_1 或 G_2、浅肌层浸润、无脉管受累,不需要进一步治疗。G_3、深肌层浸润、脉管受累、特殊病理类型等,均应再次手术完成分期及切除附件,亦可根据情况采用盆腔外照射代替手术。

(二)年轻妇女内膜癌的诊治问题

子宫内膜癌在 35 岁以下妇女中少见,诊断应注意与内膜重度不典型增生相鉴别,有无与雌激素相关的疾病。孕激素可治愈内膜不典型增生且保留生育能力。若确诊为癌,已有生育者可选用全子宫及附件切除术。若癌的病理诊断不能肯定,应由患者自己决定是否进行保守治疗,在患者充分咨询,了解风险,签署必要的医疗文件后,采用大剂量孕激素治疗,严密随访治疗 3 个月后行全面诊刮评估疗效。

(三)保留生育功能问题

对年轻早期患者保留生育功能及生理功能的治疗是极富挑战性的。

1.风险

(1)子宫是孕卵种植、胚胎和胎儿发育的场所,是内膜癌发生、发展的器官。在治疗过程中,内膜癌变可能进展、恶化甚至能影响患者的生命安全。

(2)内膜癌患者可同时伴有卵巢癌的风险:转移至卵巢,属于病变本身累及卵巢(Ⅲ期);也可合并原发性卵巢癌。

(3)内膜癌病理类型诊断困难,重复性差[子宫内膜不典型增生(或瘤样病变)与高分化腺癌鉴别困难],影响病例的选择。

(4)即使保留生育功能治疗成功后,生育问题及促排卵药物与内膜癌的关系尚不明确。

2.可行性

(1)年轻(≤40 岁)的内膜癌患者:多为早期,多数预后良好。

(2)孕激素对高分化内膜癌疗效好(成功病例报道较多)。

(3)内膜癌的癌变进展相对缓慢,有长期监测观察的可能性,若无缓解或有复发,及时治疗预后影响小。若治疗成功,妊娠对子宫内膜有保护作用。

3.适应证

病例选择尚无统一标准,但多按以下标准进行:年龄<40 岁;高分化子宫内膜样癌(G_1),经 MRI 检查病灶局限于子宫内膜,没有子宫肌层浸润和子宫外转移的证据。检查:癌组织 PR(+)、血清 CA125<35 kU/L 及肝、肾功能正常;渴望保留生育功能,完全理解保留生育功能不是子宫内膜癌治疗的标准方式,同意承担治疗风险。术前评估:全面评估,严格选择,充分准备。

4.方法

可给予醋酸甲地孕酮(160 mg/d)或醋酸甲羟孕酮(500 mg/d),3～6 个月行宫腔镜检查或者诊刮判断内膜变化。

总之,对年轻、早期子宫内膜癌患者,保留生育功能治疗是特殊的保守治疗,风险大,处于探索阶段,治疗方案尚不成熟,但也有成功案例的研究报道。尚待妇科肿瘤和生殖内分泌的同道共同努力,进行设计完善、大样本量的临床研究。

十、随访

临床Ⅰ期、Ⅱ期复发率为15%,多数为有症状复发(58%),复发时间多在治疗后3年内。完成治疗后应定期随访,及时确定有无复发。对于未放疗的患者,规律随访可以尽早发现阴道复发,可以再行放疗得到补救治疗。

随访时间:术后2年内,每3~4个月1次;术后3~5年,每6个月至1年1次。

随访检查内容:由于只有在有症状的复发患者中才会发现阴道细胞学检查阳性,因此阴道细胞学检查可以不作为常规检查内容,视诊检查就足够了。随访检查内容包括:①阴道视诊、盆腔检查(三合诊);②期别晚者,可进行血清CA125检查,根据不同情况,可选用CT、MRI等检查;③有家族史者宜行相关基因检测。应对患者进行口头或书面交代相关复发症状,如阴道流血、食欲下降、体重减轻、疼痛(盆腔、背、腰部)、咳嗽、气促,腹水或下肢水肿等,一旦出现异常应及时就诊。

(乔秀梅)

第六节　阴道恶性肿瘤

阴道恶性肿瘤分为原发性及继发性两种,以继发性多见,可由邻近器官直接蔓延或经血道及淋巴道转移而来。而原发性阴道癌是最少见的妇科恶性肿瘤,占女性生殖器官恶性肿瘤的1%左右。原发性阴道恶性肿瘤的组织病理学,85%~95%为鳞癌,其次为腺癌(10%),阴道黑色素瘤及肉瘤等更为少见。鳞癌和黑色素瘤多见于老年妇女,腺癌好发于青春期,而内胚窦瘤和葡萄状肉瘤则好发于婴幼儿。

一、病因

原发性阴道癌发病的确切原因不详,可能与下列因素有关。

(1)HPV感染:一项病例对照研究显示,在80%的阴道原位癌和60%的阴道鳞癌中可检测到HPV-DNA。与外阴癌相似,年轻女性HPV感染与阴道癌发生的关系更为密切。但HPV感染与VAIN和阴道浸润癌的关系有待进一步研究。

(2)长期阴道异物对黏膜的刺激或损伤,如使用子宫托。

(3)年轻女性发生阴道腺癌,与其母亲在妊娠期间服用雌激素有关。

(4)既往生殖道肿瘤病史,以宫颈癌病史最多见。FIGO指南中指出,近30%的阴道癌患者至少5年前有子宫颈原位癌或浸润癌治疗的病史。

(5)免疫抑制剂治疗、吸烟、多个性伴侣、过早性生活及子宫颈的放疗史,可能与阴道癌的发生有一定关系。

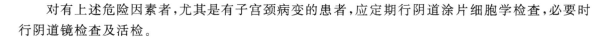

对有上述危险因素者,尤其是有子宫颈病变的患者,应定期行阴道涂片细胞学检查,必要时行阴道镜检查及活检。

二、临床表现

阴道上皮内瘤变或早期浸润癌可无明显的症状,或仅有阴道分泌物增多或接触性阴道出血。随着病情的发展,可出现阴道排恶臭液或阴道不规则流血,及尿频、尿急、血尿、排便困难和腰骶部疼痛等。晚期患者可出现咳嗽、咯血、气促或恶病质等。

妇科检查一般可窥见和扪及阴道腔内肿瘤,应仔细检查子宫颈及外阴,以排除继发性阴道癌。阴道上皮内瘤变或早期浸润癌灶可仅表现为阴道黏膜糜烂充血、白斑或呈息肉状。晚期病灶多呈菜花或溃疡、浸润状,可累及全阴道、阴道旁、子宫主韧带和宫骶韧带,亦可出现膀胱阴道瘘、尿道阴道瘘或直肠阴道瘘,以及淋巴结肿大(如腹股沟、盆腔、锁骨上淋巴结的转移)和远处器官转移的表现。

三、病理诊断

对阴道壁的明显新生物可在直视下行病理活检确诊。对阴道壁无明显新生物,但有异常表现,如充血、糜烂、弹性不好乃至僵硬者,则应行阴道细胞学检查,并借助阴道镜定位活检,注意阴道穹隆,因为部分 VAIN 患者可在该处发现隐蔽的癌灶。若肿瘤位于黏膜下或软组织中,可行穿刺活检。

原发性阴道癌发病率低,在确诊本病时应严格排除继发性癌,需遵循的诊断原则:肿瘤原发部位在阴道,除外来自女性生殖器官或生殖器官以外肿瘤转移至阴道的可能;如肿瘤累及子宫颈阴道部,子宫颈外口区域有肿瘤时,应归于宫颈癌;肿物局限于尿道者,应诊断为尿道癌。

四、临床分期

阴道癌 FIGO 分期。

(1)Ⅰ期:肿瘤局限于阴道壁。

(2)Ⅱ期:肿瘤已累及阴道旁组织,但未达骨盆壁。

(3)Ⅲ期:肿瘤扩展至骨盆壁。

(4)Ⅳ期:肿瘤范围超出真骨盆腔,或侵犯膀胱黏膜或直肠黏膜,但黏膜泡状水肿不列入此期。

(5)ⅣA 期:肿瘤侵犯膀胱和/或直肠黏膜,和/或直接蔓延超出真骨盆。

(6)ⅣB 期:肿瘤转移到远处器官。

五、治疗

(一)治疗原则

由于解剖上的原因,阴道膀胱间隔及阴道直肠间隔仅 5 mm 左右,使手术及放疗均有一定困难,特别是对以前有盆腔放疗史的患者。本病发病率低,患者应集中在有经验的肿瘤中心治疗。阴道癌的治疗强调个体化,根据患者的年龄、病变的分期和阴道受累部位确定治疗方案。总的原则,阴道上段癌可参照宫颈癌的治疗,阴道下段癌可参考外阴癌的治疗。

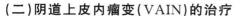

(二)阴道上皮内瘤变(VAIN)的治疗

(1)对阴道 HPV 感染或 VAIN₁ 级的患者一般不需给予特殊治疗,此类病变多能自行消退。

(2)局部药物治疗:用 5-FU 软膏或 5％咪喹莫特软膏涂于阴道病灶表面,每周 1～2 次,连续 5～6 次为 1 个疗程,不良反应小。对病变范围大者,为避免广泛手术切除,尤其应首先考虑应用局部药物治疗。

(3)CO_2 激光治疗对 VAIN 有较好的疗效,也适用于局部药物治疗失败的病例。

(4)放疗:对年老、体弱、无性生活要求的 VAIN₃ 患者,可采用腔内放疗。

(5)电环切除或手术切除治疗:对单个病灶可采用局部或部分阴道切除术,尤其是位于穹隆部的病灶。病灶广泛或多发者,可采用全阴道切除术,并行人工阴道重建。

(三)阴道浸润癌的治疗

1.放疗

放疗适用于 Ⅰ～Ⅳ 期所有的病例,是大多数阴道癌患者首选的治疗方法。早期患者可行单纯放疗,晚期患者可行放疗加化疗。同期放化疗在阴道癌中研究仍较少,近期部分研究表明同期放化疗疗效优于单纯放疗。

(1)病灶表浅的 Ⅰ 期患者可单用腔内放疗。

(2)对大病灶及 Ⅲ 期患者,可以先行盆腔外照射 50 Gy,然后加腔内放疗,总剂量不少于 70 Gy。有条件者推荐用适形调强放疗。

(3)病灶累及阴道下 1/3 者,可用组织间插植放疗,并行腹股沟淋巴结区放疗或手术切除淋巴结。

(4)年轻患者在根治性放疗前可行腹腔镜下双侧卵巢移位,同时全面探查盆腹腔,切除肿大、可疑的淋巴结。

(5)手术治疗后,若病理提示手术切缘阳性、盆腔淋巴结或腹主动脉旁淋巴结阳性,或脉管内有癌栓者,应补充术后放疗,根据具体情况选择外照射和/或腔内放疗。

2.手术治疗

由于阴道浸润癌与周围器官的间隙小,如保留其周围的器官(膀胱、尿道和直肠),切除肿瘤周围组织的安全范围很小,很难达到根治性切除的目的。因此,阴道浸润癌手术治疗的应用受到限制。以下情况可考虑选择手术。

(1)对病灶位于阴道上段的 Ⅰ 期患者,可行广泛全子宫和阴道上段切除术,阴道切缘距病灶至少 1 cm,并行盆腔淋巴结切除术。如果以前已切除子宫,行阴道上段广泛切除术和盆腔淋巴结切除术。

(2)对病灶位于阴道下段的 Ⅰ 期患者,可行阴道大部分切除术,应考虑行腹股沟淋巴结切除,必要时切除部分尿道和部分外阴,并行阴道中、下段成形术。

(3)如癌灶位于阴道中段或多中心发生者,可考虑行全子宫、全阴道切除及腹股沟和盆腔淋巴结清扫术,但手术创伤大,对这种病例临床上多选择放疗。

(4)对 Ⅳ_A 期及放疗后中央型复发患者,尤其是出现直肠阴道瘘或膀胱阴道瘘者,可行前盆、后盆或全盆脏器去除术,以及盆腔和/或腹股沟淋巴结清扫术。

3.辅助化疗

这方面的研究报道很少,辅助化疗的作用有待评价。对阴道非鳞癌患者,在根治性放疗或手术后可考虑给予 3～4 个疗程的联合化疗,可能有助于减少复发,特别是局部病灶较大时。

六、特殊类型的阴道恶性肿瘤

(一)阴道黑色素瘤

阴道黑色素瘤非常少见,大多数发生在阴道远端的前壁,多为深部浸润,易发生远处转移,预后极差,5 年生存率仅为 5%～21%。根治性手术切除(常需行盆腔廓清术)是主要的治疗方法,也可行较为保守的肿瘤局部广泛切除术,生存率似无差别。术后通常行辅助放疗。化疗的作用十分有限。术后应用大剂量干扰素可能有助于改善预后。

(二)阴道葡萄状肉瘤

阴道葡萄状肉瘤是来源于横纹肌母细胞的高度恶性肿瘤,常见于婴幼儿。临床表现为阴道排液、出血或阴道口肿物。

近年来主张对阴道葡萄状肉瘤进行较为保守的手术,而强调进行术前或术后的辅助放化疗,因为患者接受广泛手术切除后的生存并不理想。如果病灶较小能完整切除并能保全器官,可先行手术治疗。若肿瘤较大,应在术前给予化疗或放疗。化疗多选用长春新碱＋放线菌素＋环磷酰胺(VAC 方案)。放射野不宜扩大,因为放疗会严重影响骨盆的发育。

七、随访

建议随访间隔如下:①第 1 年,每 1～3 个月 1 次;②第 2～3 年,每 3～6 个月 1 次;③3 年后,每年 1 次。

(乔秀梅)

第七节　外　阴　癌

外阴癌发病率不高,占所有女性恶性肿瘤的 1% 以下,占女性生殖道原发性恶性肿瘤的 3%～5%。外阴癌多见于老年人,近年来发现患者群趋向年轻化,<40 岁的患者占 40%。约 80% 的原发性外阴癌为鳞状细胞癌,其他包括恶性黑色素瘤、基底细胞癌、疣状癌、Paget 病、腺癌、前庭大腺癌、肉瘤及其他罕见的外阴恶性肿瘤等。虽然外阴癌位于体表易于早期发现,但传统观念常常拖延了患者就诊的时机。而且由于多数患者伴有长期的外阴良性疾病史或合并其他妇科疾病,临床上容易误诊。对外阴癌的治疗强调个体化和综合治疗。近年来,随着对外阴癌认识的深入和放、化疗的发展,手术范围趋于缩小,重视保留外阴的生理功能,减轻术后患者生理及心理上的创伤。综合应用放疗及化疗,在提高疗效的同时,可有效改善患者的生活质量。外阴癌患者的 5 年生存率为 52%～85%,预后与腹股沟淋巴结是否转移密切相关。由于发病率低,病例数较少,临床随机研究很少,对外阴癌的治疗方式需要更进一步的研究。

一、病因

流行病学调查发现,外阴癌可分为 HPV 感染相关性和非相关性两大类。

(1)与 HPV 感染有关的外阴癌患者:多为年轻妇女,可能有外阴湿疣的病史,吸烟可能是这一类外阴癌发病的危险因素。外阴癌患者的 HPV 感染以 HPV16、18、31 型多见,这类患者的病理类型多为鳞癌。

（2）与 HPV 感染无相关性的外阴癌患者：多为老年妇女，无吸烟史，与外阴的慢性营养障碍，如外阴硬化性苔藓、外阴增生性营养障碍等有关，可合并有外阴上皮内瘤样病变（VIN）。肥胖、高血压、糖尿病、免疫功能低下可能与这类外阴癌的发生有一定关系，但并非独立的危险因素。

对有上述危险因素者，特别是有外阴硬化性苔藓或 VIN，以及生殖道其他部位恶性肿瘤的患者应定期检查外阴，必要时可进行阴道镜检查进一步评估。

二、临床表现

外阴癌多见于绝经后妇女。一些患者有外阴前驱病变的病史，如外阴硬化萎缩性苔藓、外阴增生性营养障碍等。最常见的症状是外阴瘙痒、局部肿块或溃疡，可伴有疼痛、出血、排尿困难及阴道排液，少部分患者可没有任何症状。

根据病灶部位分为中线型和侧位型，前者包括位于阴道口、尿道口、肛门、会阴后联合及会阴体的病灶，后者包括位于大、小阴唇的病灶。可表现为单个或多发结节、菜花样肿物或浸润性溃疡。最多见的部位是大阴唇，其次是小阴唇、阴蒂、会阴体，可累及肛门、尿道和阴道。可出现一侧或双侧腹股沟淋巴结的肿大，甚至溃疡。

妇科检查时应注意外阴肿物的部位、大小、质地、活动度、与周围组织的关系，注意双侧腹股沟区是否有肿大的淋巴结。并应仔细检查阴道、子宫颈、子宫及双侧附件区，以排除其他生殖器官的转移瘤。

三、辅助检查

（1）子宫颈涂片细胞学检查。

（2）阴道镜检查：了解子宫颈和阴道是否同时发生病变，如子宫颈上皮内病变或阴道上皮内瘤变（VAIN）。

（3）盆腔和腹腔 CT/MRI 检查：有助于了解相应部位的淋巴结及周围组织器官受累的情况。

（4）对晚期患者，可通过膀胱镜、直肠镜了解膀胱黏膜或直肠黏膜是否受累。

（5）对临床可疑转移淋巴结或其他可疑转移病灶必要时可行细针穿刺活检。

（6）建议常规行子宫颈及外阴病灶 HPV-DNA 检测及梅毒抗体检测。

四、分期

1994 年国际妇产科联盟（FIGO）修订的外阴癌手术-病理分期存在着一些问题，如仅依据临床检查评估腹股沟淋巴结有无转移，准确性不高；以病灶大小是否超过 2 cm 区分Ⅰ期和Ⅱ期，预后无差别；而同为Ⅲ期的患者预后差别却甚大，且没有考虑转移淋巴结的数量、大小和淋巴结囊外受累的情况等。2009 年 5 月，FIGO 公布了再次修订后的外阴癌分期。

（1）Ⅰ期：肿瘤局限于外阴，淋巴结无转移。

（2）ⅠA 期：肿瘤局限于外阴或会阴，最大直径≤2 cm，间质浸润≤1.0 mm。

（3）ⅠB 期：肿瘤最大径线＞2 cm 或局限于外阴或会阴，间质浸润＞1.0 mm。

（4）Ⅱ期：肿瘤侵犯下列任何部位。下 1/3 尿道、下 1/3 阴道、肛门，淋巴结无转移。

（5）Ⅲ期：肿瘤有或（无）侵犯下列任何部位。下 1/3 尿道、下 1/3 阴道、肛门，有腹股沟-股淋巴结转移。

（6）ⅢA 期：1 个淋巴结转移（≥5 mm），或 1～2 个淋巴结转移（<5 mm）。

（7）ⅢB 期：≥2 个淋巴结转移（≥5 mm），或≥3 个淋巴结转移（<5 mm）。

（8）ⅢC 期：阳性淋巴结伴囊外扩散。

（9）Ⅳ期：肿瘤侵犯其他区域（上 2/3 尿道、上 2/3 阴道）或远处转移。

（10）ⅣA 期：肿瘤侵犯下列任何部位：上尿道和/或阴道黏膜、膀胱黏膜、直肠黏膜或固定在骨盆壁或腹股沟-股淋巴结出现固定或溃疡形成。

（11）ⅣB 期：任何部位（包括盆腔淋巴结）的远处转移。

新分期的变化有以下几点。①病灶局限于外阴，无淋巴结转移，不论病灶大小都归为Ⅰ期。而ⅠA 和ⅠB 期的区别不仅有浸润深度的不同（1.0 mm 为界），还有肿瘤大小的区别（2 cm 为界）。②Ⅱ期的标准也要求淋巴结阴性，不论肿瘤大小，如果侵犯了邻近会阴组织，包括尿道下1/3、阴道下 1/3 或肛门就属于Ⅱ期，而这种情况在 1994 年的分期中属于Ⅲ期。③Ⅲ期最基本的诊断标准是腹股沟淋巴结阳性，而不论肿瘤大小和有无邻近会阴组织受累。并且，根据淋巴结转移的数量和转移灶的大小，以及有无囊外扩散，Ⅲ期又分 A、B、C 3 个亚分期。④ⅣA 期增加了"上 2/3 阴道受侵"的情况。此外，重要的改变是依据转移淋巴结的状态（如固定或溃疡形成），而不再是依据侧别（双侧淋巴结转移）诊断ⅣA 期。

五、治疗

（一）VIN 的处理

近年来，VIN 的发病率在性生活活跃的年轻妇女中渐趋增加。VIN 的自然病史尚不完全确定，有一定的恶变潜能，有 2%～4% 进展为浸润癌，但约有 38% 的 VIN 可以自行消退。在治疗前应通过多点活检确定病变是否完全为上皮内瘤样病变。

1.外阴 LSIL 的处理

（1）定期观察：大多数外阴 LSIL 可自行消退，可以定期行阴道镜检查。如果无明显症状且病变未发生变化，可暂不予治疗。

（2）对有症状者，可选择外用药物，如氟尿嘧啶软膏、咪喹莫特软膏等，或激光治疗。

2.外阴 HSIL 和 dVIN 的处理

多采用外阴表浅上皮局部切除术，切缘超过病灶外 0.5～1.0 cm 即可，注意保存外阴基本的解剖构型。由于阴蒂较少受累，故一般都能保留阴蒂及其正常功能，这对于年轻妇女尤其重要。如果病变累及小阴唇或阴蒂，则更多采用激光气化或部分切除。如病变较广泛或为多灶性，可考虑行外阴皮肤切除术。这种方法切除了病变处的表皮层及真皮层，保留了皮下组织，尽量保留阴蒂，从而保留了外阴的外观和功能。必要时植皮。可使用咪喹莫特药物治疗，有研究报道使用该药物治疗缓解率可达 35%～81%。

应该向患者说明，即使切除了病变，仍有复发的可能，而复发并不一定就是治疗的失败。妇科医师应向患者清楚解释这种疾病的性质特点，以及病变本身的自然病史，并告知随访检查的重要性。

（二）外阴浸润癌的处理

1.治疗原则

外阴癌的治疗必须遵循治愈疾病和最大程度保留正常组织的原则，按照原发病灶位置及是

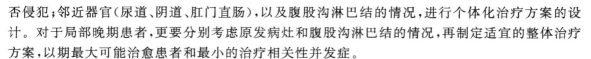

否侵犯;邻近器官(尿道、阴道、肛门直肠),以及腹股沟淋巴结的情况,进行个体化治疗方案的设计。对于局部晚期患者,更要分别考虑原发病灶和腹股沟淋巴结的情况,再制定适宜的整体治疗方案,以期最大可能治愈患者和最小的治疗相关性并发症。

(1)手术治疗:外阴癌的治疗以手术治疗为主,强调个体化、多学科综合治疗。手术为首先考虑的治疗手段,传统的手术方式是广泛的全外阴切除及腹股沟淋巴结清扫术,有时还附加盆腔淋巴结清扫术。长期以来,这种传统的手术方式普遍应用于各种不同期别及不同组织学类型的外阴癌,虽取得了较好的治疗效果,但这种不加选择的广泛切除方式给患者造成的创伤较大,大多数患者手术伤口不能一期愈合,需要长期换药或植皮,伤口愈合后其瘢痕形成使外阴严重变形,对性生活或心理影响较大。此外,老年患者对这种创伤性较大的手术耐受性差,易发生各种并发症。手术后出现的下肢淋巴水肿也给患者带来很大的困扰,严重影响患者的生活质量。近年来研究发现,手术范围趋于缩小的改良手术方式并不影响早期患者的预后,对晚期患者应重视与放疗、化疗相结合的综合治疗。

(2)放疗:是外阴癌综合治疗的重要组成部分,一般用于外阴病灶侵犯邻近器官、如果直接手术需行改道患者的术前治疗,但不作为早期外阴癌的首选治疗。研究表明,对淋巴结转移患者进行术后腹股沟区及盆腔放疗可改善生存,减少复发。外阴肿瘤大或侵及尿道、肛门者,放疗后部分患者仍需切除残留病灶或瘤床,可保留尿道和肛门括约肌功能。少数由于心、肝、肾功能不全而不宜接受手术治疗的患者,或因肿瘤情况无法手术治疗的患者,可选择全量放疗。

(3)抗癌药物治疗。化疗在外阴癌治疗中的地位尚存在一定争议,其应用主要有以下几个方面:①作为手术前的新辅助治疗,缩小肿瘤以利于后续的治疗;②与放疗联合应用治疗无法手术的患者;③作为术后的补充治疗,可单独使用或与放疗联用;④用于复发患者的治疗。由于外阴癌发病率低,病例数少,化疗对外阴癌的作用尚缺乏高级别循证医学的证据。

2.外阴微小浸润癌(ⅠA期)的处理

外阴微小浸润癌定义为肿瘤直径≤2 cm及浸润深度≤1 mm的单个外阴病灶。应行外阴广泛性局部切除术。通常不需要切除腹股沟淋巴结。

3.早期外阴癌的处理

早期外阴癌被定义为肿瘤局限于外阴,未侵犯邻近器官,且临床无可疑淋巴结转移者。

(1)原发病灶的治疗:尽可能手术切除原发病灶。如果病变局限,推荐采用外阴广泛性局部切除术。手术切除范围应包括癌灶周围至少1 cm宽的外观正常的组织,深度应至尿生殖膈下筋膜,达阔筋膜及耻骨联合筋膜水平。如果癌灶在阴蒂部位或其附近,则应切除阴蒂。研究表明,与传统外阴广泛切除术相比,此保守性术式在预防局部复发方面疗效相当,可减少术后对患者性心理的影响。如果同时存在 VIN 或硬化性苔藓,应该切除病变部位的表浅皮肤组织以控制症状;若怀疑有潜在的浸润性病灶,则切除深度同浸润癌。

对病灶较大(>4 cm)特别是病灶靠近尿道或肛门的病例,可根据具体情况选择以下治疗:①经评估无须改道手术的患者可直接进行相对广泛的手术。例如,在估计不会引起尿失禁的情况下可以切除尿道远端1 cm。若手术切缘邻近癌灶(≤5 mm),又无法再行扩大切除,术后应补充局部放疗。某些病例可加用近距离放疗阳性切缘,但应注意避免组织坏死的出现。②如果手术需行肠管造瘘或尿路改道,可先行放疗和同期化疗,以期使保留尿道和肛门成为可能。若计划手术治疗,术前放疗剂量不宜超过 55 Gy。部分患者同期放化疗后可能达到完全缓解。同期放化疗时常用的化疗药物为 DDP、5-FU、BLM、丝裂霉素(MMC)等。用药途径可选择静脉化疗或动脉灌注化疗。可单用顺铂,剂量为每周 $30\sim40$ mg/m²。也可选用铂类为基础的联合化疗,在放疗过程的第 1 周及第 4 周给药。

(2)腹股沟淋巴结的切除:腹股沟区复发者病死率非常高,适当的腹股沟和股淋巴结切除术是减少早期外阴癌病死率的重要影响因素。其处理原则如下。

同侧腹股沟、股淋巴结切除:适用于侧位型肿瘤(距中线>2 cm),包括间质浸润深度>1 mm 的 T_1 期和所有 T_2 期。

双侧腹股沟、股淋巴结切除:适用于中线型肿瘤,累及小阴唇前部的肿瘤,或一侧病灶较大的侧位型肿瘤,尤其是同侧淋巴结阳性者。

术中发现可疑肿大淋巴结并经冷冻病理检查证实淋巴结阳性者,建议仅切除增大的淋巴结,而避免系统的淋巴结切除术,术后给予腹股沟和盆腔放疗。因为系统的腹股沟股淋巴结切除术加上术后放疗可能导致严重的下肢淋巴水肿。

推荐同时切除腹股沟淋巴结和股淋巴结。股淋巴结位于卵圆窝内股静脉的内侧,切除股淋巴结时不必去除阔筋膜。

对病灶位于阴蒂或阴蒂周围者,目前多行三切口切除术,将外阴切除与腹股沟淋巴结切除分开进行,在外阴和腹股沟之间留下皮肤间桥,可明显改善伤口愈合,早期患者皮肤间桥处的复发率也很低。也可选择传统的外阴和腹股沟整块切除方法,但应保留浅筋膜上方的皮下组织。这种方法术后伤口愈合时间长,常需皮瓣移植处理。

建议行腹股沟淋巴结切除术时保留大隐静脉,有助于减少术后伤口的炎症及下肢水肿。同时行缝匠肌移位有助于保护股管,减少术后可能发生的损伤。

对肿瘤直径<4 cm 的早期外阴鳞状细胞癌,临床检查(体检及影像学检查)未发现明显转移的腹股沟淋巴结,未做过外阴手术的患者,可考虑探索应用前哨淋巴结(SLN)检测技术,预测腹股沟淋巴结是否转移,可减少对无淋巴结转移的患者的腹股沟淋巴结清扫及相关并发症。联合使用蓝染料和放射性核素法有更高的敏感性。单用蓝染料检测外阴癌 SLN 方法简单,不需要特殊设备,但 SLN 检出率比联合两种方法为低。建议用 $3\sim4$ mL 染料于肿瘤周围真皮层内 4 个位点注射,注射后 $15\sim30$ min 探查切除前哨淋巴结,然后再进行外阴病灶切除。外阴癌 SLN 检测技术要求手术医师有足够的训练和经验,并且要对病例进行选择,排除一些可能影响 SLN 检出率的因素(如肿瘤体积过大、术前曾行放疗或病灶切除活检等)。此外,SLN 检测有一定的假阴性率(即 SLN 无转移,而非 SLN 的淋巴结出现转移)。文献报道,外阴癌 SLN 的假阴性率为 $0\sim4\%$。SLN 假阴性的发生可能与肿瘤的部位、分期、患者肥胖、病理检查方法、术者经验等有一定关系。如果未找到前哨淋巴结,建议行腹股沟淋巴结清扫术。前哨淋巴结阴性患者可选择观察,阳性患者可选择术后放疗±同期化疗。

(3)术后补充或辅助治疗:包括以下几种。

1)腹股沟淋巴结转移的补充治疗:手术后病理检查发现腹股沟淋巴结转移的患者,应考虑给予补充盆腔和腹股沟区放疗,区域放疗的效果优于盆腔淋巴结切除术。术后放疗指征:①单个部位明显转移;②淋巴结囊外扩散;③多个部位微转移。术后病理检查发现仅有 1 处微转移者可考虑不进行辅助放疗。放疗剂量根据病变范围和残余病灶来确定。腹股沟淋巴结仅为镜下转移者,放疗剂量为 50 Gy;如果多个淋巴结阳性,或有囊外扩散,或有血管淋巴间隙受累者,应给予 60 Gy;如果有大块残余病灶,剂量需增加至 $60\sim70$ Gy。

2)术后原发病灶的补充治疗:手术切缘阳性或手术切缘距肿瘤边缘太近(<5 mm)患者可行

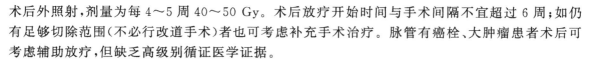

术后外照射,剂量为每 4~5 周 40~50 Gy。术后放疗开始时间与手术间隔不宜超过 6 周;如仍有足够切除范围(不必行改道手术)者也可考虑补充手术治疗。脉管有癌栓、大肿瘤患者术后可考虑辅助放疗,但缺乏高级别循证医学证据。

3)术后的辅助化疗:对早期外阴鳞癌患者,手术后一般不需要化疗。但对外阴病灶较大(如>4 cm)的非鳞癌(如腺癌或肉瘤)患者,术后应考虑给予 3~4 个疗程的联合化疗。根据病理类型酌情选择化疗方案。对腺癌可选择铂类为基础的化疗方案,对肉瘤可选择异环磷酰胺＋多柔比星方案等。因这些病例罕见,没有更多的循证医学证据。

4.晚期外阴癌的处理

晚期外阴癌定义为肿瘤侵犯超出外阴,或者临床体检腹股沟淋巴结有明显阳性表现者。对晚期患者,多种方法的综合治疗非常重要。与早期外阴癌的处理有所不同,对晚期病例在进行任何治疗前应先了解腹股沟淋巴结的状态,原发外阴病灶的处理应在腹股沟淋巴结切除之后进行。

(1)腹股沟淋巴结的处理:如果在腹股沟区未发现可疑阳性的淋巴结(体检及 CT、MRI 等影像学检查),应行双侧腹股沟和股淋巴结切除术。如果最后病理检查淋巴结阳性,术后应给予腹股沟区和盆腔区辅助放疗(参考早期外阴癌淋巴结转移的处理),如果未发现淋巴结转移可不用放疗。

如果临床检查发现腹股沟淋巴结肿大、可疑有转移者,应考虑先行盆腔 CT 检查,以确定腹股沟和盆腔淋巴结切除的范围,并尽可能切除所有增大的腹股沟淋巴结,行快速冷冻切片病理检查。对冷冻病理检查淋巴结阴性者,行系统的腹股沟、股淋巴结切除术,如果最后的病理检查淋巴结阳性,术后给予辅助放疗(参考早期外阴癌淋巴结转移的处理)。对冷冻病理检查或术前已明确淋巴结转移者,建议仅切除增大的淋巴结,而避免系统的淋巴结切除术,术后给予腹股沟和盆腔放疗。

如果腹股沟淋巴结固定或出现溃疡,侵犯肌肉或股血管,评估不适宜手术切除者,应取活检进行确诊,然后行放疗。可考虑与外阴病灶同时进行同期放疗。部分病例放疗后可再行淋巴结切除术。

对腹股沟淋巴结阳性的患者,术后的辅助放疗宜尽早施行。

(2)原发肿瘤的处理:如果估计可完整切除原发肿瘤使切缘阴性,且不损伤括约肌造成大小便失禁的,可以先考虑手术切除(如全外阴广泛切除或改良外阴广泛切除),病灶较大者切除术后通常需要邻近皮瓣转移或带蒂游离皮瓣移植修复创面。若手术切缘邻近癌灶(<5 mm),又无法再行扩大切除,术后应补充局部放疗。某些病例可加用近距离放疗阳性切缘,但应注意避免组织坏死的出现。

如果估计手术需行肠管造瘘或尿路改道者,可先行放疗和/或同期化疗,部分患者同期放化疗后行残留肿瘤或瘤床切除术。

如果无法手术切除,可行根治性放疗加同期化疗。放射野包括原发病灶、腹股沟及盆腔淋巴结区域。总剂量一般需 50~60 Gy。对大块外阴病灶,放疗剂量需要 60~70 Gy 才能达到局部控制。少数患者在放疗后密切随访 6~12 周,如仍有肿瘤残留,可考虑手术切除残留病灶。

(3)辅助化疗。化疗多作为手术或放疗的辅助治疗,也是对ⅣB 期患者常需采用的治疗方法。常用的化疗方案如下。①顺铂:30~40 mg/m²,每周 1 次,5~6 次,与放疗同期进行。②联合化疗:疗程数视具体情况而定,可选择 FP 方案(5-FU＋DDP)、PMB 方案(DDP＋BLM＋MTX)、FM 方案(5-FU＋MMC)等,每 3~4 周重复。可与放疗同期进行,或在手术后、放疗后进行。

5.复发性外阴癌的治疗

外阴浸润性鳞癌复发率为15%～33%。外阴局部为最常见的复发部位(约占70%)。外阴癌局部复发一般需再次行手术治疗,治疗方案及疗效取决于复发的部位和范围。

(1)半数的复发病灶是外阴的孤立病灶,可以再次手术切除。整形外科手术技术使得复发性外阴癌特别是较大的复发病灶得以切除,各种包括肌肉皮瓣移植在复发性外阴癌的手术中已广泛应用。不能手术者行局部放疗,每5～6周50～60 Gy。如果局部皮肤反应明显,可照射30～40 Gy后休息2～3周,再继续治疗。必要时可加用组织间插植放疗。

(2)阴道有浸润时,可加用阴道后装放疗。如果既往已接受足量放疗,无法接受再程放疗者,可考虑手术切除。但这类情况手术难度大,需要充分考虑切除后的重建和改道手术。

(3)腹股沟区复发的病例预后差,少有长期生存的病例。放疗联合手术治疗可用于腹股沟区复发患者的治疗,应根据以往的治疗情况来权衡利弊,选择治疗手段。

(4)远处复发较难控制,有效的化疗药物为顺铂、甲氨蝶呤、环磷酰胺、博来霉素和丝裂霉素等。然而,化疗的反应率低且疗效只能维持较短时间。若化疗过程肿瘤进展或为铂类化疗后复发者,可考虑用紫杉醇、吉西他滨、拓扑替康、长春瑞滨等。

六、特殊类型的外阴肿瘤

(一)外阴黑色素瘤

(1)发病居外阴恶性肿瘤的第2位,恶性程度较高,较早出现远处转移,易复发。

(2)对外阴色素性病变应通过活组织检查进行病理确诊。

(3)外阴黑色素瘤的治疗原则与其他外阴恶性肿瘤相同,采用外阴广泛局部切除术,手术切缘应离开病变至少1 cm。根治性外阴切除与之相比较对改善外阴黑色素瘤的预后似乎作用不大。

(4)淋巴结切除术的意义还有争议,有研究表明选择性淋巴结切除对生存有益。

(5)免疫治疗在黑色素瘤的辅助治疗中占有较为重要的地位。根治性手术后的辅助治疗应首选免疫治疗。可选用 α-干扰素(术后每天用2 000 万单位/毫升,静脉注射;4 周后改为每天1 000万单位/毫升,皮下注射,3 次/周,共48 周)等。

(6)黑色素瘤对化疗不敏感,化疗一般用于晚期患者的姑息治疗。常用药物为达卡巴嗪,也可选用替莫唑胺、沙利度胺等。

(二)前庭大腺癌

(1)发生在前庭大腺的恶性肿瘤可以是移行细胞癌或鳞状细胞癌,也可以是发生于导管或腺体本身的腺癌,囊腺癌、腺鳞癌亦有报道。

(2)通常在已经有较长病史的前庭大腺囊肿切除后才做出诊断。

(3)根治性外阴切除术和双侧腹股沟淋巴切除一直是前庭大腺癌的标准治疗方法。早期病灶可采用一侧外阴的根治性切除术和同侧腹股沟淋巴切除。

(4)对于瘤体较大者,术后放疗可以减少局部复发。如果同侧腹股沟淋巴结阳性,双侧腹股沟和盆腔淋巴结区的放疗可以减少区域复发。

(5)对于腺样囊性病变,可仅行根治性局部切除术。切缘阳性或神经束膜浸润者术后辅助局部放疗。

（三）外阴派杰特病

外阴 Paget 病分为Ⅰ型、Ⅱ型两类。Ⅰ型外阴 Paget 病起源于皮肤，又可分为 3 个亚型：Ⅰa 型为原发的上皮内 Paget 病；Ⅰb 型为有潜在侵袭可能的上皮内瘤变；Ⅰc 型为皮肤附属器或外阴腺体来源的隐匿性腺癌。Ⅱ型外阴 Paget 病则为非皮肤起源。

（1）绝大多数外阴派杰特病是上皮内病变，属 VIN_3，偶尔会表现为浸润性腺癌。该病主要发生于围绝经期或绝经后妇女。大多数患者主诉外阴不适和瘙痒，体检常呈湿疹样外观。确诊需活检。

（2）上皮内派杰特病需要进行表浅局部切除术。由于潜在的组织学改变常超过临床可见的病变范围，确定一个清楚的手术切除范围非常困难。术后再出现症状或病灶明显时可再行手术切除。

（3）病变侵犯或扩散到尿道或肛门时，处理非常困难，可能需要激光治疗。

（4）如果是潜在腺癌，对浸润部分必须行根治性局部切除术，切缘至少离开病灶边缘 1 cm。单侧病变至少应行同侧腹股沟淋巴结切除术，术后是否辅助放疗有争议。

（5）对复发性派杰特病的治疗仍以手术切除为主。激光治疗对肛周复发是一种好的选择。

（四）外阴肉瘤

肉瘤占外阴恶性肿瘤的 $1\% \sim 2\%$，包含了一系列异源性的肿瘤类型。平滑肌肉瘤是最常见的组织学类型，其他类型包括纤维肉瘤、神经纤维肉瘤、脂肪肉瘤、横纹肌肉瘤、血管肉瘤、上皮样肉瘤及恶性神经鞘瘤。总的 5 年生存率约为 70%。

（1）外阴肉瘤首选的治疗为根治性局部切除术，淋巴转移并不常见。辅助性放疗可用于高级别肉瘤和局部复发的低级别肉瘤。

（2）平滑肌肉瘤常表现为肿大、疼痛的肿块，大阴唇为平滑肌肉瘤的好发区。

（3）发生于外阴的上皮样肉瘤极少。然而，外阴上皮样肉瘤生物学行为比生殖器外的上皮样肉瘤具有更强的侵袭性。早期就呈局部扩张性生长、局部复发、淋巴结转移和远处转移的倾向。治疗方案为根治性肿瘤切除，并至少切除患侧腹股沟淋巴结。可辅助放疗，上皮样肉瘤对全身治疗不敏感。

（4）原发于外阴的横纹肌肉瘤少见，多发生于儿童和少年。组织学亚型包括胚胎型、葡萄状和肺泡/未分化型。治疗方案为化疗（长春新碱/放线菌素 D±环磷酰胺±多柔比星），并在化疗前/后手术治疗，可辅助放疗。女性生殖道横纹肌肉瘤预后好，5 年生存率为 87%。

七、随访

外阴癌局部复发如能及时发现、及时治疗，预后较好。因此，长期的随访是必要的，建议随访间隔如下：①第 1 年，每 $1 \sim 3$ 个月 1 次；②第 $2 \sim 3$ 年，每 $3 \sim 6$ 个月 1 次；③3 年后，每年 1 次。

（许 萍）

第十章

中西医结合治疗妇科常见病

第一节　多囊卵巢综合征

多囊卵巢综合征(polycystic ovary syndrome,PCOS)是一种发病多因性、临床表现多态性的内分泌综合征。以月经紊乱、不孕、多毛、肥胖、双侧卵巢体积持续增大,以及雄激素过多、持续无排卵为临床特征。PCOS内分泌特征主要是高雄激素血症、高胰岛素血症以及代谢综合征等。从青春期开始发病,在20~30岁为高峰,约占总数的85.3%,占妇科内分泌疾病的8%,不孕症的0.6%~4.3%。PCOS的病因迄今不明,因此尚无根治的方法。

作为现代疑难疾病的多囊卵巢综合征,中医学无此病名,根据其临床表现与"月经失调""闭经""不孕症"等有相似之处。其病机与肾虚、脾虚、肝郁、痰湿、血瘀、郁热等因素有关,治疗根据其发生的不同年龄阶段,青春期以调经为主,育龄期以助孕为要,其他则标本虚实兼顾。

多囊卵巢综合征这一疾病,在中医学中类似"月经后期""闭经""不孕症"等病症。

一、发病机制

(一)中医病因病机

本病病因在于肾阴虚,天癸不足,稍久则阴虚及阳,阳虚则致痰湿壅阻,但阴虚心肝气郁,又易化火,火旺则阳亢,皮肤粗糙,面部痤疮,月经后期,甚至闭止。其次尚有肝郁凝痰化火及痰瘀成症者。从卵巢藏泄失司与排卵功能障碍的角度,多囊卵巢综合征属卵巢收藏不足,卵巢蓄积人之元精缓慢,故表现为卵泡期延长,甚至长期无排卵。

(二)西医发病机制

发生的内分泌特征主要有:雄激素过多,雌酮过多,黄体生成激素/卵泡刺激素(LH/FSH)比值过高,胰岛素抵抗。其机制所涉有以下方面。

1.发病相关因素

目前研究发现的机制较多,尚未完全明确,主要有以下几个方面。

(1)下丘脑-垂体-卵巢轴调节功能异常:由于垂体对促性腺激素释放激素敏感性增加,分泌过量的LH,刺激卵巢间质卵泡膜细胞产生过量雄激素。卵巢内高雄激素抑制卵泡成熟,不能形成优势卵泡,但卵巢中的小卵泡仍能分泌相当于早卵泡期水平的雌二醇(E_2),加之雄烯二酮在外周组织芳香化酶作用下转化为雌酮(E_1),形成高雌酮血症。持续分泌的雌酮和一定水平的雌二醇作用于下丘脑及垂体,对 LH 分泌呈正反馈,使 LH 分泌幅度及频率增加,呈持续高水平,无周期性,不形成月经中期 LH 峰,故无排卵出现。对 FSH 分泌呈负反馈,使 FSH 水平相对降低,LH/FSH 比值增高。LH 水平增加又促使卵巢分泌雄激素,形成高雌激素和持续无排卵的恶性循环。低水平 FSH 持续刺激,使卵巢内小卵泡发育至一定时期,无优势卵泡产生,导致卵巢形成多囊样改变、多数小卵泡形成而无排卵。

(2)胰岛素抵抗和高胰岛素血症:PCOS 病因可能与和胰岛素抵抗有关。约有 50% 的 PCOS 患者不同程度存在胰岛素抵抗及代偿性高胰岛素血症,过量胰岛素作用于垂体的胰岛素受体,可增强 LH 释放并促进卵巢和肾上腺分泌雄激素;抑制肝脏性激素结合球蛋白合成,使游离睾酮增加。

(3)肾上腺分泌功能异常:50% 的 PCOS 患者存在脱氢表雄酮及脱氢表雄酮硫酸盐升高,可能与肾上腺皮质网状带 $P_{450c}17\alpha$ 酶活性增加,肾上腺细胞对促肾上腺皮质(ACTH)敏感性增加和功能亢进有关。促肾上腺皮质激素的靶细胞敏感性增加和功能亢进可能与此有关。脱氢表雄酮硫酸盐升高也提示增多的雄激素来源于肾上腺。

(4)其他:还有卵巢卵泡膜细胞的 $P_{450c}17\alpha$ 等酶的调节机制也可能存在异常,导致雄激素增多。生长激素、类胰岛素样生长因子及其受体与结合蛋白、瘦素、内啡肽等的分泌或调节失常也与 PCOS 的发生或病理生理的形成有关。

2.病理改变

(1)卵巢的变化:大体检查可见双侧卵巢体积增大,为正常妇女的 2~5 倍,表面光滑,色灰发亮,白膜均匀性增厚,较正常厚 2~4 倍,白膜下可见大小不等≥10 个,直径多为<1 cm 的囊性卵泡,呈珍珠串样。光镜下见白膜增厚、硬化,皮质表层纤维化,细胞少,血管显著存在。白膜下见多个不成熟阶段呈囊性扩张的卵泡及闭锁卵泡,无成熟卵泡生成及排卵迹象。

(2)子宫内膜变化:主要表现为无排卵性子宫内膜。子宫内膜的组织学变化因卵巢分泌的雌激素水平不同而异,卵泡发育不良时,子宫内膜呈增殖期;当卵泡持续分泌少量或较大量雌激素时,可刺激内膜使其增生过长;更重要的是由于长期持续无排卵,仅有单一无对抗的雌激素作用,可以增加导致子宫内膜癌的概率。

二、辨病与辨证

(一)病史
病发于青春期,月经初潮如期,渐现月经稀发,闭经史,或月经频发,淋漓不尽。

(二)症状
1.月经失调

主要表现是闭经,绝大多数为继发性闭经,闭经前常有月经稀发或过少,偶见闭经与月经过多、淋漓不尽交互出现。

2.不孕

多在月经初潮后发病,婚后伴有不孕,主要由于月经失调和无排卵所致。

3.多毛

可出现不同程度的多毛,尤以性毛为主,如阴毛浓密延及肛周腹股沟、腹中线,乳晕周围的毛发浓密,唇口细须明显。

4.痤疮

油脂性皮肤,痤疮,以颜面额部、背部较明显。

5.肥胖

以腹部肥胖型(腰/臀≥0.80),体重指数(BMI)≥25。

6.黑棘皮症

常在阴唇、颈背部、腋下、乳房下和腹股沟等处皮肤出现灰褐色色素沉着,呈对称性,皮肤增厚,有如天鹅绒纹状。

(三)检查

1.基础体温测定

基础体温测定(BBT)表现为单相,月经周期后半期体温无升高。

2.妇科检查

外阴阴毛较密,阴道通畅,子宫大小正常或略小,质中,无压痛,双附件(一)。

3.实验室检查

包括 B 超、内分泌测定、诊断性刮宫、腹腔镜检查等。

(1)B 超检查:声像图显示双侧卵巢体积均匀性增大,包膜回声增强,轮廓较光滑,间质增生内部回声增强,一侧或两侧卵巢各有 10 个以上直径为 2～9 mm 的无回声区,围绕卵巢边缘,呈车轮状排列,称为"项链征"。连续检测未见主导卵泡发育和排卵迹象。

(2)内分泌测定:血清睾酮、脱氢表雄酮、硫酸脱氢表雄酮升高,睾酮水平通常不超过正常范围上限 2 倍;血清 FSH 值偏低而 LH 值升高,LH/FSH＞2;血清雌激素测定,雌酮(E_1)升高,雌二醇(E_2)为正常或稍增高,恒定于早卵泡期其水平,无周期性变化,$E_1/E_2＞1$,高于正常周期;尿17-酮皮质类固醇正常或轻度升高,正常时提示雄激素来源于卵巢,升高时提示肾上腺功能亢进;部分患者血清催乳素(PRL)偏高。腹部肥胖型测定空腹血糖及口服葡萄糖耐量试验(OGTT),测定空腹胰岛素水平(正常＜20 mU/L)及葡萄糖负荷后血清胰岛素(正常＜150 mU/L),肥胖型患者可有甘油三酯增高。

(3)诊断性刮宫:对于月经淋漓不断或闭经日久子宫内膜增生患者可在月经前数日或月经来潮 6 h 内行诊断性刮宫,子宫内膜呈增殖期或增生过长,无分泌期变化。年龄＞35 岁的患者应常规行诊断性刮宫,以早期发现子宫内膜病变。

(4)腹腔镜检查:通过腹腔镜直接窥视,可见卵巢增大,包膜增厚,表面光滑,呈灰白色,有新生血管。包膜下显露多个卵泡,但无排卵征象(排卵孔、血体或黄体)。腹腔镜下取卵巢组织送病理检查,诊断即可确定。在诊断的同时可进行腹腔镜治疗。

(四)诊断标准

(1)月经稀发或闭经或不规则子宫出血是诊断必需条件。

(2)符合以下一点:①雄激素过多的临床症状和/或生化指标;②超声发现卵巢呈 PCO 表现〔单个卵巢见 2～9 mm 卵泡数≥12 枚和/或卵巢体积≥10 mL〕。

(3)排除其他引起雄激素过度分泌或相似临床表现的疾病。

(五)鉴别诊断

1.卵泡膜细胞增殖症

临床和内分泌征象与 PCOS 相仿但更严重,本症患者比 PCOS 更肥胖,男性化更明显,睾酮水平也高于 PCOS,可高达 5.2～6.9 nmol/L,而血清硫酸脱氢表雄酮正常,LH/FSH 比值可正常。镜下见卵巢皮质黄素化的卵泡膜细胞群,皮质下无类似 PCOS 的多个小卵泡。

2.卵巢雄激素肿瘤

卵巢睾丸母细胞瘤、卵巢门细胞瘤等均可产生大量雄激素。多为单侧、实性肿瘤,可做 B 超、CT 或 MRI 协助定位。

3.肾上腺皮质增生或肿瘤

当血清硫酸脱氢表雄酮值超过正常范围上限 2 倍时,或 $>18.2\ \mu mol/L$ 时,应与肾上腺皮质增生或肿瘤鉴别。肾上腺皮质增生患者血 17α-羟孕酮明显增高,ACTH 兴奋试验反应亢进,地塞米松抑制试验时抑制率$\leqslant 0.70$;肾上腺皮质肿瘤患者则对这两项试验反应均无明显反应。

三、辨证论治

本病的辨证应当分青春期和育龄期两阶段论治,青春期重在调经,以调畅月经为先,恢复周期为根本,按照月经病的辨证要点,抓住月经的期、量、色、质和全身症状加以辨证,区分虚实。闭经者,虚则补而通之,实则泄而通之;月经频发来潮或淋漓不尽者,又当寻找病因,肾虚者补肾固摄冲任,瘀热者清化而固冲,痰湿者又需涤痰化浊。总之,青春期月经的恢复是治疗的目的。对于育龄期患者来说,生育是重要的环节,调经意在种子,肾主生殖,不孕多责之于肾,故临证多从肾辨治,肾主封藏,藏之盛乃能泄。从卵巢藏泄失司的角度,卵巢收藏不足可因肾阴虚,阴精不足,生化乏源;亦可因脾虚运化不足,阴精无以化生,阴长不足;还可因肝疏泄失司,影响卵巢功能,当藏不藏。故多囊卵巢综合征还与肝郁、脾虚、痰湿、气滞血瘀等因素有关。

综合考虑这些因素,区分寒热虚实,本病的特点是热证多寒证少,实证多虚证少,常有多种兼夹证,病情复杂、容易反复,药物治疗疗程一般需要 3~6 个周期。现在研究认为,首要的需要注意生活方式,运动疗法对于体重的控制和对病理的改善具有积极的作用,对于高雄激素血症患者注意避免食用雄激素制剂或食品,对于高胰岛素血症患者更应合理膳食,控制血糖;脂代谢异常者也应积极注意饮食调摄。

(一)中草药治疗

1.肾虚痰湿证

主要证候:月经后期,量少,甚或闭经,婚久不孕,或带下量多,或带下甚少。形体肥胖,多毛,腰膝酸软,小腹或有冷感,子宫偏小,或胸闷烦躁,口腻多痰。舌苔白腻,舌质淡黯,脉象细濡而滑。

治疗法则:补肾化痰,活血调经。

方药举例:补肾化痰汤(《中医临床妇科学》)。

2.肝郁血瘀证

主要证候:月经后期,量少,色紫红,有血块,月经不畅或闭经,经行时而腹痛,婚后不孕。精神抑郁,烦躁易怒,胸胁胀痛,乳房胀痛,毛发浓密。舌质紫黯,夹有瘀点,脉沉弦或沉涩。

治疗法则:补肾活血,疏肝解郁。

方药举例:逍遥散(《和剂局方》)合膈下逐瘀汤(《医林改错》)。

3.肝经湿热证

主要证候:月经稀发、量少,甚则经闭不行,或月经紊乱,崩中漏下。毛发浓密,面部痤疮,经前胸胁乳房胀痛,肢体肿胀,大便秘结,小便黄,带下量多,阴痒。舌红苔黄厚,脉沉弦或弦数。

治疗法则:清热利湿,疏肝调经。

方药举例:丹栀逍遥散(《女科撮要》)合龙胆泻肝汤(《医宗金鉴》)去生地。

4.脾虚痰湿证

主要证候:月经后期、量少,其则停闭。带下量多,婚久不孕。形体丰满肥胖,多毛,头晕胸闷,喉间多痰,四肢倦怠,疲乏无力,大便溏薄。舌体胖大,色淡,苔厚腻,脉沉滑。

治疗法则:化痰除湿,通络调经。

方药举例:苍附导痰丸(《万氏妇人科》)加减。

对症加减:若胸闷泛恶,口腻痰多,加入制半夏、制胆星、炒枳壳化痰湿;如兼便秘者,可加服防风通圣丸、枳实导滞丸消导之;若月经来潮量甚少者,加入泽兰叶、丹参、川牛膝活血通络;若子宫发育不良者,可加入紫河车、肉苁蓉、茺蔚子等养血活血;若水肿、食欲缺乏,大便溏泄者,加入炒白术 12 g、砂仁(后下)5 g、炮姜温中健脾。若血瘀结成症瘕上方加入炮山甲片 9 g,三棱、莪术各 10 g 通络化痰瘀;口腻痰多,形体肥胖明显者,加入炙桂枝 12 g,茯苓 15 g,制半夏 9 g,陈皮 12 g 以健脾通络;腰酸腿软,皮肤粗糙,痤疮者,加入夏枯草 6～10 g、肉苁蓉 9 g 温清并用。若大便秘结加大黄;溢乳加炒麦芽;胸胁满痛加郁金、王不留行;月经不行加山楂、路路通行气;若肝气郁结,肝火内伤,月经不行,无明显湿邪,可选用清肝达郁汤(《重订通俗伤寒论》),全方疏肝郁,清肝火,通调月经。若顽痰闭塞,月经不行加浙贝母、海藻、石菖蒲软坚散结,化痰开窍。痰湿已化,血滞不行加川芎、当归、白僵蚕活血通络。脾虚痰湿不化加白术、党参、陈皮健脾化痰。胸膈满闷加广郁金、瓜蒌皮宽胸散结。

(二)中成药治疗

(1)归芍调经片:每次 0.88 g,每日 3 次;适用于肝郁脾虚证。

(2)丹栀逍遥散:每次 6 g,每日 3 次;适用于肝经湿热证。

(3)苍附导痰丸:每次 8 g,每日 3 次;适用于脾虚痰湿证。

(4)麒麟丸:每次 6 g,每日 3 次;适用于肾虚证。

(三)针灸疗法

(1)针刺促排卵取穴:关元、中极、子宫、三阴交。操作:一般在月经中期开始,每日 1 次,连续 3 d,每次留针 20 min,之后观察 7～10 d,若 BBT 仍未升,可重复 2 个疗程。若肥胖者,可加丰隆、脾俞;若腰酸者,加肾俞、气海。适应范围:适用于排卵障碍者。注意事项:针刺尽量不要多次反复使用,以免耗损阴分。

(2)艾灸关元、中极、足三里、三阴交。每次选 3～4 个穴位,每天 1 次。

(3)耳针肾、肾上腺、内分泌、卵巢、神门。每次选 4～5 个穴位,每周 2～3 次

(四)中药加针刺调周法

在中药调整月经周期疗法基础上,结合针刺治疗。穴位选择:①中极、三阴交;②大赫、气海。月经周期第 12～15 d,以上两组穴位交替针刺,每日 1 次,平补平泻,留针 30 min,5 min 捻转 1 次,也可用复方当归注射液按上穴注射。

四、辨证联合口服西药

(一)口服避孕药

如达英-35(炔雌醇环丙孕酮片)、优思明(炔雌醇屈螺酮片)等通过促进 LH 分泌负反馈,减少卵巢、肾上腺雄激素合成,并增加 SHBG 合成降低循环中游离雄激素活性,并抑制睾酮转化为活性更强的双氢睾酮,减少多毛、痤疮。

（二）其他抗雄激素药物

如螺内酯，为醛固酮拮抗剂，可竞争性结合雄激素受体，减少雄激素产生，并抑制 5α 还原酶活性。

（三）联合胰岛素增敏剂

二甲双胍可改善多囊卵巢综合征胰岛素抵抗。

五、辨证联合腹腔镜手术

腹腔镜卵巢打孔技术广泛应用于难治性 PCOS 治疗。微型腹腔镜下卵巢打孔术及卵巢楔形切除术，手术创伤小，费用低，具有良好应用前景。腹腔镜卵巢电疗法也用于治疗 PCOS 促排卵无效者，单极电刀双侧卵巢腹腔镜手术（复式控制卵巢打孔）或激光是可以替代的物理疗法。

六、辨证联合促排卵及辅助生殖

（一）促排卵治疗

一线促排卵药物，如枸橼酸氯米芬，为雌激素受体拮抗剂之一，抑制雌二醇对垂体的负反馈作用，促进 FSH 分泌，诱导卵泡发育。但对体重指数＞30 kg/m²、基础 FSH 升高、高龄患者具有一定的局限性。对枸橼酸氯米芬抵抗的患者可更换芳香化酶抑制剂来曲唑，其抑制雄激素向雌激素转化，降低雌激素对性腺轴的负反馈，促使下丘脑-垂体激素的释放增加，并且不影响雌激素对子宫内膜的刺激作用。研究表明来曲唑和枸橼酸氯米芬妊娠率相似，致畸率无明显增加。二线促排卵药物为外源性促性腺激素制剂如重组、高度纯化或尿源性促卵泡生成素、促黄体生成素等。临床通过外源性添加不同剂量促性腺激素，以刺激多个卵泡发育。其较一线促排卵药物有卵巢过度刺激综合征、多胎妊娠的风险增加。

（二）药物治疗疗效不显者

可联合人工授精、体外受精-胚胎移植、卵胞浆内单精子显微注射、未成熟卵母细胞体外成熟等现代技术，以增加妊娠率，治疗 PCOS 不孕。超声引导下未成熟卵泡穿刺术作为新型有效的微创治疗技术已经开始应用于临床实践。

七、调整生活方式

（一）运动

通过运动使身体脂肪的减少有助于恢复排卵，逆转 PCOS 患者的代谢异常。

（二）控制体重

体重降低 5%～10%，可使 55%～90% 的 PCOS 患者在减重计划 6 个月内恢复排卵。

（三）生活起居要有规律

早睡早起，避免熬夜。保持心情舒畅，摒弃忧郁焦虑。劳逸适度，防止过劳。

（四）调整饮食

应进食血糖指数低的碳水化合物，减少脂肪和单糖的摄入。忌用含雄激素的动物及器官。

在临床上具体治疗过程中，应根据女方年龄、卵巢功能、男方精子质量及合并的其他不孕因素，采取最佳的治疗方案（图 10-1）。

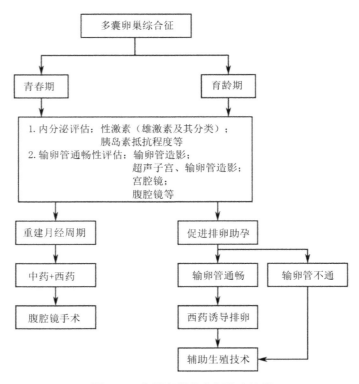

图 10-1　多囊卵巢综合征治疗流程

（张传惠）

第二节　异常子宫出血

异常子宫出血（abnormal uterine bleeding，AUB）是指与正常月经的周期频率、规律性、经期长度、经期出血量任意一项不符的、源自子宫腔的异常出血。AUB 是最常见的妇科疾病，在绝经前女性中的发病率为 11%～13%，AUB 的发病率随年龄增加而增加，36～40 岁女性，AUB 的发病率可达 24%。2011 年 FIGO 指南将育龄期非妊娠妇女 AUB 病因分为两大类 9 个类型，按英语首字母缩写为"PALM-COEIN"，"PALM"指存在结构性改变、可采用影像学技术和/或组织病理学方法明确诊断的 AUB，而"COEIN"指无子宫结构性改变的 AUB。具体为：子宫内膜息肉（polyp）所致 AUB（简称 AUB-P）、子宫腺肌病（adenomyosis）所致 AUB（简称 AUB-A）、子宫平滑肌瘤（leiomyoma）所致 AUB（简称 AUB-L）〔AUB-L 的肌瘤包括黏膜下（SM）和其他部位（O）〕、子宫内膜恶变和不典型增生（malignancy and hyperplasia）所致 AUB（简称 AUB-M）；全身凝血相关疾病（coagulopathy）所致 AUB（简称 AUB-C）、排卵障碍（ovulatory dysfunction）相关的 AUB（简称 AUB-O）、子宫内膜局部异常（endometrial）所致 AUB（简称 AUB-E）、医源性（iatrogenic）AUB（简称 AUB-I）、未分类（not yet classified）的 AUB（简称 AUB-N）。本节主要介绍排卵障碍性异常子宫出血（AUB-O）。

AUB-O 当属中医学"崩漏"范畴,是中医妇科常见病、疑难病之一。有关崩漏的记载,始见于《素问·阴阳别论》和《金匮要略·妇人妊娠病脉证并治》。"崩漏"系指妇女在非行经期间阴道大量流血或持续淋漓不断者,前者称"崩中"或"经崩",后者称"漏下"或"经漏"。两者既有区别又有联系,但两者发病机制相同,在疾病的发展过程中可相互转化:血崩日久,伤气耗血,可由"崩"转"漏";久漏不止,病势渐重,又可由"漏"转"崩"。故临床将两者常统称为"崩漏"。

一、发病机制

(一)西医病因病理

1.病因

正常月经的发生是下丘脑-垂体-卵巢轴生理调节控制下的周期性的子宫内膜剥脱性出血。正常月经的周期、持续时间、月经量呈现明显的规律性和自限性。当机体受内部和外界各种因素,如精神紧张、环境及气候骤变、营养不良、代谢紊乱、慢性疾病、饮食紊乱、过度运动及其他药物等影响时,均可通过大脑皮质和中枢神经系统,引起下丘脑-垂体-卵巢轴功能调节或靶细胞效应异常而导致异常子宫出血。

2.病理生理

可归结为两个方面。

(1)下丘脑-垂体-卵巢轴功能调节异常:在青春期,下丘脑-垂体-卵巢轴激素间的反馈调节尚未成熟,未能建立稳定的周期性调控机制。大脑中枢对雌激素的正反馈调节作用存在缺陷,促卵泡激素(FSH)呈持续低水平,无促黄体生成素(LH)陡直高峰形成而不能排卵;在绝经过渡期,卵巢功能不断衰退,卵巢对垂体促性腺激素反应性低下,卵泡发育受阻而不能排卵;生育年龄妇女有时因应激等因素干扰,也可发生无排卵。各种原因导致的无排卵均可导致子宫内膜受单一雌激素刺激而无孕酮对抗,引起雌激素突破性出血或者撤退性出血。

雌激素突破性出血可分为两种,低水平雌激素维持在阈值水平,可发生间断少量出血,内膜修复慢,出血时间延长,临床上表现为出血淋漓不尽;高水平雌激素超过阈值水平并持续较长时期,无孕激素参与,子宫内膜过度增殖以至于不同程度的增生,此时内膜间质、腺体、血管发育不同步,溶酶体发育过度而不稳定,释放水解酶,而引起出血,血量汹涌。

雌激素撤退性出血,子宫内膜在单一雌激素的作用下持续增生,当多数生长卵泡退化闭锁,导致雌激素水平突然急剧下降不足以支持内膜,则子宫内膜脱落出血。

(2)子宫内膜出血自限机制缺陷主要表现为:①组织脆性增加,子宫内膜在单一雌激素持续作用下,腺体、血管和间质不断增生,增生不同步,组织易破碎。增生的细胞因缺乏孕激素,其中的溶酶体不稳定,当雌激素波动时,溶酶体易破碎,而释放出多量的水解酶导致子宫内膜破裂、出血,容易自发破溃出血。②子宫内膜脱落不完全致修复困难,无排卵性出血由于雌激素波动,子宫内膜脱落不规则和不完整。子宫内膜某一区域在雌激素作用下修复,而另一区域发生脱落和出血,这种持续性增生子宫内膜的局灶性脱落缺乏足够的组织丢失量,使内膜的再生和修复困难。③血管结构与功能异常,仅有雌激素作用,导致螺旋小动脉持续增生,血管壁薄,缺乏节律性收缩而止血效果差,收缩不力造成流血时间延长、流血量增多,子宫内膜表面的微血管增加,脆弱易碎且子宫内膜中有静脉窦形成,破裂后流血难止。④凝血与纤溶异常,多次组织破损活化纤维蛋白溶酶,引起更多的纤维蛋白裂解,子宫内膜纤溶亢进,凝血功能缺陷。⑤血管舒张因子异常,增殖期子宫内膜含血管舒张因子前列腺素 E_2(PGE$_2$),无排卵性子宫内膜中 PGE$_2$ 含量高,且对

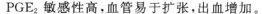

PGE$_2$ 敏感性高,血管易于扩张,出血增加。

3.子宫内膜病理改变

AUB-O 患者的子宫内膜受雌激素持续作用而无孕激素拮抗,可发生不同程度的增生性改变,少数可呈萎缩性改变。

(1)子宫内膜增生症:根据国际妇科病理协会(ISGP,1998 年)的分型为以下几种。①单纯型增生:最常见。增生涉及腺体和间质,呈弥漫性,腺体和间质细胞增生程度超过正常周期的增殖晚期。局部腺体密集,腺腔囊性扩大,大小不一。腺上皮细胞为高柱状,呈单层或假复层,无异型性。间质细胞丰富。表面毛细血管和小静脉增多,常呈充血扩张。发展为子宫内膜腺癌的概率约为 1%。②复杂型增生:只涉及腺体,通常为局灶性。腺体增生明显、拥挤,结构复杂,由于腺体增生明显,使间质减少,出现腺体与腺体相邻,呈"背靠背"现象。由于腺上皮增生,可向腺腔内呈乳头状或向间质呈芽样生长。腺上皮细胞呈柱状,可见复层排列,但无细胞异型性。约 3% 可发展为子宫内膜腺癌。③不典型增生:只涉及腺体。虽然可能呈多灶性或弥漫性,但通常为局灶性。腺体增生、拥挤,结构复杂,间质细胞显著减少。腺上皮细胞增生并出现异型性,细胞极性紊乱,体积增大,核质比例增加,核深染,见核分裂象。发展为子宫内膜腺癌的概率为 23%。只要腺上皮细胞出现异型性,应该归类于不典型增生。不典型增生不属于 AUB 范畴,应该归属子宫内膜癌前病变。

(2)增生期子宫内膜:子宫内膜所见与正常月经周期中的子宫内膜无区别,只是在月经周期后半期甚至月经期,仍表现为增生期形态。

(3)萎缩型子宫内膜:子宫内膜菲薄萎缩,腺体少而小,腺管狭而直,腺上皮为单层立方形或低柱状细胞,间质少而致密,胶原纤维相对增多。

(二)中医病因病机

病机主要为脏腑、气血功能失调,冲任损伤,不能制约经血,胞宫蓄溢失常,经血非时而下。病因主要有血热、肾虚、脾虚、血瘀等。

1.血热

热伤冲任,迫血妄行。《傅青主女科·血崩》中有"冲脉太热而血即沸,血崩之为病,正冲脉之太热也",指出了血热致崩漏的缘由。其中又有虚热、实热之分。

(1)虚热:素体阴虚,或久病、失血以致阴伤,阴虚水亏,虚火内炽,扰动血海,故经血非时妄行。血崩则阴愈亏,冲任更伤,以致崩漏病反复难愈。

(2)实热:素体阳盛,肝火易动;或素性抑郁,郁久化火;或感受热邪;或过服辛辣助阳之品,酿成实热。热扰冲任,扰动血海,迫经血妄行。

2.肾虚

先天不足,天癸初至,肾气不足;或因绝经前后肾气渐衰;或房劳多产,损伤肾气,以致封藏失职,冲任失摄,经血妄行。若偏肾阴虚者,为元阴不足,虚火妄动,血不守舍;偏肾阳虚者,为命门火衰,不能固摄冲任。

3.脾虚

素体脾虚,或忧思不解,或饮食劳倦,损伤脾气,气虚下陷,统摄无权,冲任不固,经血溢于脉外。《妇科玉尺·崩漏》云:"思虑伤脾,不能摄血,致令妄行。"

4.血瘀

经期产后,余血未尽,又感寒、热、湿邪,瘀血内阻,恶血不去,新血不得归经,发为崩漏。

综上所述,崩漏病因虽有血热、肾虚、脾虚、血瘀等,但由于损血耗气,日久均可以转化为气血诸虚或气阴两虚,或阴阳俱虚。无论病起何脏,"四脏相移,必归脾肾""五脏之伤,穷必及肾",以致肾脏受病。可见崩漏发病机理复杂,常是因果相干,气血同病,多脏受累。

二、辨证与辨病

AUB 的诊断应采用排除法。需排除的情况或疾病包括妊娠相关出血、生殖器官肿瘤、感染、血液系统及肝肾重要脏器疾病、甲状腺疾病、生殖系统发育畸形、外源性激素及异物引起的不规则出血等。主要依据病史、体格检查及辅助检查做出诊断。

(一)病史

详细了解 AUB 的类型、发病时间、病程经过、出血前有无停经史以及既往治疗经过。注意患者的年龄、月经史、婚育史和避孕措施,近期有无服用干扰排卵的药物或抗凝药物等,是否存在引起月经失调的全身或生殖系统相关疾病,如肝病、血液病、糖尿病、甲状腺功能亢进症或减退症等。

(二)体格检查

分为全身和妇科检查。

1.全身检查

应进行系统的全身检查,包括检查有无贫血貌、全身发育、营养、青春期发育状态、体重指数;有无多毛、痤疮或其他高雄激素体征,有无溢乳等。

2.妇科检查

妇科检查应排除阴道、宫颈及子宫器质性病变,注意出血来自宫颈表面还是宫颈管内。检查时应先用窥器暴露宫颈(除未婚女性外),通过视诊可见息肉、感染征象或炎症。双合诊可检查子宫大小,附件有无肿块及压痛。既往 1 年内未进行宫颈脱落细胞学检查的妇女均应进行该检查,以尽早发现宫颈病变。

(三)辅助检查

根据病史及临床表现常可做出 AUB-O 的初步诊断。辅助检查的目的是鉴别诊断和确定病情严重程度及是否有合并症。

1.全血细胞计数

确定有无贫血及血小板减少。

2.凝血功能检查

凝血酶原时间、活化部分凝血活酶时间、血小板计数、出凝血时间等,排除凝血和出血功能障碍疾病。

3.尿妊娠试验或血 HCG 检测

有性生活史者,应首先排除妊娠及妊娠相关疾病。

4.血清性激素测定

适时测定孕酮水平可确定有无排卵及黄体功能,但常因出血频繁,难以选择测定孕激素的时间。测定血睾酮、催乳素水平及甲状腺功能可排除其他内分泌疾病。

5.基础体温测定

不仅有助于判断有无排卵,还可提示黄体功能不足(体温升高日数≤11d)、子宫内膜不规则脱落(高相期体温下降缓慢伴经前出血)。当基础体温双相,经间期出现不规则出血时,可了解出血发生在卵泡期、排卵期或黄体期。若基础体温呈单相型,则提示无排卵。

6.子宫内膜病理检查

(1)诊断性刮宫(dilation & curettage,D&C):简称诊刮,其目的是止血和明确子宫内膜病理诊断。年龄>35岁、药物治疗无效或存在子宫内膜癌高危因素的AUB-O患者,应行诊刮明确子宫内膜病变。为确定卵巢排卵和黄体功能,应在经前期或月经来潮6 h内刮宫。不规则阴道流血或大量出血时,可随时刮宫。诊刮时必须刮取整个宫腔,尤其是两宫角,并注意宫腔大小、形态,宫壁是否平滑,刮出物性质和数量。疑有子宫内膜癌时,应行分段诊刮。无性生活史患者,若激素治疗失败或疑有器质性病变,应经患者或其家属知情同意后行诊刮术。

(2)子宫内膜活组织检查:目前国外推荐使用Karman套管或小刮匙等的内膜活检,其优点是创伤小,能获得足够组织标本用于诊断。

7.影像和宫腔镜检查

(1)盆腔B型超声检查:了解子宫内膜厚度及回声,以明确有无宫腔占位性病变及其他生殖道器质性病变等。

(2)子宫输卵管造影(HSG):通常在月经干净后3~7 d进行,可发现子宫腔充盈缺损,但小于1 cm的缺损不易发现。

(3)宫腔镜检查:宫腔镜检查术是清晰显示宫腔的一个极好的方法,单纯诊断性刮宫往往不能获得全部的子宫内膜组织,漏诊率达10%,而宫腔镜可以直视整个宫腔,可同时行子宫内膜活检,降低漏诊率。

(4)MRI:不作为AUB-O病因诊断的一线选择,若超声显示较大的子宫多发肌瘤,为确定肌瘤位置,或怀疑子宫腺肌病,为确定最佳治疗方案,可选择MRI。怀疑子宫内膜癌,为了解有无肌层浸润及盆腔转移,亦可选择MRI。

三、辨病与辨证结合治疗

(一)西医治疗

治疗原则:青春期及生育期AUB-O以止血,调整周期,促排卵治疗为主;绝经过渡期患者以止血,调整周期,减少经量,防止子宫内膜病变为原则。

AUB-O的一线治疗是药物治疗,常采用性激素止血和调整月经周期,必要时可辅用止血药物。

1.止血

根据出血量选择合适的制剂和使用方法。对少量出血者,使用最低有效量激素,减少药物副作用。对大量出血患者,应在8 h内显效,24~48 h内出血基本停止,若96 h以上仍不止血,应考虑修正AUB-O诊断。

常用性激素止血方法如下。

(1)雌孕激素联合用药:性激素联合用药的止血效果优于单一药物。口服避孕药在治疗青春期和育龄期AUB-O患者时常常有效,在月经第1日口服复方低剂量避孕药,共21 d,停药7 d,28 d为1周期。急性大出血,病情稳定,可用复方单相口服避孕药。目前使用的是第三代短效口服避孕药,如去氧孕烯炔雌醇片、炔雌醇环丙孕酮片,每8~12 h 1片,血止后每3日递减1/3量直至维持量(每日1片),共21 d停药。

(2)雌激素:应用大剂量雌激素可迅速促使子宫内膜生长,短期内修复创面而止血,适用于急

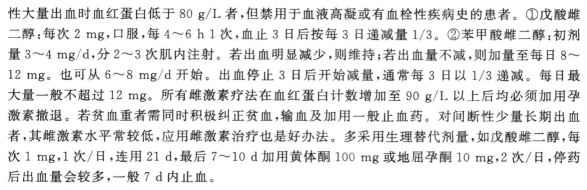

性大量出血时血红蛋白低于 80 g/L 者,但禁用于血液高凝或有血栓性疾病史的患者。①戊酸雌二醇:每次 2 mg,口服,每 4～6 h 1 次,血止 3 日后按每 3 日递减量 1/3。②苯甲酸雌二醇:初剂量 3～4 mg/d,分 2～3 次肌内注射。若出血明显减少,则维持;若出血量不减,则加量至每日 8～12 mg。也可从 6～8 mg/d 开始。出血停止 3 日后开始减量,通常每 3 日以 1/3 递减。每日最大量一般不超过 12 mg。所有雌激素疗法在血红蛋白计数增加至 90 g/L 以上后均必须加用孕激素撤退。若贫血重者需同时积极纠正贫血,输血及加用一般止血药。对间断性少量长期出血者,其雌激素水平常较低,应用雌激素治疗也是好办法。多采用生理替代剂量,如戊酸雌二醇,每次 1 mg,1 次/日,连用 21 d,最后 7～10 d 加用黄体酮 100 mg 或地屈孕酮 10 mg,2 次/日,停药后出血量会较多,一般 7 d 内止血。

(3)孕激素:可使持续增生的子宫内膜转变为分泌期,停药后短期即有撤退性出血,内膜脱落较完全,也称"子宫内膜脱落法"或"药物刮宫",适用于体内有一定雌激素水平、血红蛋白>80 g/L、生命体征稳定的患者。常用孕激素包括合成孕激素和天然孕激素。合成孕激素分两类,常用 17α-羟孕酮衍生物(甲羟孕酮、甲地孕酮)和 19-去甲基睾酮衍生物(炔诺酮等)。以炔诺酮为例,首剂量 5 mg,每 8 h 一次,2～3 日血止后每隔 3 日递减 1/3 量,直至维持量每日为 2.5～5.0 mg,持续用药至血止后 21d 停药,停药 3～7 d 发生撤退性出血。也可用左炔诺孕酮 1.5～2.25 mg/d,血止后按同样原则减量。天然孕激素,如地屈孕酮 10～20 mg,每日 1 次;或微粒化孕酮 200～300 mg,每日 1 次,或肌内注射黄体酮 20 mg,每日 1 次,连用 10～14 d。

(4)雄激素:肌内注射 25～50 mg,1～2 次/日,有对抗雌激素作用,抑制子宫内膜生长,增加子宫平滑肌及子宫血管张力,改善盆腔充血,减少出血量。多与孕激素联合应用,大出血时单独运用雄激素效果不佳。适用于绝经过渡期出血不多者,不宜用于青春期患者。

(5)其他药物止血法:①一般止血药,氨甲环酸 1 g,2～3 次/日,或酚磺乙胺、维生素 K 等。②改善凝血功能,出血严重时可补充凝血因子,如纤维蛋白原、血小板、新鲜冻干血浆或新鲜血。③纠正贫血,对中重度贫血患者在上述治疗的同时给予铁剂和叶酸治疗,必要时输血。④抗感染治疗,出血时间长,贫血严重,抵抗力差,或有合并感染的临床征象时应及时应用抗生素。

2.调整月经周期

应用性激素止血后,必须调整月经周期。青春期及生育期患者,需恢复正常的内分泌功能,以建立正常月经周期;绝经过渡期患者需控制出血及预防子宫内膜增生症的发生,防止 AUB-O 再次发生。

(1)雌、孕激素序贯法:即人工周期。模拟自然月经周期中卵巢的内分泌变化,序贯应用雌、孕激素,使子宫内膜发生相应变化,引起周期性脱落。适用于青春期及生育期 AUB-O 异常子宫出血内源性雌激素水平较低者。从撤药性出血第 5 日开始,戊酸雌二醇 2 mg,每晚 1 次,连服 21 d,服雌激素 11 日起加用黄体酮 100 mg 或地屈孕酮 10 mg,2 次/日,连用 10 d。连续 3 周期为一个疗程。若正常月经仍未建立,应重复上述序贯疗法。若患者体内有一定量雌激素水平,雌激素可采用半量或 1/4 量。

(2)雌、孕激素联合法:开始即用孕激素,抑制雌激素的促内膜生长作用,使撤退性出血逐步减少,其中雌激素可预防治疗过程中孕激素突破性出血,同时对 HPO 轴具有抑制作用,有利于调整 HPO 轴功能。适应于生育期 AUB-O 患者内源性雌激素水平较高或绝经过渡期患者。一般自血止周期撤退性出血第 5 日起应用口服避孕药,每晚 1 片,连服 21 d,1 周为撤退性出血间隔,连续 3 个周期为一个疗程。停药后若仍未建立正常月经周期者,可酌情延至 6 个周期。应用口服避孕药的潜在风险应予注意,有血栓性疾病、心脑血管疾病高危因素及 40 岁以上吸烟的女性不宜应用。

(3)孕激素法:适用于体内有一定雌激素,无需诱发排卵,使子宫内膜定期脱落。于月经周期后半期(撤退性出血的第 16～25 日)服用地屈孕酮 10～20 mg,每日 1 次;或微粒化孕酮 200～300 mg,每日 1 次,或肌内注射黄体酮 20 mg,每日 1 次,连用 10～14 日,酌情应用 3～6 周期。

3.促排卵

AUB-O 患者经上述调整周期药物治疗几个疗程后,通过雌、孕激素对中枢的反馈调节作用,部分患者可恢复自发排卵。青春期一般不提倡使用促排卵药物,有生育要求的无排卵不孕患者,可针对病因采取促排卵治疗。

(1)氯米芬:(clomiphene citrate,CC)适用于有一定内源性雌激素水平者。月经第 3～5 日(或撤退性出血第 3～5 日)开始,每晚 50～100 mg,连用 5 d。

(2)促性腺激素:适用于低促性腺激素及氯米芬促排卵失败者。促卵泡发育的药物:①尿促性素(human menopausal gonadotropin,HMG);②卵泡刺激素(follicle-stimulating hormone,FSH),包括尿提取的 FSH、纯化 FSH、基因重组 FSH;促成熟卵泡排卵的制剂为人绒毛膜促性腺激素(human chorionic gonadotropin,HCG)。常用 HMG/FSH 和 HCG 联合用药促排卵。于撤退性出血 3～5 d 开始,HMG 或 FSH 每日肌注 75～150 U,连续 7～12 d,待优势卵泡成熟时再肌注 HCG 5 000～10 000U 促排卵,并发症为多胎妊娠和卵巢过度刺激综合征(ovarian hyperstimulation syndrome,OHSS)。

(3)促性腺激素释放激素(gonadotropin-releasing hormone,GnRH):适用于下丘脑性无排卵,用脉冲皮下注射或静脉给药。

4.宫内孕激素释放系统

可有效治疗 AUB-O。原理为宫腔内局部释放孕激素,抑制内膜生长。常用于治疗严重月经过多。在宫腔内放置含孕酮或左炔诺孕酮宫内节育器(levonorgestrel-releasing,IUD),能减少经量 80%～90%,有时甚至出现闭经。适用于已完成生育或近 1 年无生育计划者。

5.手术治疗

对于药物治疗疗效不佳或不宜用药,无生育要求的患者,尤其是不易随访的年龄较大患者,应考虑手术治疗。

(1)刮宫术:刮宫术是目前最有效的止血方法,并能够明确子宫内膜病理情况。对于绝经过渡期及病程长的生育年龄患者应首先考虑使用刮宫术。对未婚、无性生活史青少年,仅适用于大量出血且药物治疗无效需立即止血或疑有子宫腔及子宫内膜病变时,经患者或其家属知情同意后行刮宫术。

(2)子宫内膜切除术:利用宫腔镜下电切割或激光切除子宫内膜,或采用滚动球电凝或热疗等方法,直接破坏大部分或全部子宫内膜和浅肌层,使子宫内膜组织凝固或坏死,致使月经减少甚至闭经。适用于药物治疗无效、不愿或不适合子宫切除术的患者。术前 1 个月口服达那唑 600 mg,每日 1 次;或孕三烯酮 2.5 mg,2 次/周,4～12 周;或用 GnRH-a 3.75 mg,每 28 d 1 次,1～3 次,可使子宫内膜萎缩,子宫体积缩小,减少血管再生,使手术时间缩短,出血减少,易于施术,增加手术安全性且可在月经周期任何时期进行。治疗优点是微创、有效,可减少月经量 80%～90%,部分患者可达到闭经。但术前必须有明确的病理学诊断,以免误切子宫内膜。

(3)子宫切除术:患者经各种治疗效果不佳,并了解所有治疗 AUB-O 的可行办法后,由患者

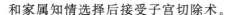

和家属知情选择后接受子宫切除术。

(二)辨证论治

崩漏是中医妇科临床的疑难重症。历代医家对该病的治疗进行了精深的论述,为后世医家对崩漏的治疗提供了重要的参考依据。如明代方约之《丹溪心法附余》就明确提出了塞流、澄源、复旧治崩大法,至今仍为临床治崩要法。

崩漏的主要临床表现是经血非时而下,故辨证当根据出血的时间、量、色、质及全身兼证、参考舌脉、病发久暂,辨其虚实寒热。一般而言,崩漏虚多实少,热多寒少;久崩多虚,久漏多瘀;血势骤急多属气虚,淋漓不断多属血滞等。此外,患者的不同年龄阶段亦是崩漏的重要参考,如青春期患者多属先天肾气不足,育龄期患者多见肝郁血热,绝经过渡期患者多因肝肾亏损或脾气虚弱。由于崩漏发病有缓急不同,出血有新旧之异,故治疗亦当本着"急则治其标、缓则治其本"的原则,灵活掌握"塞流""澄源""复旧"三法分步治疗。

塞流,即止血以固本。暴崩之际,急当止血防脱,常用固气摄血,收敛固涩止血,最根本的原则应视证型的寒热虚实决定。虚者补而止之,实者泄而止之,寒者温而补之,热毒者清而止之,并非专事止涩所能获效。

澄源,是辨证求因,澄清本源之意,乃治疗崩漏的重要阶段。血止或病缓时仍需根据不同情况辨证论治,切忌一味温补,致犯虚虚实实之戒。

复旧,乃为调理善后之治。视其气血之盛衰,脏腑之虚实,调理肝脾,益肾固本,本固血充则经水自调。

治崩三法,临床并不能截然分开,往往是塞流需澄源,复旧当固本。治崩宜升提固涩,不宜辛温;寒凉凝血之品亦当慎用;治漏宜养血理气,不可偏于固涩。青春期患者,重在补肾气、益冲任;育龄期患者重在疏肝养肝,调冲任;绝经过渡期患者重在滋肾调肝,扶脾固冲任。

1.中草药治疗

(1)虚热证。

主要证候:经血非时突然而下,量多势急,或淋漓少许,血色鲜红而质稠,心烦潮热,或小便黄少,或大便干结;苔薄黄,脉细数。

治疗法则:滋阴清热,止血调经。

方药举例:保阴煎(《景岳全书》)合生脉散(《内外伤辨惑论》)加味。

对症加减:若下血如崩者,加血余炭 12 g、棕榈炭 12 g;淋漓不断者加蒲黄 6 g、三七 3 g;心烦少寐者,加酸枣仁 12 g、夜交藤 12 g。

(2)实热证。

主要证候:经血非时大下或忽然暴下,或淋漓日久不断,色深红,质稠;口渴心烦,小便黄,大便干结;舌红,苔黄,脉洪数。

治疗法则:清热凉血,止血调经。

方药举例:清热固经汤(《简明中医妇科学》)加减。

对症加减:若心烦易怒,脉弦者,加柴胡 9 g、夏枯草 9 g 清肝泄热,亦可选用清经散(《傅青主女科》):熟地 9 g、地骨皮 15 g、丹皮 9 g、青蒿 6 g、黄柏 1.5 g、白芍 9 g、茯苓 3 g。

(3)肾阳虚证。

主要证候:经来无期,经量或多或少,色淡质稀,畏寒肢冷,面色晦暗,腰腿酸软,小便清长;舌质淡,苔薄白,脉沉细。

治疗法则:温肾固冲,止血调经。

方药举例:右归丸(《景岳全书》)加味。

对症加减:若见水肿、纳差、四肢欠温,则加茯苓9g、砂仁6g、炮姜6g,以健脾温肾;若出血量多,色黯红有血块,小腹疼痛者,可酌加乳香9g、没药9g、五灵脂6g,用以温经活血、止血。

(4)肾阴虚证。

主要证候:经乱无期,出血量少,或淋漓不净,色鲜红,质黏稠,伴头晕耳鸣,腰膝酸软或心烦;舌质红,苔少,脉细数。

治疗法则:滋肾养阴,调经止血。

方药举例:左归丸(《景岳全书》)合二至丸(《医方集解》)加减。

对症加减:若症见咽干、眩晕者,加夏枯草9g、牡蛎12g;若心阴不足,症见心烦、失眠者,加五味子9g、夜交藤12g养心安神。

(5)脾虚证。

主要证候:经血非时暴下,继而淋漓不止,色淡,质稀,倦怠懒言,面色㿠白或肢体面目水肿;舌淡,苔白,脉缓无力。

治疗法则:补气摄血,固冲调经。

方药举例:固本止崩汤(《傅青主女科》)合举元煎(《景岳全书》)加味。

对症加减:若头晕,面色苍白,加首乌9g、白芍9g;心悸怔忡者,加炙远志12g、枣仁9g养心安神,久漏不止,加荆芥炭9g、益母草9g。

(6)血瘀证。

主要证候:经血骤然而下或淋漓不断,或经闭数日又忽然暴下,色黯质稠,夹有血块,小腹胀痛,块下痛减;舌紫黯,苔薄白,脉涩。

治疗法则:活血化瘀,止血调经。

方药举例:四物汤(《和剂局方》)合失笑散(《和剂局方》)。

对症加减:若见口干苦,经血色红而量多者,加仙鹤草6g、地榆9g、夏枯草9g化瘀清热止血;若胁腹胀甚者,加香附12g、炒川楝子9g理气行滞;久漏不净者加益母草12g、蒲黄炭9g、三七粉3g化瘀止血。

2.中成药治疗

(1)出血期用药。①云南白药胶囊:每次1~2粒,每日4次。适用于血瘀之证。②宫血宁胶囊:每次2粒,每日3次。适用于血热妄行者。③断血流片:每次3~6片,每日3次。适用于血热妄行者。④荷叶丸:每次9g,每日3次。适用于血热妄行者。⑤葆宫止血颗粒:每次15g,每日2次。适用于阴虚血热证。⑥龙血竭胶囊:每次1.2~1.8g,每日3次。适用于血瘀证。⑦二至丸:每次9g,每日2次。适用于虚热型肾阴虚证。

(2)非出血期用药。①复方阿胶浆:每次20mL,每日3次。适用于气血虚弱型。②乌鸡白凤丸:每次9g,每日2次。适用于虚证止血后的调经。③归脾丸:每次9g,每日3次。适用于心脾两虚之证。④定坤丹:每次10g,每日2次。适用于气血两虚兼有瘀滞者。⑤桂枝茯苓胶囊:每次3粒,每日3次。适用于阳虚血瘀型。

3.针灸疗法

(1)体针疗法:实证取关元、三阴交、公孙、隐白。血热加中极、血海;湿热加中极、阴陵泉;气郁加膻中、太冲;血瘀加膈俞、血海。关元用平补平泻法,其余穴位用泻法。虚证取气海、足三里、地机、三阴交。脾气虚加脾俞、胃俞;肾阳虚加肾俞、命门;肾阴虚加肾俞、太溪;盗汗加阴郄;失眠加神门。以上诸穴施以补法,亦可用灸法。急性出血期,在患者手背第二、三指掌关节间向前一寸处的"断红"穴先针后灸,留针 20 min,或灸百会穴、神阙、隐白穴。昏厥者,急刺人中、合谷、足三里、百会。

(2)耳针法:选内生殖器、皮质下、内分泌、肾、肝、脾。毫针刺用中等刺激,或用埋针法,两耳交替使用。

(3)穴位注射法:选气海、关元、中极、肾俞、关元俞。用维生素 B_{12} 或黄芪、当归等注射液,每穴可注药液 2 mL,每日 1 次;气海、血海、膈俞、三阴交、足三里。每次选 2～3 个穴位用维生素 B_{12} 或黄芪、当归等注射液,每穴注射 2 mL。

(4)挑刺法:在腰骶部督脉或膀胱经上寻找反应点,用三棱针挑破 0.2～0.3 cm 长,0.1 cm 深,将白色纤维挑断,每次选 2～4 个点,每月 1 次,连续挑治 3 次。

(5)皮肤针法:腰骶部督脉、足太阳经、下腹部任脉、足少阴经、足阳明经、足太阴经、下肢足三阴经。由上向下反复叩刺 3 遍,每日 1～2 次。

(6)头针法:额旁 3 线,头针常规刺法。

(张传惠)

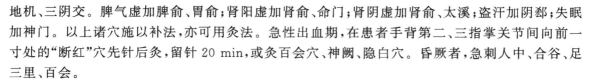

第三节　早发性卵巢功能不全

早发性卵巢功能不全(premature ovarian insufficiency,POI)是指女性在 40 岁以前出现的卵巢功能减退,主要表现为月经异常、FSH 水平升高、雌激素波动性下降。

女性卵巢功能减退是一个逐渐进展的过程,POI 是卵巢功能减退至一定阶段所发生的疾病状态,与之相关的另外两个疾病状态分别是卵巢储备功能减退(diminished ovarian reserve,DOR)和卵巢早衰(premature ovarian failure,POF)。

DOR 指卵巢内卵母细胞的数量减少和/或质量下降,伴抗米勒管素水平降低、窦卵泡数减少、FSH 升高,表现为生育能力下降,但不强调年龄、病因和月经改变。

POF 指女性 40 岁以前出现闭经、FSH＞40 IU/L 和雌激素水平降低,并伴有不同程度的围绝经期症状,是 POI 的终末阶段。

一、定义特征及发病率

早发性卵巢功能不全 POI:以月经异常,间隔＞4 周的 2 次性激素检测 FSH＞25 U/L 为主要诊断标准。分为原发性 POI 和继发性 POI,本章节主要讨论继发性 POI。

POI 发病率:1%～5%,有增加趋势,报道的发病率可能低于实际发病率,另有报道称全球发病率为 1%,在中国约为 2.8%。

二、病因病机

(一)西医病因病机

POI 常见病因包括遗传因素、医源性因素、免疫因素、环境因素等,半数以上的 POI 患者病因不明确,称为特发性 POI。特发性最常见原因是心理情绪因素,也是最易忽略的,不良环境、不良生活方式及嗜好也可能影响卵巢功能。

(二)中医病因病机

POI 在中医古籍中属"经水早断"范畴,目前尚无统一的确定病名及规范的辨证治疗指导。

其核心病因病机为"虚"和"郁"。肾虚为本,肾精亏虚,天癸竭为 POI 发病的根本原因;与心、肝、脾功能失调直接相关,脾气之失调、心肝气机之瘀滞均导致冲任失调而发病。先天肾精亏虚、后天滋化乏源导致冲任不足失养,均可导致继发性 POI。

《傅青主女科》记载:"经水早断,似乎肾水衰涸,实心肝脾气之郁也""盖以肾水之生,原不由心肝脾;而肾水之化,实关乎心肝脾"等,这也印证了月经与相关脏腑功能的关系。

(三)中医病因病机分型

1.肝肾阴虚

先天不足、早婚多产、房事不节等导致肾中精气不足;素体肝血不足,日久累及肾,致肝肾阴虚,冲任失养。

2.肾虚肝郁

肾虚精血匮乏,肝失疏泄,气机不利,冲任失调,血海不能按时满溢。

3.肾虚血瘀

素禀肾气不足,或房劳多产,或久病不愈,损伤肾气,气虚运血无力,瘀阻脉络,冲任血海不能满溢。

4.心肾不交

平素积虑伤心,或久病伤阴,房事过度等,导致阴精暗耗,肾水不足,不能上济于心,则心火独亢,心火不能下交于肾,致经水生化乏源,冲任不满。

5.气血虚弱

素体虚弱,或脾胃虚弱,化源不足,或大病久病,致气血虚弱,胞脉失养,血海不能满溢。

6.脾肾阳虚

感受寒邪,或过食寒凉生冷,损伤脾阳,脾阳不振,损及肾阳;或肾阳不。命火虚衰,不能温煦脾阳,而致脾肾阳虚,冲任胞宫虚寒,遂致经水早断。

三、临床特征

(一)月经改变

从卵巢储备功能减退至功能衰竭,患者经历数年不等的过渡期,表现为经量减少、月经周期延长、月经稀发至闭经。少数妇女可出现无明显诱因月经突然终止。

(二)雌激素水平降低的表现

继发性 POI 可有潮热出汗、阴道干涩灼热感、性欲减退、骨质疏松、骨痛、骨折、情绪和认知功能改变、心血管症状等。

(三)生育力下降

在卵巢储备功能减退的初期,由于偶发排卵,仍有 5% 左右的自然妊娠可能。

四、辅助检查

(一)基础内分泌测定

在月经周期的第 2～4 日,或闭经时随机血检测,两次检测间隔 4 周,至少两次血清基础

FSH＞25 IU/L;基础雌二醇水平因疾病初期卵泡的无序生长而升高＞50 pg/mL,继而降低＜5 pg/mL。

(二)超声检查

双侧卵巢体积较正常明显缩小;双侧小窦卵泡数(AFC)＜5 枚。

(三)血清抗米勒管激素检查(AMH)

AMH≤1.1 ng/mL。

五、诊断

(一)西医诊断

根据症状、体征,结合辅助检查做出诊断。

诊断标准:①年龄＜40 岁;②月经稀发或停经至少 4 个月及以上;③至少 2 次血清基础 FSH＞25 IU/L(间隔＞4 周)。亚临床期 POI:FSH 值为 15～25 IU/L,属于高危人群。

(二)中医诊断

根据月经周期延长、稀发至闭经,诊断为中医相关疾病。

1.闭经

正常月经建立后月经停止 3 个周期或 6 个月以上。

2.月经后期

月经周期延长 7 d 以上,甚至 3～5 个月一行。

3.月经过少

月经周期正常,经量明显少于平时月经量,或少于 20 mL,或行经时间不足 2 d,甚或点滴即净者。

六、鉴别诊断

需与以下情况鉴别:功能性下丘脑性闭经、Asherman 综合征,多囊卵巢综合征(polycystic ovary syndrome,PCOS)、卵巢不敏感综合征(resistant ovary syndrome,ROS)等疾病鉴别。

(一)Asherman 希恩综合征

由于产后出血和休克导致腺垂体急性梗死和坏死,引起腺垂体功能低下的症状,如低血压、畏寒、嗜睡、胃纳差、贫血、消瘦、产后无乳、脱发及闭经。

(二)PCOS

月经稀发,LH/FSH＞2.5,胰岛素抵抗。彩超 AFC＞12 个项链征。

(三)卵巢不敏感综合征

卵巢不敏感综合征(insensitive ovary syndrome ROS)是指原发性或继发性闭经女性(年龄＜40 岁),内源性促性腺激素水平升高(主要是 FSH),卵巢内有卵泡存在,AMH 接近同龄女性的平均水平,但对外源性促性腺激素呈低反应或无反应。

七、西医治疗

激素替代治疗 HRT,POI 患者优先推荐序贯方案。

(一)原则

(1)无激素禁忌,尽早开始 HRT,持续至自然绝经年龄获益更多,泌尿生殖、心血管、骨骼保护。

(2)选天然雌孕激素,需更大剂量雌激素(E),17β-雌二醇每日 2 mg,结合 E 每日 1.25 mg/d,减少对乳腺、代谢及心血管等的影响。

(3)有子宫添加孕激素以保护子宫内膜。

(二)具体方案

1.单用孕激素(P)

适应于绝经过渡期早期,体内有一定的雌激素水平者。

2.单用雌激素(E)

无子宫者,选用戊酸雌二醇、17β-雌二醇。

3.连续序贯

雌二醇-雌二醇地屈孕酮片(芬吗通)(含 14 片 2 mg 17β-雌二醇和 14 片 2 mg 17β-雌二醇＋10 mg 地屈孕酮),按序每日 1 片,用完 1 盒直接开始下一盒,中间不停药。

4.周期序贯

戊酸雌二醇-戊酸雌二醇环丙孕酮片(克龄蒙)复合包装(含 11 片 2 mg 戊酸雌二醇和 10 片 2 mg 戊酸雌二醇＋1 mg 醋酸环丙孕酮),按序每日 1 片,用完 1 盒后停药 7 d 再开始服用下一盒。

八、中医辨证分型论治

指南规定可参照经水早断、月经过少、月经后期、闭经的中医辨证治疗方案。

(一)中医药治疗

(1)肝肾阴虚证推荐方剂:左归丸。

(2)脾肾阳虚证推荐方剂:右归丸或毓麟珠(八物汤＋菟丝子杜仲鹿角霜川椒)。

(3)肾精亏虚证推荐方剂:二仙汤合二至丸。

(4)肾虚肝郁证推荐方剂:一贯煎,滋水清肝饮。

(5)肾虚血瘀证推荐方剂:肾气丸合失笑散。

(6)气血虚弱推荐方剂:人参养荣汤或十全大补丸。

(7)心肾不交推荐方剂:黄连阿胶汤,成药用坤泰胶囊、天王补心丸等。

(二)中医外治技术

1.体针

根据辨证分型取穴,肾阴虚者取肾俞、心俞、太溪、三阴交、太冲,毫针刺,用补法。肾阳虚者取关元、肾俞脾俞、章门、足三里,毫针刺,用补法,可灸等。

2.耳针

取内分泌、卵巢、神门、交感、皮质下、心、肝、脾等穴,可用耳穴埋针、埋豆,每次选用 4～5 穴,每周 2～3 次。

九、健康管理

(一)调整生活方式

健康饮食、规律运动、戒烟,增加社交活动和脑力活动,充分摄入 VD 和钙、负重锻炼、维持体脂量。

(二)心理干预

鼓励医护-家庭-自我心理疏导模式；医护详细告知，缓解患者的心理压力，家庭给予心理支持，患者自我心理疏导，告知患者尤其是年轻患者，仍有偶然自发排卵的情况。

(三)远期健康及并发症管理

绝经生殖泌尿综合征 GSM：发病率 1 年内 64.7％，6 年 87％，就诊率低，鼓励及时就诊治疗。

1.骨骼健康

进行骨密度（bone mineral density，BMD）检查。骨质疏松者，积极加骨质疏松治疗药物以防骨质丢失；保持健康的生活方式，包括负重运动、避免吸烟以及维持正常体质量等。

2.心血管系统健康

通过健康的生活方式减少危险因素带来的不良影响。

(四)其他

中西医结合治疗和健康的生活方式干预，预防和减少可能的认知功能障碍。对于存在阴道干涩不适等泌尿生殖系统症状者，可局部使用雌激素或阴道润滑剂。

（张传惠）

第四节　黄体功能不全

黄体功能不全(LPD)是指排卵后卵泡形成的黄体发育不全，分泌孕酮不足，或黄体过早退化，以致子宫内膜分泌反应性降低引起的月经失调和生育缺陷综合征。排卵后塌陷的颗粒细胞和卵泡内膜细胞在黄体生成素(LH)的刺激下增生，增生的颗粒细胞和卵泡内膜细胞因含有大量脂质而外观呈黄色，称为黄体。黄体的颗粒细胞分泌孕激素，卵泡内膜细胞与颗粒细胞联合分泌雌激素，从而促使增殖期子宫内膜向分泌期转化，为受精卵着床和发育做准备。黄体功能不全，分泌孕酮不足或黄体期过短，使分泌期子宫内膜发育迟缓或停滞，或基质和腺体发育不同步，或内膜发育与孕卵发育不同步，从而不利于妊娠维持，临床可出现不孕或流产。LPD 所导致的月经失调有月经周期缩短、月经期延长、月经过多、经间期出血等。在自然月经周期，育龄期女性黄体功能不全发病率为 3％～10％。

一、发病机制

黄体的生成及其功能的健全主要依赖于下丘脑-垂体-卵巢-子宫轴(HPOU)的协调稳定，其中任何一个部位出现异常，都可能影响黄体的发育或其功能的发挥。

(一)下丘脑促性腺激素释放激素-垂体促性腺激素(GnRH-Gn)分泌异常

各种原因导致的下丘脑 GnRH 释放节律异常或垂体 GnRH 受体(GnRH-R)减少，或垂体功能失调，均可能导致卵泡期促卵泡激素(FSH)或排卵期 LH 高峰降低，黄体期 LH 分泌不足，从而影响卵泡的发育、黄体的生成或孕酮的分泌。

(二)高催乳素(PRL)血症

垂体释放的 PRL 在生理量可与 LH 共同维持黄体的发育和孕酮的分泌，而高水平的 PRL 可通过旁分泌方式抑制下丘脑 GnRH 脉冲式释放，减少 FSH、LH 分泌，并抑制 FSH、LH 的功能。

(三)高雄激素血症

在一些常见的可导致雄激素升高的疾病中,如多囊卵巢综合征(PCOS)、多毛症,过高的雄激素可抑制 GnRH-Gn 的分泌,从而导致 LPD 发生。

(四)卵巢自身病变

如卵巢功能衰退、卵巢纤维化、卵巢及周围组织炎症等,可导致卵巢对垂体 Gn 的反应降低,影响正常卵泡发育或排卵;而炎症所产生的一些细胞因子,如白细胞介素 1β(IL-1β)、肿瘤坏死因子 α(TNF-α)等,可能参与调节卵泡发育、排卵、颗粒细胞黄素化、性激素的合成等,从而间接影响黄体发育导致 LPD。

(五)医源性因素

一些常见的药物如氯米芬、促性腺激素、合成孕激素、前列腺素、雄激素等,可通过影响垂体或卵巢功能,或促进黄体溶解而形成 LPD。辅助生殖技术抽吸取卵时,可能同时吸出颗粒细胞而导致颗粒细胞不足。在控制性卵巢刺激周期,由于多个黄体同时发育,合成并分泌超生理量的雌、孕激素,负反馈抑制下丘脑-垂体轴,抑制 LH 分泌,从而引起黄体功能不全,其发生率几乎 100%。

(六)其他因素

子宫内膜异位症,甲状腺功能异常,前列腺素分泌异常,血液中低密度脂蛋白(LDL)不足,微量元素锌、铜等缺乏,均可直接或间接导致 LPD。

二、辨证与辨病

(一)基础体温测定

由于孕酮对下丘脑的作用,黄体期的 BBT 可升高 0.3℃以上。若排卵后体温升高迟缓>2 d,高温相≤10 d,或高低温相差<0.3 ℃,高温相不稳定,波动>0.1 ℃,满足以上任何一点,即可疑诊为黄体功能不全。基础体温为较简便的诊断方法,但因其易受身体、环境及患者操作方法等的影响,故误差较大,一般需要连续测量 3 个月经周期以上,且需配合其他诊断方法。

(二)内分泌激素测定

1.黄体中期孕酮水平的测定

正常黄体中期血浆孕酮浓度≥15 ng/mL,排卵后的第 5 日、第 7 日、第 9 日统一时间测定孕酮水平,其平均值<15 ng/mL 提示黄体功能不全。

2.对黄体功能不全的诊断

还应积极寻找可能导致黄体功能不全的疾病原因,如多囊卵巢综合征等;PRL 测定诊断是否存在高催乳素血症;甲状腺功能测定、肾上腺功能测定等有助于对全身性细胞代谢问题的诊断。

(三)子宫内膜活检

尽管操作不简便,且不被患者广泛接受,但子宫内膜活检仍是诊断黄体功能不全的金标准,在月经来潮前 3 d 内进行子宫内膜取材,内膜腺体或间质发育时间晚于正常月经周期中子宫内膜发育时间 3 d 以上者,为黄体功能不全。两次以上的子宫内膜活检均提示异常者,可诊断为黄体功能不全。

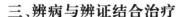

三、辨病与辨证结合治疗

(一)中医辨证治疗

黄体功能不全中医病机以肾虚为本,涉及肝、脾,有气、血、阴、阳亏虚之不同或并见,病理因素可为气滞、血瘀。

治疗方面,对于黄体功能不全且无生育要求的患者,主要以恢复正常月经为目的;而对于有生育要求的患者,则以调经助孕,预防妊娠早期流产为主。根据月经周期气血阴阳消长变化,应用中药调周疗法,以达到调经种子的目的。

1.中草药治疗

(1)脾肾两虚证。

主要证候:经行先期,月经过多或过少,经色黯淡,月经期延长,婚久不孕,或孕后胎元不固,腰膝酸软,神疲倦怠,纳呆,食后腹胀,便溏,夜尿多,舌淡黯,苔白,脉沉细。

治疗法则:补肾助阳,健脾养血。

方药举例:毓麟珠(《景岳全书》)。

(2)肾虚肝郁证。

主要证候:月经先后不定期,月经量多或少、有血块,经前乳房胀痛,经行腹痛,婚久不孕,或孕后胎元不固,平素腰腿酸软,头晕耳鸣,烦躁易怒,失眠多梦。舌黯红,苔薄白,脉弦细。

治疗法则:补肾疏肝,养血益精。

方药举例:左归丸(《景岳全书》)合开郁种玉汤(《傅青主女科》)。

(3)肾虚血瘀。

主要证候:经期延长,经行不畅,月经量多或少,经色黯淡或有血块,经行腹痛,或经间期出血,婚久不孕,或孕后胎元不固,平素腰骶酸痛。舌黯淡,或有瘀点,脉弦细。

治疗法则:益肾化瘀,养血调经。

方药举例:右归丸(《景岳全书》)合桃红四物汤(《医宗金鉴》)。

根据月经周期变化加减治疗。

经后期:加女贞子 15 g,墨旱莲 15 g,巴戟天 15 g,肉苁蓉 15 g;经间期:加丹参 20 g,赤芍 15 g,香附 15 g;经前期:加续断 20 g,艾叶 15 g,补骨脂 15 g;月经期:加路路通 15 g,王不留行 15 g,枳壳 10 g。对于有流产或复发性流产且有生育要求患者,经前期也可予寿胎丸加减补肾固冲,以未病先防。

2.中成药治疗

(1)麒麟丸:每次 6 g,每日 2~3 次。适用于脾肾两虚证。

(2)六味地黄丸合逍遥丸:六味地黄丸每次 9 g,每日 2 次。逍遥丸每次 3 丸,每日 3 次。适用于肾虚肝郁证。

(3)血府逐瘀丸:每次 2.4 g,每日 2 次。适用于血瘀证。

3.针灸疗法

常用穴位有关元、子宫、中极、三阴交、至阴、足三里、肾俞、血海、膈俞等。月经周期第 12 d 起,隔日 1 次。

(二)辨证联合西药治疗

1.孕酮的补充

孕激素类药物分为天然孕激素和合成孕激素。合成孕激素多为孕酮或睾酮衍生物,具有雄激素样作用,可能增加子代出生缺陷风险。无生育要求者于排卵后口服醋酸甲羟孕酮(安宫黄体酮)6~10 mg/d,共10~14 d。对于有生育要求者,可于排卵后予黄体酮20 mg肌注,每日1次,或予天然黄体酮胶丸口服,每次100 mg,每日2次,或口服地屈孕酮每次10mg,每日2次,14 d后查尿HCG,若提示妊娠,可继续用药至孕12周,若未受孕,则停药等待月经来潮。

在ART黄体支持中,黄体酮经阴道途径给药是目前唯一可替代肌内注射黄体酮的制剂。主要有黄体酮缓释凝胶和微粒化黄体酮胶囊,推荐剂量:黄体酮缓释凝胶90 mg/d,每日1次;微粒化黄体酮胶囊300~800 mg/d,分3或4次纳入阴道。经阴道途径给予黄体酮,由于靶向作用于子宫,子宫局部孕酮浓度高,使用方便,可减少全身的不良反应,在一些国家已成为ART黄体支持的首选治疗方式。

2.HCG疗法

超声检测卵泡成熟(直径≥18 mm)后,一次性注射HCG 5 000~10 000 U,以加强月经中期LH排卵峰;或于排卵后每2日注射HCG 2 000 U,共注射5次,可以刺激黄体持续分泌孕酮,并刺激黄体分泌雌激素,延长黄体寿命。若妊娠,则应继续应用黄体酮,至孕12周。

在ART黄体支持中,应用HCG有导致或加重卵巢过度刺激的风险,而且可能对判断早孕有所影响,需至少停药经5~7 d进行妊娠试验。因此,HCG不再推荐作为ART控制性卵巢刺激周期中黄体支持的常规用药。

3.促排卵药物应用

对于卵泡发育欠佳者适用,目前常用的药物有氯米芬、促性腺激素如FSH或HMG等。于月经来潮第5天起口服氯米芬,从小剂量50 mg开始,最大剂量可至150 mg,每日1次,共5 d,停药第一天开始口服戊酸雌二醇(补佳乐),每次1 mg,每日1次,5 d后停药。或于月经第5天开始,应用FSH或HMG 75~150 U肌注,用药期间检测卵泡,卵泡直径≥18 mm停药。应用促排卵药物应注意检测卵泡,避免卵巢过度刺激,由于多卵泡生长或排卵,体内高固醇激素状态,也会影响黄体功能,故排卵后可辅助应用黄体酮维持黄体。

雌激素的黄体支持作用存在争议,对于高龄患者有血栓形成风险,大剂量使用有肝功能异常的报道。

4.其他

对于黄体功能不全合并高催乳素血症,使用溴隐亭每日2.5~5.0 mg,可使催乳素水平下降,并促进垂体分泌促性腺激素及增加卵巢雌、孕激素分泌,从而改善黄体功能。临床上对于甲状腺、肾上腺功能异常等患者,需对症治疗,祛除病因。

(张传惠)

第十一章

病 理 妊 娠

第一节 流　产

一、定义

1977 年,世界卫生组织(WHO)将流产定义为妊娠在 20～22 周以前终止、胎儿体重在 500 g 以下者。我国将流产定义为妊娠不足 28 周、胎儿体重不足 1 000 g 而自然终止者。流产发生于妊娠 12 周前者为早期流产,包括胚胎丢失和胎儿丢失;发生在妊娠 12 周至不足 28 周者为晚期流产。与同一性伴侣连续发生 2 次及以上的自然流产为反复自然流产(recurrent spontaneous abortion,RSA),其中 50％左右可以找到明确原因。在确认的妊娠中,自然流产发生率约为 15％,连续 2 次及以上自然流产发生率约为 5％,连续 3 次及以上自然流产发生率为 0.5％～3.0％。

二、病因

(一)遗传因素

尤其是在早期胚胎丢失者,胚胎染色体异常占 50％～60％,仅少数染色体异常可继续发育成胎儿,但会发生某些功能异常或合并畸形。夫妇双方或一方存在染色体异常也会影响胚胎发育,且可表现 RSA。

(二)环境因素

过多接触有害化学物质(如砷、铅、苯、甲醛、氯丁二烯、氧化乙烯等)和物理因素(如放射线、噪声及高温等),直接或间接对胚胎或胎儿造成损害,均可引起流产。

(三)母体因素

1.全身性疾病

母体严重疾病可影响胎盘-胎儿循环发生流产。对母体血栓前状态等持续存在的疾病不进行干预和纠正还会发生 RSA。

2.生殖器官疾病

如子宫畸形、子宫肌瘤、宫颈内口松弛或宫颈重度损伤,可以发生各孕期流产。

3.多囊卵巢综合征等

多囊卵巢综合征等都可能发生流产,无干预也会发生 RSA。

4.创伤

腹部手术或妊外伤,可刺激子宫收缩而引发流产。

(四)胎盘内分泌功能不足

除孕激素外,胎盘还合成其他激素如人绒毛膜促性腺激素、胎盘生乳素及雌激素等。

(五)免疫因素

母儿双方免疫不适应,可引起母体对胚胎排斥而致流产,包括自身免疫性疾病和同种免疫功能。相关免疫因素主要有父方的组织兼容性抗原、胎儿特异抗原、血型抗原、母体细胞免疫调节失调、孕期母体封闭抗体不足及母体抗父方淋巴细胞的细胞毒抗体不足等。

三、病理

早期流产时多数胚胎死亡,底蜕膜出血,子宫收缩妊娠产物被排出。有时 B 超下也可见蜕膜海绵层出血、坏死,血栓形成,继后胎儿死亡被排出。有时底蜕膜反复出血,血块凝固包绕胚胎组织,纤维化并与子宫壁粘连稽留于宫腔内。偶有胎儿被挤压,形成纸样胎儿,或钙化后形成石胎。

四、临床表现

(一)症状

阴道流血、腹痛。并非所有胚胎/胎儿丢失时都存在阴道出血或腹痛。

(二)体征

耻骨联合上闻不到胎心音或 B 超显示胚胎/胎儿停止发育或胎心搏动消失,或底蜕膜出血。

(三)临床表现类型

流产发展的不同阶段呈现不同的临床表现形式。

1.先兆流产

少量阴道流血,继之或伴发阵发性下腹痛或腰背痛。胎膜未破,宫颈口未开,妊娠物未排出,子宫大小与停经周数相符。它是需要抗流产干预时段之一,可发展为难免流产。

2.难免流产

阴道流血量增多,阵发性下腹痛加重或出现阴道流液(胎膜破裂),宫颈口已扩张,有时可见胚胎组织或胎囊堵塞于宫颈口内,子宫大小与停经周数相符或略小。流产已不可避免,需要清宫处理。

3.不全流产

不全流产指妊娠产物已部分排出体外,尚有部分残留于宫腔内,由于宫腔内残留部分妊娠产物,影响子宫收缩,可使出血持续不止。流血过多可发生失血性休克。阴道检查可见不断有血液自宫颈口内流出,有时尚可见胎盘组织堵塞于宫颈口或部分妊娠产物已排出至阴道内,而部分仍留在宫腔内。一般子宫小于停经周数。需要紧急清宫处理。

4.完全流产

完全流产指妊娠产物已全部排出,阴道流血逐渐停止,腹痛逐渐消失。检查宫颈口关闭,子宫接近正常大小,B 超宫腔内无妊娠组织残留。

5.稽留流产

胚胎或胎儿死亡滞留于宫腔未自然排出。早孕反应消失,子宫不再增大或反而缩小,胎动无或消失。子宫较停经周数小,未闻及胎心,B超检查示无胎心搏动。

6.流产感染

若阴道流血时间过长、组织残留于宫腔或非规范堕胎术等,均有引起宫腔内感染可能。严重感染可扩展到盆腔、腹腔乃至全身,发生盆腔炎性疾病、腹膜炎、败血症及感染性休克等,称为流产感染。

五、诊断

根据病史和临床表现及血激素和B超检查,诊断不难。明确临床表现类型有利于做出对症处理决策。

(一)病史

询问停经史、反复流产史,早孕反应、阴道流血及流液和组织物排出、腹痛等情况。注意阴道流血、排液的色、量及臭味等。

(二)查体

观察体温、血压等全身状况,消毒条件下进行妇科检查或阴道视诊检查。

(三)辅助检查

B超对确定流产形式有帮助;血尿 β-HCG、血孕酮测定利于动态观察和评估。

六、鉴别诊断

注意鉴别的有异位妊娠、葡萄胎、功能失调性子宫出血等疾病。B超和激素测定已使鉴别诊断不难为之。

七、处理

根据不同临床表现类型进行相应的处理。

(一)先兆流产

卧床休息,避免紧张,禁忌性生活;黄体功能不足补充黄体酮;B超检查及 β-HCG、孕酮测定和动态观察;同时进行病因查找和针对性治疗。可以适当考虑使用其他保胎药如中药、维生素 E等。

(二)难免流产、不全流产

一经确诊,应及时行吸宫术或钳刮术,清除宫腔内妊娠物和残留组织;晚期流产时,子宫较大,出血较多,可用缩宫素促进子宫收缩。阴道大出血伴休克者应同时输血、输液。应给予抗生素预防感染。

(三)完全流产如无感染征象

不需特殊处理。

(四)稽留流产处理较困难

对稽留流产尤其晚期流产稽留者避免盲目实施钳挟术,可以先用前列腺素(米非司酮等)或依沙吖啶等药物引产。要在做好准备的情况下实施清宫,若胎盘等组织机化并与宫壁粘连较紧,清宫困难,可以考虑分次清宫,有宫腔镜条件下可以一次完成。同时根据患者出血、感染等状况评估其全身影响,必要时开放静脉、补液、输血和抗生素治疗;做血常规和凝血纤溶功能等检查,尤其是出血时间长和稽留流产者不能忽视。

(五)对 RSA 要进行病因查找

通过病史、体检和实验室检查及 B 超检查了解是否存在遗传因素、环境因素、母体因素、胎盘内分泌功能和免疫因素等。存在母体因素给予对应治疗,不存在双亲遗传因素的绒毛染色体异常可以尝试再孕。多数主张在发生 2～3 次自然流产后开始病因筛查,对未发现存在各种非免疫因素及自身免疫疾病的流产为不明原因复发性流产,可考虑检测封闭抗体和自然杀伤细胞的数量及活性,进行免疫治疗。

(六)流产感染

评估感染状况和累及范围;立即给予强效广谱足量和足疗程(术后继续)抗生素;清除宫腔内感染物(有人不主张感染时行刮宫术);感染已经扩散到盆腔有脓肿形成可以在 B 超下行穿刺引流术;必要时子宫切除。

(胡利文)

第二节 早 产

一、定义

1961 年 WHO 将早产(Preterm birth,PTB)定义在孕龄 37 周以下终止者。1997 年美国妇产科医师学会将早产定义为妊娠 20～37 周分娩者。欧美国家普遍接受的早产孕周下限为 20～24 周。

目前我国采用的早产界定在发生于妊娠满 28～36^{+6} 周的分娩。自发性早产(spontaneous preterm birth,SPB)约占所有早产的 80%;因母胎疾病治疗需要终止妊娠者称医学指征性早产,约占所有早产的 20%。早产儿近期影响包括呼吸窘迫综合征、脑室内出血、支气管肺发育不全、动脉导管持续开放、早产儿视网膜病变、坏死性小肠结膜炎、呼吸暂停、高胆红素血症、低血糖、红细胞减少、视觉和听觉障碍等疾病。远期影响包括脑瘫、慢性肺部疾病、感知和运动障碍、视觉和听觉障碍、学习能力低下等。

二、病因和发病机制

确切的早产病因和发病机制并不清楚。

(一)感染

感染包括局部蜕膜-羊膜炎、细菌性阴道病、全身感染和无症状性菌尿等,以及非细菌性炎症反应。各种炎症通过启动蜕膜-羊膜细胞因子网络系统,增加前列腺素释放,导致早产。

(二)母体紧张、胎儿窘迫以及胎盘着床异常

母体或胎儿的下丘脑-垂体-肾上腺轴异常活跃,导致胎盘及蜕膜细胞分泌促肾上腺激素释放激素增加,雌激素增加,子宫对缩宫素敏感度增加。

(三)蜕膜出血

导致局部凝血酶及抗凝血酶Ⅲ复合物增加,启动局部细胞因子网络或蛋白分解酶网络或直接引发宫缩。

(四)子宫过度膨胀

多胎妊娠,羊水过多,子宫畸形等。

三、临床表现和诊断

早产分娩发生前可以历经先兆早产、早产临产和难免早产3个阶段。3个阶段主要是从临床方面的宫缩、宫颈变化和病程可否逆转来考虑,截然界限很难分清楚。

(一)先兆早产

出现腹痛、腰酸,阴道流液、流血,宫缩≥6次/小时,宫颈尚未扩张,但经阴道B超测量宫颈长度≤2 cm,或为2～3 cm,同时胎儿纤维连接蛋白阳性者。

(二)早产临产

宫缩≥6次/小时,宫颈缩短≥80%,宫颈扩张≥3 cm。

(三)难免早产

早产临产进行性发展进入不可逆转阶段,如规律宫缩不断加强,子宫颈口扩张至4 cm或胎膜破裂,致早产不可避免者。

四、处理

(一)高危因素识别

于孕前、孕早期和产前检查时注意对高危因素的警觉,尤其应注意叠加因素者。

(1)前次早产史:有早产史的孕妇再发早产风险比一般孕妇高2.5倍,前次早产越早,再次早产的风险越高。

(2)宫颈手术史:宫颈锥切、LEEP手术治疗、反复人工流产扩张宫颈等与早产有关。

(3)子宫畸形:子宫、宫颈畸形增加早产风险。

(4)孕妇年龄等:孕妇<17岁或>35岁,文化层次低,经济状况差或妊娠间隔短。

(5)孕妇体质:孕妇体重指数<19 kg/m²,或孕前体重<50 kg,营养状况差,工作时间>80 h/周。

(6)妊娠异常:接受辅助生殖技术后妊娠、多胎妊娠、胎儿异常、阴道流血、羊水过多/过少者。

(7)妊娠期患病:孕妇患高血压病、糖尿病、甲状腺疾病、自身免疫病、哮喘、腹部手术史、有烟酒嗜好或吸毒者。

(8)生殖器官感染:孕妇患细菌性阴道病、滴虫性阴道炎、衣原体感染、淋病、梅毒、尿路感染、严重的病毒感染、宫腔感染。

(9)宫颈缩短:妊娠14～28周,宫颈缩短。

(10)胎儿纤维连接蛋白阳性:妊娠22～34周,宫颈或阴道后穹隆分泌物检测胎儿纤维连接蛋白阳性。

(11)生活方式的改变:中国人西方化生活方式。

(二)风险评估和预测

(1)妊娠前干预:对有早产史、复发性流产史者在孕前查找原因,必要时进行宫颈内口松弛状

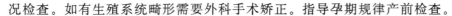

况检查。如有生殖系统畸形需要外科手术矫正。指导孕期规律产前检查。

(2)妊娠中检测：对疑似宫颈功能不全或存在早产风险因素者，对出现痛性或频繁无痛性子宫收缩、腹下坠或盆腔压迫感、月经样腹绞痛、阴道排液或出血以及腰骶痛等症状时，应联合检测宫颈长度（cervical length，CL）和胎儿纤维连接蛋白（fetal fibronectin，fFN）预测早产。CL≤2.5 cm结合fFN阳性，48 h内分娩者7.9％，7 d内分娩者13％，预测敏感性、特异性、阳性预测值、阴性预测值分别为42％、97％、75％、91％。

(三)一般处理

(1)早孕期B超检查确定胎龄、了解胎数（如果是双胎应了解绒毛膜性，如果能测NT则可了解胎儿非整倍体及部分重要器官畸形的风险）。

(2)对于有早产高危因素者，适时进行针对性预防。

(3)筛查和治疗无症状性菌尿。

(4)平衡饮食，合理增加妊娠期体重。

(5)避免吸烟饮酒、长时间站立和工作时间过长。

(四)抗早产干预措施

1.宫颈环扎术

宫颈环扎术对诊断宫颈功能不全者可于孕经13～14周行预防性宫颈环扎术；对于宫颈功能不全所致宫口开大或者胎膜突向阴道时的紧急治疗性环扎是有效的；对有早产史者，如果妊娠24周时CL<2.5 cm应进行宫颈环扎；对双胎、子宫发育异常、宫颈锥切者，宫颈环扎没有预防早产作用，但应在孕期注意监测。

2.黄体酮的应用

预防早产的黄体酮包括天然黄体酮阴道栓（天然黄体酮凝胶每支90 mg、微粒化黄体酮胶囊每粒200 mg）和17-α羟孕酮（每支250 mg，注射剂）。在单胎无早产史孕妇妊娠24周CL<2 cm时，应用天然黄体酮凝胶90 mg或微粒化黄体酮胶囊200 mg每天一次阴道给药，从24周开始至36周，能减少围产期病死率。对单胎以前有早产史者，可应用17-α羟孕酮250 mg每天一次肌内注射，从16～20周开始至36周。黄体酮使用总体安全，但有报道应用17-α羟孕酮可增加中期妊娠死胎风险，也增加妊娠糖尿病发病风险。

3.宫缩抑制剂的应用

使用宫缩抑制剂的目的在于延迟分娩，完成促胎肺成熟治疗，以及为孕妇转诊到有早产儿抢救条件的医疗机构赢得时间。宫缩抑制剂只适用于先兆早产和早产临产者、胎儿能存活且无继续妊娠禁忌证者。当孕龄≥34周时，一般多不再推荐宫缩抑制剂应用。如果没有感染证据，应当对32周或34周以下PPROM患者使用宫缩抑制剂。

(1)钙通道阻滞剂：作用机制是在子宫平滑肌细胞动作电位的复极阶段，选择性地抑制钙内流，使胞质内的钙减少，从而有效地减少子宫平滑肌收缩。常用药物是硝苯地平。不良反应：母体一过性低血压、潮红、头晕、恶心等；胎儿无明显不良反应。禁忌证：左心功能不全、充血性心力衰竭、血流动力学不稳定者。给药剂量：尚无一致看法，通常首剂量为20 mg，口服，90 min后重复一次；或10～20 mg，口服，每20 min一次，共3次，然后10～20 mg，每6 h 1次，维持48 h。

(2)β₂受体激动剂：通过作用于子宫平滑肌的β₂受体，启动细胞内的腺苷酸环化酶，使cAMP增加，降低肌浆蛋白轻链激酶的活性，细胞内钙离子浓度降低，平滑肌松弛。主要有利托君（Ritodrine）。母体不良反应较多，包括恶心、头痛、鼻塞、低钾、心动过速、胸痛、气短、高血糖、肺水肿,偶有心肌缺血等;胎儿及新生儿的不良反应包括心动过速、低血糖、低血钾、低血压、高胆红素,偶有脑室周围出血等。禁忌证:明显的心脏病、心动过速、糖尿病控制不满意、甲状腺功能亢进。用药剂量:利托君起始剂量为 $50\sim100$ μg/min 静脉滴注,每 10 min 可增加剂量 50 μg/min,至宫缩停止,最大剂量不超过 350 μg/min,共 48 h。用药过程中应观察心率及患者的主诉,必要时停止给药。

(3)硫酸镁:从 1969 年开始,硫酸镁作为宫缩抑制剂应用于临床,产前使用硫酸镁可使早产儿脑瘫严重程度及发生率有所降低,有脑神经保护作用,故建议对 32 周前在使用其他宫缩抑制剂抗早产的同时加用硫酸镁。不良反应:恶心、潮热、头痛、视力模糊,严重者有呼吸、心搏抑制。应用硫酸镁过程中要注意呼吸>16 次/分钟、尿量>25 mL、膝反射存在。否则停用,镁中毒时可静脉注射钙剂解救。给药方法与剂量:硫酸镁负荷剂量 $5\sim6$ g,加入 5% 葡萄糖溶液 100 mL中,30 min 滴完,此后,$1\sim2$ g/h 维持,24 h 不超过 30 g。

(4)前列腺素合成酶抑制剂:用于抑制宫缩的前列腺素合成抑制剂是吲哚米辛(非特异性环氧化酶抑制剂)。①母体不良反应:恶心、胃酸反流、胃炎等。②胎儿不良反应:在妊娠 32 周前给药或使用时间不超过 48 h,则不良反应很小,否则应注意羊水量、动脉导管有无狭窄或提前关闭。③禁忌证:血小板功能不良、出血性疾病、肝功能不良、胃溃疡、对阿司匹林过敏的哮喘。④给药方法:50 mg 口服,或100 mg 阴道内或直肠给药,接着以 25 mg 每 $4\sim6$ h 给药一次,用药时间不超过 48 h。

(5)催产素受体拮抗剂:阿托西班是一种选择性催产素受体拮抗剂,在欧洲应用较多。不良反应:阿托西班对母儿的不良反应轻微。无明确禁忌证。剂量:负荷剂量 6.75 mg,静脉注射,继之300 μg/min,维持 3 h,接着 100 μg/h,直到 45 h。

(6)氧化亚氮(nitricoxide,NO)供体制剂:氧化亚氮为平滑肌松弛剂,硝酸甘油为 NO 的供体,用于治疗早产。硝酸甘油的头痛症状较其他宫缩抑制剂发生率要高,但是其他不良反应较轻。其不良反应主要是低血压。

4.糖皮质激素促胎肺成熟

所有≤34 周,估计 7 d 内可能发生早产者应当给予 1 个疗程的糖皮质激素治疗:倍他米松12 mg,肌内注射,24 h 重复一次,共 2 次;地塞米松 6 mg,肌内注射,6 h 重复一次,共 4 次。如果7 d 前曾使用过 1 个疗程糖皮质激素未分娩,目前仍有 34 周前早产可能,重复 1 个疗程糖皮质激素可以改善新生儿结局。不主张超过 2 个疗程以上的给药。

5.抗生素

对于胎膜完整的早产,预防性抗生素给药不能预防早产,除非分娩在即而下生殖道 GBS 阳性,应当用抗生素预防感染,否则不推荐预防性应用抗生素。

6.联合治疗

早产临产者存在宫缩和宫颈的双重变化,既存在机械性改变又存在生物化学效应,单纯的宫缩抑制剂和单纯的宫颈环扎都不可能有效阻断病程,此时双重阻断突显重要性。此外注意针对病因和风险因素、诱发因素实施相应治疗。

(徐 艳)

第三节 妊娠剧吐

妊娠剧吐是在妊娠早期发生、以频繁恶心呕吐为主要症状的一组综合征,严重时可以导致脱水、电解质紊乱及代谢性酸中毒,甚至肝肾功能衰竭、死亡。其发病率通常为 $0.3\%\sim1.0\%$。恶性呕吐是指极为严重的妊娠剧吐。晨吐是妊娠早期发生的一种早孕反应,表现为于清晨空腹出现的轻度恶心、呕吐,但常可持续整天。

一、病因

尚未明确,可能与下列因素有关。

(一)人绒毛膜促性腺激素(HCG)

一般认为妊娠剧吐与 HCG 水平高或突然升高密切相关。研究发现,早孕反应的发生和消失过程与孕妇血 HCG 的升降时间相符;呕吐严重时,孕妇 HCG 水平较高;多胎妊娠、葡萄胎患者 HCG 水平显著增高,呕吐发生率也高,发生的时间也提早,症状也较重;妊娠终止后,呕吐消失。但值得注意的是症状的轻重程度和 HCG 水平不一定呈正相关。

(二)雌激素

除了血清中高浓度的 HCG 水平,有人提出雌激素水平升高可能也是相关因素之一。

(三)精神和社会因素

恐惧妊娠、精神紧张、情绪不稳、经济条件差的孕妇易患妊娠剧吐,提示精神及社会因素对发病有影响。

(四)幽门螺杆菌

有研究表明,与无症状的孕妇相比,妊娠剧吐患者血清抗幽门螺杆菌的 IgG 浓度升高,因此认为其与幽门螺杆菌-消化性溃疡的致病因素可能有关。

(五)一些激素水平

包括胎盘血清标记物、ACTH、催乳素和皮质醇等可能与之有关。

(六)其他

维生素缺乏,尤其是维生素 B_6 的缺乏可导致妊娠剧吐。至于有学者提出的妊娠呕吐是母亲为保护胎儿的发育,避免危险食物进入是没有证据支持的。

二、临床表现

(一)恶心、呕吐

多见于初孕妇,常于停经 6 周左右出现。首先出现恶心、呕吐等早孕反应,以后症状逐渐加剧,直至不能进食,呕吐物中有胆汁和咖啡渣样物。

(二)水、电解质紊乱

严重呕吐和不能进食可导致脱水及电解质紊乱,使氢、钠、钾离子大量丢失;患者明显消瘦,神疲乏力,皮肤黏膜干燥,口唇干裂,眼球内陷,脉搏增快,尿量减少,尿比重增加并出现酮体。

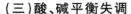

（三）酸、碱平衡失调

可出现饥饿性酸中毒，呕吐物中盐酸的丢失可致碱中毒和低钾血症。

（四）脏器功能损伤

若呕吐严重，不能进食，可出现脏器功能损伤。若肝功能受损，则出现血转氨酶和胆红素增高；若肾功能受损，则血尿素氮、肌酐升高，尿中可出现蛋白和管型；眼底检查可有视网膜出血。严重并发症如 Wernicke-Korsakoff 综合征主要是由于维生素 B_1 缺乏导致的脑病，主要表现为中枢神经系统症状：眼球震颤、视力障碍、步态及站立姿势异常、食管破裂和气胸极少发生，病情继续发展，可致患者意识模糊，陷入昏迷状态。

三、诊断与鉴别诊断

根据病史、临床表现、妇科检查及辅助检查，诊断并不困难。但必须进行 B 型超声检查以排除葡萄胎。此外，尚需进行必要的检查以与可致呕吐的消化系统疾病如急性病毒性肝炎、胃肠炎、胰腺炎、胆管疾病、脑膜炎及脑肿瘤等鉴别。确诊妊娠剧吐后，为判断病情轻重，尚需进行以下检查。

（一）血液检查

测定血红细胞计数、血红蛋白、血细胞比容、全血及血浆黏度，以了解有无血液浓缩及其程度；测定二氧化碳结合力，或做血气分析，以了解血液 pH、碱储备及酸碱平衡情况；测定血钾、钠、氯，以了解有无电解质紊乱。监测肝、肾功能以了解其有无受损。

（二）尿液检查

记 24 h 尿量，监测尿比重、酮体情况，检查有无尿蛋白及管型。

（三）心电图

以及时发现有无低钾血症引起的心肌受损情况。

（四）眼底检查

了解有无视网膜出血。

（五）MRI

一旦出现神经系统症状，需要采用头颅 MRI 检查，排除其他的神经系统病变。同时，Wernicke-Korsakoff 综合征可有特征性的表现：对称性第三、四脑室，中脑导水管周围，乳头体、四叠体、丘脑等为主要受累部位；MRI 上可见上述部位病变呈稍长 T_1、长 T_2 信号，FILAIR 序列呈现高信号，弥散加权成像技术（DWI）序列病变急性期为高信号，亚急性期为低信号，急性期由于血-脑屏障破坏病变可强化。

四、治疗

首先排除其他疾病引起的呕吐，根据酮体的情况了解疾病的严重程度，决定治疗方案。治疗原则：心理支持，纠正水、电解质紊乱及酸碱失衡，补充营养，防治并发症。

（一）心理支持及饮食指导

了解患者的精神状态、思想顾虑，解除其思想负担，缓解其压力，多加鼓励。指导饮食，一般首先禁食 2～3 d，待患者精神好转，略有食欲后，再逐渐改为半流质，宜进食清淡、易消化的食物，避免油腻、甜品及刺激性食物，避免"有气味"的食物，"少食多餐"避免过饱。

(二)补液及纠正电解质紊乱

对于病情严重至脱水、酸中毒、电解质紊乱者需禁食、补液治疗及营养支持。根据尿量补液，每天静脉滴注葡萄糖、林格液共 3 000 mL，维持每天尿量≥1 000 mL。对低钾者，静脉补充钾离子；对代谢性酸中毒者，适当补充碳酸氢钠；对营养不良者，可予必需氨基酸及脂肪乳等营养液。

(三)药物治疗

可在上述补液中加入维生素 B_6 及维生素 C，肌内注射维生素 B_1，每天 100 mg。对病情较重者，可用止吐药如丙氯拉嗪及氯丙嗪减轻恶心和呕吐。经过以上治疗 2～3 d，一般病情大多迅速好转，症状缓解，若治疗效果不佳，则可用氢化可的松 200～300 mg 加入 5％葡萄糖液 500 mL 中静脉滴注。

(四)其他

食用姜有益于止吐，结合指压按摩和针灸也可能有益处。

(五)终止妊娠

若经治疗后病情不能缓解，反而有加重趋势，出现以下情况应考虑终止妊娠：①体温持续高于 38 ℃；②脉搏＞120 次/分钟；③持续黄疸或蛋白尿；④多发性神经炎及神经性体征；⑤Wernicke-Korsakoff 综合征。

（侯　青）

第四节　异 位 妊 娠

一、输卵管妊娠

输卵管妊娠多发生在壶腹部（70％），其次为峡部（12％）、伞部（11.1％），间质部妊娠（2％～3％）相对少见。

(一)病因

可能与下列因素有关。

1.输卵管异常

(1)输卵管黏膜炎和输卵管周围炎均为输卵管妊娠的常见病因。在高达 90％的异位妊娠患者中发现存在输卵管病变，尤其是慢性输卵管炎。存在异位妊娠的输卵管发生过慢性输管炎的比例是正常输卵管的 6 倍。输卵管黏膜炎严重者可引起管腔完全堵塞而致不孕，轻者管腔未全堵塞，但黏膜皱褶发生粘连使管腔变窄，或纤毛缺损影响受精卵在输卵管内正常运行，中途受阻而在该处着床。输卵管周围炎病变主要在输卵管的浆膜层或浆肌层，常造成输卵管周围粘连，输卵管扭曲，管腔狭窄，管壁肌蠕动减弱，影响受精卵的运行。淋菌及沙眼衣原体所致的输卵管炎常累及黏膜，而流产或分娩后感染往往引起输卵管周围炎。结核性输卵管炎病变重，治愈后多造成不孕，偶尔妊娠，约 1/3 为输卵管妊娠。结节性峡部输卵管炎（salpingitis isthmica nodosa，SIN）可在大约 10％的输卵管妊娠患者中被发现，是一种特殊类型的输卵管炎，双侧输卵管峡部呈结节状态，该病变系由于输卵管黏膜上皮呈憩室样向峡部肌壁内伸展，肌壁发生结节性增生，使输卵管近端肌层肥厚，影响其蠕动功能，导致受精卵运行受阻，易发生输卵管妊娠。

（2）输卵管发育不良如输卵管过长、肌层发育差、黏膜纤毛缺乏，其他还有双输卵管、憩室或有副伞等，均可成为输卵管妊娠的原因。

（3）输卵管功能（包括蠕动、纤毛活动以及上皮细胞的分泌）受雌、孕激素的调节，若调节紊乱，将影响受精卵的正常运行。此外，精神因素可引起输卵管痉挛和蠕动异常，干扰受精卵的运送。

（4）由于原有的输卵管病变或手术操作的影响，不论何种手术后再次输卵管妊娠的发生率为10%～25%。输卵管绝育术后若形成输卵管瘘管或再通，均有导致输卵管妊娠的可能。因不孕接受过输卵管分离粘连术，输卵管成形术如输卵管吻合术、输卵管造口术等使不孕患者有机会获得妊娠，同时也有发生输卵管妊娠的可能。但需要明确的是，输卵管外科手术本身不是引起异位妊娠的主要原因，先前的盆腔炎性疾病或先前的异位妊娠导致的基础输卵管损伤才是罪魁祸首。

（5）输卵管因周围肿瘤如子宫肌瘤或卵巢肿瘤的压迫、有时影响输卵管管腔通畅，使受精卵运行受阻，容易发生异位妊娠。

2.放置宫内节育器与异位妊娠发生的关系

随着宫内节育器（intrauterine device，IUD）的广泛应用，异位妊娠发生率增高，其实IUD本身并不增加异位妊娠的发生率，使用IUD的女性异位妊娠的发生率是不使用任何类型避孕措施的女性的1/10。但是，IUD使用者如果发生妊娠，则异位妊娠的风险增高（放置左炔诺孕酮IUD者1/2的妊娠是异位妊娠，放置含铜IUD者1/16的妊娠是异位妊娠，而相比之下未避孕者1/50的妊娠是异位妊娠）。

3.受精卵游走

卵细胞在一侧输卵管受精，受精卵经宫腔或腹腔进入对侧输卵管称受精卵游走，移行时间过长，受精卵发育增大，即可在对侧输卵管内着床形成输卵管妊娠。此病因也可以用于解释为何体外受精-胚胎移植（in vitro fertilization and embryo transfer，IVF-ET）术后，宫外孕患病率会有所增加。

4.其他

子宫内膜异位症可增加受精卵着床于输卵管的可能性；随年龄增长异位妊娠风险亦相应上升，可能的机制为滋养层组织染色体异常率上升及功能性的卵细胞转运能力下降；吸烟是一种可独立发挥作用的危险因素，依据摄入量的不同，吸烟者异位妊娠发生率是非吸烟人群的1.6～3.5倍；有多个终生性伴侣的女性异位妊娠风险增加，可能与这类人群盆腔炎性疾病的风险增加有关；有研究提示，有宫内己烯雌酚暴露史的女性因异常的输卵管形态（可能还因伞端功能受损）导致异位妊娠的风险增加9倍。此外，定期的阴道灌洗与盆腔炎性疾病（pelvic inflammatory disease，PID）和异位妊娠的风险增加均有关系。

（二）病理

管腔内发现绒毛是输卵管妊娠的病理特征，2/3的病例用肉眼或显微镜可以发现胚胎。

1.受精卵着床在输卵管内的发育特点

受精卵着床后，输卵管壁出现蜕膜反应，但由于输卵管腔狭小，管壁较薄，缺乏黏膜下层，蜕膜形成较差，不利于胚胎发育，往往较早发生输卵管妊娠流产；输卵管血管分布不利于受精卵着床发育，胚胎滋养细胞往往迅速侵入输卵管上皮组织，穿破输卵管小动脉，小动脉压力较绒毛血管高，故血液自破口流入绒毛间；同时，输卵管肌层不如子宫肌层厚而坚韧，滋养细胞容易侵入，甚至穿透输卵管壁而引起输卵管妊娠破裂。

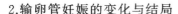
2.输卵管妊娠的变化与结局

(1)输卵管妊娠流产:发生概率取决于胚胎种植部位,多发生在 8～12 周的输卵管壶腹部妊娠。囊胚向管腔内生长,出血时可导致囊胚与管腔分离;若整个囊胚剥离落入管腔并经输卵管逆蠕动排出到腹腔,即形成输卵管妊娠完全流产,出血一般不多;若囊胚剥离不完整,则为输卵管妊娠不全流产,部分组织滞留管腔,滋养细胞可继续侵蚀输卵管导致反复出血,形成输卵管血肿或输卵管周围血肿,血液积聚在直肠子宫陷凹而形成盆腔积血,血量多时可流向腹腔。

(2)输卵管妊娠破裂:多见于输卵管峡部妊娠,破裂常发生在妊娠 6～8 周。囊胚生长时绒毛向管壁方向侵蚀肌层及浆膜引起输卵管妊娠破裂,妊娠物流入腹腔、也可破入阔韧带形成阔韧带妊娠。破裂所致的出血远较输卵管妊娠流产剧烈,短期内即可发生大量腹腔内出血使患者休克;亦可反复出血,在盆腔与腹腔内形成血肿。输卵管间质部妊娠较壶腹部妊娠发生率低,一旦发生,后果严重,几乎全为输卵管妊娠破裂。输卵管间质部为嵌入子宫肌壁的输卵管近端部分,管腔周围子宫肌层较厚,因此可维持妊娠到 3～4 个月发生破裂,短时间内导致失血性休克。

(3)继发性腹腔妊娠:输卵管妊娠流产或破裂后,囊胚从输卵管排出到腹腔或阔韧带内多已死亡,偶有存活者,若其绒毛组织排至腹腔后重新种植而获得营养,可继续生长发育形成继发性腹腔妊娠。输卵管妊娠流产或破裂后,出血逐渐停止,胚胎死亡后被血块包裹形成盆腔血肿,血肿不消散,随后机化并与周围组织粘连,临床上称陈旧性异位妊娠。

(4)持续性异位妊娠:随着临床医师对异位妊娠的早期诊断的重视,早期未破裂的异位妊娠患者要求保留患侧输卵管比例逐渐增多,保守性手术机会增加,若术中未完全清除胚囊或残留有存活的滋养细胞而继续生长,导致术后血 β-HCG 不降或反而上升,称为持续性异位妊娠(persistent ectopic pregnancy,PEP)。组织学上,残留的绒毛通常局限在输卵管肌层,滋养细胞腹膜种植也可能是持续性异位妊娠的原因。腹腔镜下输卵管造口术后持续性异位妊娠的发生率为 3％～30％,开腹手术则为 3％～5％。持续性异位妊娠的高危因素包括:停经时间短、孕龄小、异位妊娠病灶的体积较小、盆腔粘连、术前 HCG 水平过高。所以,实施了输卵管保守手术的患者,术后仍需严密随访 β-HCG(比如每三天一次),必要时可联合应用甲氨蝶呤(methotrexate,MTX)化疗(由于持续存在的滋养细胞可能不只局限于输卵管),如术后随访期间出现腹腔内出血征象,应仔细分析临床指征,必要时需再次手术探查(再次输卵管造口或者更常用的输卵管切除术)。

3.子宫及内膜的变化

无论妊娠的位置如何,子宫会对卵巢和胎盘产生的妊娠相关激素起反应。异位妊娠的子宫常增大变软,月经停止来潮,这是因为滋养细胞产生的 HCG 维持黄体生长,使甾体激素分泌增加、血供增加所致。子宫内膜出现蜕膜反应(最常见,约占 42％),但蜕膜下的海绵层及血管系统发育较差。若胚胎受损或死亡,滋养细胞活力下降或消失,蜕膜自宫壁剥离而发生阴道流血。内膜除呈蜕膜改变外,也可因为胚胎死亡、绒毛及黄体分泌的激素下降、新的卵泡发育,而呈增生期(约占 12％)或分泌期(约占 22％)改变。有时可见 Arias-Stell(A-S)反应,为子宫内膜腺体局部增生和过度分泌的反应,细胞核增大,深染且形态不规则,是因甾体激素过度刺激引起,对诊断有一定价值。

(三)临床表现

典型异位妊娠的三联征是停经、腹痛及不规则阴道流血。该组症状只出现在约 50％ 的患者中,而且在异位妊娠破裂患者中最为典型。随着临床医师对异位妊娠的逐渐重视,特别是经阴道

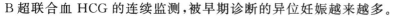

B超联合血 HCG 的连续监测,被早期诊断的异位妊娠越来越多。

1.症状

(1)停经:需要注意的是有 25% 的异位妊娠患者无明显停经史。当月经延迟几天后出现阴道流血时,常被误认为是正常月经。所以,医师应详细询问平素月经状况,末次月经及本次不规则流血的情况,是否同既往月经比较有所改变。若存在不规则阴道流血伴或不伴腹痛的生育期妇女,即使无明显停经史也不能除外异位妊娠。

(2)阴道流血:常表现为短暂停经后不规则阴道流血,一般量少、呈点滴状暗红或深褐色。也有部分患者量多,似月经量,约 5% 的患者有大量阴道流血,但大量阴道流血更接近不完全流产的临床表现。胚胎受损或死亡导致 HCG 下降,卵巢黄体分泌的激素难以维持蜕膜生长而发生剥离出血,5%~10% 的患者可排出子宫蜕膜管型,排出时的绞痛如同自然流产时的绞痛。

(3)腹痛:是最常见的主诉,但疼痛的程度和性质差异很大,没有可以诊断异位妊娠的特征性的疼痛。疼痛可以是单侧或者双侧,可以是钝痛、锐痛或者绞痛,可以是持续性的也可以为间断性的。未破裂时,增大的胚胎使膨胀的输卵管痉挛或逆行蠕动,可致患侧出现隐痛或胀痛;破裂时可致突发患侧下腹部撕裂样剧痛甚至全腹疼痛;血液积聚在直肠子宫陷凹可出现里急后重感;膈肌受到血液刺激可以引起胸痛及肩背部疼痛(Danforth 征)。

2.体征

体格检查应包括生命体征的评估、腹部及盆腔的检查。一般而言,破裂和出血前的体征是非特异性的,生命体征往往也比较平稳。

(1)生命体征:部分患者因为急性出血及剧烈腹痛而处于休克状态,表现为面色苍白、脉细弱、肢冷、血压下降等。体温一般正常,休克时略低,积血吸收时略高,<10% 的患者可有低热。另外,部分患者有胃肠道症状,约一半的患者有晕眩或轻微头痛。

(2)腹部及盆腔检查:腹部可以没有压痛或者轻度压痛,伴或不伴反跳痛。内出血多时可见腹部隆起,全腹压痛和反跳痛,但压痛仍以患侧输卵管处为甚,出血量大时移动性浊音阳性,肠鸣音减弱或消失。子宫可以轻度增大,与正常妊娠表现相似,可以有或者没有子宫颈举痛。在约一半的病例中可触及附件包块,但包块的大小、质地和压痛可以有很大的差异,有时触及的包块可能是黄体而不是异位妊娠病灶。

(四)诊断

因临床表现多种多样,从无症状到急性腹痛和失血性休克,故异位妊娠的诊断比较复杂。根据症状和体征,典型的异位妊娠较容易诊断,对于不典型的异位妊娠患者临床不易诊断,需要我们科学合理地应用各种辅助诊断方法。

1.B超检查

对于可疑异位妊娠患者,应选择经阴道超声作为首要检查手段,其在评估盆腔内结构方面优于经腹超声,误诊率为 10%。输卵管妊娠的典型超声图像:子宫内不见孕囊(gestational sac,GS),若异位妊娠胚胎未受损,蜕膜未剥离则内膜可以增厚,但若已有阴道流血,子宫内膜并不一定增厚;附件区见边界不清,回声不均匀混合性包块,有时可见附件区孕囊,胚芽及心管搏动,此为输卵管妊娠的直接证据(只见于10%~17%的病例);直肠子宫陷凹处有积液。

在妊娠早期,几乎所有病例均可通过经阴道超声与血清中人绒毛膜促性腺激素(HCG)联合检查得到确定诊断,准确地解释超声结果需要结合 HCG 的水平(超声可识别阈值,即 HCG 临界区,是基于孕囊可见与 HCG 水平之间的相关性,具有重要的诊断意义,它被定义为水平在其之上如果确实存在宫内妊娠,则超声检查应该能够看到孕囊的血清 HCG 水平)。在大多数医疗机构中,经阴道超声检查(transvaginal ultrasonography,TVS)时,该血清 HCG 水平为 1 500 U/L 或 2 000 U/L,经腹部超声检查时,该水平更高(6 500 U/L)。当血清 HCG 超过 6 500 U/L,所有经腹超声均可见存活的宫内妊娠,若宫内看不见妊娠囊提示异位妊娠可能性,而 HCG 水平在超声可识别范围以下看见宫内妊娠囊也是异常的,提示可能是宫内妊娠失败或者异位妊娠的假孕囊。需要注意的是 HCG 的水平与胚囊种植的部位没有相关性,不管 HCG 的水平有多高,只要超声未见宫内妊娠,就不能排除异位妊娠。

将 2 000 U/L 而不是 1 500 U/L 设定为临界区的阈值可以将干扰可存活的宫内妊娠(如果存在)的风险降到最低,但是会增加异位妊娠延迟诊断的概率。血清 HCG 浓度高于临界区水平而超声下未见宫内孕囊强烈提示异位妊娠或者无法存活的宫内妊娠;但 HCG 浓度低于临界区水平时超声下未见孕囊无诊断价值,可能提示早期可存活宫内妊娠或异位妊娠或不能存活的宫内妊娠。这种情况被称为"未知部位妊娠",并且 8%~40% 的患者最终均诊断为异位妊娠。临界区取决于超声医师的技术、超声检查设备的质量、患者的身体因素(如子宫肌瘤、多胎妊娠)以及所使用的 HCG 检测方法的实验室特性。

2.妊娠试验

β-HCG 的定量检测是异位妊娠诊断的基石,但是 β-HCG 若为阴性也不能完全排除异位妊娠,有陈旧性异位妊娠的可能性,需要结合其他辅助检查。

(1)尿 HCG:这种定性试验在 HCG 25 U/L 水平及以上能测出阳性结果,对妊娠的敏感性和特异性是 99%,可提供经济、快速有用的结果。需要注意的是异位妊娠因为胚胎发育差,时常出现弱阳性的结果,需要与宫内妊娠流产鉴别。

(2)血清 HCG:如果发生妊娠,早在促黄体生成素激增后 8 d 即可在血清和尿液中检测到 HCG。正常宫内妊娠时,HCG 的浓度在妊娠 41 d 前呈曲线形上升(每 48 h 至少升高 66%,平均倍增时间为 1.4~2.1 d),其后上升速度变缓,直至妊娠第 10 周左右达到高峰,然后逐渐下降,在中晚期妊娠时达到稳定水平。异位妊娠、宫内妊娠流产及少部分正常宫内妊娠的患者三者血 HCG 水平有交叉重叠,因此单次测定仅能确定是否妊娠,而不能区别是正常妊娠还是病理妊娠。大多数的异位妊娠由于着床部位的血供不良,血清 HCG 的上升较正常宫内妊娠缓慢,倍增时间可达 3~8 d,48 h 不足 66%。需要注意的是每 48 h 测定血 β-HCG 值,约 85% 的正常宫内妊娠呈正常倍增,另外的 15% 增加值不足 66%,可存活的宫内妊娠有记录的 48 h β-HCG 浓度最小升高(第 99 百分位数)53%。而有 13%~21% 的异位妊娠患者 β-HCG 在 48 h 内可上升 66%。若每 48 h β-HCG 升高<53%,24 h<24% 或 β-HCG 持平或下降,均应考虑异常宫内妊娠或异位妊娠,若超声未见宫内妊娠物,可考虑手术介入包括诊断性刮宫或行腹腔镜检查术以排除异位妊娠。现已将血清 β-HCG 水平达到 1 500~2 000 U/L 称为经阴道超声分辨阈值(经腹部超声为 6 000~6 500 U/L)。若血清 β-HCG 水平达到上述阈值但经阴道超声未能见宫内妊娠,那么几乎可以百分之百排除正常宫内妊娠,需高度怀疑病理性妊娠(异位妊娠或是宫内妊娠流产)。若 β-HCG 水平未达到该阈值,经阴道超声也未见宫内孕囊,那么宫内早孕、异位妊娠均有可能,随后需每两天随访 β-HCG 水平,一旦达到阈值须结合超声复查,如果阴道超声未显示宫内妊娠却发现了附件区包块,异位妊娠的可能性就比较大。需要注意的是,血 β-HCG 的半衰期为 37 h,随访中的 β-HCG 波动水平可反映滋养细胞的活力,如果 48 h 内的下降水平<20% 或 7 d 内下降<60%,那么基本可排除完全流产,而需要考虑不完全流产或异位妊娠。另外,对于多胎妊娠来说尚无经

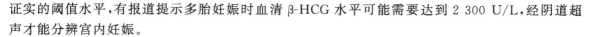

证实的阈值水平,有报道提示多胎妊娠时血清 β-HCG 水平可能需要达到 2 300 U/L,经阴道超声才能分辨宫内妊娠。

(3)血清孕酮值:虽然单次孕酮水平不能诊断异位妊娠,但能预测是否为异常妊娠(宫内孕流产或异位妊娠)。一般而言,正常宫内妊娠的血清孕酮水平比异位妊娠及即将流产的宫内妊娠要高。血清孕酮水平≥25 ng/mL 的妇女中 97.5% 为正常的宫内妊娠,但那些使用辅助生育技术而妊娠的女性,她们的血清孕酮水平通常较高。<2% 异位妊娠和<4% 异常宫内妊娠患者血清孕激素水平≥25 ng/mL,仅有约0.3% 的正常妊娠的孕酮值低于 5 ng/mL。≤5 ng/mL 作为异常妊娠的预测值,其敏感性为 100%,因此较低的孕酮值可提示宫内妊娠流产或异位妊娠。

(4)其他内分泌标志物:为了能早期诊断异位妊娠,人们研究了大量的内分泌和蛋白标志物。①雌二醇:从受孕开始直到孕 6 周,雌二醇(estradiol,E_2)水平缓慢增加,与正常妊娠相比,异位妊娠中雌二醇水平明显降低,但在正常和异位妊娠之间雌二醇水平有部分重叠。②肌酸肌酶:母体血清肌酸肌酶(creatine kinase,CK)曾被研究用来作为诊断异位妊娠的标志物。有研究提示,与稽留流产或者正常宫内妊娠相比,母体血清肌酸肌酶水平在所有输卵管妊娠患者中显著升高。③松弛素:是一种蛋白激素,只来源于妊娠黄体,孕 4~5 周时出现在母体血清中,孕 10 周达高峰,随后逐渐下降直至孕足月。与正常宫内妊娠相比,异位妊娠和自然流产患者体内松弛素的水平明显降低。

(5)后穹隆穿刺曾被广泛用于诊断有无盆腹腔出血,穿刺得到暗红不凝血者为阳性,异位妊娠破裂的可能性很大。然而,随着 HCG 检测和经阴道超声的应用,行后穹隆穿刺的患者越来越少了。对早期未破裂型异位妊娠腹腔出血不多,后穹隆穿刺协助诊断意义不大,甚至宫内妊娠有时也会出现阳性结果,其他的腹腔内出血情况还有黄体出血、腹腔其他脏器的破裂、滤泡出血、经血倒流等。但当有血肿形成或粘连时,抽不出血液也不能否定异位妊娠的存在。既往有输卵管炎和盆腔炎的患者可由于直肠子宫陷凹消失而使后穹隆穿刺不满意。另外,后穹隆穿出脓性液体则提示感染相关疾病,如输卵管炎、阑尾炎等。

(6)诊断性刮宫是帮助诊断早期未破裂型异位妊娠的一个很重要的方法,可以弥补血清学检查以及超声检查的不足。其主要目的在于发现宫内妊娠,尤其是滋养细胞发育较差,β-HCG 倍增不满意以及超声检查未发现明显孕囊的先兆流产或难免流产等异常妊娠。此类妊娠和异位妊娠临床表现很相似,所以,对可疑患者可行刮宫术,刮出物肉眼检查后送病理检查,若找到绒毛组织,即可确定为宫内妊娠,无须再处理。若刮出物未见绒毛组织,刮宫术次日测定血 β-HCG 水平无明显下降或继续上升则诊断为异位妊娠,诊刮后 12 h 血 HCG 下降<15%,异位妊娠的可能性较大。

(7)腹腔镜诊断是异位妊娠诊断的金标准,诊断准确性可达 99%,适用于输卵管妊娠未流产或未破裂时的早期诊断及治疗。但腹腔镜诊断毕竟是一种有创性检查,费用也较昂贵,不宜作为诊断异位妊娠的首选方案,而且对于极早期异位妊娠,由于胚胎较小,着床部位输卵管尚未膨大时可能导致漏诊。

(8)其他:血红蛋白和血球比积连续测定是有帮助的,在观察的最初数小时血红蛋白和血球比积下降较最初读数更重要。有 50% 的异位妊娠患者白细胞计数正常,但也有升高。

(五)鉴别诊断

1.黄体破裂

无停经史,在黄体期突发一侧下腹剧痛,可伴肛门坠胀,无阴道流血。子宫正常大小、质地中

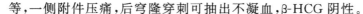

等,一侧附件压痛,后穹隆穿刺可抽出不凝血,β-HCG 阴性。

2.流产

停经、阴道流血与异位妊娠相似,但腹痛位于下腹正中、腹痛呈阵发性胀痛、一般无子宫颈举痛、有时可见绒毛排出。子宫增大变软,宫口松弛,若存在卵巢黄体囊肿可能混淆诊断,B超可见宫内孕囊。

3.卵巢囊肿蒂扭转

既往有卵巢囊肿病史,突发一侧下腹剧痛,可伴恶心呕吐,无阴道流血及肛门坠胀感。子宫大小正常,患侧附件区可及触痛性包块,HCG 阴性,B超可见患侧附件区肿块。

4.卵巢子宫内膜异位囊肿破裂

有内膜异位症病史,突发一侧下腹痛,伴肛门坠胀感,无阴道流血,宫骶韧带可触及痛性结节。B超可见后穹隆积液,穿刺可能抽出巧克力样液体。

5.急性阑尾炎

无停经及阴道流血病史,典型表现为转移性右下腹痛,伴恶心、呕吐、白细胞计数升高,麦氏点压痛、反跳痛明显。

6.盆腔炎症

可能有不洁性生活史,表现为发热、下腹部持续性疼痛、白细胞计数升高。下腹有压痛,有肌紧张及反跳痛,阴道灼热感,可有子宫颈举痛。附件区增厚感或有包块,后穹隆可抽出脓液。一般无停经史及阴道流血,HCG 阴性。

7.其他

还需与功能失调性子宫出血、胃肠炎、尿路感染、痛经、泌尿系统结石等鉴别。

(六)治疗

绝大部分的异位妊娠患者都需要进行内科或者外科治疗,应根据病情缓急,采取相应的处理。

1.非手术治疗

随着辅助检查技术的提高和应用,越来越多的异位妊娠患者可以在未破裂前得到诊断,早期诊断为非手术治疗创造了条件和时机。

(1)期待疗法:一部分异位妊娠患者胚胎活性较低,可能发生输卵管妊娠流产或者吸收,使得期待治疗成为可能。美国妇产科医师协会(American college of obstetricians and gynecologists,ACOG)建议的筛选标准:①经阴道超声未显示孕囊,或显示疑似异位妊娠的宫外包块;②HCG 浓度<200 U/L 且逐渐下降(第三次测量值低于第一次测量值)。2016 年英国皇家妇产科医师协会(royal college of obstetricians and gynaecologists,RCOG)异位妊娠诊断和治疗的指南提出:若患者 B 超提示输卵管妊娠,HCG 浓度<1 500 mIU/mL 且逐渐下降,在充分知情同意且能定期随访的前提下,可以考虑期待治疗。

国内选择期待治疗的指征:①患者病情稳定,无明显症状或症状轻微;②B超检查包块直径<3 cm,无胎心搏动;③腹腔内无出血或出血少于 100 mL;④血 β-HCG<1 000 U/L 且滴度48 h 下降>15%。若存在输卵管破裂的危险因素(如腹痛不断加重)、血流动力学不稳定、不愿或不能依从随访或不能及时就诊,则不宜期待观察。

期待治疗在不明部位妊娠的治疗中具有重要意义,避免了对宫内妊娠及可疑异位妊娠患者的过早介入性干预,避免了药物治疗以及手术操作对盆腔正常组织结构的干扰。

在严格控制期待治疗的指征的前提下(患者须充分知晓并接受期待治疗的风险),其成功率约为70%(有报道成功率为48%～100%),但即使β-HCG初值较低,有下降趋势,仍有发生异位妊娠破裂、急诊手术甚至开腹手术的风险,需引起医师和患者的注意。观察中,若发现患者血β-HCG水平下降不明显或又升高者,或患者出现内出血症状应及时改行药物治疗或手术治疗。另一方面,长期随诊超声及血β-HCG水平会使得治疗费用增加。对部分患者而言,期待疗法是可供临床选择的一种方法,有报道提示期待治疗后,宫内妊娠率为50%～88%,再次异位妊娠率为0～12.5%。

(2)药物治疗:前列腺素、米非司酮、氯化钾、高渗葡萄糖及中药天花粉等都曾用于异位妊娠的治疗,但得到广泛认可和普遍应用的还是甲氨蝶呤。MTX是叶酸拮抗剂,能抑制四氢叶酸生成而干扰脱氧核糖核酸(deoxyribo nucleic acid,DNA)中嘌呤核苷酸的合成,使滋养细胞分裂受阻,胚胎发育停止而死亡,是治疗早期输卵管妊娠安全可靠的方法,可以全身或局部给药。随机试验表明全身使用MTX和腹腔镜下保留输卵管手术在输卵管保留、输卵管通畅、重复性异位妊娠和对未来妊娠的影响方面无明显差异(A级证据)。应用单剂MTX治疗异位妊娠的总体成功率在观察试验中介于65%～95%,成功率依赖于治疗的剂量、孕周及血HCG水平,有3%～27%的患者需要第二剂MTX。一项关于观察试验的系统性回顾分析提示如HCG水平高于5 000 mIU/mL,使用单剂量的MTX时,有14.3%或更高的失败率,若HCG水平低于5 000 mIU/mL,则有3.7%的失败率,若HCG水平高于5 000 mIU/mL,多剂量的使用更为有效。MTX药物不良反应是剂量、治疗时间依赖的,因为MTX影响快速分裂的组织,胃肠道的反应(如恶心、呕吐、腹泻、口腔炎)是最常见的不良反应,少见的严重不良反应包括骨髓抑制、皮炎、胸膜炎、肺炎、脱发。MTX的治疗效应包括:腹痛或腹痛加重(约有2/3的患者出现此症状,可能是由于药物对滋养层细胞的作用,通常这种腹痛不会特别剧烈,持续24～48 h,不伴随急腹症及休克症状,需与异位妊娠破裂鉴别),用药后的1～3 d可出现血HCG一过性增高以及阴道点滴状流血。

适应证和禁忌证:国内曾将血β-HCG<2 000 U/L,盆腔包块最大直径<3 cm作为MTX治疗的适应证,但临床实践表明,部分超出上述指征范围进行的治疗仍然取得了良好的疗效。国内选择药物治疗常用标准:①患者生命体征平稳,无明显腹痛及活动性腹腔内出血征象。②诊断为未破裂或者未流产型的早期输卵管妊娠。③血β-HCG<5 000 U/L,连续两次测血β-HCG呈上升趋势者或48 h下降<15%。④异位妊娠包块最大直径<3.5 cm,且未见原始心管搏动。⑤某些输卵管妊娠保守性手术后,可疑绒毛残留;⑥其他部位的异位妊娠(子宫颈、卵巢、间质或宫角妊娠)。⑦血红细胞、白细胞、血小板计数正常,肝、肾功能正常。在使用MTX前需行血常规、肝功能、肾功能、血型(包括Rh血型)的检查,若有肺部疾病病史,则需行胸部X线检查。需要注意的是,MTX治疗的患者必须要有良好的依从性,能进行随访监测,且因MTX能影响体内所有能快速分裂的组织,包括骨髓、胃肠道黏膜和呼吸上皮,因此它不能用于有血液系统恶病质、胃肠道疾病活跃期和呼吸系统疾病的患者。

英国皇家妇产科医师协会和美国妇产科医师协会、美国生殖医学会(american society for reproductive medicine,ASRM)分别于2016年、2008年颁布了异位妊娠药物治疗指南,基本原则一致,细节略有不同,现介绍如下。

2016年RCOG公布的药物治疗的禁忌证如下:血流动力学不稳定、同时存在宫内妊娠、哺乳期、不能定期随访、MTX过敏、慢性肝病、活动性肺部疾病、活动性消化性溃疡、免疫缺陷、恶病质。

ACOG 颁布的异位妊娠的药物治疗方案,推荐的药物为 MTX,使用的适宜人群为确诊或者高度怀疑宫外孕的患者,血流动力状态稳定且异位妊娠包块未破裂。指南没有针对血 HCG 值和附件包块大小作出明确规定,但是从相对反指征推测看,包块最好<3.5 cm。

2008 年 ASRM 公布的药物治疗的绝对禁忌证和相对禁忌证如下:宫内妊娠、中到重度贫血、白细胞或者血小板减少症、MTX 过敏、活动性肺部疾病、活动性消化性溃疡、肝肾功能不全、哺乳期及酗酒的患者是药物治疗的绝对禁忌;相对禁忌证有经阴道超声发现心管搏动、β-HCG 初始数值>5 000 U/L、经阴道超声发现妊娠包块>4 cm、拒绝接受输血和不能定期随访的患者。

用药方法:不论使用何种方案,一旦 HCG 降至监测标准,就必须每三天定期监测 HCG 水平是否平稳下降,两周后可每周监测一次直到正常,连续三次阴性,症状缓解或消失,包块缩小为有效。通常在使用 MTX 治疗后 2~3 周 HCG 即可降至非孕期水平,但若初始 HCG 水平较高,也可能需要 6~8 周或更长的时间。如果下降中的 HCG 水平再次升高,那么需考虑持续性异位妊娠的诊断。若在使用 MXT 4~7 d 后,HCG 水平不降反升、与初始值持平或下降幅度<15%,均提示治疗失败。此时,可在重新评估患者情况后再次予以 MTX 治疗,或直接手术治疗。

在开始 MTX 药物治疗前应向患者充分、详细地告知治疗过程中有输卵管破裂的风险,此外,在治疗过程中应避免摄入叶酸、非甾体抗炎药、乙醇,避免阳光照射防止 MTX 皮炎,限制性生活或强烈的体育运动。

静脉注射:多采用 1 mg/kg 体重或 50 mg/m² 体表面积的剂量单次给药,不需用解毒药物,但由于不良反应大,现极少应用。

局部用药:MTX 局部用药临床应用较少,腹腔镜直视下或在超声引导下穿刺输卵管妊娠囊,吸出部分囊液后,将药液注入;子宫颈妊娠患者可全身加局部治疗,用半量 MTX 肌内注射,另经阴道超声引导下在子宫颈妊娠囊内抽出羊水后局部注射 MTX。此外,当宫内、宫外同时妊娠时,在超声引导下向异位孕囊或胎儿注射 KCI,治疗异位妊娠安全有效,在去除了异位妊娠的同时,保存了正常的宫内妊娠和完整的子宫。

2.手术治疗

手术治疗的指征包括:血流动力学不稳定;即将发生或已发生的异位妊娠包块破裂;药物保守治疗失败;患者不能或不愿意依从内科治疗后的随访;患者无法及时到达医疗机构行输卵管破裂的处理。

手术方式取决于有无生育要求、输卵管妊娠部位、包块大小、内出血程度及输卵管损害程度、对侧输卵管状况、术者技术水平及手术设施等综合因素。

(1)根治性手术:患侧输卵管切除术为最基本最常用的根治性手术,对破裂口大、出血多、无法保留的输卵管异位妊娠,有子女、对侧输卵管正常、妊娠输卵管广泛损害或在同条输卵管的复发的异位妊娠以及想要绝育的患者,可行此术,以间质部妊娠及严重内出血休克者尤为适合。从输卵管峡部近端,逐渐电凝并切断输卵管系膜,直至伞端,即可自子宫上切除输卵管。虽彻底清除了病灶,但同时切断了输卵管系膜及卵巢之间的血液循环,使卵巢的血液供应受到影响,其影响程度的大小,还有待于临床的进一步研究。而输卵管部分切除术是在包含妊娠物的输卵管的近远两端、自对系膜缘向系膜逐渐充分电凝并切除该部分的病变输卵管,并将下方的输卵管系膜一并切除。此术式在清除病灶的同时,还保留了输卵管、系膜与卵巢之间的血液循环,对卵巢的血液供应影响较小,若剩余的输卵管足够长还可行二期吻合术。

(2)保守性手术:凡输卵管早期妊娠未破裂并且妊娠病灶<5 cm,对侧输卵管缺如或阻塞(粘连、积水、堵塞)及要求保留生育功能者可考虑行保守性手术。但能否施行保守性手术还取决于孕卵植入部位(输卵管间质部妊娠一般不选择保守性手术)、输卵管破损程度和以前输卵管存在的病变。如输卵管有明显癌变或解剖学改变,陈旧性输卵管妊娠部位有血肿形成或积血,严重失血性休克者均列为禁忌。

经腹手术。①输卵管线形切开取胚术:当妊娠物种植于输卵管壶腹部者更适于此术式。在输卵管系膜的对侧,自妊娠物种植处,沿输卵管长轴表面最肿胀薄弱纵向线性切开各层组织,长度约 2 cm,充分暴露妊娠物,取净妊娠物,勿搔刮、挤压妊娠组织。若输卵管破裂,出血活跃时亦可先电凝输卵管系膜内血管,再取妊娠物。可用 3/4 个 0 肠线间断缝合管腔 2~3 针止血,也可不缝合,管腔或切缘出血处以双极电凝止血待其自然愈合,称为开窗术。②输卵管伞端妊娠囊挤出术:主要适用于妊娠囊位于输卵管伞端或近输卵管伞端,沿输卵管走行,轻轻挤压输卵管,将妊娠物自输卵管伞端挤出,用水冲洗创面看清出血点,双极电凝止血,此术式有时可能因残留而导致手术失败。③部分输卵管切除+端端吻合术:此术式较少应用。具体操作步骤为:分离输卵管系膜,将妊娠物种植处的部分输卵管切除,然后通过显微手术,行端端吻合术。

腹腔镜下手术:腹腔镜手术微创,恢复快,术后输卵管再通率及宫内妊娠率高,目前是异位妊娠的首选手术方式,手术方式主要包括以下两种。①输卵管线性造口/切开术:适用于未破裂的输卵管壶腹部妊娠。于输卵管对系膜缘,自妊娠物种植处,沿输卵管长轴表面最肿胀薄弱处,纵行做"内凝"形成 2~3 cm 长的"内凝带"(先凝固后切开,以免出血影响手术野的清晰),已破裂的输卵管妊娠,则从破口处向两端纵行延长切开,切口的长度略短于肿块的长度。输卵管一旦切开妊娠产物会自动向切口外突出或自动滑出,钳夹输卵管肿块两端轻轻挤压,妊娠产物会自然排出,有时需要借助抓钳来取出妊娠物,清除妊娠产物及血凝块,冲洗切口及输卵管腔,凝固切缘出血点止血,切口不缝合。操作中应当避免用抓钳反复搔抓输卵管腔,这样会损伤输卵管黏膜和导致止血困难,还应避免对管腔内的黏膜进行过多的凝固止血操作,这样会导致输卵管的功能丧失。输卵管峡部妊娠时输卵管内膜通常受损较重,行输卵管线性造口/切开术效果欠佳,术后再次发生异位妊娠的概率高,故线性造口/切开术不是输卵管峡部妊娠的首选手术方式,可选择输卵管部分切除或全切术。②输卵管伞部吸出术/挤压术或切开术:若孕囊位于输卵管伞端,可考虑应用此术式。用负压吸管自伞端口吸出妊娠组织,或夹持输卵管壶腹部顺次向伞部重复挤压数次,将妊娠产物及血凝块从伞部挤出,然后冲洗输卵管伞部将血凝块清除,此术式操作简单,但可引起出血、输卵管损伤、持续性输卵管妊娠,术后再次发生异位妊娠的可能性高。对于HCG<200 U/L的陈旧性输卵管伞部妊娠,采用此术式是可行的,对 HCG>500 U/L 的患者,术中或术后应给予 MTX 等化学药物治疗。伞部妊娠的腹腔镜保守治疗更多的是采用伞部切开术。用无损伤钳固定输卵管伞部,将电凝剪刀的一叶从伞部伸入输卵管内,于输卵管系膜的对侧缘剪开输卵管,切口的长度以妊娠着床部位暴露为限。钳夹清除妊娠产物及血凝块,电凝切缘止血,冲洗输卵管伞及黏膜,切开的伞部不缝合。

无论采取何种术式,术中均应将腹腔内的出血洗净、吸出,不要残留凝血块及妊娠胚胎组织。在手术进行过程中,用生理盐水边冲洗边操作,既利于手术又有预防粘连的作用,必要时予病灶处局部注射MTX。为减少术中出血,可将 20 单位垂体后叶素以等渗盐水稀释至 20 mL 注射于异位妊娠部位下方的输卵管系膜,误入血管可致急性动脉高压和心动过缓,故回抽无血方可注射。

术后可给予米非司酮 25 mg,2 次/天,口服 3~5 d,防止持续性异位妊娠。

术后随访:手术切除异位妊娠物后,需每周检测 HCG 水平直到正常,这对接受保守性手术的患者尤为重要。一般术后经 2~3 周 HCG 水平可恢复至正常,但部分病例可长达 6 周。术后 72 hHCG 水平下降少于 20% 提示可能存在妊娠组织残留,大多数情况为滋养细胞组织残留,极少数情况下亦可能是存在未被发现的多部位的异位妊娠。初始 HCG 水平 <3 000 U/L 的患者术后发生持续性异位妊娠的可能性很小。若存在输卵管积血直径 >6 cm,HCG 水平高于 20 000 U/L,腹腔积血超过 2 L,则术后发生持续性异位妊娠的可能性很大。

二、其他类型的异位妊娠

(一)子宫颈妊娠

子宫颈妊娠是指受精卵种植在组织学内口水平以下的子宫颈管内,并在该处生长发育,占异位妊娠的 1%~2%,发生率约为 1/9 000 例,属于异位妊娠中罕见且危险的类型。子宫颈妊娠的病因尚不明确,目前认为主要有以下原因:①受精卵运行过快或发育过缓,子宫内膜成熟延迟或子宫平滑肌异常收缩。②人工流产、剖宫产或引产导致子宫内膜病变、缺损、瘢痕形成或粘连,或宫内节育器的使用,都可干扰受精卵在子宫内的着床。③体外受精-胚胎移植等助孕技术的子宫颈管内操作导致局部的病理改变。④子宫发育不良、内分泌失调、子宫畸形或子宫肌瘤致宫腔变形。临床表现多为停经后出现阴道流血或仅为血性分泌物,可突然大量、无痛性的流血危及生命,不足1/3 的患者可出现下腹痛或痛性痉挛,疼痛但不伴出血则很少见。子宫颈膨大呈圆锥状,蓝紫色,变软,子宫颈外口可能是张开的,外口边缘薄,显示呈蓝色或紫色的妊娠组织,内口紧闭,无明显触痛,而子宫正常大小或稍大,硬度正常,这种表现被称为"沙漏状"子宫。

子宫颈妊娠的超声诊断准确率约为 87%,超声检查的诊断标准如下:①子宫体正常或略大,宫腔空虚,子宫蜕膜较厚。②子宫颈管膨大如球状,与宫体相连呈沙漏状(8 字形)。③子宫颈管内可见完整的孕囊,有时还可见到胚芽或原始心管搏动,若胚胎已死亡,则回声紊乱。④子宫颈内口关闭,胚胎不超过子宫颈内口或子宫动脉平面以下。子宫颈妊娠若未得到早期诊断,或是由于误诊而行刮宫术,都极可能发生致死性的阴道大量流血,从而不得不切除子宫,使患者丧失生育能力,甚至导致患者死亡。确诊后根据阴道流血情况及血流动力学稳定与否采用不同的方法。

流血量少或无流血:可选择药物保守治疗,成功率约为 95.6%,首选 MTX 全身用药,方案见输卵管妊娠;或经子宫颈注射于胚囊内。应用 MTX 后应待血 HCG 明显下降后再行刮宫术,否则仍有大出血的可能。

流血量多或大出血:需在备血后操作,可刮除子宫颈管内胚胎组织,纱条填塞或小水囊压迫创面止血,或直视下切开子宫颈剥除胚胎管壁,重建子宫颈管;宫腔镜下吸取胚胎组织,创面电凝止血或选择子宫动脉栓塞,同时使用栓塞剂和 MTX,如发生失血性休克,应积极纠正休克,必要时应切除子宫挽救患者生命。

(二)卵巢妊娠

卵巢妊娠是指受精卵在卵巢组织内着床和生长发育,是较罕见的异位妊娠,发生率为 1/7 000 例妊娠,占异位妊娠的 0.5%~3.0%,近年发病率有增高的趋势。与输卵管妊娠相反,盆腔炎性疾病病史或使用 IUD 并不增加卵巢妊娠的风险,从某种意义上来说,卵巢妊娠似乎是与不孕或反复异位妊娠史不相关的随机事件。临床表现与输卵管妊娠极为相似,表现为急性腹痛、盆腔包块、早孕征象以及阴道流血,往往被诊断为输卵管妊娠或误诊为卵巢黄体破裂。有时阴道超声也很难区分输卵管妊娠和卵巢妊娠,但可以除外宫内妊娠,腹腔镜诊断极有价值,但确诊仍需病理检查。诊断标准:①双侧输卵管完整,并与卵巢分开;②孕囊位于卵巢组织内;③卵巢及孕囊必须以卵巢固有韧带与子宫相连;④孕囊壁上有卵巢组织。符合上述 4 条病理学诊断标准,称为原发性卵巢妊娠,治疗可行卵巢楔形切除。

(三)宫角妊娠

宫角妊娠是指受精卵植入在宫腔外侧角子宫输卵管结合处的内侧,接近输卵管近端开口,与输卵管间质部妊娠相比,宫角妊娠位于圆韧带的内侧。宫角妊娠占异位妊娠的 1.5%～4.2%,但病死率却占异位妊娠的 20%。80%的宫角妊娠患者存在 1 项或多项高危因素,影响受精卵的正常运行及着床,受精卵不能如期到达正常宫腔种植,使之在非正常位置种植。在宫角处的妊娠囊随妊娠进展,可向宫腔侧发展,向宫腔侧发展的妊娠囊会逐渐移向宫腔,但胎盘仍附着于宫角。由于宫角处内膜和肌层较薄,早期滋养层发育不良,可发生早期流产、胚胎停育,部分出现胎盘植入、产后胎盘滞留。妊娠囊向输卵管间质部扩展者,宫角膨胀、外突,最终出现和输卵管间质部妊娠相同的结果。由于宫角妊娠在解剖上的特殊性,妊娠结局可以多样:可妊娠至足月,可发生宫内流产,也可发生宫角破裂。B 超检查特点:宫角处突起包块,内有妊娠囊,与子宫内膜相连续,其周围见完整的肌壁层。在腹腔镜或剖腹手术过程中从外部观察子宫时,看到因宫角妊娠而增大的子宫使圆韧带向上、向外移位,但仍位于圆韧带本身的内侧。另一方面,间质部妊娠导致的子宫增大位于圆韧带外侧。

治疗方法有经腹或腹腔镜下宫角切除术,B 超引导下刮宫术,全身或妊娠囊局部化疗。也有采用子宫动脉结扎治疗宫角妊娠破裂的病例报道,术后应当找到绒毛组织且超声检查宫角部无异常回声,继续追踪至血 HCG 降至正常。

(四)腹腔妊娠

腹腔妊娠是指妊娠囊位于输卵管、卵巢、阔韧带以外的腹腔内妊娠,是一种罕见的异位妊娠,发病率约为 1/5 000 例妊娠,对母儿生命威胁极大。临床表现不典型,易被忽视而误诊,不易早期诊断,分原发性和继发性两种。原发性腹腔妊娠指受精卵直接种植于腹膜、肠系膜、大网膜、盆壁、肠管、直肠子宫陷凹等处,少有异位妊娠位于肝脏、脾脏、横结肠脾曲的文献报道。继发性腹腔妊娠往往发生于输卵管妊娠流产或破裂后,偶可继发于卵巢妊娠或子宫内妊娠而子宫存在缺陷破裂后,胚胎落入腹腔。患者一般有停经、早孕反应、腹痛、阴道流血等类似一般异位妊娠的症状,然后阴道流血停止,腹痛缓解,以后腹部逐渐增大,胎动时,孕妇常感腹部疼痛,无阴道流血,有些患者有嗳气、便秘、腹部不适,随着胎儿长大,症状逐渐加重。腹部检查发现子宫轮廓不清,但胎儿肢体极易触及,胎位异常(肩先露或臀先露),胎先露部高浮,胎心音异常清晰,胎盘杂音响亮,即使足月后也难以临产。若胎儿死亡,妊娠征象消失,月经恢复来潮,粘连的脏器和大网膜包裹死胎。胎儿逐渐缩小,日久若干尸化或成为石胎。若继发感染,形成脓肿,可向母体的肠管、阴道、膀胱或腹壁穿通,排出胎儿骨骼。B 超检查能清晰地示子宫大小、宫外孕囊、胎儿和胎盘结构,以及这些结构与相邻脏器的关系,是目前用于腹腔妊娠诊断首选的辅助检查方法。原则上一旦确诊,应立即终止妊娠。具体手术方式因孕期长短、胎盘情况而异:如果胎盘附着于子宫、输卵管及圆韧带,可以将胎盘及其附着器官一并切除;如果胎儿死亡,胎盘循环停止已久,可以试行胎盘剥离;如果胎盘附着于重要器官而不宜切除或无法剥离者,可留置胎盘于腹腔内,术后可逐渐吸收。

(五)剖宫产术后子宫瘢痕妊娠(cesarean scar pregnancy,CSP)

CSP 是指受精卵着床于既往剖宫产子宫瘢痕处的异位妊娠,可导致胎盘植入、子宫破裂甚至孕产妇死亡,是剖宫产术后远期潜在的严重并发症,发生率为 1/2 216~1/1 800 例妊娠,在有剖宫产史女性的异位妊娠中约占 6.1%。

CSP 的确切病因及发病机制尚不明确,CSP 不同于宫内妊娠合并胎盘植入,后者系妊娠囊位于宫腔内,由于子宫蜕膜发育不良,胎盘不同程度地植入子宫肌层内;而前者系妊娠囊位于宫腔外瘢痕处,四周被瘢痕处子宫肌层和纤维组织包绕。有关 CSP 受精卵着床,最为可能的解释是剖宫产术中损伤子宫内膜基底层,形成与宫腔相通的窦道或细小裂隙,受精卵通过窦道侵入瘢痕处肌层内种植。

出现症状的孕周早晚不一,平均诊断孕周为(7.5±2.0)周,距离前次剖宫产时间为 4 个月至 15 年不等。不规则阴道流血通常为首发症状,占 38.6%~50%,可为点滴状或大出血,有或无明确停经史。阴道流血可有如下几种不同形式:①停经后阴道流血淋漓不断,出血量不多或似月经样,或突然增多,也可能一开始即为突然大量出血,伴大血块,血压下降,甚至休克。②人工流产术中或术后大量出血不止,涌泉状甚至难以控制,短时间内出现血压下降甚至休克,也可表现为术后阴道流血持续不断或突然增加。③药物流产后常无明显组织排出或仅有少量蜕膜样组织排出,药流后阴道流血持续不净或突然增加,行清宫术时发生大出血。约 16%的患者伴有轻、中度腹痛,8.8%的患者表现为单纯下腹痛,约 40%的患者无症状,只是在超声检查时偶然发现。CSP 患者子宫切口处瘢痕未破裂时,症状常不明显,可有瘢痕局部疼痛和压痛。随着妊娠的进展,CSP 患者发生子宫破裂、大出血的危险逐渐增加,若突发剧烈腹痛、晕厥或休克、腹腔内出血,常提示子宫发生破裂。

超声检查简便可靠,是诊断 CSP 最常用的方法,经阴道超声更有利于观察胚囊大小,与剖宫产瘢痕的位置关系以及胚囊与膀胱间的肌层厚度,经腹部超声利于了解胚囊或团块与膀胱的关系,测量局部肌层的厚度以指导治疗,两种超声联合检查可以更全面了解病情。CSP 的超声检查诊断标准:①宫腔及子宫颈管内未探及妊娠囊,可见内膜线;②妊娠囊或混合性包块位于子宫前壁下段肌层(相当于前次剖宫产切口部位),部分妊娠囊内可见胚芽或胎心搏动;③妊娠囊或包块与膀胱之间子宫肌层变薄,甚至消失,妊娠囊或包块与膀胱间隔变窄,子宫肌层连续性中断;④彩色多普勒血流成像在胚囊周围探及明显的高速低阻环状血流信号;⑤附件区未探及包块,直肠子宫陷凹无游离液体(CSP 破裂除外)。当 CSP 的超声声像图不典型时,难以与子宫峡部妊娠、子宫颈妊娠、难免流产、妊娠滋养细胞疾病相鉴别,可进行 MRI 检查。MRI 检查矢状面及横断面的 T_1、T_2 加权连续扫描均能清晰地显示子宫前壁下段内的妊娠囊与子宫及其周围器官的关系,但因为费用较昂贵,所以,MRI 检查不作为首选的诊断方法。血 β-HCG 水平与正常妊娠没有明显差别,与相对应的妊娠周数基本符合,主要用于指导治疗方法的选择和监测治疗结果。

根据超声检查显示的着床于子宫前壁瘢痕处的妊娠囊的生长方向以及子宫前壁妊娠囊与膀胱间子宫肌层的厚度进行分型。此分型方法有利于临床的实际操作。

Ⅰ型:①妊娠囊部分着床于子宫瘢痕处,部分或大部分位于宫腔内,少数甚或达宫底部宫腔;②妊娠囊明显变形、拉长、下端成锐角;③妊娠囊与膀胱间子宫肌层变薄,厚度＞3 mm;④CDFI:瘢痕处见滋养层血流信号(低阻血流)。

Ⅱ型:①妊娠囊部分着床于子宫瘢痕处,部分或大部分位于宫腔内,少数甚至达宫底部宫腔;②妊娠囊明显变形、拉长、下端成锐角;③妊娠囊与膀胱间子宫肌层变薄,厚度≤3 mm;④CDFI:

瘢痕处见滋养层血流信号(低阻血流)。

Ⅲ型:①妊娠囊完全着床于子宫瘢痕处肌层并向膀胱方向外凸;②宫腔及子宫颈管内空虚;③妊娠囊与膀胱之间子宫肌层明显变薄、甚或缺失,厚度≤3 mm;④CDFI:瘢痕处见滋养层血流信号(低阻血流)。

Ⅲ型中还有一种特殊的超声表现,即包块型。其声像图的特点如下:①位于子宫下段瘢痕处的混合回声(呈囊实性)包块,有时呈类实性;包块向膀胱方向隆起。②包块与膀胱间子宫肌层明显变薄、甚或缺失。③CDFI:包块周边见较丰富的血流信号,可为低阻血流,少数也可仅见少许血流信号或无血流信号。包块型多由CSP流产后(如药物流产后或负压吸引术后)子宫瘢痕处妊娠物残留并出血所致。

CSP的治疗目标为终止妊娠、去除病灶、保障患者的安全,治疗原则为尽早发现,尽早治疗,减少并发症,避免期待治疗和盲目刮宫。对于CSP的治疗目前尚无规范化的统一治疗方案。治疗方案的选择,主要根据患者年龄、病情的严重程度、孕周大小、子宫肌层缺损情况、血β-HCG水平、对生育的要求及诊疗经验及技术进行综合考虑。治疗前必须与患者充分沟通,充分告知疾病和各种治疗的风险并签署知情同意书。包括B超监视下清宫术、甲氨蝶呤治疗后清宫术、子宫动脉栓塞后清宫术、腹腔镜或开腹子宫局部切开取胚及缝合术及子宫次全切除或子宫全切除术等。患者出院后应定期随访,行超声和血HCG检查,直至血HCG正常,局部包块消失。

(六)残角子宫妊娠

残角子宫又称为遗迹性双角子宫,在胚胎发育过程中,子宫残角为一侧副中肾管发育不全所致的子宫先天发育畸形。残角子宫按Battram分型分3型:①Ⅰ型残角子宫腔与单角子宫的宫腔相通;②Ⅱ型残角子宫腔与正常单角子宫腔不相通;③Ⅲ型无宫腔实体残角子宫,仅以纤维带同单角子宫相连,以Ⅱ型为最多见。残角子宫妊娠是受精卵于残角子宫内着床并生长发育,残角子宫妊娠破裂的发生率高达89%,一旦破裂,可出现致命性的腹腔内出血。

不同类型的残角子宫妊娠,有不同的临床表现。Ⅰ型残角子宫妊娠有类似输卵管异位妊娠的症状,有停经史、腹痛、阴道流血、血β-HCG升高,一般腹痛轻微,甚至无腹痛,如果发生急剧腹痛表明已有子宫破裂。双合诊检查时,在子宫旁可扪及略小于停经月份妊娠子宫的、质地较软的包块,大多在妊娠早期有类似流产的不规则阴道流血。Ⅱ型残角子宫早期妊娠症状与正常子宫妊娠相同,没有阴道流血,发生破裂时间晚,多数在孕12～26周发生肌层完全破裂或不完全破裂,引起严重内出血。Ⅲ型残角子宫因无宫腔,体积小,无内膜,不会造成残角子宫妊娠,但会导致输卵管妊娠。B超检查特点:子宫腔内无妊娠囊,而在子宫一侧可见一圆形或椭圆形均匀的肌样组织包块,包块内可见妊娠囊或胚胎,妊娠包块与子宫颈不相连接。在B超监视下由子宫颈内置入金属探针更有助于诊断。

残角子宫妊娠的典型临床表现出现较晚,在术前明确诊断少,到发生子宫破裂时,往往病情较危重,一旦明确诊断,应尽早手术治疗。妊娠早、中期者行残角子宫切除术并将患侧输卵管结扎或切除为宜,以防以后发生同侧输卵管妊娠的可能,保留卵巢。当妊娠已达足月且为活胎者,应先行剖宫产抢救胎儿,然后切除残角子宫与同侧输卵管。

(七)阔韧带间妊娠

阔韧带间妊娠是一种较少见的一种异位妊娠,文献报道发生率为每300次异位妊娠中发生1例。阔韧带间妊娠通常是由输卵管妊娠的滋养细胞组织穿过输卵管浆膜层进入输卵管系膜,继发性种植在两叶阔韧带之间而致。如果在宫腔和后腹膜间隙之间存在子宫瘘管,也可发生阔韧带间妊娠。与腹腔妊娠相似,阔韧带间妊娠胎盘可以附着到子宫、膀胱和盆腔侧壁,如果有可能,应该切除胎盘,当无法切除胎盘时,可以将其留在原位自行吸收。

(八)多发性异位妊娠

与宫内宫外同时妊娠相比,两个或者多个异位妊娠的发生率相对很少,可以出现在多个部位和有多种组合形式。尽管绝大多数报道的是输卵管双胎妊娠,但是也有卵巢、间质部和腹腔的双胎妊娠报道,也有部分输卵管切除术后以及 IVF-ET 术后双胎和三胎妊娠的报道。处理同其他类型的异位妊娠,取决于妊娠的部位。

(宫献兰)

第五节 多胎妊娠

双胎妊娠分为双卵双胎和单卵双胎。单卵双胎分为双绒毛膜双羊膜囊双胎、单绒毛膜双羊膜囊双胎、单绒毛膜单羊膜囊双胎和联体双胎四种类型。

双胎的预后取决于绒毛膜性,而并非合子性。应该在早孕期对双胎妊娠进行绒毛膜性的判断。

双胎妊娠的非整体筛查策略与单胎不一样,不建议单独使用生化血清学方法对双胎妊娠进行唐氏综合征发生风险的筛查。可以考虑早孕期血清学＋NT＋年龄联合筛查非整倍体的风险。

双胎妊娠是高危妊娠,孕产妇和胎儿并发症增加,应加强孕期管理。复杂性双胎,包括所有的单绒毛膜双胎、有胎儿并发症的双绒毛膜双胎(如双胎体重生长不一致、一胎畸形、一胎胎死宫内),应建议转诊至有胎儿医学中心的三甲医院。

在一次妊娠中,宫腔内同时有两个或两个以上胎儿时称双胎妊娠或多胎妊娠。近年随着辅助生育技术广泛开展和母亲受孕年龄的增加,多胎妊娠发生率明显提高。双胎出生率增加了近70％,从 1980 年19 例/1 000 例活产儿到 2006 年 32 例/1 000 例活产儿。

世界各地单卵双胎的发生率相对恒定,为 4‰,并与种族、遗传、年龄和产次等基本无关;而双卵双胎和多胎妊娠的发生率变化较大,受种族、遗传、年龄、孕产次、促排卵药物以及辅助生育技术等因素影响,双卵双胎的发生率为 1.3‰～49.0‰不等。本节主要讨论双胎妊娠。

一、双胎的类型和特点

(一)双卵双胎

由两个卵细胞和两个精子分别受精形成两个受精卵,约占双胎妊娠的 70％。由于双胎的遗传基因不完全相同,所以与两次单胎妊娠形成兄弟姐妹一样,双卵双胎的两个胎儿的性别、血型可以相同或不同,而外貌、指纹等表型不同。胎盘分为分离的两个,也可以融合成一个,但胎盘内血液循环各自独立,没有血管吻合支。胎盘胎儿面见两个羊膜腔,中间隔有两层羊膜和两层绒毛膜,为双绒毛膜双羊膜囊双胎。

(1)同期复孕:一种两个卵细胞在短时期内不同时间受精而形成的双卵双胎,精子可以是来自相同或不同男性,检测 HLA 型别可识别精子的来源。曾有新闻报道国外一女子生育的双胎中一个为白人、一个为黑人。

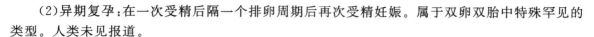

（2）异期复孕：在一次受精后隔一个排卵周期后再次受精妊娠。属于双卵双胎中特殊罕见的类型。人类未见报道。

（二）单卵双胎

一个卵细胞和一个精子受精后分裂形成两个胎儿，约占双胎妊娠的 30%。单卵双胎的遗传基因完全相同，故两个胎儿性别、血型及其他各种表型完全相同。根据受精卵在早期发育阶段发生分裂的时间不同，可形成以下四种类型。

1.双绒毛膜双羊膜囊双胎（dichorionic diamnionic，DCDA）

在受精后 72 h 内分裂，形成两个独立的受精卵、两个羊膜囊，羊膜囊间隔有两层绒毛膜、两层羊膜，胎盘为两个或融合为一个。此种类型占单卵双胎的 30% 左右。

2.单绒毛膜双羊膜囊双胎（monochorionic diamnionic，MCDA）

受精卵在受精 72 h 后至 8 d 内分裂，胚胎发育处于囊胚期，即已分化为滋养细胞，羊膜囊尚未形成。胎盘为一个，两个羊膜囊，羊膜囊间隔只有两层羊膜。此种类型占单卵双胎的 68%。

3.单绒毛膜单羊膜囊双胎（monochorionic monoamnionic，MCMA）

受精卵在受精后经 9~13 d 分裂，此时羊膜囊已形成，故两个胎儿共存于一个羊膜腔内，共有一个胎盘。此种类型占单卵双胎的 1%~2%。

4.联体双胎

受精卵在受精 13 d 后分裂，此时原始胚盘已形成，机体不能完全分裂成两部分，导致不同形式的联体双胎。寄生胎也是联体双胎的一种形式，发育差的内细胞团被包入正常发育的胚胎体内，常位于胎儿的上腹部腹膜后，胎体的发育不完整。联体双胎的发生率为单卵双胎的 1/1 500。

二、妊娠期母体变化

双胎或多胎妊娠时，与单胎妊娠相比母体负担更重，变化更大。子宫体积及张力明显增大，其容量将增加超过 1 L，重量将增加至少 9 kg，当合并羊水过多时，容积和重量增加更明显。孕妇血容量扩张较单胎妊娠多 500 mL，心率和心输出量都增加，心排血量增多，加上宫底上升抬高横隔，心脏向左向上移位更加明显，心脏负担加重。由于血容量的剧增，以及两个胎儿的发育，对铁、叶酸等营养物质的需要剧增，而孕妇常常早孕反应重，胃储纳消化吸收功能减弱，孕期易患贫血、低钙血症等。相对于单胎，双胎或多胎妊娠孕妇骨关节及韧带的变化更加明显。容易发生腰椎间盘突出或耻骨联合分离，影响孕妇活动。

三、诊断及鉴别诊断

（一）诊断

1.病史及临床表现

有家族史和/或孕前曾用过促排卵药或接受体外受精多个胚胎移植的多为双卵双胎。早孕期早孕反应明显。中期妊娠后体重增加迅速，腹部增大与停经月份不相符，多伴有下肢水肿、静脉曲张等压迫症状，妊娠晚期常感身体沉重，行走不便，严重者有呼吸困难。

2.孕期产科检查

宫底高度大于停经月份，常超出妊娠图的 90 百分位数，四步诊时腹部可触及多个小肢体或三个胎极，在腹部不同部位可听到两个或多个胎心，胎心率相差 10 次以上。下腹部和下肢皮肤可见妊娠纹，多见脚背或脚踝水肿。

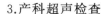

3.产科超声检查

产科超声检查是诊断双胎或多胎的主要手段,还可筛查胎儿结构畸形,早期诊断复杂性双胎如双胎输血综合征、双胎动脉反向灌注序列、联体双胎等。

4.绒毛膜性判断

一旦确诊为双胎,应尽一切努力判定和报告羊膜性和绒毛膜性。双胎的预后取决于绒毛膜性,而并非合子性。绒毛膜性的判断主要依靠产前超声检查。

(1)早孕期:早期绒毛膜性的判定最准确的体征(准确率接近100%):孕7~10周孕囊的个数以及孕11~14周双胎峰的出现。孕7~10周,如果宫腔内可见两个妊娠囊,为双绒毛膜双胎,若仅见一个孕囊,则单绒毛膜双胎的可能性极大。孕11~14周,根据有无"双胎峰"来判断绒毛膜性。所谓双胎峰指分隔的胎膜与胎盘胎儿面接触处呈三角形,提示双绒毛膜双胎。如分隔的胎膜与胎盘胎儿面接触处呈 T 形,提示单绒毛膜双胎。

(2)中孕期:早孕期之后判断绒毛膜性的难度增加,准确率约为80%。可通过检查胎儿性别、两个羊膜囊间隔厚度、胎盘是否独立综合判断绒毛膜性。如有两个独立胎盘和/或胎儿性别不同,提示双卵双胎;如超声影像图上只有一个胎盘,可以是单绒毛膜双胎,也可以是双绒毛膜双胎。此外,测定两个羊膜囊间隔的胎膜厚度可辅助诊断,如间隔胎膜厚度≥2 mm 提示双绒毛膜双胎可能性大。

(二)鉴别诊断

当宫底高度大于停经月份时,首先应重新核定孕周,特别对于月经周期不规则的孕妇,第二应排空膀胱再测宫底高度,做好这两项工作后确定子宫大于停经月份,还应与以下情况相鉴别:①妊娠滋养细胞疾病。②子宫畸形(纵隔子宫、双角子宫或残角子宫)合并妊娠。③子宫肌瘤合并妊娠。④附件肿瘤合并妊娠。⑤羊水过多。⑥巨大胎儿。

通过询问相关病史,主要依靠超声检查,可以鉴别诊断。

四、双胎并发症及对母儿的影响

多胎妊娠比单胎妊娠发生孕产妇与胎儿并发症的风险增加,除容易流产、早产、妊娠期高血压疾病等常见并发症外,还有一些特有的围生儿并发症,危及母儿安全。

(一)孕产妇的并发症

1.贫血

双胎并发贫血的发生率为74.6%,是单胎的2.4倍,与铁及叶酸缺乏有关。

2.妊娠期高血压疾病

双胎并发妊娠期高血压疾病可高达30%,比单胎高3~4倍,具有发病早、程度重、容易出现心肺并发症等特点。

3.妊娠肝内胆汁淤积症

发生率是单胎的2倍,胆酸常高出正常值10~100倍,容易引起死胎及死产。

4.羊水过多及胎膜早破

双胎羊水过多发生率约为12%,约14%双胎并发胎膜早破。

5.胎盘早剥

双胎易发胎盘早剥,可能与妊娠期高血压疾病发病率增加有关。另外,胎膜早破或双胎第一胎儿娩出后宫腔压力骤降,是胎盘早剥的另一常见原因。

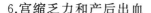

6.宫缩乏力和产后出血

双胎子宫肌纤维伸展过度,常并发原发性宫缩乏力,易致产程延长和产后出血。双胎产后出血发生率是单胎的 2 倍,导致全子宫切除的比率是单胎的 3 倍,与子宫过度膨胀、产后宫缩乏力加上胎盘附着面积增大有关。

(二)围生儿并发症

1.流产

双胎妊娠容易发生自然流产,据报道流产的双胎比足月分娩的双胎多 3 倍以上。单绒毛膜双胎是自然流产的高危因素,与双绒毛膜双胎的流产比例为 18∶1。

2.早产

因胎膜早破或宫腔内压力过高及严重母儿并发症等原因,约 60% 的双胎并发早产,导致围生儿病死率增高。美国一项调查显示 16 年间,双胎足月分娩数下降 22%,与医源性干预有关,但并未造成围生儿病死率增高。

3.胎儿畸形

双卵双胎和单卵双胎妊娠胎儿畸形的发生率分别为单胎妊娠的 2 倍和 3 倍。

4.难产

胎位为臀头位,易发生胎头交锁导致难产;即使是头头位,胎头碰撞也会引起难产。

5.脐带异常

脐带插入点异常如球拍状胎盘或帆状胎盘是单绒毛膜双胎常见并发症。单绒毛膜单羊膜囊双胎几乎均有脐带缠绕。脐带脱垂多发生在双胎胎儿异常或胎先露未衔接出现胎膜早破时,以及第一胎胎儿娩出后,第二胎胎儿娩出前,可致胎儿死亡。

6.过期妊娠

美国一项研究表明,孕 39 周以后双胎死产的风险超过了新生儿死亡的风险。有学者建议将 40 周以后的双胎妊娠视为过期妊娠。

(三)双胎特有并发症

1.双胎体重生长不一致

双胎体重生长不一致发生于 20%~30% 双胎,定义为双胎之一胎儿体重小于第 10 百分位数,且两胎儿体重相差>25%,又称为选择性生长受限(selective FGR,sFGR)。两个胎儿的体重均小于第 10 百分位数,称为小于胎龄儿(small for gestational age,SGA)。双胎体重生长不一致原因不明,可能与胎儿拥挤、胎盘占蜕膜面积相对较小或一胎畸形有关。双绒毛膜双胎体重生长不一致,不一样的遗传生长潜力,特别是在性别不同时也是原因之一。单绒毛膜双胎,主要原因是胎盘分配不均及脐带插入异常,FGR 胎儿胎盘通常为球拍状胎盘或帆状胎盘。双胎体重生长不一致,围产期不良结局增加,总的围产期丢失率为 7.3%。当体重相差超过 30% 时,胎儿死亡的相对风险增加 5 倍以上。此外,新生儿呼吸窘迫综合征、脑室内出血、脑室周围白质软化、败血症和坏死性小肠结肠炎等的发生率都随着双胎生长不一致程度的上升而上升。

2.双胎输血综合征(twin to twin transfusion syndrome,TTTS)

10%~15% 的单绒毛膜双胎会发生 TTTS。绝大部分是 MCDA,MCMA 发生 TTTS 非常少见。通过胎盘间的动-静脉吻合支,血液从动脉向静脉单向分流,使一个胎儿成为供血儿,另一个胎儿成为受血儿。导致供血儿贫血、血容量减少,致使发育迟缓,肾灌注不足,羊水过少,胎儿活动受限并引起"贴附胎",甚或死亡;受血儿血容量过多,可因循环负荷过重而发生羊水过多、胎

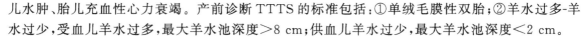

儿水肿、胎儿充血性心力衰竭。产前诊断 TTTS 的标准包括：①单绒毛膜性双胎；②羊水过多-羊水过少,受血儿羊水过多,最大羊水池深度>8 cm;供血儿羊水过少,最大羊水池深度<2 cm。

3.双胎贫血-多血序列征(twin anemia polycythemia sequence,TAPS)

TAPS 是单绒毛膜双胎的特有并发症,原发于 3%～5% 的单绒毛膜双胎,2%～13% 的 TTTS 激光治疗后继发发生 TAPS。其发生机制与 TTTS 相似,为胎盘间的动静脉吻合支导致单向的血流,但吻合支均为直径<1 mm 的微小血管,故表现为双胎网织红细胞的差异,一胎严重贫血,另一胎红细胞增多,不发生羊水量的改变。产前诊断标准包括：①单绒毛膜双胎；②一胎大脑中动脉血流峰值(MCA-PSV)>1.5 MOM,另一胎 MCA-PSV<1.0 MOM;③缺乏 TTTS 的诊断依据,没有羊水过少或过多。

4.双胎反向动脉灌注序列(twin reversed arterial perfusion sequence,TRAPS)

TRAPS 又称无心双胎,是单绒毛膜双胎的罕见、特有并发症,发生于 1% 的单绒毛膜双胎。可通过产前超声检查做出诊断,表现为双胎妊娠一胎儿心脏缺如、退化或无功能(称为无心胎),另一胎儿正常(称为泵血胎)。TRAPS 最显著的特征是结构正常的泵血胎通过胎盘表面的一根动-动脉吻合向寄生的无心胎供血。通常泵血胎儿解剖结构正常,其为非整倍体的风险为 9%;无心胎常伴有其他解剖结构异常,如先天性无脑畸形、前脑无裂畸形、重要器官缺如等。如不治疗,泵血胎多因高负荷心力衰竭而死亡,围产期死亡率为 50%～75%。

5.单绒毛膜单羊膜囊双胎(MCMA)

MCMA 是一种两个胎儿同在一个羊膜囊的罕见妊娠方式,约占单绒毛膜双胎的 5%。在 16 周前,流产率为 50%,大部分丢失是由于胎儿异常和自然流产。一项系统综述包括 114 个 MCMA,得出结论:几乎所有的 MCMA 都存在脐带缠绕,脐带缠绕不会导致围生儿的发病率和死亡率。单有脐动脉切迹,而没有其他胎儿恶化的证据,并不能提示围生儿预后不良。TTTS 和脑损伤的发生率分别为 6% 和 5%。

6.联体双胎

受精卵在胚盘已开始形成后才分裂形成双胎,属于单羊膜囊妊娠的特有并发症。联体双胎很罕见,估计每 100 000 例妊娠中有一例,约占单绒毛膜双胎的 1%。连体可涉及任意数量的器官,可分为前(胸部联胎)、后(臀部联胎)、头(头部联胎)和尾(骶部联胎)四类,其中最常见的连体类型包括:胸部连体、脐部连体、臀部连体、坐骨连体、颅部连体。

五、临床管理

(一)孕期管理

(1)绒毛膜性的判定和核实孕龄双胎的预后取决于绒毛膜性,故早孕期超声检查判断绒毛膜性显得至关重要。建议所有诊断双胎妊娠的孕妇均应在孕 14 周前通过超声检查孕囊的个数和双胎峰的出现,准确判断绒毛膜性。

尽管早孕期和中孕期超声推算孕龄的准确性相似,但还是推荐使用早孕期 B 超来推算预产期。没有充分的证据推荐使用哪个胎儿(当胎儿大小不一致时)来决定双胎的预产期。但是,为避免漏诊早期的一胎胎儿宫内生长受限,大多数专家同意临床医师应根据大胎儿来推算孕龄。

(2)产前非整倍体筛查及结构筛查双胎妊娠的非整体筛查策略与单胎不一样,不建议单独使用生化血清学方法对双胎妊娠进行唐氏综合征发生风险的筛查。可以考虑早孕期血清学＋NT＋年龄联合筛查,在假阳性率为 5% 的情况下,此筛查策略非整倍体的检出率单胎为

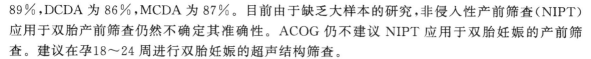

89％,DCDA 为 86％,MCDA 为 87％。目前由于缺乏大样本的研究,非侵入性产前筛查(NIPT)应用于双胎产前筛查仍然不确定其准确性。ACOG 仍不建议 NIPT 应用于双胎妊娠的产前筛查。建议在孕18～24 周进行双胎妊娠的超声结构筛查。

(3)孕期超声检查的频率和内容建议双胎妊娠早孕期建卡登记,孕 14 周前超声确定绒毛膜性,孕11～14 周 NT 检查联合孕妇年龄、血清学指标行非整体筛查,孕 20～24 周超声结构畸形筛查,同时测量子宫颈长度。双绒双胎孕 24 周后每 4 周超声检查一次,监测胎儿生长发育、羊水量和脐动脉多普勒血流。单绒双胎自孕 16 周起,每 2 周超声检查一次,内容包括胎儿生长发育、羊水量、脐动脉多普勒血流和大脑中动脉血流峰值。

(4)妊娠期处理及监护:①营养指导,补充含一定叶酸量的复合维生素,纠正贫血,适当补充铁及钙剂,合理饮食,保证胎儿生长所需的足够营养。②防治早产,合理应用宫缩抑制剂。双胎孕妇应增加休息时间,减少活动量。34 周前如出现宫缩或阴道流液,应住院治疗,给予宫缩抑制剂。孕期可行阴道超声检查了解子宫颈内口形状和子宫颈管长度,预测早产的发生。双胎妊娠的糖皮质激素促进胎肺成熟方案与单胎妊娠相同。③防治母体妊娠期并发症,妊娠期注意血压及尿蛋白变化,及时发现和治疗妊娠期高血压疾病。重视孕妇瘙痒主诉,动态观察孕妇血胆汁酸及肝功能变化,早期诊断和治疗妊娠肝内胆汁淤积积。④定期监测胎心、胎动变化,可自孕 33 周起,每周行 NST 检查。⑤妊娠晚期通过腹部触诊和 B 超检查确定胎位,帮助选择分娩方式。

(二)终止妊娠时机及指征

1.终止妊娠时机

对于双胎终止妊娠时机选择,目前仍有不同观点。多数专家认为,对于无并发症及合并症的双绒毛膜双胎可期待至孕 38 周时再考虑分娩。对于无并发症及合并症的单绒毛膜双羊膜囊双胎可以在严密监测下至妊娠 37 周分娩。单绒毛膜单羊膜囊双胎的分娩孕周多为 32～34 周。复杂性双胎(如双胎输血综合征、选择性生长受限及贫血多血质序列等)需要结合每个孕妇及胎儿的具体情况制定个体化的分娩方案。

2.终止妊娠指征

(1)单绒毛膜双胎出现严重的特殊并发症,如 TTTS、sFGR、TAPS 等,为防止一胎死亡对另一胎产生影响。

(2)母亲有严重并发症,如子痫前期或子痫,不能继续妊娠时。

(3)预产期已到但尚未临产,胎盘功能减退者。

3.分娩期处理及产后观察

(1)分娩方式的选择:无合并症的单绒毛膜双羊膜囊双胎及双绒毛膜双羊膜囊双胎可以选择阴道试产。双胎计划阴道分娩时,第二胎儿的胎方位不作为分娩方式选择的主要依据,具体为:①胎方位为头-头位,可以阴道试产;②第一胎为头位、第二胎儿为臀位且估计体重介于 1 500～4 000 g 时,可进行阴道试产;第二胎儿估计体重 1 500 g 以下时,仍无充分证据支持是哪种分娩方式更为有利;③双胎体重不一致并不能作为剖宫产的指征。

剖宫产指征:①第一胎儿为肩先露、臀先露。②联体双胎孕周＞26 周。③单胎妊娠的所有剖宫产指征,如短期不能阴道分娩的胎儿窘迫、严重妊娠并发症等。④单绒毛膜单羊膜囊双胎。

(2)产程处理:宫缩乏力时可在严密监护下给予低浓度缩宫素静脉滴注加强宫缩;第一产程全程严密观察胎心变化和产程进展;第二产程行会阴侧切,当第一胎儿娩出后,立即用血管钳夹紧胎盘侧脐带,防止第二胎儿失血。助手在腹部协助固定第二胎儿为纵产式,定时记录胎心和宫缩,及时阴道检查了解胎位,注意有无脐带脱垂或胎盘早剥。如无异常,尽快行人工破膜,必要时静脉滴注低浓度缩宫素加强宫缩,帮助胎儿在半小时内娩出。若发现脐带脱垂、胎盘早剥、第二胎横位,应立即产钳助产、内倒转术或臀牵引术等阴道助产术,甚至是剖宫产术,迅速娩出胎儿。产程中注意补充产妇高热量、易吸收的食物或饮品,使产妇有足够的体力完成分娩。

(3)产后观察:无论是阴道分娩还是剖宫产,均需积极防治产后出血,常规临产后备血,第三产程建立静脉通路。注意观察生命体征、子宫收缩和阴道出血量,加强宫缩剂的应用。

4.双胎常见胎儿并发症的处理

(1)双胎体重生长不一致(sFGR)。一般处理同单胎FGR一样,首先需寻找原因,包括:①详细的结构超声扫描;②查找病毒感染(巨细胞病毒、风疹病毒和弓形虫);③建议羊水穿刺排除染色体异常;④MCDA的sFGR主要原因是胎盘和血管的分配不均。

双胎体重生长不一致时,需加强超声监测:①胎儿生长发育和羊水量,每2周1次;②脐动脉和大脑中动脉多普勒血流监测,DCDA每2周一次,MCDA每周一次;③如果脐动脉多普勒血流异常,加做静脉导管和脐静脉血流,目的是尽量延长孕龄至新生儿能存活,同时避免一胎胎死宫内,导致存活胎严重的后果。估计医源性早产,应用糖皮质激素促胎肺成熟。

双绒毛膜双胎:双绒毛膜双胎体重生长不一致对围生儿的预后无明显影响。终止妊娠的时机:①由双胎中FGR胎儿发生胎窘时决定何时干预,并计划相应的胎儿监护;②一般不建议32～34周前分娩;③在严重的早期生长差异双胎中,推荐以FGR胎儿自然死亡为代价,不干预从而最大化适于胎龄儿的生存机会。

单绒毛膜双胎:单绒毛膜双胎体重生长不一致的处理比较棘手,根据脐动脉多普勒血流的异常分为3型,终止妊娠的时机。分型:①Ⅰ型,FGR胎儿脐动脉血流多普勒波形正常。预后最好,存活率90%以上。如宫内监测良好,建议34～35周终止妊娠。②Ⅱ型,FGR胎儿脐动脉舒张末期血流持续性消失或反流。预后最差,任何一胎发生胎死宫内的风险高达29%。一般建议30周左右选择性终止妊娠。③Ⅲ型,FGR胎儿脐动脉舒张末期血流间断性消失或反流。自然预后比Ⅱ型好,但FGR胎儿发生不可预测的宫内死亡和大胎儿出现脑损伤的概率升高。建议32～34周选择性终止妊娠。

(2)双胎输血综合征(TTTS)。TTTS Quintero分期分为5期:①Ⅰ期,羊水过多/过少,供血儿膀胱可见;②Ⅱ期,观察60 min,供血儿膀胱缺失;③Ⅲ期,任何一个胎儿出现多普勒血流异常,如脐动脉舒张期血流缺失或倒置,大脑中动脉血流异常或静脉导管反流;④Ⅳ期,任何一个胎儿水肿;⑤Ⅴ期,双胎之一或双胎死亡。

处理原则:①Ⅰ期,可行保守治疗并加强监测,每周随访一次超声。内容包括:羊水量,供血儿膀胱,脐动脉多普勒血流。也可考虑行胎儿镜胎盘血管交通支激光凝固术。一项针对TTTSⅠ期治疗的系统综述显示:激光治疗和保守治疗两组的总生存率相近(85%和86%),羊水减量组稍低(77%)。②Ⅱ期及以上首选胎儿镜胎盘血管交通支激光凝固术。如果不能行激光治疗,可以行连续的羊水减量。

预后:TTTS如果不治疗,90%胎儿会死亡,存活的新生儿发病率为50%。激光治疗后,60%～70%两个胎儿存活,80%～90%最起码一胎存活。平均分娩孕周为33～34周。

(3)双胎贫血-红细胞增多症系列。没有很好的治疗方法,有以下几种治疗方案:①宫内输血(供血儿)＋部分换血(受血儿);②胎儿镜胎盘血管交通支激光凝固术;③选择性减胎,首选射频消融术,还可以运用脐带结扎术,双极电凝脐带术;④分娩,产后治疗。

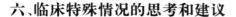

六、临床特殊情况的思考和建议

(一)双胎一胎死亡的处理

(1)双绒毛膜双胎因不存在胎盘血管吻合支,故一胎死亡对另一胎的影响除可能诱发早产外,无其他不良影响,无须特殊处理。

(2)单绒毛膜双胎如已足月,建议即刻终止妊娠,否则建议期待妊娠,因为对另一胎的损伤在死亡那一刻已经发生。期待妊娠过程中每 2～4 周行脐动脉和大脑中动脉多普勒血流检查,建议经 34～36 周给予 1 个疗程促胎肺成熟后终止妊娠。4～6 周 MRI 检查存活胎的大脑是否受到损伤,2 岁时还应评估神经系统的发育情况。如果存活胎有严重神经系统损伤的证据,应考虑晚期终止妊娠。

(二)双胎一胎畸形的处理

(1)双绒毛膜双胎如为致死性畸形,可保守性治疗;如为非致死畸形但会导致严重障碍,倾向于减胎治疗,可行心脏内或脊髓内注射氯化钾减胎。

(2)单绒毛膜双胎如需选择性减胎,因存在胎盘血管吻合,不能使用氯化钾注射,首选射频消融术,还可运用脐带结扎术,双极电凝脐带术。

(宫献兰)

第六节　过 期 妊 娠

妊娠达到或超过 42 周,称为过期妊娠。发生率为妊娠总数的 5%～10%。过期妊娠的胎儿围产期病率和死亡率增高,孕 43 周时围生儿死亡率为正常妊娠 3 倍,孕 44 周时为正常妊娠 5 倍。

一、原因

(一)雌、孕激素比例失调

可能与内源性前列腺素和雌二醇分泌不足以及孕酮水平增高有关,导致孕激素优势,抑制前列腺素和缩宫素,使子宫不收缩,延迟分娩发动。

(二)胎儿畸形

无脑儿畸胎不合并羊水过多时,由于胎儿无下丘脑,垂体-肾上腺轴发育不良,胎儿肾上腺皮质产生的肾上腺皮质激素及雌三醇的前身物质 16α-羟基硫酸脱氢表雄酮不足使雌激素形成减少,孕周可长达 45 周。

(三)遗传因素

某家族、某个体常反复发生过期妊娠,提示过期妊娠与遗传因素可能有关。胎盘硫酸酯酶缺乏症是罕见的伴性隐性遗传病,可导致过期妊娠,系因胎儿肾上腺与肝脏虽能产生足量 16α-羟基硫酸脱氢表雄酮,但胎盘缺乏硫酸酯酶,使其不能脱去硫酸根转变成雌二醇及雌三醇,从而血中雌二醇及雌三醇明显减少,致使分娩难以启动。

(四)子宫收缩刺激发射减弱

头盆不称或胎位异常,胎先露对子宫颈内口及子宫下段的刺激不强,可致过期妊娠。

二、病理

(一)胎盘

过期妊娠的胎盘主要有两种类型:一种是胎盘的外观和镜检均与足月胎盘相似,胎盘功能基本正常;另一种表现为胎盘功能减退,如胎盘绒毛内的血管床减少,间质内纤维化增加,以及合体细胞结节形成增多;胎盘表面有梗死和钙化,组织切片显示绒毛表面有纤维蛋白沉淀、绒毛内有血管栓塞等。

(二)胎儿

1.正常生长

过期妊娠的胎盘功能正常,胎儿继续生长,约有 25% 体重增加成为巨大儿,颅骨钙化明显,不易变形,导致经阴道分娩困难,使新生儿病率相应增加。

2.成熟障碍

由于胎盘血流不足和缺氧及养分的供应不足,胎儿不易再继续生长发育。可分为 3 期:第Ⅰ期为过度成熟,表现为胎脂消失,皮下脂肪减少,皮肤干燥松弛多皱褶,头发浓密,指(趾)甲长,身体瘦长,容貌似“小老人”。第Ⅱ期为胎儿缺氧,肛门括约肌松弛,有胎粪排出,羊水及胎儿皮肤黄染,羊膜和脐带绿染,围生儿病率及围生儿死亡率最高。第Ⅲ期为胎儿全身因粪染历时较长广泛着色,指(趾)甲和皮肤呈黄色,脐带和胎膜呈黄绿色。此期胎儿已经历和渡过Ⅱ期危险阶段,其预后反而比Ⅱ期好。

3.胎儿生长受限

小样儿可与过期妊娠共存,后者更增加胎儿的危险性。过期妊娠的诊断首先要应正确核实预产期,并确定胎盘功能是否正常。

三、过期妊娠对母儿的影响

(一)胎儿窘迫

胎盘功能减退、胎儿供氧不足是过期妊娠时的主要病理变化,同时胎儿越成熟,对缺氧的耐受能力越差,故当临产子宫收缩较强时,过期胎儿就容易发生窘迫,甚至在子宫内死亡。过期妊娠时胎儿宫内窘迫的发生率为 13.1%～40.5%,为足月妊娠的 1.5～10 倍。1979－1986 年间在柏林国立妇产医院的 62 804 次分娩,由过期妊娠导致的围产死亡中近四分之三与产时窒息和胎粪吸入有关。新生儿早期癫痫发作的发生率为 5.4‰,而足月产新生儿为 0.9‰。

(二)羊水量减少

妊娠 38 周后,羊水量开始减少,妊娠足月羊水量约为 800 mL,后随妊娠延长羊水量逐渐减少。妊娠 42 周后约 30% 减少至 300 mL 以下;羊水胎盘粪染率明显增高,是足月妊娠的 2～3 倍,若同时伴有羊水过少,羊水粪染率增加。

(三)分娩困难及损伤

过期妊娠使巨大儿的发生率增加,达 6.4%～15.0%。

四、诊断

(一)核实预产期

(1)认真核实末次月经。

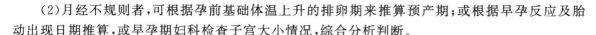

（2）月经不规则者，可根据孕前基础体温上升的排卵期来推算预产期；或根据早孕反应及胎动出现日期推算，或早孕期妇科检查子宫大小情况，综合分析判断。

（3）B超检查：早期或孕中期的超声检查协助明确预产期。

（4）临床检查子宫符合足月孕大小，孕妇体重不再增加，或稍减轻，子宫颈成熟，羊水逐渐减少，均应考虑过期妊娠。

（二）判断胎盘功能

判断胎盘功能的方法包括：①胎动计数；②HPL测定；③尿E_3比值测定；④B超检查，包括双顶径、胎盘功能分级、羊水量等；⑤羊膜镜检查；⑥NST、OCT试验等。现分别阐述。

1.胎动计数

胎动计数是孕妇自我监护胎儿情况的一种简易的手段，每个孕妇自感的胎动数差异很大，孕妇于18～20周开始自感有胎动，夜间尤为明显，孕29～38周为胎动最频繁时期，接近足月略为减少。如胎动异常应警惕胎儿宫内窘迫。缺氧早期胎儿躁动不安，表现为胎动明显增加，当缺氧严重时，胎动减少减弱甚至消失，胎动消失后，胎心一般在24～48 h内消失。每天早、中、晚固定时间各数1 h，每小时＞3次，反映胎儿情况良好。也可将早、中、晚三次胎动次数的和乘4，即为12 h的胎动次数。如12 h胎动达30次以上，反映胎儿情况良好；如果胎动少于10次，则提示胎儿宫内缺氧。

2.尿雌三醇（E_3）及雌三醇/肌酐（E/C）比值测定

如24 h尿雌三醇的总量＜10 mg，或尿E/C比值＜10时，为子宫胎盘功能减退。

3.无负荷试验（NST）及宫缩负荷试验（CST）

（1）NST反应型：①每20 min内有两次及以上伴胎心率加速的胎动；②加速幅度15次/分钟以上，持续15 s以上；③胎心率长期变异正常，3～6周期/分，变异幅度为6～25次/分钟。

（2）NST无反应型：①监测40 min无胎动或胎动时无胎心率加速反应。②伴胎心率基线长期变异减弱或消失。

（3）NST可疑型：①每20 min内仅一次伴胎心加速的胎动；②胎心加速幅度＜15次/分钟，持续＜15 s；③基线长期变异幅度＜6次/分钟；④胎心率基线水平异常，＞160或＜120次/分钟；⑤存在自发性变异减速。符合以上任何一条即列为NST可疑型。

4.胎儿超声生物物理相的观察

评价胎儿宫内生理状态采用五项胎儿生物物理指标（biophysical profile score，BPS）。BPS最早是由Manning提出，五项指标包括：①无负荷试验（non-stress test，NST）；②胎儿呼吸样运动（fetal breath movement，FBM）；③胎动（fetal movement，FM）；④胎儿肌张力（fetal tone，FT）；⑤羊水量。

胎儿生物物理活动受中枢神经系统支配，中枢神经的各个部位对缺氧的敏感性存在差异。胎儿缺氧时首先NST为无反应型，FBM消失；缺氧进一步加重，FM消失，最后为FT消失。参照此顺序可了解胎儿缺氧的程度，估计其预后，也可减少监测中的假阳性率与假阴性率。

五、处理

过预产期应更严密地监护宫内胎儿的情况，每周应进行两次产前检查。凡妊娠过期尚不能确定，胎盘功能又无异常的表现，胎儿在宫内的情况良好，子宫颈尚未成熟，可在严密观察下待其自然临产。妊娠确已过期，并有下列任何一种情况时，应立即终止妊娠：①子宫颈已成熟；②胎儿体重＞4 000 g；③每12 h 内的胎动计数＜10 次；④羊水中有胎粪或羊水过少；⑤有其他并发症者；⑥妊娠已达 43 周。

根据子宫颈成熟情况和胎盘功能以及胎儿的情况来决定终止妊娠的方法。如子宫颈已成熟者，可采用人工破膜；破膜时羊水多而清，可在严密监护下经阴道分娩。子宫颈未成熟者可普贝生引产。如胎盘功能不良或胎儿情况紧急，应及时行剖宫产。

目前促子宫颈成熟的药物有：PGE_2 制剂，如阴道内栓剂（可控释地诺前列酮栓）；PGE_1 类制剂，如米索前列醇。普贝生已通过美国食品与药品管理局（FDA）和中国食品与药品管理局（SFDA）批准，可用于妊娠晚期引产前的促子宫颈成熟。而米索前列醇被广泛用于促子宫颈成熟，证明合理使用是安全有效的，2003 年美国 FDA 已将米索前列醇禁用于晚期妊娠的条文删除。其他促子宫颈成熟的方法：包括低位水囊、Foley 导尿管、昆布条、海藻棒等，需要在阴道无感染及胎膜完整时才能使用。但是有潜在感染、胎膜早破、子宫颈损伤的可能。

（一）前列腺素制剂

常用的促子宫颈成熟的药物主要是前列腺素制剂。PG 促子宫颈成熟的主要机制：一是通过改变子宫颈细胞外基质成分，软化子宫颈，如激活胶原酶，是胶原纤维溶解和基质增加；二是影响子宫颈和子宫平滑肌，使子宫颈平滑肌松弛，子宫颈扩张，宫体平滑肌收缩，牵拉子宫颈；三是促进子宫平滑肌细胞间缝隙连接的形成。

目前临床使用的前列腺素制剂如下。

1.PGE_2 制剂

如阴道内栓剂（可控释地诺前列酮栓）；是一种可控制释放的前列腺素 E_2 制剂，含有 10 mg 地诺前列酮，以 0.3 mg/h 的速度缓慢释放，低温保存。外阴消毒后将可控释地诺前列酮栓置于阴道后穹隆深处，在药物置入后，嘱孕妇平卧位 20～30 min 以利于吸水膨胀。2 h 后复查，仍在原位后可活动。可以控制药物释放，在出现宫缩过强或过频时能方便取出。出现以下情况时应及时取出：①临产；②放置 12 h 后；③如出现过强和过频宫缩、变态反应或胎心律异常时；④如取出后宫缩过强、过频仍不缓解，可使用宫缩抑制剂。

2.PGE_1 类制剂

米索前列醇是一种人工合成的前列腺素 E_1 类似物，有 100 μg 和 200 μg 两种片剂，主要用于防治消化道溃疡，大量临床研究证实其可用于妊娠晚期促子宫颈成熟。米索前列醇促子宫颈成熟具有价格低、性质稳定易于保存、作用时间长等优点，尤其适合基层医疗机构应用。美国妇产科学会（ACOG）于 2003 年和 2009 年又重申对米索前列醇在产科领域使用的规范，新指南提出的多项建议中最重要的是将 25 μg 作为促子宫颈成熟和诱导分娩的米索前列醇初始剂量，频率不宜超过每 3～6 h 给药 1 次；有关大剂量米索前列醇（每 6 h 给药 50 μg）安全性的资料有限且不明确，所以对大剂量米索前列醇仅定为 B 级证据建议。参考 ACOG 2003 的规范标准并结合我国米索前列醇临床应用经验，中华医学会妇产科学分会产科学组成员与相关专家经过多次讨论，制定我国米索前列醇在妊娠晚期促子宫颈成熟的应用常规：①用于妊娠晚期需要引产而子宫颈条件不成熟的孕妇。②每次阴道内放药剂量为 25 μg，放药时不要将药物压成碎片。如 6 h 后仍无宫缩，在重复使用米索前列醇前应做阴道检查，重新评估子宫颈成熟度，了解原放置的药物是否溶化、吸收。若未溶化和吸收者，则不宜再放。每天总量不得超过 50 μg，以免药物吸收过多。③如需加用缩宫素，应该在最后一次放置米索前列醇 4 h 以上，并阴道检查证实药物已经吸收。

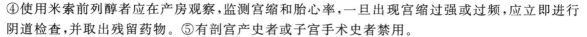

④使用米索前列醇者应在产房观察,监测宫缩和胎心率,一旦出现宫缩过强或过频,应立即进行阴道检查,并取出残留药物。⑤有剖宫产史者或子宫手术史者禁用。

(二)缩宫素

小剂量静脉滴注缩宫素为安全常用的引产方法,但在子宫颈不成熟时,引产效果不好。其特点是:可随时调整用药剂量,保持生理水平的有效宫缩,一旦发生异常可随时停药,缩宫素作用时间短,半衰期为5~12 min。静脉滴注缩宫素推荐使用低剂量,最好使用输液泵,起始剂量为2.5 mU/min开始,根据宫缩调整滴速,一般每隔30 min调整一次,直至出现有效宫缩。有效宫缩的判定标准为 10 min 内出现 3 次宫缩,每次宫缩持续 30~60 s。最大滴速一般不得超过10 mU/min,如达到最大滴速,仍不出现有效宫缩可增加缩宫素浓度。增加浓度的方法是以5%葡萄糖 500 mL 中加 5 U 缩宫素即 1‰缩宫素浓度,相当于每毫升液体含 10 mU 缩宫素,先将滴速减半,再根据宫缩情况进行调整,增加浓度后,最大增至20 mU/min,原则上不再增加滴速和浓度。

(三)人工破膜术

用人工的方法使胎膜破裂,引起前列腺素和缩宫素释放,诱发宫缩。适用于子宫颈成熟的孕妇。缺点是有可能引起脐带脱垂或受压、母婴感染、前置血管破裂和胎儿损伤。不适用于胎头浮的孕妇。破膜前要排除阴道感染。应在宫缩间歇期破膜,以避免羊水急速流出引起脐带脱垂或胎盘早剥。破膜前后要听胎心、破膜后观察羊水性状和胎心变化情况。单纯应用人工破膜术效果不好时,可加用缩宫素静脉滴注。

(四)其他

其他促子宫颈成熟的方法主要是机械性扩张,种类很多,包括低位水囊、Foley 导尿管、昆布条、海藻棒等,需要在阴道无感染及胎膜完整时才能使用。主要是通过机械刺激子宫颈管,促进子宫颈局部内源性前列腺素合成与释放而促进子宫颈管软化成熟。其缺点是有潜在感染、胎膜早破、子宫颈损伤的可能。

(五)产时处理

临产后应严密观察产程进展和胎心监测,如发现胎心律异常,产程进展缓慢,或羊水混有胎粪时,应即行剖宫产。产程中应充分给氧。胎儿娩出前做好一切抢救准备,当胎头娩出后即应清除鼻腔及鼻咽部黏液和胎粪。过期产儿病率及死亡率高,应加强其护理和治疗。

六、临床特殊情况的思考和建议

(1)过期妊娠:子宫存在疤痕的延期妊娠。

(2)子宫疤痕:剖宫产、子宫肌瘤剥出(腹腔镜下或开腹子宫肌瘤剥出)、子宫损伤。随着我国剖宫产率居高不下,剖宫产后再次妊娠的比例越来越高,这里主要指剖宫产史的延期妊娠。随着剖宫产后再次妊娠阴道分娩开展,出现了剖宫产史的延期妊娠。对于剖宫产史的延期妊娠,处理比较棘手:由于采用药物(前列腺素或缩宫素)或人工破膜引产后,在产程中子宫破裂的风险将会增加,并不主张进行药物和人工破膜引产,所以采用再次择期剖宫产是比较安全的选择。

（王　萍）

第七节　母儿血型不合

　　母儿血型不合是孕妇与胎儿之间因血型不合而产生的同种血型免疫性疾病,发生在胎儿期和新生儿早期,是胎儿新生儿溶血性疾病中重要的病因。胎儿的基因,一半来自母亲,一半来自父亲。从父亲遗传来的红细胞血型抗原为其母亲所缺乏时,此抗原在某种情况下可通过胎盘进入母体刺激产生相应的免疫抗体。再次妊娠时,抗体可通过胎盘进入胎儿体内,与胎儿红细胞上相应的抗原结合发生凝集、破坏,出现胎儿溶血,导致流产、死胎或新生儿发生不同程度的溶血性贫血或核黄疸后遗症,造成智能低下、神经系统及运动障碍等后遗症。母儿血型不合主要有ABO型和Rh型两大类:ABO血型不合较为多见,危害轻,常被忽视;Rh血型不合在我国少见,但病情重。

一、发病机制

(一)胎儿红细胞进入母体

　　血型抗原、抗体反应包括初次反应、再次反应及回忆反应。抗原初次进入机体后,需经一定的潜伏期后产生抗体,但量不多,持续时间也短。一般是先出现IgM,约数周至数月消失,继IgM之后出现IgG,当IgM接近消失时IgG达到高峰,在血中维持时间长,可达数年。IgA最晚出现,一般在IgM、IgG出现后2～8周方可检出,持续时间长;相同抗原与抗体第二次接触后,先出现原有抗体量的降低,然后IgG迅速大量产生,可比初次反应时多几倍到几十倍,维持时间长,IgM则很少增加;抗体经过一段时间后逐渐消失,如再次接触抗原,可使已消失的抗体快速增加。

　　母胎间血循环不直接相通,中间存在胎盘屏障,但这种屏障作用是不完善的,在妊娠期微量的胎儿红细胞持续不断地进入母体血液循环中,且这种运输随着孕期而增加,有学者对16例妊娠全过程追踪观察:妊娠早、中、晚期母血中有胎儿红细胞发生率分别为6.7%、15.9%、28.9%。足月妊娠时如母儿ABO血型不合者,在母血中存在胎儿红细胞者占20%,而ABO血型相合者可达50%。大多数孕妇血中的胎儿血是很少的,仅为0.1～3.0 mL,如反复多次小量胎儿血液进入母体,则可使母体致敏。早期妊娠流产的致敏危险是1%,人工流产的致敏危险是20%～25%,在超声引导下进行羊水穿刺的致敏危险是2%,绒毛取样的危险性可能高于50%。

(二)ABO血型不合

　　99%发生在O型血孕妇,自然界广泛存在与A(B)抗原相似的物质(植物、寄生虫、接种疫苗),接触后也可产生抗A(B)IgG抗体,故新生儿溶血病有50%发生在第一胎。另外,A(B)抗原的抗原性较弱,胎儿红细胞表面反应点比成人少,故胎儿红细胞与相应抗体结合也少。孕妇血清中即使有较高的抗A(B)IgG滴定度,新生儿溶血病病情却较轻。

(三)Rh血型不合

　　Rh系统分为3组:Cc、Dd和Ee,有无D抗原决定是阳性还是阴性。孕妇为Rh阴性,配偶为Rh阳性,再次妊娠时有可能发生新生儿Rh溶血病。Rh抗原特异性强,只存在Rh阳性的红细胞上,正常妊娠时胎儿血液经胎盘到母血循环中大多数不足0.1 mL,虽引起母体免疫,但产生的抗Rh抗体很少,第一胎常因抗体不足而极少发病。随着妊娠次数的增加,母体不断产生抗体而引起胎儿溶血的聚会越多,其至屡次发生流产或死胎,但如果母亲在妊娠前输过 Rh(+)血,则体内已有 Rh 抗体,在第一胎妊娠时即可发病,尤其是妊娠期接受 Rh(+)输血,对母子的危害更大。虽然不知道引起 Rh 阴性母体同种免疫所需的 Rh 阳性细胞确切数,但临床及实验均已证明 0.03~0.07 mL 的胎儿血就可以使孕妇致敏而产生抗 Rh 抗体。致敏后,再次妊娠时极少量的胎儿血液渗漏都会使孕妇抗 Rh 抗体急剧上升。

(四)ABO 血型对 Rh 母儿血型不合的影响

Levin 曾首次观察到胎儿血型为 Rh(+)A 或 B 型与 Rh(-)O 型母亲出现 ABO 血型不合时,则 Rh 免疫作用发生率降低。其机制不清楚,有人认为由于母体中含有抗 A 或抗 B 自然抗体,因而进入母体的胎儿红细胞与这些抗体发生凝集,并迅速破坏,从而防止 Rh 抗原对母体刺激,保护胎儿以免发生溶血。

二、诊断

(一)病史
凡过去有不明原因的死胎、死产或新生儿溶血病史孕妇,可能发生血型不合。

(二)辅助检查

1.血型检查

孕妇血型为 O 型,配偶血型为 A、B 或 AB 型,母儿有 ABO 血型不合可能;孕妇为 Rh 阴性,配偶为 Rh 阳性,母儿有 Rh 血型不合可能。

2.孕妇血液 ABO 和 Rh 抗体效价测定

孕妇血清学检查阳性,应定期测定效价。孕 28~32 周,每 2 周测定一次,32 周后每周测定一次。如孕妇 Rh 血型不合,效价在 1∶32 以上,ABO 血型不合,抗体效价在 1∶512 以上,提示病情严重,结合过去有不良分娩史,要考虑终止妊娠;但是 ABO 母儿血型不合孕妇效价的高低并不与新生儿预后明显相关。

3.羊水中胆红素测定

用分光光度计做羊水胆红素吸光度分析,吸光度值差(Δ94 A450)大于 0.06 为危险值,0.03~0.06 为警戒值,小于 0.03 为安全值。

4.B 超检查

在 Rh 血型不合的患者,需要定期随访胎儿超声,严重胎儿贫血患儿可见羊水过多、胎儿皮肤水肿、胸腔积液、腹水、心脏扩大、心胸比例增加、肝脾肿大及胎盘增厚等。胎儿大脑中动脉血流速度的收缩期的峰值(peak systolic velocity,PSV)升高可判断胎儿贫血的严重程度。

三、治疗

(一)妊娠期治疗

1.孕妇被动免疫

在 RhD(-)的孕妇应用抗 D 的免疫球蛋白主要的目的是预防下一胎发生溶血。指征:在流产或分娩后 72 h 内注射抗 D 免疫球蛋白 300 μg。

2.血浆置换法

Rh 血型不合孕妇,在妊娠中期(24~26 周)胎儿水肿未出现时,可进行血浆置换术,300 mL 血浆可降低一个比数的滴定度,此法比直接胎儿宫内输血或新生儿换血安全,但需要的血量较

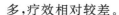

多,疗效相对较差。

3.口服中药

如三黄汤或茵陈蒿汤。如果抗体效价下降缓慢或不下降,可一直服用至分娩。但目前中药治疗母儿血型不合的疗效缺乏循证依据。

4.胎儿输血

死胎和胎儿水肿的主要原因是重度贫血,宫内输血的目的在于纠正胎儿的贫血,常用于 Rh 血型不合的患者。宫内输血的指征:根据胎儿超声检查发现胎儿有严重的贫血可能,主要表现为胎儿大脑中动脉的血流峰值升高,胎儿水肿、羊水过多等;输血前还需要脐带穿刺检查胎儿血红蛋白进一步确定胎儿Hb<120 g/L。输血的方法有脐静脉输血和胎儿腹腔内输血两种方式。所用血液满足以下条件:不含相应母亲抗体的抗原;血细胞比容为 80%;一般用 Rh(一)O 型新鲜血。在 B 型超声指导下进行,经腹壁在胎儿腹腔内注入 Rh 阴性并与孕妇血不凝集的浓缩新鲜血每次 20~110 mL,不超过 20 mL/kg。腹腔内输血量可按下列公式计算:(孕周一20)×10 mL。输血后需要密切监测抗体滴度和胎儿超声,可反复多次宫内输血。

5.引产

妊娠近足月抗体产生越多,对胎儿威胁也越大,故于 36 周以后,遇下列情况可考虑引产。①抗体效价:Rh 血型不合,抗体效价达 1∶32 以上;而对于 ABO 母儿血型不合一般不考虑提前终止妊娠;考虑效价高低以外,还要结合其他产科情况,综合决定。②死胎史,特别是前一胎死因是溶血症者。③各种监测手段提示胎儿宫内不安全,如胎动改变、胎心监护图形异常,听诊胎心改变。④羊膜腔穿刺:羊水深黄色或胆红素含量升高。

(二)分娩期治疗

(1)争取自然分娩,避免用麻醉药、镇静剂,减少新生儿窒息的机会。

(2)分娩时做好抢救新生儿的准备,如气管插管、加压给氧,以及换血准备。

(3)娩出后立即断脐,减少抗体进入婴儿体内。

(4)胎盘端留脐血送血型、胆红素,抗人球蛋白试验及特殊抗体测定。并查红细胞、血红蛋白,有核红细胞与网织红细胞计数。

(三)新生儿处理

多数 ABO 血型不合的患儿可以自愈,严重的患者可出现病理性黄疸、核黄疸等。黄疸明显者,根据血胆红素情况予以:蓝光疗法每天 12 h,分 2 次照射;口服苯巴比妥 5~8 mg/(kg·d);血胆红素高者予以人血白蛋白静脉注射 1 g/(kg·d),使与游离胆红素结合,以减少核黄疸的发生;25%的葡萄糖液注射;严重贫血者及时输血或换血治疗。

(曹迎春)

第八节　胎儿生长受限

胎儿生长受限(fetal growth restriction,FGR)是指胎儿体重低于其孕龄平均体重第 10 百分位数或低于其平均体重的 2 个标准差。

将新生儿的出生体重按孕龄列出百分位数,取 10 百分位数及 90 百分位数二根曲线,在

10 百分位以下者称小于胎龄儿(small for gestational age,SGA),在 90 百分位以上称大于胎龄儿(large for gestational age,LGA),在 90 和 10 百分位之间称适于胎龄儿(appropriate for gestational age,AGA)。20 世纪 60 年代后上海地区将小于胎龄儿统称为小样儿,分为早产小样儿、足月小样儿及过期小样儿。但并不是出生体重低于第 10 百分位数的婴儿都是病理性生长受限,有些偏小是因为体质因素,仅仅是小个子。1992 年 Gardosi 等认为,有 25%～60%婴儿诊断为小于胎龄儿,但如果排除如母体的种族、孕产次及身高等影响出生体重的因素,这些婴儿实际上是适于胎龄儿。1969 年 Usher 等提出胎儿生长的标准定义应基于正常范围平均值的±2 标准差,与第 10 百分位数相比,此定义将 SGA 儿限定在 3%,后一种定义更有临床意义,因为这部分婴儿中预后最差的是出生体重低于第 3 百分位数。国外报道宫内生长受限儿的发生率为全部活产的 4.5%～10.0%,上海新华医院资料小样儿的发生率为 3.1%。

一、病因学

胎儿生长受限的病因迄今尚未完全阐明。约有 40%发生于正常妊娠,30%～40%发生于母体有各种妊娠并发症或合并症者,10%由于多胎妊娠,10%由于胎儿感染或畸形。下列各因素可能与胎儿生长受限的发生有关。

(一)孕妇因素

1.妊娠并发症和合并症

妊娠期高血压疾病、慢性肾炎、糖尿病血管病变的孕妇由于子宫胎盘灌注不够易引起胎儿生长受限。自身免疫性疾病、发绀型心脏病、严重遗传型贫血等均引起 FGR。

2.遗传因素

胎儿出生体重差异,40%来自父母的遗传基因,又以母亲的影响较大,如孕妇身高、孕前体重、妊娠时年龄以及孕产次等。

3.营养不良

孕妇偏食、妊娠剧吐以及摄入蛋白质、维生素、微量元素和热量不足的,容易产生小样儿,胎儿出生体重与母体血糖水平呈正相关。

4.烟、酒和某些药物的影响

吸烟、喝酒、麻醉剂及相关药品均与 FGR 相关。某些降压药由于降低动脉压,降低子宫胎盘的血流量,也影响胎儿宫内生长。

(二)胎儿因素

1.染色体异常

21、18 或 13-三体综合征,Turner 综合征,猫叫综合征常伴发 FGR。超声没有发现明显畸形的FGR 胎儿中,近 20%可发现核型异常,当生长受限和胎儿畸形同时存在时,染色体异常的概率明显增加。21-三体综合征胎儿生长受限一般是轻度的,18-三体综合征胎儿常有明显的生长受限。

2.胎儿畸形

如先天性成骨不全和各类软骨营养障碍等可伴发 FGR,严重畸形的婴儿有 1/4 伴随生长受限,畸形越严重,婴儿越可能是小于胎龄儿。许多遗传性综合征也与 FGR 有关。

3.胎儿感染

在胎儿生长受限病例中,多达 10%的人发生病毒、细菌、原虫和螺旋体感染。宫内感染如风疹病毒、巨细胞病毒、弓形虫、梅毒螺旋体等均可引起 FGR。

4.多胎

与正常单胎相比,双胎或更多胎妊娠更容易发生其中一个或多个胎儿生长受限。

(三)胎盘因素

胎盘结构和功能异常是发生 FGR 的病因,在 FGR 中孕 36 周后胎盘增长缓慢、胎盘绒毛膜面积和毛细血管面积均减少。慢性部分胎盘早剥、广泛性梗死或绒毛膜血管瘤均可造成胎儿生长受限。脐带帆状附着也可导致胎儿生长受限。

二、分类和临床表现

(一)内因性均称型 FGR

少见,属于早发性胎儿生长受限,在受孕时或在胚胎早期,不良因素即发生作用,使胎儿生长、发育严重受限。其原因包括染色体异常、病毒感染、接触放射性物质及其他有毒物质。因胎儿在体重、头围和身长三方面均受限,头围与腹围均小,故称均称型。

特点:①体重、身长、头径相称,但均小于该孕龄正常值。②外表无营养不良表现,器官分化或成熟度与孕龄相符,但各器官的细胞数量均减少,脑重量轻,神经元功能不全和髓鞘形成迟缓。③胎盘体积重量小,但组织结构无异常,胎儿无缺氧表现。④胎儿出生缺陷发生率高,围生儿病死率高,预后不良。产后新生儿多有脑神经发育障碍,伴小儿智力障碍。

(二)外因性不匀称型 FGR

常见,属于继发性生长发育不良,胚胎发育早期正常,至妊娠中晚期受到有害因素的影响,常见于妊娠期高血压疾病、慢性高血压、糖尿病、过期妊娠,导致胎盘功能不全。

特点:①新生儿外表呈营养不良或过熟儿状态,发育不匀称,身长、头径与孕龄相符而体重偏低。②胎儿常有宫内慢性缺氧及代谢障碍,各器官细胞数量正常,但细胞体积缩小,以肝脏为著。③胎盘体积正常,但功能下降,伴有缺血、缺氧的病理改变,常有梗死、钙化、胎膜黄染等。④新生儿在出生以后躯体发育正常,易发生低血糖。

(三)外因性均称型 FGR

为上述两型的混合型,其病因有母儿双方的因素,常因营养不良、缺乏叶酸、氨基酸等微量元素,或有害药物的影响所致。有害因素在整个妊娠期间均产生影响。

特点:①新生儿身长、体重、头径均小于该孕龄正常值,外表有营养不良表现。②各器官细胞数目减少,导致器官体积均缩小,肝脾严重受累,脑细胞数也明显减少。③胎盘小,外观正常。胎儿少有宫内缺氧,但存在代谢不良。④新生儿的生长与智力发育常受到影响。

三、诊断

(一)产前检查

准确判断孕龄,详细询问孕产史及有无高血压、慢性肾病、严重贫血等疾病史,有无接触有毒有害物质及不良嗜好,判断是否存在导致 FGR 的高危因素。

(二)宫高及体重的测量

根据宫高推测胎儿的大小和增长速度,确定末次月经和孕周后,产前检查测量子宫底高度,在孕 28 周后如连续 2 次宫底高度小于正常的第 10 百分位数时,则有 FGR 的可能。另外从孕 13 周起体重平均每周增加 350 g 直至足月,孕 28 周后如孕妇体重连续 3 周未增加,要注意是否

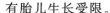

有胎儿生长受限。

(三)定期 B 超监测

(1)头臀径:是孕早期胎儿生长发育的敏感指标。

(2)双顶径:对疑有胎儿生长受限者,应系统测量胎头双顶径,每 2 周 1 次观察胎头双顶径增长情况。正常胎儿在孕 36 周前其双顶径增长较快,如胎头双顶径每 2 周增长小于 2 mm,则为胎儿生长受限,若增长大于 4 mm,则可排除胎儿生长受限。

(3)腹围:胎儿腹围的测量是估计胎儿大小最可靠的指标。妊娠 36 周前腹围值小于头围值,36 周时相等,以后腹围大于头围,计算腹围/头围,若比值小于同孕周第 10 百分位,有 FGR 的可能。

(四)多普勒测速

与胎儿生长受限密切相关的多普勒异常特征是脐动脉、子宫动脉舒张末期血流消失或反流,胎儿静脉导管反流等,说明脐血管阻力增加。

(五)出生后诊断

(1)出生体重:胎儿出生后测量其出生体重,参照出生孕周,若低于该孕周应有的体重的第 10 百分位数,即可做出诊断。

(2)胎龄估计:对出生体重小于 2 500 g 的新生儿进行胎龄判断非常重要。由于约 15% 的孕妇没有正确的月经史加上妊娠早期的阴道流血与月经混淆,FGR 儿与早产儿的鉴别就很重要。外表观察对胎龄估计较为重要,对于胎龄未明的低体重儿可从神态、皮肤耳壳、乳腺跖纹、外生殖器等方面加以鉴定是 FGR 儿还是早产儿。临床上往往可以发现一些低体重儿肢体无水肿躯体缺毳毛,但耳壳软而不成形,乳房结节和大阴唇发育差的矛盾现象,则提示为早产 FGR 儿的可能。

四、治疗

(一)一般处理

(1)卧床休息:左侧卧位可使肾血流量和肾功能恢复正常,从而改善子宫、胎盘的供血。

(2)吸氧:胎盘交换功能障碍是导致 FGR 的原因之一,吸氧能够改善胎儿的内环境。

(3)补充营养物质:FGR 的病因众多,其中包括母血中营养物质利用度的降低,或胎盘物质交换受到影响,所以 FGR 治疗的理论基础有补充治疗,包括增加营养物质糖类和蛋白质的供应。治疗越早效果越好,小于孕 32 周开始治疗效果好,孕 36 周后治疗效果差。

(4)积极治疗引起 FGR 的高危因素:对于妊娠期高血压病、慢性肾炎可以用抗高血压药物、肝素治疗。

(5)口服小剂量阿司匹林:抑制血栓素 A_2 合成,提高前列环素与血栓素 A_2 比值,扩张血管,改善子宫胎盘血供,但不改变围产儿死亡率。

(6)钙通道阻滞剂:扩张血管,改善子宫动脉血流,在吸烟者中可增加胎儿体重,对非吸烟者尚无证据。

(二)产科处理

适时分娩:胎儿确定为 FGR 后,决定分娩时间较困难,必须在胎儿死亡的危险和早产的危害之间权衡利弊。

(1)近足月:足月或近足月的 FGR,应积极终止妊娠,可取得较好的胎儿预后。孕龄达到或超过 34 周时,如果有明显羊水过少应考虑终止妊娠。胎心率正常者可经阴道分娩,但这些胎儿与适于胎龄儿相比,多数不能耐受产程与宫缩,故应采取剖宫产。如果 FGR 的诊断尚未确立,应期待处理,加强胎儿监护,等待胎肺成熟后终止妊娠。

(2)孕 34 周前:确诊 FGR 时如果羊水量及胎儿监护正常继续观察,每周 B 超检查 1 次,如果胎儿正常并继续长大时,可继续妊娠等待胎儿成熟,否则考虑终止妊娠。须考虑终止妊娠时,酌行羊膜腔穿刺,测定羊水中 L/S 比值、肌酐等,了解胎儿成熟度,有助于临床处理决定。为促使胎儿肺表面活性物质产生,可用地塞米松 5 mg 肌内注射,每 8 h 1 次或 10 mg 肌内注射 2 次/天,共 2 d。

(三)新生儿处理

FGR 儿存在缺氧容易发生胎粪吸入,故应即时处理新生儿,清理声带下的呼吸道吸出胎粪,并做好新生儿复苏抢救。及早喂养糖水以防止低血糖,并注意低血钙、防止感染及纠正红细胞增多症等并发症。

五、预后

FGR 近期和远期并发症发生均较高。

(1)FGR 儿出生后的个体生长发育很难预测,一般对称性或全身性 FGR 在出生后生长发育缓慢,相反,不对称型 FGR 儿出生后生长发育可以很快赶上。

(2)FGR 儿的神经系统及智力发育也不能准确预测,1992 年 Low 等在 9~11 年长期随访研究,发现有一半的 FGR 存在学习问题,有报道 FGR 儿易发生脑瘫。

(3)FGR 儿成年后高血压、糖尿病和冠心病等心血管和代谢性疾病发病率较高。

(4)再次妊娠 FGR 的发生率 有过 FGR 的妇女,再发生 FGR 的危险性增加。有 FGR 史及持续存在内科合并症的妇女,更易发生 FGR。

(曹迎春)

第九节 胎 儿 畸 形

广义的胎儿畸形指胎儿先天异常,包括胎儿各种结构畸形、功能缺陷、代谢以及行为发育的异常。又细分为代谢障碍异常、组织发生障碍异常、先天畸形和先天变形。

狭义的胎儿畸形,即胎儿先天畸形,是指由于内在的异常发育而引起的器官或身体某部位的形态学缺陷,又称为出生缺陷。

据美国 2006 年全球出生缺陷报告,全球每年大约有 790 万的出生缺陷儿出生,约占出生总人口的 6%。已被确认的出生缺陷有 7 000 多种,其中全球前五位的常见严重出生缺陷占所有出生缺陷的 25%,依次为先天性心脏病(104 万)、神经管缺陷(32.4 万)、血红蛋白病(地中海贫血,30.8 万)、唐氏综合征(21.7 万)和 G-6PD(17.7 万)。我国每年有 20 万~30 万肉眼可见的先天畸形儿出生,加上出生后数月和数年才显现的缺陷,先天残疾儿童总数高达 80 万~120 万,占每年出生人口总数的 4%~6%。据全国妇幼卫生监测办公室和中国出生缺陷监测中心调查,我国主要出生缺陷于 2007 年排前五位的是先天性心脏病、多指(趾)、总唇裂、神经管缺陷和脑积水。

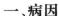

一、病因

导致胎儿畸形的因素目前认为主要由遗传、环境因素,以及遗传和环境因素共同作用所致。遗传原因(包括染色体异常和基因遗传病)占 25%;环境因素(包括放射、感染、母体代谢失调、药物及环境化学物质等)占 10%;两种原因相互作用及原因不明占 65%。

(一)遗传因素

目前已经发现有 5 000 多种遗传病,究其病因,主要分为单基因遗传病、多基因遗传病和染色体病。

单基因病是由于一个或一对基因异常引起,可表现为单个畸形或多个畸形。按遗传方式分为常见常染色体显性遗传病[多指(趾)、并指(趾)、珠蛋白生成障碍性贫血、多发性家族性结肠息肉、多囊肾、先天性软骨发育不全、先天性成骨发育不全、视网膜母细胞瘤等]、常染色体隐性遗传病(白化病、苯丙酮尿症、半乳糖血症、黏多糖病、先天性肾上腺皮质增生症等)、X 连锁显性遗传病(抗维生素 D 佝偻病、家族性遗传性肾炎等)和 X 连锁隐性遗传病(血友病、色盲、进行性肌营养不良等)。

多基因遗传病是由于两对以上基因变化,通常仅表现为单个畸形。多基因遗传病的特点:基因之间没有显、隐性的区别,而是共显性,每个基因对表型的影响很小,称为微效基因,微效基因具有累加效应,常常是遗传因素与环境因素共同作用。常见多基因遗传病有先天性心脏病、小儿精神分裂症、家族性智力低下、脊柱裂、无脑儿、少年型糖尿病、先天性肥大性幽门狭窄、重度肌无力、先天性巨结肠、气道食管瘘、先天性腭裂、先天性髋脱位、先天性食管闭锁、马蹄内翻足、原发性癫痫、躁狂抑郁精神病、尿道下裂、先天性哮喘、睾丸下降不全、脑积水等。

染色体数目或结构异常(包括常染色体和性染色体)均可导致胎儿畸形,又称染色体病,如21-三体综合征、18-三体综合征、13-三体综合征、Turner 综合征等。

(二)环境因素

环境因素包括放射、感染、母体代谢失调、药物及环境化学物质、毒品等环境中可接触的物质。环境因素致畸与其剂量-效应、临界作用以及个体敏感性吸收、代谢、胎盘转运、接触程度等有关。20 世纪 40 年代广岛、长崎上空爆炸原子弹诱发胎儿畸形,20 世纪 50 年代甲基汞污染水体引起先天性水俣病,以及 20 世纪五六十年代反应停在全世界广泛使用,导致短期内诱发近万例"海豹畸形婴儿"出生以来,环境因素引起先天性发育缺陷受到了医学界的高度重视。风疹病毒可引起胎儿先天性白内障、心脏异常,梅毒也可引起胎儿畸形。另外,环境因素常常参与多基因遗传病的发生。

二、胎儿畸形的发生易感期

在卵子受精后 2 周,孕卵着床前后,药物及周围环境毒物对胎儿的影响表现为"全"或"无"效应。"全"表示胚胎受损严重而死亡,最终流产;"无"指无影响或影响很小,可以经其他早期的胚胎细胞的完全分裂代偿受损细胞,胚胎继续发育,不出现异常。"致畸高度敏感期"在受精后 3～8 周,亦即停经后的 5～10 周,胎儿各部开始定向发育,主要器官均在此时期内初步形成。如神经在受精后 15～25 d 初步形成,心脏在 20～40 d,肢体在 24～26 d。该段时间内受到环境因素影响,特别是感染或药物影响,可能对将发育成特定器官的细胞发生伤害,胚胎停育或畸变。8 周后进入胎儿阶段,致畸因素作用后仅表现为细胞生长异常或死亡,极少导致胎儿结构畸形。

三、常见胎儿畸形

(一)先天性心脏病

由多基因遗传及环境因素综合致病。发病率为 8‰ 左右,妊娠糖尿病孕妇胎儿患先天性心脏病的概率升高。环境因素中妊娠早期感染,特别是风疹病毒感染容易引起发病。

先天性心脏病种类繁多,有法洛四联症、室间隔缺损、左心室发育不良、大血管转位、心内膜垫缺损、Ebstein 畸形、心律失常等。由于医学超声技术水平的提高,绝大多数先天性心脏病可以在妊娠中期发现。

(1)法洛四联症:指胎儿心脏同时出现以下四种发育异常室间隔缺损、右心室肥大、主动脉骑跨和肺动脉狭窄。占胎儿心脏畸形的 6%～8%,属于致死性畸形,一旦确诊,建议终止妊娠。

(2)室间隔缺损:是最常见的先天性心脏病。占 20%～30%。可分为 3 种类型。①漏斗部:又称圆锥间隔,约占室间隔的 1/3;②膜部室间隔:面积甚小,直径不足 1.0 cm;③肌部间隔:面积约占 2/3。膜部间隔为缺损好发部位,肌部间隔缺损最少见。

各部分缺损又分若干亚型:①漏斗部缺损分干下型(缺损位于肺动脉瓣环下,主动脉右与左冠状瓣交界处之前),嵴上(内)型缺损(位于室上嵴之内或左上方);②膜部缺损分嵴下型(位于室上嵴右下方),单纯膜部缺损,隔瓣下缺损(位于三尖瓣隔叶左下方);③肌部缺损可发生在任何部位,可单发或多发。大部分室间隔缺损出生后需要手术修补。

(3)左心室发育不良:占胎儿心脏畸形的 2%～3%,左心室狭小,常合并有二尖瓣狭窄或闭锁、主动脉发育不良。属致死性心脏畸形。

(4)大血管转位:占胎儿心脏畸形的 4%～6%,发生于孕 4～5 周,表现为主动脉从右心室发出,肺动脉从左心室发出,属于复杂先天畸形。出生后需要手术治疗。首选手术方式是动脉调转术动脉调转术,但因需冠状动脉移植、肺动脉瓣重建为主动脉瓣、血管转位时远段肺动脉扭曲、使用停循环技术等,术后随访发现患儿存在冠状动脉病变、主动脉瓣反流、神经发育缺陷、肺动脉狭窄等并发症。

(5)心内膜垫缺损:占胎儿心脏畸形的 5% 左右,其中 60% 合并有其他染色体异常。心内膜垫是胚胎的结缔组织,参与形成心房间隔、心室间隔的膜部,以及二尖瓣和三尖瓣的瓣叶和腱索。心内膜垫缺损又称房室管畸形,主要病变是房室环上、下方心房和心室间隔组织部分缺失,且可伴有不同程度的房室瓣畸形。出生后需手术治疗,合并染色体异常时,预后不良。

(6)Ebstein 畸形:占胎儿心脏畸形的 0.3% 左右,属致死性心脏畸形。1866 年 Ebstein 首次报道,又名三尖瓣下移畸形。三尖瓣隔瓣和/或后瓣偶尔连同前瓣下移附着于近心尖的右室壁上,将右室分为房化右室和功能右室,异位的瓣膜绝大多数关闭不全,也可有狭窄。巨大的房化右室和严重的三尖瓣关闭不全影响患者心功能,有报道 48% 胎死宫内,35% 出生后虽经及时治疗仍死亡。

(7)胎儿心律失常:占胎儿的 10%～20%,主要表现为期外收缩(70%～88%)、心动过速(10%～15%)和心动过缓(8%～12%)。胎儿超声心动图是产前检查胎儿心律失常的可靠的无创性影像技术,其应用有助于早期检出并指导心律失常胎儿的处理。大多数心律失常的胎儿预后良好,不需要特殊治疗,少部分合并胎儿畸形或出现胎儿水肿,则预后不良,可采用宫内药物(如地高辛)治疗改善预后。

除上述胎儿心脏畸形外,还有永存动脉干、心室双流出道、心肌病、心脏肿瘤等。必须提出的

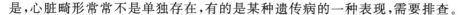

是,心脏畸形常常不是单独存在,有的是某种遗传病的一种表现,需要排查。

(二)多指(趾)

临床分为 3 种类型:①单纯多余的软组织块或称浮指;②具有骨和关节正常成分的部分多指;③具有完全的多指。超过 100 多种异常或遗传综合征合并有多指(趾)表现,预后也与是否合并有其他异常或遗传综合征有关。单纯多指(趾)具有家族遗传性,手术效果良好。目前国内很多医院没有将胎儿指(趾)形状和数量观察作为常规筛查项目。

(三)总唇裂

总唇裂包括唇裂和腭裂。发病率为 1‰,再发危险率为 4%。父为患者,后代发生率为 3%;母为患者,后代发生率为 14%。单纯小唇裂出生后手术修补效果良好,但严重唇裂同时合并有腭裂时,影响哺乳。B 型超声妊娠中期筛查有助诊断,但可能漏诊部分腭裂,新生儿预后与唇腭裂种类、部位、程度,以及是否合并有其他畸形或染色体异常有关。孕前 3 个月开始补充含有一定叶酸的多种维生素可减少唇腭裂的发生。

(四)神经管缺陷

神经管在胚胎发育的 4 周前闭合。孕早期叶酸缺乏可引起神经管关闭缺陷。神经管缺陷包括无脑儿、枕骨裂、露脑与脊椎裂。各地区的发病率差异较大,我国北方地区高达 6‰~7‰,占胎儿畸形总数的 40%~50%,而南方地区的发病率仅为 1‰左右。

1.无脑儿

颅骨与脑组织缺失,偶见脑组织残基,常伴肾上腺发育不良及羊水过多。属致死性胎儿畸形。孕妇血清甲胎蛋白(AFP)异常升高,B 型超声检查可以确诊,表现为颅骨不显像,双顶径无法测量。一旦确诊,建议终止妊娠。即使妊娠足月,约 75%在产程中死亡,其他则于产后数小时或数天死亡。无脑儿外观颅骨缺失、双眼暴突、颈短。

2.脊柱裂

脊柱裂是指由于先天性的椎管闭合不全,在脊柱的背或腹侧形成裂口,可伴或不伴有脊膜、神经成分突出的畸形。可分为囊性脊柱裂和隐性脊柱裂,前者根据膨出物与神经、脊髓组织的病理关系分为脊膜膨出、脊髓脊膜膨出和脊髓裂。囊性脊柱裂的患儿于出生后即见在脊椎后纵轴线上有囊性包块突起,呈圆形或椭圆形,大小不等,有的有细颈或蒂,有的基底部较大无颈。脊髓脊膜膨出均有不同程度神经系统症状和体征,患儿下肢无力或足畸形,大小便失禁或双下肢呈完全弛缓性瘫痪。脊髓裂生后即可看到脊髓外露,局部无包块,有脑脊液漏出,常并有严重神经功能障碍,不能存活。囊性脊柱裂几乎均须手术治疗。隐性脊柱裂为单纯骨性裂隙,常见于腰骶部第五腰椎和第一骶椎。病变区域皮肤大多正常,少数显示色素沉着、毛细血管扩张、皮肤凹陷、局部多毛现象。在婴幼儿无明显症状;长大后可出现腰腿痛或排尿排便困难。

孕期孕妇血清甲胎蛋白(AFP)异常升高,B 型超声排畸筛查可发现部分脊柱排列不规则或有不规则囊性物膨出,常伴有 lemon 征(双顶径测定断面颅骨轮廓呈柠檬状)和 banana 征(小脑测定断面小脑呈香蕉状)。孕前 3 个月起至孕后 3 个月补充叶酸,可有效预防脊柱裂发生。

(五)脑积水

与胎儿畸形、感染、遗传综合征、脑肿瘤等有关。最初表现为轻度脑室扩张,处于动态变化过程。单纯轻度脑室扩张无严重后果,但当脑脊液大量蓄积,引起颅压升高、脑室扩张、脑组织收受压、颅腔体积增大、颅缝变宽、囟门增大时,则会引起胎儿神经系统后遗症,特别是合并其他畸形或遗传综合征时,则预后不良。孕期动态 B 型超声检查有助于诊断。对于严重脑室扩张伴有头

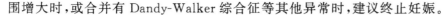

围增大时,或合并有 Dandy-Walker 综合征等其他异常时,建议终止妊娠。

(六)唐氏综合征

唐氏综合征又称 21-三体综合征或先天愚型,是最常见的染色体异常。发病率为 1/800。根据染色体核型的不同,唐氏综合征分为三种类型,即单纯 21-三体型、嵌合型和易位型。唐氏综合征的发生起源于卵子或精子发生的减数分裂过程中随机发生的染色体的不分离现象,导致 21 号染色体多了一条,破坏了正常基因组遗传物质间的平衡,造成患儿智力低下,颅面部畸形及特殊面容,肌张力低下,多并发先天性心脏病,患者白血病的发病率增高,为普通人群的 10～20 倍。生活难以自理,患者预后一般较差,50% 左右于 5 岁前死亡。目前对唐氏综合征缺乏有效的治疗方法。

通过妊娠早、中期唐氏综合征母体血清学检测(早期 PAPP-A、游离 β-HCG,中期 AFP、β-HCG 和 uE$_3$ 等),结合 B 超检查,可检测 90% 以上的唐氏综合征。对高风险胎儿,通过绒毛活检或羊水穿刺或脐血穿刺等技术作染色体核型分析可以确诊。一旦确诊,建议终止妊娠。

多数单纯 21-三体型唐氏综合征患者的产生是由于配子形成中随机发生的,其父母多正常,没有家族史,与高龄密切相关。因此,即使夫妇双方均不是唐氏综合征患者,仍有可能怀有唐氏综合征的胎儿。易位型患者通常由父母遗传而来,对于父母一方为染色体平衡易位时,所生子女中,1/3 正常,1/3 为易位型患者,1/3 为平衡易位型携带者。如果父母之一为 21/21 平衡易位携带者,则其活婴中全部为 21/21 易位型患者。

四、辅助检查

随着母胎医学的发展,现在很多胎儿畸形可以在产前发现或干预。采用的手段有以下几方面。

(一)产科 B 超检查

除早期 B 超确定宫内妊娠、明确孕周、了解胚胎存活发育情况外,早期妊娠和中期妊娠遗传学超声筛查,可以发现 70% 以上的胎儿畸形。

(二)母体血清学筛查

可用于胎儿染色体病特别是唐氏综合征的筛查。早孕期检测 PAPPA 和 β-HCG,中孕期检测 AFP、β-HCG 和 uE$_3$,是广泛应用的组合。优点是无创伤性,缺点是只能提供风险率,不能确诊。

(三)侵入性检查

孕早期绒毛吸取术,孕中期羊膜腔穿刺术和孕中晚期脐带穿刺术可以直接取样,进行胎儿细胞染色体诊断。

(四)胎儿镜

有创、直观,对发现胎儿外部畸形(包括一些 B 超不能发现的小畸形)优势明显,但胎儿高流失率阻碍其临床广泛应用。

(五)孕前及孕期母血 TORCH 检测

有助于了解胎儿畸形的风险与病因。

(六)分子生物学技术

从孕妇外周血中富集胎儿来源的细胞或遗传物质,联合应用流式细胞仪、单克隆抗体技术、聚合酶链反应技术进行基因诊断,是胎儿遗传疾病产前诊断的发展方向。

五、预防和治疗

预防出生缺陷应实施三级预防。一级预防是通过健康教育、选择最佳生育时机、遗传咨询、孕前保健、合理营养、避免接触放射线和有毒有害物质、预防感染、谨慎用药、戒烟戒酒等孕前阶段综合干预,减少出生缺陷的发生。二级预防是通过孕期筛查和产前诊断识别胎儿严重先天缺陷,早期发现,早期干预,减少缺陷儿的出生。三级预防是指对新生儿疾病的早期筛查、早期诊断、及时治疗,避免或减轻致残,提高患儿生活质量和生存概率。

建立、健全围产期保健网,向社会广泛宣传优生知识,避免近亲婚配或严重的遗传病患者婚配,同时提倡适龄生育,加强遗传咨询和产前诊断,注意环境保护,减少各种环境致畸因素的危害,可有效地降低各种先天畸形儿的出生率。

对于无脑儿、严重脑积水、法洛四联症、唐氏综合征等致死性或严重畸形,一经确诊应行引产术终止妊娠;对于有存活机会且能通过手术矫正的先天畸形,分娩后转有条件的儿科医院进一步诊治。宫内治疗胎儿畸形国内外有一些探索并取得疗效,如双胎输血综合征的宫内激光治疗,胎儿心律失常的宫内药物治疗等。对于胎儿畸形的宫内外科治疗,争议较大,需要进一步研究探索。

（曹迎春）

第十二章

妊娠合并症

第一节 妊娠期急性呼吸窘迫综合征

急性呼吸窘迫综合征(ARDS)是一种严重的疾病,每年威胁全世界近100万人的生命。ARDS是在多种原发疾病和诱因作用下发生的非心源性肺水肿和急性呼吸衰竭;临床以呼吸困难或窘迫,双侧肺泡浸润,肺顺应性降低以及顽固性低氧血症为特征。目前认为ARDS是全身炎症反应综合征在肺部的表现。其早期阶段是急性肺损伤(ALI);ARDS晚期常可引起或合并多脏器功能障碍,最终形成多脏器功能衰竭;急性呼吸窘迫综合征是妊娠期间呼吸衰竭最常见的原因,严重者病情进展非常迅速,可导致早产、胎儿宫内窘迫、胎死宫内,甚至导致孕产妇死亡。患有ARDS的妊娠女性死亡率高达25%～40%。

一、病因

导致ARDS的原发病或高危因素可分为两类。

(一)直接肺损伤

严重肺部感染,胃内容物吸入,肺挫伤,吸入有毒气体,淹溺,氧中毒等。

(二)间接肺损伤

各种原因所致的休克、脓毒症综合征、严重的非胸部创伤、脂肪栓塞,大量输血(液)、重症胰腺炎、剖宫产及异位妊娠术后等是常见的原因;即使脓毒症综合征没有临床低血压(收缩压≤12 kPa)或肺外感染的征象,亦常并发ARDS。

另对孕妇而言,还有一些独特的病因,如绒毛膜羊膜炎、子痫、羊水栓塞、滋养层的栓塞、胎盘早剥、产科出血、子宫内膜炎、胎盘滞留、流产均增加ARDS风险。

二、妊娠期生理方面的改变

妊娠期心血管系统的变化与肺水肿相似,妊娠期心排血量增加50%,循环血容量增加50%,肺循环血容量增加30%～40%,心率平均增加10～15次/分钟;而血浆胶体渗透压下降20%,产后血浆胶体渗透压再下降30%。

孕妇在妊娠中期耗氧量会增加10%～20%,而肺通气量约增加40%,在妊娠晚期,由于子宫

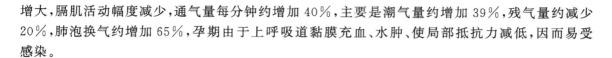

增大,膈肌活动幅度减少,通气量每分钟约增加 40%,主要是潮气量约增加 39%,残气量约减少 20%,肺泡换气约增加 65%,孕期由于上呼吸道黏膜充血、水肿、使局部抵抗力减低,因而易受感染。

三、ARDS 病理生理改变

(一)肺循环的改变

1.肺毛细血管通透性增加

为肺毛细血管内皮细胞损伤的结果。由于通透性增加,血管内液体外逸增多,淋巴引流又不能相应提高,结果液体滞留导致间质和肺泡水肿。此外,蛋白漏出使间质液体的蛋白含量增加,血管内血浆胶体渗透压降低,使间质水肿更加严重。

2.肺内分流和静脉血掺杂增加

缺氧时血流增速,血液流经肺泡周围毛细血管的时间较正常缩短;同时由于肺泡毛细血管膜增厚,气体交换达到平衡的时间较正确延长。因此,流经肺泡毛细血管的静脉血不能得到充分氧合,使一定数量的混合静脉血返回左心。此外,ARDS 时由于通气/血流比例(V/Q)失调,一部分肺泡萎陷无通气或通气减少,流经这些肺泡的静脉血得不到充分氧合而回到左心,使分流量增加达 30%(正常<3%)。

(二)呼吸功能的改变

1.肺泡毛细血管弥散功能降低,氧交换障碍

正常时肺泡毛细血管膜平均厚度仅为 0.7 μm。ARDS 时由于间质、肺泡水肿,肺泡上皮增生、肥厚和肺泡透明膜形成,肺泡与毛细血管间的气体交换障碍,引起低氧血症。

2.功能残气量(FRC)降低原因

血管旁间质水肿使正常间质负压降低或消失,从而增加小气道陷闭的倾向,引起肺不张;肺泡表面活性物质减少,活性降低,导致肺泡缩小或陷闭;肺充血水肿使肺含量减少。

3.肺顺应性降低

由于 FRC 降低,肺间质或肺泡充血、水肿以及表面活性物质减少等原因,肺顺应性降低。呼吸运动需氧量急增,呼吸浅速,潮气量减少,有效肺泡通气量降低,使缺氧加剧。

四、ARDS 对妊娠的影响

ARDS 对妊娠的影响主要有 4 方面:①孕妇缺氧致胎儿宫内窘迫;②孕妇潜在的危险或 ARDS 的并发症导致早产;③治疗 ARDS 时对胎儿安全监测的限制;④ARDS 药物治疗对胎儿的影响。

五、ARDS 的临床表现

起病多急骤,典型临床经过可分 4 期。

(一)损伤期

在损伤后 4~6 h 以原发病表现为主,呼吸可增快,但无典型呼吸窘迫。胸部 X 线无阳性发现。

(二)相对稳定期

在损伤后 6~48 h,经积极救治,循环稳定。而逐渐出现呼吸困难、频率加快、低氧血症、过

度通气、$PaCO_2$ 降低,肺体征不明显,胸部 X 线片可见肺纹理增多、模糊和网状浸润影,提示肺血管周围液体急骤增多和间质性水肿。

(三)呼吸衰竭期

在损伤后 24~48 h,呼吸困难、窘迫和出现发绀,常规氧疗无效,也不能用其他原发心肺疾病来解释。呼吸频率加快可达 35~50 次/分钟,胸部听诊可闻及湿啰音。胸部 X 线片两肺有散在斑片状阴影或呈磨玻璃样改变,可见支气管充气征。血气分析 PaO_2 和 $PaCO_2$ 均降低,常呈代酸呼碱。

(四)终末期

极度呼吸困难和严重发绀,出现神经精神症状如嗜睡、谵妄、昏迷等。胸部 X 线片示融合成大片状浸润阴影,支气管充气征明显。血气分析严重低氧血症、CO_2 潴留,常有混合性酸碱失衡,最终可发生循环功能衰竭。

六、实验室检查

(一)外周白细胞计数与分类

妊娠期白细胞升高,但中性粒细胞、嗜酸性粒细胞、嗜碱性粒细胞均不升高。ARDS 早期,由于中性粒细胞在肺内聚集、浸润,外周白细胞常呈短暂的、一过性下降,最低可$<1×10^9$/L,杆状核粒细胞$>10\%$。随着病情的发展,外周白细胞很快回升至正常;由于合并感染或其他应激因素,亦可显著高于正常。

(二)血气分析

低氧血症是突出的表现。PaO_2 多小于 8.0 kPa(60 mmHg),但有进行性下降趋势时,即应警惕。此时可以计算氧合指数(PaO_2/FiO_2),因其能较好地反映吸氧情况下机体缺氧的情况,而且与肺内分流量(Qs/Qt)有良好的相关性。早期 $PaCO_2$ 多不升高,甚至可因过度通气而低于正常;若 $PaCO_2$ 升高,则提示病情危重。酸碱失衡方面,早期多为单纯呼吸性碱中毒;随着病情进展,可合并代谢性酸中毒;晚期可出现呼吸性酸中毒,甚或三重酸碱失衡。此时预后极差。

(三)X 线检查

1.早期

发病 24 h 以内。本期患者虽因肺间质水肿等而出现明显的呼吸急促和发绀,但第一次胸部 X 线片检查可无异常表现或仅见肺纹理增多呈网状,边缘模糊,提示有一定的间质性肺水肿改变。重者可见小片状模糊影。

2.中期

发病的 1~5 d。X 线表现以肺实变为主要特征,两肺散布大小不等、边缘模糊的斑片状密度增高影且常融合成大片,成为均匀致密的磨玻璃样影,有时可见支气管气相。心缘尚清楚。实变影常呈区域性、重力性分布,以中下肺野和肺外带居多,从而与心源性肺水肿相区别。

3.晚期

多在发病 5 d 以上,临床表现进一步加重。胸部 X 线片见两肺或其大部呈均匀密度增加,磨玻璃样变,支气管气相明显,心缘不清或消失,甚至可因广泛肺水肿、实变,出现"白肺"。

病情好转时,上述病变逐步吸收,首先从肺泡病变开始,次为间质,少数可残留肺纤维化。

条件许可时,可进行胸部 CT 和正电子发射断层扫描检查,对于了解肺水肿的分布、程度及与心源性肺水肿鉴别,以及肺纤维化程度等,都有一定帮助。

(四)呼吸系统总顺应性测定

呼吸系统总顺应性(TRC)包括肺和胸壁顺应性。对于重危患者来说,难以进行常规的顺应性测定。在应用机械通气的情况下,可在潮气量吸气末关闭呼气环路,直接读出压力表中的数值,求得 TRC。即

$$TRC = \frac{潮气量(mL)}{表中压力}。$$

若使用呼气末正压(PEEP)通气,则需减去 PEEP。则:

$$TRC = \frac{潮气量(mL)}{(表中压力-PEEP)}。$$

七、ALI/ARDS 的临床特征与诊断

ALI/ARDS 具有以下临床特点:①急性起病,在直接或间接肺损伤后 12~48 h 发病。②常规吸氧后低氧血症难以纠正。③肺部体征无特异性,急性期双肺可闻及湿啰音或呼吸音减低。④早期病变以间质性为主,胸部 X 线片常无明显改变。病情进展后,可出现肺内实变,表现为双肺野普遍密度增高,透亮度降低,肺纹理增多、增粗,可见散在斑片状密度增高影,即弥散性肺浸润影。⑤无心功能不全证据。

目前 ALI/ARDS 诊断仍广泛沿用 1994 年欧美联席会议提出的诊断标准:①急性起病。②氧合指数(PaO_2/FiO_2)≤200[不管呼气末正压(PEEP)水平]。③正位胸部 X 线片显示双肺均有斑片状阴影。④肺动脉嵌顿压≤2.4 kPa(18 mmHg)或无左心房压力增高的临床证据。如 PaO_2/FiO_2≤300 且满足上述其他标准,则诊断为 ALI。

八、与 ARDS 相鉴别的疾病

(一)心源性肺水肿(左心衰竭)

心源性肺水肿常见于高血压性心脏病,冠状动脉硬化性心脏病、心肌病等引起的左侧心力衰竭以及二尖瓣狭窄所致的左房衰竭。它们都有心脏病史和相应的临床表现,如结合胸部 X 线和心电图检查,诊断一般不难。心导管肺毛细血管楔压(Paw)在左心衰竭时上升(Paw>2.4 kPa),对诊断更有意义。

(二)急性肺栓塞

急性肺栓塞多见于手术后或长期卧床者,血栓来自下肢深部静脉或盆腔静脉。本病起病突然,有呼吸困难、胸痛、咯血、发绀、PaO_2 下降等表现,与 ARDS 不易鉴别。血乳酸脱氢酶上升,心电图异常(典型者 SQ-T 改变),放射性核素肺通气、灌注扫描等改变对诊断肺栓塞有较大意义。肺动脉造影对肺栓塞诊断意义更大。

(三)严重肺炎

肺部严重感染包括细菌性肺炎、病毒性肺炎、粟粒性肺结核等可引起 ARDS。然而也有一些重度肺炎患者(特别如军团菌肺炎)具有呼吸困难、低氧血症等类似 ARDS 临床表现,但并未发生 ARDS。它们大多肺实质有大片浸润性炎症阴影,感染症状(发热、白细胞增高、核左移)明显,应用敏感抗菌药物可获治愈。

(四)特发性肺间质纤维化

部分特发性肺纤维化患者呈亚急性发展,有 Ⅱ 型呼吸衰竭表现,尤其在合并肺部感染加重

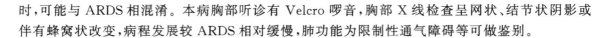

时,可能与 ARDS 相混淆。本病胸部听诊有 Velcro 啰音,胸部 X 线检查呈网状、结节状阴影或伴有蜂窝状改变,病程发展较 ARDS 相对缓慢,肺功能为限制性通气障碍等可做鉴别。

九、妊娠期 ARDS 的治疗

妊娠期 ARDS 的治疗管理包括:ARDS 的诊断、孕妇及胎儿状况的监测、寻找及治疗潜在的病因、动态评估分娩的风险和肺保护性通气策略等。

急性肺损伤(ALI)治疗:孕妇吸氧,胎儿监测,血流动力学监测及血氧饱和度的监测等。

如病情加重,发展成 ARDS,应气管插管、机械通气、镇静药物的使用等。孕妇的气道管理困难。如胃排空延迟,持续增高的腹压,胃食管括约肌松弛导致的误吸等。做充分剖宫产术准备,一旦出现孕妇情况不稳定或胎儿窘迫,应及时结束妊娠;如胎儿发育不成熟,最好持续评估胎儿状况,周期性监测胎心音,监测孕妇的心排血量,混合静脉血氧饱和度;一旦胎儿达到存活的胎龄或胎心率下降(经药物治疗不能改善),应及时结束妊娠;羊膜炎、胎盘早剥、羊水栓塞、先兆子痫的孕妇应及时结束妊娠;结束妊娠可能改善孕妇状况。

(一)通气治疗

当 $FiO_2 > 0.50$、$PaO_2 < 8.0$ kPa、动脉血氧饱和度 $< 90\%$ 时,应予以机械通气。PEEP 是常用的模式。使用 PEEP 必须注意:一般从 $0.3 \sim 0.5$ kPa($3 \sim 5$ cmH$_2$O)开始,以后酌情增加,但最高不应超过 20 cmH$_2$O;注意峰吸气压(PIP)不应太高,以免影响静脉回流及心功能,并减少肺部气压伤的发生;如 PaO_2 达到 10.7 kPa(80 mmHg),$SaO_2 \geqslant 90\%$,$FiO_2 \leqslant 0.4$,且稳定 12 h 以上者,可逐步降低 PEEP 至停用。

(二)药物治疗

到目前为止尚无一种药物对 ARDS 有确切疗效。

1.液体量

一般应适当控制,降低肺血管内静水压限制液体输入,增加体液排出,减少血容量,降低肺血管内静水压,使肺小动脉楔嵌压(PAWP)维持在 $1.37 \sim 1.57$ kPa($14 \sim 16$ cmH$_2$O)。

2.肾上腺素糖皮质激素

激素治疗 ARDS 的适应证有:ARDS 晚期纤维增殖期、脂肪栓塞引起的 ARDS、急性胰腺炎、误吸、呼吸道烧伤和有毒性气体吸入、脓毒症休克并发的 ARDS。激素治疗 ARDS 的原则是早期、大剂量、短疗程。大剂量为氢化可的松 $1\,000 \sim 2\,000$ mg/d 或地塞米松 $20 \sim 30$ mg 静脉推注,每天 3 次或甲泼尼龙 30 mg/kg,静脉推注,每 6 h 1 次,连用 48 h 停药,最长不宜超过 3 d。对于晚期纤维增殖期 ARDS 患者,可采用较长疗程的大剂量激素治疗。甲泼尼龙 $2 \sim 3$ mg/(kg·d)或地塞米松 $30 \sim 60$ mg/d 治疗,疗程 1 个月左右。

激素治疗 ARDS 的注意事项:①ARDS 治疗需要综合治疗。积极治疗原发疾病,特别是控制感染,改善通气和组织氧供,防止进一步肺损伤和肺水肿是目前治疗的主要原则。而激素治疗 ARDS 只是其中的一个环节。②注意预防与减少激素的并发症,例如,感染扩散或继发性感染、消化道出血、机体免疫力下降等。

3.扩血管药物

扩血管药物具有降低肺动脉压,减轻右心室负荷,提高右心排血量作用,其治疗 ARDS 主要是提高肺血流灌注,增加氧运送,改善全身氧合功能。代表性的药物有硝普钠、肼屈嗪、硫氮酮;近期有前列腺素 E$_1$(PGE$_1$),开始给 30 ng/(kg·m^2)持续静脉滴注,如血压下降,改为

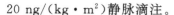

20 ng/(kg·m²)静脉滴注。

一氧化氮:吸入 NO 改善氧合功能,但近年研究证明,ARDS 死亡的原因主要是多器官功能障碍综合征(MODS),吸入 NO 不扩张体循环血管改善全身微循环,肺外脏器如胃肠道、肝脏、肾脏等功能不改善甚至恶化,而肠道缺血促进细菌易位,这将反过来使已经改善的肺功能重新变坏。

4.晶体与胶体

补液性质存在争议,ARDS 早期宜补高渗晶体液(如 10％葡萄糖液,1.3％～1.5％氯化钠液),以避免肺水肿加重。胶体在 ARDS 应用看法不一,有主张不宜补胶体,防止毛细血管渗漏加重。当然,一旦出现全身性渗漏综合征,则补胶体可能无效,反使渗漏加重。

(三)维持重要脏器功能,防止和减少 MOF 的发生

ALI 和 ARDS 可能为 SIRS 所致 MODS 或 MOF 的首发衰竭脏器。随着病情的发展,可能序贯性地出现多个脏器衰竭;也可能由于 ALI 和 ARDS 因严重缺氧、合并感染以及不适当的治疗,导致其他脏器的损伤。因此,在 ALI 和 ARDS 的治疗中,维持其他脏器的功能成为 ARDS 治疗的重要方面。在有效的通气治疗支持下,呼吸衰竭可能不会成为 ARDS 的主要死因,而心功能损害、肾功能不全、消化道出血以及 DIC 有时会成为治疗的主要矛盾,甚至会成为主要的死因。因此,减轻心脏负荷,增加营养,加强心肌血供,监测肾功能,防治消化道出血,监测凝血机制和预防 DIC 的发生是 ARDS 治疗过程中不可忽视的问题。

十、预后

ARDS 存活者,静息肺功能可恢复正常。原发病影响预后:脓毒症,持续低血压等并发的 ARDS 预后差;脂肪栓塞和手术后引起的 ARDS 预后较好。对治疗的反应,以及是否并发 MOF,也明显影响预后。

(侯　青)

第二节　妊娠合并支气管哮喘

支气管哮喘(简称哮喘)在全世界范围内是最常见的慢性病之一,也是妊娠妇女常见并发的慢性病。妊娠合并哮喘,可以是在青少年时期患有哮喘,青春期后已缓解的基础上合并妊娠;或妊娠前已是未缓解的哮喘者,在妊娠后哮喘加重;或妊娠后才出现哮喘者。以上 3 种情况都可以认为是妊娠期哮喘。

一、病因及发病机制

(一)病因

哮喘的病因复杂,患者个体化变应性体质及环境因素的影响是发病的危险因素。目前认为哮喘是一种多基因遗传病,其遗传度为 70％～80％。哮喘同时受遗传因素和环境因素的双重影响。

环境因素包括特异性变应原或食物、感染直接损害呼吸道上皮致呼吸道反应性增高。某些药物(如阿司匹林类药物等)、大气污染、烟尘运动、冷空气刺激、精神刺激及社会、家庭心理、妊娠等因素均可诱发哮喘。

(二)发病机制

哮喘的发病机制不完全清楚。变态反应、气道慢性炎症、气道反应性增高及神经等因素及其相互作用被认为与哮喘的发病关系密切。

妊娠合并哮喘的病理特征为支气管平滑肌收缩、分泌黏液和小支气管黏膜水肿。引起以上变化的物质包括组胺变态反应的缓慢作用物质嗜酸性粒细胞趋化因子和血小板激活因子等,这些物质可能是对致敏原、病毒感染或紧张运动的反应而产生的。它们引起炎症反应并使呼吸困难,同时导致支气管肌肉肥大而加重呼吸道阻塞。因此,治疗支气管哮喘在扩张支气管的同时,十分强调减轻炎症反应。

血浆中肾上腺皮质激素浓度增高,组胺酶活性增强,使免疫机制受到抑制,并可减轻炎症反应。孕激素增多使支气管张力减小,气道阻力减轻血浆环磷腺苷(cAMP)浓度增高亦可抑制免疫反应并使支气管平滑肌松弛。孕晚期前列腺素 E(PGE)浓度升高亦有舒张支气管平滑肌的作用。以上皆有利于减少和缓解哮喘发作。相反,胎儿抗原的过度增加以及子宫增大的机械作用等皆为引发哮喘的不利因素。

二、临床表现

(一)症状

为发作性伴有哮喘音的呼气性呼吸困难或发作性胸闷和咳嗽。严重者被迫采取坐位或呈端坐呼吸,干咳或咳大量白色泡沫痰,甚至出现发绀等,有时咳嗽可为唯一的症状(咳嗽变异型哮喘)。哮喘症状可在数分钟内发作,经数小时至数天,用支气管舒张药物或自行缓解。某些患者在缓解数小时后可再次发作。在夜间及凌晨发作和加重常是哮喘的特征之一。

妊娠时,由于子宫和胎盘血流增加,耗氧量增加,雌激素分泌增多等因素均可引起组织黏膜充血,水肿,毛细血管充血,黏液腺肥厚。30%的孕妇有鼻炎样症状,还可表现鼻腔阻塞、鼻出血、发音改变等症状。

(二)体征

发作时胸部呈过度通气状态,有广泛的哮鸣音,呼气音延长。但在轻度哮喘或非常严重哮喘发作,哮鸣音可不出现,后者称为寂静胸。严重哮喘患者可出现心率增快、奇脉、胸腹反常运动和发绀。非发作期体检可无异常。

三、诊断

诊断标准如下。

(1)反复发作的喘息、气急、胸闷或咳嗽,多与接触变应原、冷空气、物理、化学性刺激、病毒性上呼吸道感染、运动等有关。

(2)发作时双肺可闻及散在或弥散性,以呼气期为主的哮鸣音,呼气相延长。

(3)上述症状经治疗可以缓解或自行缓解。

(4)除外其他疾病所引起的喘息、气急、胸闷和咳嗽。

(5)对症状不典型者(如无明显喘息或体征),至少应有下列三项中的一项:①支气管激发试验(或运动试验)阳性;②支气管舒张试验阳性;③昼夜 PEF 变异率≥20%。

四、鉴别诊断

妊娠期支气管哮喘急性发作应与心源性哮喘相鉴别。心源性哮喘常见于左心衰竭,发作时的症状与哮喘相似,但心源性哮喘多有高血压、冠状动脉粥样硬化性心脏病、风湿性心脏病和二尖瓣狭窄等病史和体征。多于夜间突然发生呼吸困难、端坐呼吸、咳嗽、咳泡沫痰、发绀等,两肺底或满肺可闻湿啰音和哮喘音。心脏扩大,心率快,心尖可闻奔马律。根据相应病史诱发因素、痰的性质,查体所见和对解痉药的反应等不难鉴别。

五、预后

哮喘无论是对孕妇还是胎儿都会造成严重的医学问题。据报道,哮喘影响 3.7%～8.4% 的妊娠妇女。近期多项研究提示,哮喘使妊娠妇女的胎儿围产期死亡率、先兆子痫、早产和婴儿低出生体重的危险升高。哮喘加重与危险升高相关,而哮喘控制良好与危险下降相关。美国儿童健康和人类发展研究所最近的研究发现,大约 30% 的轻度哮喘妇女在妊娠期间哮喘加重,另一方面,23% 中或重度哮喘妇女妊娠期间哮喘有所改善。

轻症哮喘发作对母儿影响不大。急性重症哮喘可并发呼吸衰竭、进行性低氧血症、呼吸性酸中毒、肺不张、气胸纵隔气肿奇脉、心力衰竭及药物过敏、妊高征发病率高从而使孕产妇病死率增高。对胎儿的影响则主要为低血氧及因子宫血流减少使胎儿体重低下,严重者胎死宫内缺氧诱发子宫收缩,故早产率高。此外,用药可引起胎儿畸形故围生儿死亡率和发病率皆高。

六、治疗

(一)妊娠期间哮喘药物治疗的一般原则

哮喘妊娠妇女治疗的目的是提供最佳治疗控制哮喘,维护妊娠妇女健康及正常胎儿发育。对于哮喘妊娠妇女而言,使用药物控制哮喘比有哮喘症状和哮喘加重更安全。为了维持正常肺功能,从而维持正常的血氧饱和度以确保胎儿氧供,可能需要进行监测以及对治疗进行适当调整。哮喘控制不良对胎儿的危险比哮喘药物大。产科保健人员应该参与妊娠妇女的哮喘治疗,包括在产前检查时监测哮喘状态。

(二)哮喘的治疗

1.评估和监测哮喘

包括客观地测定肺功能:由于大约 2/3 的妊娠妇女的哮喘病程发生改变,所以建议每月评估哮喘病史和肺功能。第一次评估时建议采用肺量测定法。对于门诊患者的常规随访监测,首选肺量测定法,但一般也可以使用峰速仪测定呼气峰流速(PEF)。应该教导患者注意胎儿活动。对于哮喘控制不理想和中重度哮喘患者,可以考虑在 32 周时开始连续超声监测。重症哮喘发作恢复后进行超声检查也是有帮助的。

2.控制使哮喘加重的因素

识别和控制或避免变应原和刺激物,尤其是吸烟这些使哮喘加重的因素,可以改善妊娠妇女的健康,减少所需药物。

3.患者教育

教育患者有关哮喘的知识和治疗哮喘的技能,如自我监测、正确使用吸入器、有哮喘加重征象时及时处理等。

4.药物的阶梯治疗方法

为了达到和维持哮喘控制，根据患者哮喘的严重性，按需增加用药剂量和用药次数；情况允许时，逐渐减少用药剂量和用药次数。

第一级：轻度间歇性哮喘。

对于间歇性哮喘患者，建议使用短效支气管扩张药，尤其是吸入短效 β_2 受体激动剂以控制症状。沙丁胺醇是首选的短效吸入 β_2 受体激动剂，因为它非常安全。目前尚没有证据表明使用短效吸入 β_2 受体激动剂能造成胎儿损伤，也没有证据表明在哺乳期间禁忌使用这种药物。

第二级：轻度持续性哮喘。

首选的长期控制药物是每天吸入小剂量糖皮质激素。大量数据表明，这种药物对哮喘妊娠妇女既有效又安全，围产期不良转归的危险没有增加。布地奈德是首选的吸入糖皮质激素，因为现有的有关布地奈德用于妊娠妇女的数据比其他吸入糖皮质激素多。应该注意到目前尚没有数据表明其他吸入糖皮质激素制剂在妊娠期间不安全。因此，对于除布地奈德之外的其他吸入糖皮质激素，如果患者在妊娠之前用这些药物能很好控制哮喘，可以继续使用。

第三级：中度持续性哮喘。

有两种治疗选择：小剂量吸入糖皮质激素加长效吸入 β_2 受体激动剂或将吸入糖皮质激素的剂量增加到中等剂量。长效 β_2 受体激动剂与糖皮质激素联合应用可以显著减少糖皮质激素用量，并有效地控制哮喘症状。目前对孕妇和哺乳期妇女，缺乏使用该药的安全数据，只有在充分权衡利弊的情况下才可使用。

第四级：重度持续性哮喘。

如果患者使用第三级药物后仍需要增加药物，那么吸入糖皮质激素的剂量应该增加到大剂量，首选布地奈德。如果增加吸入糖皮质激素的剂量仍不足以控制哮喘症状，那么应该加用全身糖皮质激素。尽管有关妊娠期间口服糖皮质激素的一些危险目前尚没有明确的数据，但重症未得到良好控制的哮喘对母亲和胎儿具有明确的危险。

（三）哮喘持续状态

哮喘持续状态指的是常规治疗无效的严重哮喘发作，持续时间一般在 12 h 以上。哮喘持续状态并不是一个独立的哮喘类型，而是它的病生理改变较严重，如果对其严重性估计不足或治疗措施不适当常有死亡的危险。

哮喘持续状态的主要表现是呼吸急促，多数患者只能单音吐字，心动过速、肺过度充气、哮鸣，辅助呼吸肌收缩、奇脉和出汗，诊断哮喘持续状态需排除心源性哮喘、COPD、上呼吸道梗阻或异物以及肺栓塞，测定气道阻塞程度最客观的指标是 PEFR 和/或 FEV_1。

1.哮喘持续状态的处理

由于严重缺氧，可引起早产、胎死宫内，必须紧急处理。予半卧位，吸氧，在应用支气管扩张药的同时，及时足量从静脉快速给予糖皮质激素，常用琥珀酸氢化可的松，每天200～400 mg稀释后静脉注射或甲泼尼龙每天 100～300 mg，也可用地塞米松 5～10 mg 静脉注射，每6 h 可重复一次。待病情控制和缓解后再逐渐减量。必要时行机械通气治疗。哮喘患者行机械通气的绝对适应证为：心跳呼吸骤停，呼吸浅表伴神志不清或昏迷。一般适应证为具有前述临床表现，特别是 $PaCO_2$ 进行性升高伴酸中毒者。

2.对症治疗

患有支气管哮喘的孕妇，常表现精神紧张、烦躁不安，可适当给予抑制大脑皮质功能的药物，如苯巴比妥(鲁米那)、地西泮等,但应避免使用对呼吸有抑制功能的镇静剂和麻醉药(如吗啡、哌替啶等),以防加重呼吸衰竭和对胎儿产生不利影响。注意纠正水、电解质紊乱和酸中毒,控制感染,选用有效且对胎儿无不良影响的广谱抗生素。保持呼吸道通畅,必要时可用导管机械性吸痰,禁用麻醉性止咳剂。碘化钾可影响胎儿甲状腺功能,故不宜使用。

3.产科处理

一般认为,支气管哮喘并非终止妊娠的指征,但对长期反复发作伴有心肺功能不全的孕妇或哮喘持续状态经各种治疗不见好转者,应考虑行人工流产或引产。临产后尽量保持安静,维持胎儿足够的供氧,尽量缩短第二产程,可适当给予支气管扩张药与抗生素。剖宫产者,手术麻醉方法以局麻或硬膜外麻醉较为安全,应避免使用乙醚或氟烷等吸入性全麻药。

七、预防

(一)预防哮喘的发生——一级预防

大多数患者(尤其是儿童)的哮喘属变应性哮喘。胎儿的免疫反应是以 Th_2 为优势的反应,在妊娠后期,某些因素如母体过多接触变应原,病毒感染等均可加强 Th_2 反应,加重 Th_1/Th_2 的失衡,若母亲为变应性体质者则更加明显,因而应尽可能避免。妊娠 3 个月后可进行免疫治疗,用流感疫苗治疗慢性哮喘有较好疗效。此外,已有充分证据支持母亲吸烟可增加出生后婴幼儿出现喘鸣及哮喘的概率,而出生后进行 4~6 个月的母乳饲养,可使婴儿变应性疾病的发生率降低,妊娠期母亲应避免吸烟,这些均是预防哮喘发生的重要环节,有关母体饮食对胎儿的影响,则仍需更多的观察。

(二)避免变应原及激发因素——二级预防

避免接触已知变应原和可能促进哮喘发作的因素,如粉尘、香料、烟丝、冷空气等。阿司匹林、食物防腐剂、亚硫酸氢盐可诱发哮喘,应避免接触。反流食管炎可诱发支气管痉挛,因此睡眠前给予适当的抗酸药物减轻胃酸反流,同时可抬高床头。减少咖啡因的摄入。避免劳累和精神紧张,预防呼吸道感染。防治变应性鼻炎。

(三)早期诊治、控制症状,防止病情发展——三级预防

早期诊断,及早治疗。做好哮喘患者的教育管理工作。

(柳 青)

第三节 妊娠合并心肌病

一、肥厚型心肌病和妊娠

肥厚型心肌病(HCM)是一个以心室肌呈非对称性肥厚,心室内腔变小为特征,以心肌细胞和心肌纤维排列紊乱为基本改变的心肌疾病。肥厚型心肌病与遗传的因素相关。成人中发病的比例约为 1/500。发病原因主要是心肌的肌小节蛋白质编码的 10 个基因中至少一个发生错义突变。

过去认为,肥厚型心肌病是罕见的病例且伴恶性的预后。新近来自非相关多中心的研究显

示,肥厚型心肌病并非不常见,大量的患者的总预后相对良性。然而,有一些亚型的患者,有较高的猝死或心力衰竭的风险,需要做进一步的危险分层。虽然肥厚型心肌病的大多数患者能够安全地经历妊娠,但重要的是,当我们处理这些患者的时候要了解 HCM 这个疾病并能确定妊娠过程中出现的风险。

(一)解剖和病理生理

肥厚型心肌病必须具备的条件是排除了继发性因素如高血压,浸润性或糖原积累异常的心肌肥厚。虽然,早年认为心肌肥厚多开始于室间隔。然而肥厚的心肌也可以位于室间隔的基底部、游离壁或心室的心尖部。在肥厚型心肌病中,中央型的肥厚可影响所有的心室壁。目前有证据表明伴家族性肥厚型心肌病的某些患者中可有基因的突变,为不完全性的外显率,在初期筛查的患者中不一定具有肥厚的表现。肥厚可以为后期疾病的表现,可能在生命的最后十年才具有临床表现。

虽然大部分患者无症状,但仍有一部分患者因为肥厚型心肌病而有显著的症状,左室流出道梗阻的患者运动后可出现胸痛、气促、疲倦、心悸和昏厥。猝死可以是患者疾病的首次表现。病理生理主要由流出道梗阻造成血流动力学改变的联合作用所构成。包括舒张功能不全、心肌缺血、二尖瓣反流和心律失常。舒张功能不全是由于心室的松弛减慢和心室顺应性减低的结果。由于氧供需失衡,动脉血管床内的管腔增厚,冠状动脉血流储备减少而造成心肌缺血,可产生缺血性的症状。

左室流出道梗阻是由于基底间隔部的心肌严重肥厚并突向左室流出道,二尖瓣于收缩期相继产生前向运动而形成。二尖瓣异常运动的产生一方面是由于流出道血流速度加快吸引二尖瓣叶移向流出道的流速效应或由于牵引力的作用推动冗余的二尖瓣叶移向流出道。二尖瓣关闭不全可继发于二尖瓣附属结构的异常。如乳头肌前移进一步加重流出道的梗阻。重度流出道梗阻的患者妊娠期间可由于血流动力学的后果而处于极高的风险。

(二)孕龄妇女肥厚型心肌病的诊断

肥厚型心肌病的临床诊断依据显著非对称性左心室肥厚的二维超声心动图表现,以排除其他疾病继发的心肌肥厚。

肥厚型心肌病的年轻患者通常无症状,患者主要通过家族的筛查或听诊发现心脏杂音或异常心电图表现并通过常规医学检查而做出初步的诊断。肥厚型心肌病患者有时在妊娠期间可因收缩期杂音而受到关注。左室流出道梗阻的杂音可有变化,应建议患者分别做下蹲、站立的姿势。患者采用站立位时,收缩后期喷射性杂音的持续时间和响度都可显著增加。

肥厚型心肌病患者通常的心电图特征是:心房扩大,心室肥厚,心电图改变伴继发性的 ST 段和 T 波异常。具异常心电图的患者应给予超声心动图检查,以了解左心室壁增厚的情况。超声心动图被认为是肥厚型心肌病诊断的"金标准"。如果心电图的异常表现不能够被通常的诊断方法所解析,应采用对比剂增强超声心动图和磁共振成像(MRI)检查协助诊断。

二尖瓣收缩期前向运动伴左室流出道多普勒信号峰值延迟、速率增高是诊断动力性左室流出道梗阻的诊断标准。梗阻的程度可通过多普勒速率峰值确定,并应在休息和激发状态下分别进行测量(一个室性期前收缩后,Valsalva 的紧张期或在吸入亚硝酸异戊酯期间)。

(三)遗传学和家族的筛查

肥厚型心肌病通常是肌节蛋白基因错义突变的结果,并以常染色体显性遗传的方式传递。目前已确定 10 个不同的肌节蛋白基因有超过 200 个错义突变。一旦诊断肥厚型心肌病,即使完全无症状,所有的患者都应进行遗传咨询和家族筛查。最先被诊断的先证者第一级亲属应给予体格检查,心电图和超声心动图的筛查。青少年应在生长发育的全过程每年筛查一次。成年人应每5年筛查一次,因为有些基因突变致心肌肥厚的表现会出现较晚。将来对已证实肥厚型心肌病患者一级亲属的筛查应增加遗传学的分析以进一步筛查肥厚型心肌病的存在或阙如。

准备妊娠的患者必须进行遗传咨询。因为其后代获得肥厚型心肌病的机会是50%。如果肥厚型心肌病的表现在非常早的儿童期出现,患者的病情严重。预后不良。围产期超声筛查的应用价值仍有争论。将来,分子学的诊断将会在围产期的筛查中应用。

(四)妊娠的风险

妊娠的风险与血流动力学的恶化、心律失常和猝死相关。大多数肥厚型心肌病的年轻女性,能顺利经历妊娠。妊娠期血容量和射血容积的增加均有利于改善动力性左室流出道梗阻。大多数妊娠前无症状或只有轻微症状的女性患者在妊娠期症状不会加重。有些患者可因血容量的增加而气促加重,但症状可经使用低剂量的利尿剂而改善。

妊娠前已有中至重度症状的患者有10%～30%的症状会加重,特别是已存在左室流出道梗阻的患者。左室流出道压力梯度越高,症状越有恶化的可能。重度左室流出道梗阻的患者[压力梯度>13.3 kPa(100 mmHg)]在妊娠和分娩期间血流动力学恶化的风险最高。

妊娠期间,肥厚型心肌病患者发生猝死和心室颤动心肺复苏的情况不常见,但也可见于报道。

(五)妊娠的处理

虽然妊娠的结果通常良好,但有些患者在妊娠期间可首次出现症状或原已存在的症状会加重。当症状出现后,β受体阻滞剂应开始应用。β受体阻滞剂的剂量应调整到心率小于70次/分钟。β受体阻滞剂具有潜在致胎儿发育迟缓,Apgar新生儿评分降低,或新生儿低血糖的可能,但都非常罕见。母乳喂养无禁忌证,但atenolol、nadolol和sotalol经乳汁分泌的量要大于其他的β受体阻滞剂。如果β受体阻滞剂不能耐受,维拉帕米在妊娠中使用也是安全的,但如果用于重度左室流出道梗阻的患者,可能会引起血流动力学的恶化和猝死,患者应住院并给予密切监护。

妊娠期间由于容量超负荷而发生肺动脉充血症状时可使用低剂量的利尿剂。然而,应注意不要导致前负荷过低而加重左室流出道的梗阻,所有肥厚型心肌病的妊娠患者,即使症状很轻也应建议患者卧床休息时周期性地保持左侧卧位。

伴严重症状和重度流出道梗阻的患者,在计划妊娠前应建议行室间隔肥厚心肌减缓性治疗。妊娠期间施行外科部分心肌切除术较罕见,只限于症状严重、难治性的压力梯度显著增高的患者(表12-1)。

表12-1　妊娠期间肥厚型心肌病的治疗建议

确定左室流出道梗阻的程度和危险分层
猝死的危险分层
有症状者要使用β受体阻滞剂
避免减少前负荷(脱水,多度利尿)
避免使用正性收缩性药物(多巴胺或多巴酚丁胺)和血管扩张药(硝苯地平)
低血压的患者,保持体液平衡和使用血管收缩性药物

室间隔的射频治疗已被考虑用于替代肥厚型心肌病伴左室流出道梗阻患者室间隔心肌成形切除术。重症患者也可考虑植入双腔 DDD 型起搏器。

妊娠的肥厚型心肌病患者如常发生心房颤动或心房扑动伴快速心室率,应考虑心脏复律。β受体阻滞剂常用于预防进一步的心脏事件。如果反复发生恶性心律失常事件,应考虑使用低剂量的胺碘酮。妊娠期间使用胺碘酮通常是安全的,新生儿甲状腺功能低下偶可发生。因此,分娩后应给予新生儿甲状腺功能评估。目前没有先天性致畸的报道。

所有肥厚型心肌病的患者都应进行猝死风险的危险分层,预测猝死等主要危险因素包括,既往有院外心搏骤停发生的历史或已被证实有持续性的室性心动过速的发生,有强烈的肥厚型心肌病猝死的家族史。其他轻微的致猝死的危险因素包括重度的肥厚(心室厚度>3 cm),在 24 h 动态心电图无持续性室速的发生,运动后血压下降,MRI 心肌灌注缺损。如果存在多个危险因子,应推荐患者接受植入自动除颤器。

(六)分娩

分娩应在有经验的高危妊产妇中心进行,并给予持续的心电和血压的监测。有动力学流出道梗阻表现的患者必须给予持续的 β 受体阻滞剂和补充液体。常规阴道分娩是安全的。剖宫产通常只适用于产科的目的。因为前列腺素有扩张血管的作用,故不推荐用于分娩的诱导,但能较好耐受催产性药物。应避免应用硬膜外麻醉,因可产生低血压。如丢失血液,应迅速补充。完成第三产程后,患者应保持坐立的位置,以避免肺动脉充血或可能需要静脉内应用呋塞米(表 12-2)。

表 12-2　肥厚型心肌病患者分娩的处理

分娩过程必须在医院给予心电和血压的检测
常规可经阴道分娩
不能使用前列腺素引产
迅速补充丢失的血液
第三产程结束后应保持坐位姿势
预防性使用抗生素

分娩后如果有左室流出道梗阻伴血流动力学恶化的证据,应推荐使用补液和血管收缩性药物——脱羟肾上腺素。应避免使用 β-肾上腺素,例如,多巴胺或多巴酚丁胺以避免增强心脏收缩力,加重流出道的压力梯度,加重低血压。对某些合适的患者需要给予右心导管的持续监测和经食管超声心动图做血流动力学的评价。妊娠期间如需要做牙科的处理或行外科分娩,应给予预防性使用抗生素。

二、克山病

克山病是在中国发现的一种原因不明的心脏病,1935 年在黑龙江省克山县发现此病而命名为克山病。本病发病范围较广,涉及我国黑、吉、辽、蒙、晋、鲁、豫、陕、甘、川、滇、藏、黔、鄂 14 个省和自治区,好发于山区及丘陵地带的农业区。以农业人口为主,有家庭发病趋势,多见于妊娠及哺乳期妇女及学龄前儿童。20 世纪 70 年代后发病率和病死率已明显下降。急重型发病率大幅下降。2007 年全国克山病情监测汇总分析,全国 14 个病区省(区、市)24 个监测点居民潜在型、慢型克山检出率分别为 2.4%(465/19 280),0.6%(119/19 280)。按检出率区间估计,全国病区有 235 万例(216 万～254 万例)克山患者,其中慢型(48 万例)(39 万～57 万例),2007 年监测新检出潜在型克山病 85 例,慢型克山病 9 例。2006 年四川省报道检出 6 例亚急型克山病。6 例患者最小的 4 岁,最大的 18 岁,3 男 3 女,无性别差异。1990－2007 的年度检测报道,全国无急型克山病的检出报道。

病因迄今尚未明确,其中硒缺乏是克山病发病的重要因素,但不是唯一因素,可能与蛋白质及其他营养要素缺乏有关。在克山病死亡病例的尸检心肌标本及患者心肌活检标本中,经病毒分离或病毒核酸检测多发现与肠道病毒感染有关。

病理变化以心肌实质细胞变性、坏死和瘢痕形成相互交织存在。心肌均有不同程度扩张,心肌变薄。

根据起病急缓和心功能可分为四型,分别为急型、亚急型、慢型和潜在型。①急型克山病:起病急骤,以心源性休克为主要表现,患者突感头晕、心悸、胸闷乏力,且伴有恶心、呕吐。呈急性肺水肿表现者,可出现咳嗽、气促。患者可伴有严重心律失常,或心脑缺血综合征。体格检查,患者焦虑不安,发绀,四肢湿冷,心尖区第一心音减弱。或可闻Ⅰ～Ⅱ/6 级收缩期杂音,舒张期奔马律及心律失常,心脏扩大或扩大不显著,双肺可闻及干湿啰音,病情进展迅速。②亚急型克山病:起病及进展较急型缓和,多发于断奶后及学龄前儿童。常在 1 周内发展为急性心力衰竭。③慢型克山病:部分由急型或亚急型迁延转化为慢型,病程多超过 3 个月,以慢性充血性心力衰竭为主要表现,但常伴有急性发作。④潜在型克山病:呈隐匿性发展,无明确起病时间,心肌病变较轻,心功能代偿较好,可无自觉症状。半数以上患者是流行地区普查中检出的。

克山病的检出和诊断依据临床表现、X 线、心电图、超声心动图的检查和流行病学的情况。

在克山病病区还应长期坚持对机体内、外环境硒水平进行监测,对低硒地区人样采取补硒措施,预防和控制亚急型病例的发生。

目前治疗的对象主要为慢型克山病患者。治疗原则是去除诱发因素,控制心力衰竭,纠正心律失常,改善心肌代谢。克山病有心力衰竭的患者治疗可应用利尿剂,正性肌力药物,血管紧张素转换酶抑制药(ACEI),血管紧张素Ⅱ受体拮抗剂(ARB)、β 受体阻滞剂、血管扩张药、心肌能量及抗心律失常药物。克山病患者,妊娠期心力衰竭的治疗应参照妊娠期扩张型心肌病治疗用药的原则。血管紧张素转换酶抑制药和血管紧张素Ⅱ受体拮抗剂在整个妊娠期间都是禁用的。

妊娠和分娩:慢型患者一般不应怀孕,如果已经怀孕,小月份应终止妊娠,大月份要严密观察病情变化,在心脏监护下分娩。

三、围产期心肌病

围产期心肌病是指原无器质性心脏病的孕产妇于妊娠最后 3 个月或产后 6 个月内首次发生以气急、心悸、咳嗽、心前区不适,心脏增大、肝大、下肢水肿等一系列原因不明的,以扩张型心肌病为主要表现的心力衰竭症状。发病率在不同国家存在巨大差异,占活产婴儿孕产妇的 0.01%～0.3%,死亡率在18.0%～56.0%,可见本病是产科和内科领域里的重要问题,不可忽视。

围产期的心肌病病因、发病机制尚不明,诊断仍是以排除为方法,治疗方面采用纠正心力衰竭的方法,用血管扩张药、抗凝治疗。

(一)病因和发病机制
围产期心肌病的病因和发病机制迄今未明,可能是下面多种因素作用的结果。

1.感染

（1）病毒及原虫的感染，Silwa 等在对围产期心肌病者的众多研究中检测出其血液中的炎性细胞肿瘤坏死因子 a（TNFa）、C 炎性细胞因子、C 反应蛋白（CRP）、白细胞介素-6（IL-6）和表面 Fas/APO-1（抗细胞凋亡标志物）的浓度不断升高，C 反应蛋白的浓度与左心室舒张末期和收缩末期的直径成正比和左室的射血分数成反比，C 反应蛋白的浓度在不同种族间差异大，高达 40％的变异是由遗传因素决定的。白细胞介素-6，表面 Fas/APO-1 柯萨奇病毒 B 在 Bultman 及 Kuhl 研究组的围产期心肌患者心内膜心肌活检组织中测出病毒遗传物质，诸俊仁等认为心肌炎亦可能同原虫的感染有关，非洲冈比亚 29 例围产期心肌病统计中 100％孕妇有感染疟疾史，疟原虫寄生在红细胞内，大量红细胞被破坏引起进行性贫血及缺氧，疟原虫的裂殖体增殖在内脏的血管进行，使内皮增厚可致栓塞，疟原虫可能导致心肌炎的一系列改变。故可假想炎症反应强度的增加是诱发围产期心肌病的众多因素之一。

（2）与持久性肺衣原体感染可能有关。

2.心肌细胞的凋亡

新近研究围产期心肌病的血浆细胞凋亡标志物 Fas/APO-1 的浓度不断升高，显著高于健康对照组也是死亡率的一个预测指标。已有报道，去除心脏的特异性信号传导和转录激活因子 3（STAT3）可致小鼠产后的高死亡率，死亡前雌性突变性小鼠表现出心力衰竭，心功能障碍与细胞凋亡的症状相似，心肌细胞的凋亡对围产期心肌病有致病作用，以半胱天冬酶抑制药为代表的细胞凋亡抑制药可能为本病提供新的治疗方案。

3.与不同地区、黑色人种、生活习惯、社会经济、营养因素可能有关

非洲冈比亚、尼日利亚、塞内加尔国家的妇女有大量摄盐的习惯，以玉蜀黍为主粮或吃干的湖盐和胡椒制成的麦片粥均可增加血容量，增加心脏负荷，当地产妇尚有每天用热水沐浴后睡在炕上，炕下烧火使热气保持数小时的习惯，非洲天气本酷热，室温常超过 40 ℃以上，大量热负荷加重心脏的负担，而且当地妇女劳动强度大，既要带小孩，又要种地。

4.自身免疫因素

Warraich 及其同事将来自南非、莫桑比克共和国的 47 例围产期心肌病患者作为调查对象，主要研究围产期心肌病对体液免疫的影响并评价心肌球蛋白（G 类和子类的 G_1、G_2、G_3），对免疫球蛋白的临床意义，这 3 个地区免疫球蛋白相似，并呈明显的非选择性存在。

5.其他因素

（1）硒缺乏症：围产期心肌病的患者硒浓度显著低，缺硒可能易致病毒感染。冠心病、扩张型心肌病与缺硒同样有关。

（2）激素：仍有争议，有认为卵巢激素可能会引起心脏过度扩张，亦有报道不支持任何激素、孕激素、催乳素在围产期心肌的病因作用。

上述众多因素中尚没有任何明确病因，可能由于疾病的病因是多因素的，虽然发达国家拥有更充足的研究资金，但这一疾病在发达国家比较罕见也直接阻碍了对其病因的探索。

（二）病理

围产期心肌病的病理变化与扩张型心肌病相似，心脏扩大呈灰白色，心脏内常有附壁血栓形成，心内膜增厚可见灰色斑块，镜检示间质性水肿，散在性的单核或淋巴细胞的浸润，弥散性灶性心肌病变和纤维化、组织化学检查有线粒体损害，氧化不足和脂质积累，冠状动脉、心瓣膜无病变，心包积液亦罕见。

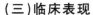

（三）临床表现

围产期心肌病的临床表现最常见的是心脏收缩功能衰竭,妊娠可能会掩盖心力衰竭的早期症状,患者往往认为是妊娠的正常表现,患者逐渐出现气急、高血压、乏力、心悸、咳嗽、夜间阵发性呼吸困难或端坐呼吸偶有急性肺水肿,以后发展成右心衰竭而有颈静脉怒张,肝大,下肢水肿,也可同时出现左、右心衰竭。可有胸闷,非典型的心绞痛,有心尖奔马样杂音、功能性二尖瓣关闭不全杂音,心律失常与栓塞并发症并不少见,发病距分娩越近患者临床表现越急剧,心电图常显示心动过速,心脏传导阻滞,房性或室性心律失常,左心室肥厚,非特异性 ST-T 改变。X 线检查示心影弥散性增大,以左、右心室为主,心脏搏动较弱,超声心动图示心腔扩大,心脏附壁血栓,心室有血栓形成,继而可能在身体任何部位发生,如下肢动脉栓塞、脑栓塞、肠系膜动脉栓塞、冠状动脉栓塞继发急性心肌梗死,肺动脉栓塞。亦可出现急性肝衰竭及多功能衰竭致病情恶化。本病患者临床表现差异很大。

心内膜-心肌活检:镜检见心肌细胞肥大,肌核增大深染,心肌间质水肿,心肌细胞中均可见到结构均匀、染色弥漫,呈颗粒状散在性单核细胞浸润,是围产期心肌病患者所特有的体征。

据 Veille 综合 21 篇文献报道,90％以上的患者有呼吸困难,63％出现端坐呼吸,65％出现咳嗽,50％感心悸,1/3 的患者有咯血、腹痛、胸痛及肺栓塞等症状。

（四）诊断

围产期心肌病起病常在妊娠最后 3 个月或产后 6 个月内合并有感染、高龄、多胎、多次妊娠、营养不良、贫血、地区、有色人种、生活习惯等因素。结合 X 线片、超声心动图、心电图,而且病者既往无器质性心脏病,如高血压病、子痫前期及其他原因引起的心力衰竭,临床表现可诊断本病。

（五）鉴别诊断

急进型高血压、先兆子痫、克山病、肺栓塞、贫血、甲状腺功能亢进症、慢性肾炎等疾病。

围产期心肌病同特发性扩张型心肌病不同之处是前者多发生于妊娠末期及产后 6 个月内,经积极治疗后心脏大小可能会恢复正常。

（六）治疗

治疗方法基本与其他心力衰竭治疗相似,目的在于减轻心脏的前后负荷,增加心脏收缩力,除严格卧床休息外,需低盐饮食,吸氧,控制输入量,待心力衰竭症状好转可适当活动以减少下肢深静脉血栓形成及肺栓塞。

1.地高辛和利尿剂

治疗是安全的,地高辛有增加心脏收缩力和减慢心率的作用,利尿剂可减轻心脏前负荷。

2.血管扩张药

如硝酸甘油、酚妥拉明、硝普钠等配合正性肌力药物,多巴胺在围产期心肌病治疗中有显著疗效。

3.血管紧张素转换酶抑制药或血管紧张素Ⅱ受体拮抗剂

能改善心室重塑,降低血压、降低死亡率,但本类药物仅用于妊娠后期或产后不哺乳的患者,因本类药物有致畸作用及可从母乳中排出。

4.β受体阻滞剂

多个报道证实本类药物对孕妇无禁忌证,可安全使用,有利于控制心脏收缩和心率,目前使

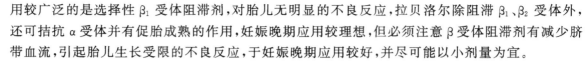

用较广泛的是选择性 β_1 受体阻滞剂,对胎儿无明显的不良反应,拉贝洛尔除阻滞 β_1、β_2 受体外,还可拮抗 α 受体并有促胎成熟的作用,妊娠晚期应用较理想,但必须注意 β 受体阻滞剂有减少脐带血流,引起胎儿生长受限的不良反应,于妊娠晚期应用较好,并尽可能以小剂量为宜。

5.抗凝治疗

对于左心室射血分数低于 35% 的病者,心房颤动、心脏血栓、肥胖和既往有栓塞的病者及长期卧床的患者,可根据不同情况选用华法林、肝素、低分子量肝素,目前本疗法尚有争议。若使用此类药物应注意出血倾向,密切监测凝血指标。

6.抗心律失常药物

β 受体阻滞剂可用于室上性心律失常,地高辛可用于非洋地黄中毒引起室上性心律失常,肌苷类药物紧急情况下可应用。缓慢性心律失常、难治性心律失常可安装心脏起搏器,对危及生命的心律失常可除颤。

7.免疫抑制药的治疗

对硫唑嘌呤和类固醇的研究较少,对这些药物的使用还待进一步评估,若心肌活检证实急性心肌炎的病者可试用免疫抑制药的治疗。

8.免疫调节剂

已知免疫调制剂己酮可可碱可减少肿瘤坏死因子 TNFa、C 反应蛋白和表面 Fas/Apo-1 的产生,亦被证实可改善心功能分级。

此外结合临床患者的病情,可应用主动脉内囊反搏或心肺辅助装置。

对重症患者积极控制心力衰竭后考虑终止妊娠,产后不宜哺乳。

大多数学者认为对围产期心肌病的治疗应持续 1 年以上。

(七)预后

就围产期心肌病长期存活与康复效果研究,多数患者治疗后可以恢复,个别疗效不佳而死于心力衰竭或栓塞,部分患者治疗后心脏大小可能恢复。血压持续增高,这些患者再次妊娠可使病情恶化,起病后 4 个月心脏持续增大,预后不佳,6 年内约半数死亡。

(陈翠丽)

第四节　妊娠合并心律失常

妇女怀孕后,随着胎儿的发育、心血管系统可发生相应的变化。在妊娠中、晚期心功能不同程度受到影响,如活动后出现心悸、气短、心率增快,容易疲倦甚至发生昏厥等症状。一些妊娠妇女心电图可能出现各种期前收缩、心动过速,严重者或原有心脏病者可出现心房颤动、心房扑动甚至心室颤动等心律失常。

由于绝大多数生育年龄的妇女并不存在心血管系统的疾病,故这些心律失常多数是短暂的变化且程度较轻,对整个妊娠和分娩过程不构成危害,多不需要特殊治疗。妊娠本身可以诱发并加重心律失常,有较严重的心血管系统疾病的妇女不宜妊娠,所以在临床上真正较严重的心律失常并不多见。

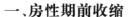

一、房性期前收缩

（一）临床表现

房性期前收缩是一种常见现象,可没有不适感觉,部分患者可感到心悸,在疲劳、精神紧张或是在饮酒、吸烟、喝浓茶及咖啡时症状明显。

（二）治疗

对于没有症状,没有器质性心脏病的患者,多不需要药物治疗,通过病情解释,消除患者的紧张情绪,保持良好的生活方式,不要饮酒/吸烟,不饮用含有咖啡因的饮料,预防和减少房性期前收缩的发生。有明显症状或是有器质性心脏病的患者需要药物治疗。

（三）注意事项

（1）在分娩以前要对患者进行详细检查,仔细追问病史,了解患者是否有器质性心脏病。

（2）对于无症状、无器质性心脏病的患者,多不需要药物治疗;而对于有症状、有器质性心脏病的患者,应于分娩前行药物治疗,控制病情。分娩后应注意患者的心率变化,尽量减少可能诱发期前收缩的诱因。

二、阵发性室上性心动过速（PSVT）

阵发性室上性心动过速简称室上速。

（一）临床表现

阵发性室上性心动过速可表现突然发作的心悸、焦虑、气短、乏力,多在情绪激动、疲劳、剧烈运动时出现,症状严重者可出现明显的心肌缺血症状,如心绞痛、昏厥、气短等。

（二）治疗

对有些患者来讲,镇静和休息就可以帮助恢复正常节律,但是多数患者需要通过减慢房室传导来达到目的。

1.非药物疗法

通过各种方式刺激兴奋迷走神经,如屏气、压迫眼球、按压颈动脉窦,刺激咽喉部诱发恶心呕吐等方法。通过此类方法可以使75%的阵发性室上性心动过速患者恢复正常心律或是心室率明显下降。

2.药物疗法

（1）维拉帕米:5～10 mg 稀释于 20 mL 5%葡萄糖溶液中缓慢静脉注射,在 2～5 min 内静脉注射,约 90%的患者可恢复正常心律,之后口服维拉帕米 40～80 mg,每天 3 次维持。

（2）普罗帕酮:70 mg,在 5 min 静脉注射,如果无效 20 min 后可重复使用。一天内应用总量不可超过 350 mg。心律恢复正常以后,可口服 100～150 mg,每天 3 次维持。

（3）反复发作的患者可应用洋地黄类药物和普萘洛尔,具体用法如下。①地高辛:0.5～1.0 mg 稀释于 20 mL 5%葡萄糖溶液中静脉注射,在 15 min 内静脉注射,以后每 2～4 h 静脉注射0.25 mg,24 h 总量不超过 1.5 mg。②普萘洛尔:可先试用 0.5 mg 静脉注射,然后 1 mg/3 min 静脉注射,总剂量不超过 3.0 mg。

3.直流电复律

在心功能较差、血液动力发生较严重改变时可使用直流电回复心律,10～50 J 的能量就可以使心律恢复正常。孕期使用直流电复律是安全的,不对母儿构成威胁。

(三)注意事项

在孕期,阵发性室上性心动过速的发生率要高于非孕期,它一般不增加围生儿病死率。但是如果患者有器质性心脏病,且心动过速持续时间较长,程度较严重而引起心力衰竭时,就会造成胎儿宫内缺血、缺氧。所以在孕期应及时发现并治疗阵发性室上心动过速,对于反复发作,特别是有器质性心脏病的患者,在控制症状以后还应该口服药物,以防止阵发性室上心动过速的再次发生。

三、心房颤动

(一)临床表现

心房颤动的主要临床症状是心悸和焦虑。由于心房不能起到有效的收缩作用,使得心室得不到有效的充盈。对于妊娠期妇女来讲,如果不伴有器质性心脏病,发生心房颤动时多数能较好地耐受可能发生的症状。如果伴有器质性心脏病,临床症状就较为严重,心室得不到充盈造成心肌缺血,心排血量减少就会诱发肺水肿、心绞痛、心力衰竭、昏厥。

心房颤动的患者心率一般在 350～600 次/分钟,心室率快慢不一,在 100～180 次/分钟。在妊娠期妇女,心房颤动并不多见,主要发生于一些有器质性心脏病的患者。如风湿性心脏病,特别是有二尖瓣病变者,高血压性心脏病、冠心病。在其他一些疾病中心房颤动有时也会发生,如肺栓塞、心肌病、心包炎、先天性心脏病和较严重的甲状腺功能亢进。

(二)治疗

心房颤动的治疗目的在于降低心室率和恢复心房的正常收缩功能,对于血流动力学失代偿程度不同的患者,处理方式亦不一样。如果患者心功能很差,应首先考虑使用直流电复律。如果患者的心功能尚可,可使用药物治疗。治疗方案的选择主要取决于患者血流动力学失代偿的程度,心室率和心房颤动的持续时间。

(1)急性心房颤动,心功能严重失代偿应首先考虑选用直流电复律,能量为 50～100 J,约 91% 的患者经治疗后病情好转,恢复正常的窦性心律。若房颤伴有洋地黄中毒,则不宜用电复律,因为容易引起难以恢复的室性心动过速或室颤而导致患者死亡。

(2)慢性心房颤动的治疗主要是以控制心室率为主,首选的药物是洋地黄类药物,如地高辛 0.125～0.25 mg/d。一般单用洋地黄类药物即可,如果治疗效果不满意,可加用 β 受体阻滞剂(普萘洛尔)或钙通道阻滞剂(维拉帕米),心室率一般控制在休息时为 60～80 次/分钟,轻度适度运动时不超过110 次/分钟为宜。在治疗慢性房颤时还应注意识别和纠正其他一些影响心室率的病变因素,否则就会容易造成药物中毒或导致错误的治疗。

(3)抗凝治疗由于电复律时和随后的两周有发生血栓的可能性,所以对于一些可能发生血栓的高危患者,如二尖瓣狭窄、肥厚型心肌病、左心房内有明显的血栓附壁、既往有体循环栓塞史、严重心力衰竭以及人工心脏瓣膜置换术后等,应于心脏电复律之前行抗凝治疗。对于妊娠期妇女来讲。最适宜的抗凝剂是肝素,可以静脉滴注或小剂量皮下注射,使凝血酶原时间维持在正常的 1～5 倍。

(4)预防复发心房颤动复律以后维持窦性心律比较困难,只有 30%～50% 的心房颤动患者在一年以后仍能保持窦性心律。窦性心律的维持与左心房的直径和心房颤动持续时间的长短有关。维持窦律的首选药物为奎尼丁,0.2～0.3 g,每天 4 次,口服,还可选用普鲁卡因胺或丙吡胺。

（三）注意事项

（1）积极治疗,恢复窦性心律。

（2）除非十分必要,在即将分娩前和分娩后用抗凝治疗。一般是在分娩前一天停用肝素,改用作用较温和的阿司匹林。

（3）孕期抗凝治疗应首选肝素,因肝素不能通过胎盘,不会对胎儿造成危害。孕期应避免使用双香豆素,因其可以通过胎盘,对胎儿有致畸作用。

（4）由于奎尼丁能通过胎盘,长期或大量使用能引起宫缩造成流产或早产,所以孕期使用应较谨慎。

四、心房扑动

（一）临床表现

心房扑动的主要表现是心悸和焦虑、气短以及低血压等一系列症状,病情严重时还会出现脑缺血与心肌缺血症状。生育年龄的妇女一般很少发生房扑。

阵发性房扑的患者多数没有器质性心脏病,持续性房扑多发生于器质性心脏病的患者,特别是有左心房或右心房扩大的患者,心包炎、低氧血症、心肌缺血、贫血、肺栓塞、严重的甲状腺功能亢进患者或酗酒者均容易发生房扑。发生房扑时由于心室率较快,使得左心室舒张期快速充盈期缩短,导致心室搏出量减少。心房扑动患者的心房率一般是在 $250\sim350$ 次/分钟,通常伴发 $2:1$ 的房室传导,心室率为心房率的一半,一般为 150 次/分钟。

（二）治疗

（1）房扑的首选治疗方法为直流电复律,一般来讲小于 $50\ J$ 的能量即可以成功转复心律,心律转为窦性心律或心室率较慢的房扑。如果第一次电击复律不成功或是心律转为房颤,可用较大的能量进行第二次电击复律。

（2）在房扑伴极快速的心室率时,应以控制心室率为主要治疗目的,可应用维拉帕米 $5\sim10\ mg$ 稀释于 $20\ mL\ 5\%$ 葡萄糖溶液中,在 $2\ min$ 内静脉推注,如果无效可以于 $20\ min$ 后重复应用一次。用药以后心室率可以明显减慢,有时可以使房扑转为窦性心律。除了维拉帕米,还可以应用洋地黄类药物或普萘洛尔控制心室率。在心室率得到控制以后,可服奎尼丁 $300\ mg$,每天 3 次,以复转心律,其作用是恢复房室 $1:1$ 的传导。

预防用药可以使用维拉帕米、洋地黄类药物、普萘洛尔、奎尼丁或普鲁卡因酰胺。

（三）注意事项

及时发现并治疗房扑,防止脑缺血及心肌缺血的发生,以避免发生胎儿宫内缺血、缺氧。

ESC 2004 会议关于心房颤动/心房扑动控制节律的建议。

（1）年轻患者、体力活动多的患者。

（2）患者要求有一个好的生活质量。

（3）有症状的 AF 患者,快速 AF 者。

（4）无病因可查者（特发性）。

（5）复律无栓塞危险者。

（6）有栓塞高危因素者（AF 后易发生脑卒中）。

（7）能接受抗心律失常药治疗及随访。

（8）AF 诱导心肌病者。

(9)所有第一次发作 AF 患者,应该给一次复律机会(排除禁忌因素)。

五、室性期前收缩

(一)临床表现

室性期前收缩是最常见的心律失常之一,可以发生在完全健康的个体或是有器质性心脏病的患者,在孕期其发生率有所增加。一般根据 Lown 的分级,把频发的、多形的或多源性的、连发的和"R-on-T"的室早称为"复杂性室早"。如果没有器质性心脏病,室性期前收缩本身并没有大的临床意义,但是如果同时存在器质性心脏病,就会有发生室性心动过速、心室颤动和猝死的危险。

发生室性期前收缩时,患者可以没有症状,也可以有心悸的表现。由于室性期前收缩的发生可造成心房血液反流至颈静脉,不规则地产生大炮波。

(二)治疗

室性期前收缩可以由吸烟、饮酒、喝咖啡、茶或是过度劳累、焦虑所引起,在药物治疗以前应首先去除这些影响因素,然后根据患者情况确定是否用药。

治疗的目的是去除复杂性室性期前收缩,防止室性心动过速,心室颤动和猝死的发生。

(1)在孕期,无症状、无器质性心脏病的妇女一般不需要药物治疗,消除顾虑以及温和的镇静剂在多数情况下已经足够。

(2)如果期前收缩频发,伴有器质性心脏病,应及时进行药物治疗,以免发生更严重的心律失常,造成孕妇死亡。可单用或联合应用奎尼丁、普萘洛尔和普鲁卡因酰胺治疗。①奎尼丁:0.25～0.60 g,每天 4 次口服。②普萘洛尔:30～100 mg,每天 3 次口服。③普鲁卡因酰胺:250～500 mg,每天 4 次口服。

(三)注意事项

(1)孕期一旦发现室性期前收缩,应明确诊断,了解患者是否有器质性心脏病,做动态心电图,评价患者室性期前收缩的类型和频度,并根据情况予以治疗。

(2)如无产科指征,一般可选择阴道分娩,对于复杂性室性期前收缩,除了予以常规药物治疗外,分娩过程中应予以心电监护,随时了解患者病情的变化,必要时可行剖宫产术。

六、室性心动过速

(一)临床表现

发生室性心动过速时,由于心率过快,心室充盈减少,心排血量下降。患者可出现气短,心绞痛、低血压、少尿和昏厥。心脏听诊时出现第一心音和第二心音有宽的分裂,颈静脉有大炮波出现。

室性心动过速是一种严重的心律失常,大多发生在器质性心脏病变时,主要是缺血性心脏病和扩张性心肌病,其次是高血压性心脏病和风湿性心脏病,诱发室性心动过速的主要原因是心肌缺血、心力衰竭、电解质紊乱、洋地黄中毒等。发生室性心动过速以后,如不及时治疗,可发生室颤并导致死亡。

室性心动过速的平均室率为 150～200 次/分钟。由于其速率和室上性心动过速相似,故单凭速率难以进行鉴别诊断。由于室性心动过速多发生于有较严重的器质性心脏病的孕妇,故在孕期少见,即使是无器质性心脏病的孕妇,一旦发生室性心动过速,若不能及时治疗也会导致死亡。

(二)治疗

(1)如病情危急,可先静脉注射利多卡因50～100 mg,然后行直流电复律,能量一般为25～50 J。多数患者可以恢复窦性心律。

(2)如患者一般情况尚可,可用以下药物治疗。①利多卡因:50～100 mg 静脉注射,起始剂量为1.0～1.4 mg/kg,然后以 1～4 mg/min 持续静脉滴注维持,如不能终止心律失常,可于 10 min 后再给负荷量一半静脉注射。②普鲁卡因酰胺:100 mg,每 5 min 肌内注射一次,直到心律失常控制或发生了严重不良反应或总量达 500 mg。③奎尼丁:0.2～0.4 g,每天 4 次口服。

(3)预防复发:直流电复律以后应静脉滴注利多卡因1～4 mg/min,无效时加用奎尼丁0.2～0.6 g 每天四次口服或是普鲁卡因胺250～500 mg。每 4 h 口服一次。应注意避免长期应用利多卡因或是奎尼丁,以防止严重不良反应的出现。

(三)注意事项

(1)经治疗以后如果恢复窦性心律,在宫颈条件良好的前提下,可经阴道分娩,分娩过程中应加强心电监护,以防止复发。

(2)如心律失常较严重,应首先控制心律失常,再考虑分娩方式。经正规治疗以后仍不能完全恢复窦性心律,宫颈条件较差的患者,可在心电监护下行剖宫产结束妊娠,避免阴道分娩时过度劳累而诱发室颤,导致患者死亡。

(3)如果心律失常较严重,且有指征需要即刻结束妊娠时,可先静脉注射利多卡因 50～100 mg。随后以 1～2 mg/min 的速度静脉滴注,待病情稳定以后即刻行剖宫产手术。

七、心室颤动

(一)临床表现

心室颤动是最可怕的心律失常,患者出现一系列的急性心脑缺血症状,如 3～5 min 内得不到及时治疗,心脑的灌注基本停顿,就会造成猝死。来自多个折返区的不协调的心室冲动,经过大小、方向各异的途径,经心室迅速传播。其结果是心脏正常的顺序收缩消失,发生心室颤动。由于没有有效的心脏排血,心室内无压力的上升,结果心脏处于与停顿相同的状态,周围组织得不到血液灌注。

(二)治疗

(1)一旦发生心室颤动,首选电除颤,常用的能量为 200～400 J。

(2)药物可应用利多卡因 2 mg/kg 体重,静脉注射;或是溴苄铵 5 mg/kg 体重,静脉注射。

(三)注意事项

由于一旦发生室颤,患者的死亡率很高;即使是抢救成功者,亦常伴有轻度的心力衰竭和肺部并发症。所以,患者经治疗后除了一般情况很好,且宫颈条件好时可以阴道试产外,多数患者需行剖宫产结束妊娠。心律失常是极危急重症,在诊断治疗方面必须有内科,特别是心血管内科参与,所用抗心律失常药物必须小心谨慎,控制剂量,严密观察,避免不良反应产生。

(陈翠丽)

第五节　妊娠期高血压疾病

妊娠期高血压疾病包括妊娠高血压、子痫前期、子痫、慢性高血压并发子痫前期及慢性高血压合并妊娠。过去我国称妊娠高血压综合征(妊高征)是妊娠期特有的疾病。其主要特点是生育年龄妇女在妊娠期 20 周以后出现高血压、蛋白尿等症状,在分娩后随之消失。该病是孕产妇和围生儿病率及死亡率的主要原因,严重影响母婴健康。与出血、感染、心脏病一起构成了致命的四大妊娠合并症,成为孕产妇死亡的主要原因之一。据估计,全世界每年因子痫而死亡的妇女大约有 5 万。这种死亡在发达国家并不多见,可能与普通的良好的产前检查和治疗有关。在我国,特别是边远地区,妊高征的发病率与死亡率较高。1984 年及 1988 年我国先后对妊高征流行病学进行了调查,前瞻性调查370 万人,实际调查孕产妇67 813 人次,妊高征平均发生率为 9.4%,其中子痫的发生率占孕产妇的0.2%,占妊高征的 1.9%。国外报道先兆子痫、子痫发病率为7%~12%。美国在 1979 年至 1986 年和英国在 1992 年两个国家的样本研究表明,子痫发生率约为 1/2 000,比过去 20 年大幅度减少。

一、病因学

妊娠期高血压疾病的发病原因非常复杂,虽然经各方学者 100 多年的研究,迄今尚未阐明。近年来,集中于滋养细胞浅着床,胎盘缺血、缺氧及具有生物活性的内皮细胞功能障碍的研究,即损伤、功能障碍,导致血管舒缩物质失衡,增加血管对舒缩物质的敏感性,但导致血管内皮损伤的机制有待进一步研究。最近有研究认为,胎盘免疫复合物的超负荷所致的血管免疫炎症是先兆子痫发病的主要原因之一。以下介绍目前认为与发病可能有关的几种因素与病因学说。

(一)子宫胎盘缺血学说

胎盘滋养细胞侵入蜕膜的功能减退是引起子痫前期的关键因素,也是导致胎盘缺血、缺氧的主要原因之一。近年来的研究多集中于母体接触的滋养细胞,在妊娠 12 周滋养细胞穿破蜕膜与子宫肌层连接部;妊娠 18 周可进入子宫肌层动脉。由于滋养层细胞入侵,螺旋动脉远端的结构与功能发生改变,重新塑形的螺旋动脉失去血管平滑肌及弹性结构,变成充分扩张、曲折迂回的管型,管壁内许多弥散的细胞滋养细胞代替了血管内皮细胞。覆盖在螺旋动脉中的滋养层细胞对血管紧张素的敏感性降低,使螺旋动脉扩张,子宫胎盘血流量增加。先兆子痫滋养层细胞在血管内移行受抑制,仅在螺旋动脉蜕膜顶部可见少量滋养层细胞,子宫肌层的螺旋动脉维持其平滑肌层及弹性结构。分娩时做胎盘病理,找不到通常所见的浸润的滋养层细胞。

重度先兆子痫时见:①胎盘滋养叶细胞于孕中晚期仍存在大量抗原性较强的未成熟滋养层细胞,滋养叶抗原超负载。②滋养层细胞 HLA-G 抗原表达明显减弱,可使母体保护免疫反应减弱,从而可导致孕早期滋养细胞受到免疫损伤,以致浸润能力受限,导致子宫螺旋小动脉发育受阻于黏膜段,即所谓胎盘浅着床,造成胎盘缺血,并且螺旋小动脉管壁出现急性粥样硬化病变。③先兆子痫时胎盘灌注减少导致产妇血管内皮细胞广泛功能障碍,滋养细胞浸润不足,从而导致子宫螺旋动脉不完全重构,进一步引起胎盘缺血、缺氧。子宫胎盘缺血被认为是妊娠期高血压疾病的首要原因。胎盘灌注不良和缺氧时合成和释放大量因子,其中有抗血管生成因子(sFLt-1)

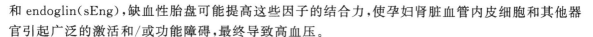

和 endoglin(sEng),缺血性胎盘可能提高这些因子的结合力,使孕妇肾脏血管内皮细胞和其他器官引起广泛的激活和/或功能障碍,最终导致高血压。

(二)胎盘免疫理论学说

子痫前期免疫适应不良可能导致滋养细胞浸润螺旋动脉受到干扰;入侵不足和滋养细胞抑制血管扩张,降低产妇绒毛间血液供应空间,从而减少灌注或造成缺氧。近年研究认为子痫发病的胎盘免疫学有关因素有以下几方面。

(1)精浆-囊泡源性转化生长因子,它可以抑制Ⅰ型免疫反应的产生,被认为与胎盘胎儿发育不良有关。由于母胎免疫适应不良,可使胎盘浅表,随后增加滋养细胞脱落,可能触发一个系统的炎症反应。抗原刺激导致大量辅助 Th_1 细胞活化、内皮细胞活化和炎症缺血再灌注或母亲不适当地对存在的滋养层过度炎症反应。

(2)多态性的 HLA-G 在滋养叶细胞介导的细胞毒方面也起着重要的作用。

(3)自然杀伤细胞产生细胞因子,它们是与血管生成和结构有关的因子,包括血管内皮生长因子、胎盘生长因子和血管生成素Ⅱ与胎盘缺血有关。可见精浆-囊泡源性免疫因素、HLA-G 活性、自然杀伤细胞的活性等与胎盘血管的重铸有着重要的关系,免疫机制控制着滋养层细胞的浸润,在子痫前期发病中起着重要的作用。

胎盘免疫复合物超负荷所致的炎症反应是先兆子痫发病的重要原因,先兆子痫的流行病学显示胎盘是免疫的源头,随着正常妊娠的进展,滋养细胞凋亡显著增加,释放合胞体滋养层碎片,其中包括合胞体滋养层微小碎片,游离胎儿 DNA,细胞角质蛋白片段,这些细胞碎片导致循环免疫复合物形成,发起一连串的炎症反应。正常妊娠体内可以平衡免疫复合物的产生与清除。如果滋养细胞碎片过多,超过了产妇清除能力,体内发生氧化应激过程导致炎症进程。产妇体内氧化应激不断刺激胎盘细胞进一步凋亡、坏死。理论上,胎盘细胞某些过程,如滋养细胞脱落,排出,免疫复合物产生,炎症反应,氧化应激等均加重胎盘细胞凋亡。免疫复合物易沉积在血管壁,吸附在白细胞 Fe 受体,导致白细胞激活和组织损伤,许多数据表明先兆子痫发生血管炎症反应。在先兆子痫患者的肝脏、肾脏、子宫脱膜、皮肤组织的活检中证明有免疫复合物存在和补体沉积。动脉血管活检显示内皮细胞纤维素样坏死,急性动脉粥样硬化,这类似于器官免疫排斥改变。因此,认为先兆子痫病理生理基础是循环免疫复合物超负荷的形成,介导血管损伤和炎症过程。

(三)血管生成因子

现在认为子痫前期发病中胎盘血管改变是一个重要因素,最近研究可溶性酪氨酸激酶-1(sFIt-1),可结合循环血管内皮生长因子(VEGF)和胎盘生长因子(PIGF),阻止他们对血管内皮细胞的作用,从而导致对内皮细胞功能障碍。最近的一项研究中,在孕妇容易发展子痫前期情况下,表现出更高水平的酪氨酸激酶-1,相反,胎盘生长因子和血管内皮生长因子减少。血管内皮生长因子(VEGF)被公认为有效的血管生成和增殖的影响因子;它被确认为细胞平衡一个重要因素,特别是在平衡氧化应激上。可溶性的内源性 sFIt-1 主要来源于胎盘,可能破坏血管内皮生长因子的信号。大量的临床证据说明子痫前期产妇循环因素与血管生成(VEGF 和 PIGF)和抗血管生成(sFIt-1)不平衡是密切相关的。子痫前期患者血浆和羊水 sFIt-1 的浓度升高,以及胎盘 sFIt-1 mRNA 的表达增强。此外,子痫前期妇女血循环中高水平 sFIt-1 与 PIGF 和 VEGF 水平下降相关。最近研究报道认为 sFIt-1 升高可能有预测子痫前期价值,因为在出现临床症状高血压和蛋白尿之前血浓度似乎已增加。另外有人建议用 sFIt-1 与 PIGF 比率可能是预测子痫前期最准确的方法之一。

另一种抗血管生长因子,Endoglin(sEng)是子痫前期发病中的一个因素,sEng是转化生长因子(TGF-β)受体复合物一个组成部分。是一个与缺氧诱导蛋白、细胞增殖和一氧化氮(nitricoxide,NO)信号相关的因子。sEng也被证明与抗血管生成有关,它能损害TGF-β结合细胞表面受体。

(四)血管内皮细胞损伤

近年来研究认为,血管内皮细胞除具有屏障作用外,更是机体最大的内分泌组织,通过自分泌释放血管活性物质如NO、内皮素、前列环素等调节血管舒缩,协调凝血和抗凝血之间的平衡,参与组织间与血液间的物质交换、吞噬细菌,起到血液净化器的作用。妊娠期高血压疾病时胎盘滋养层细胞迁移至蜕膜及子宫肌层螺旋小动脉的功能减退,使螺旋小动脉对血管紧张素敏感性增加,导致了胎盘单位灌注不足。这使一些因子分泌入母血,从而活化血管内皮细胞,内皮细胞功能广泛改变。在妊娠期高血压疾病中血管内皮细胞形态受损,导致:①造成血管内皮细胞连接破坏,致使血管内的蛋白和液体外渗;②激活凝血系统造成DIC,并释放血管活性因子;③增加血管收缩因子如内皮素(ET-1)的生成与释放,并减少血管扩张因子,如NO、前列环素的生成与释放,导致NO、PGI$_2$合成及成分减少,而ET合成或分泌量增加,小动脉平滑肌的兴奋性和对血管收缩物质(如血管紧张素)的敏感度增加,造成全身的小动脉痉挛,导致妊娠期高血压疾病病理发生。

(五)氧化应激学说

在氧化应激升高状态,不平衡的抗氧化因子导致血管内皮功能障碍或是通过对血管直接作用或通过减少血管舒张剂生物活性。在子痫前期,氧化应激可能是由于产妇原先存在的条件,如肥胖、糖尿病和高脂血症。胎盘中超氧化物歧化酶(SOD)水平减少和超氧化物转化酶活性降低,总抗氧化保护能力降低。有研究认为过氧化脂质是毒性物质,损害内皮细胞,增加末梢血管收缩和增加血栓合成,以及减少前列腺环素的合成。现认为过氧化脂质不是起因,而是氧化压力导致的胎盘缺血和细胞激活作用的结果,局部过氧化脂质的积蓄导致了自由基产物的增加,它改变了前列环素/血栓素的合成,过氧化脂质、血栓素和/或细胞激酶的增加激发了血管和器官的功能破坏。脂质蛋白代谢的改变主要是极低密度脂蛋白(VLDL)和氧化低密度脂蛋白的增加,还有甘油三酯磷脂蛋白可能导致内皮细胞损害。过氧化脂质和它的相关性自由基已成为子痫前期患者胎盘功能损害的发病因素。目前的研究证实:母血中增高的过氧脂质主要来源于胎盘,它可以损害滋养层细胞的线粒体蛋白,使滋养细胞功能衰退,这是子痫前期病理生理学的一个因素。

(六)凝血与纤溶系统变化

血液凝血机制和纤溶酶的改变被认为在子痫前期病理中起着一个重要的作用。正常妊娠时处于全身性血液高凝和胎盘局部血凝亢进状态,机体为适应这一变化,充分发挥了血管内皮细胞的抗凝功能,进行代偿。子痫前期时,血管内皮细胞代偿功能不全,所分泌的前列环素(PGI$_2$)、血栓调节蛋白(TM)、组织纤溶酶原激活物(tPA)、纤维结合蛋白(Fn)、抗凝血酶(AT-Ⅲ)比例失调,使凝血纤溶活性、凝血功能与抗凝血功能失调,难以对抗血液高凝,至血凝亢进,呈慢性DIC改变。近年来发现子痫前期尤其是重度子痫前期患者常有出血倾向,机体存在凝血因子不同程度的减少及纤维蛋白降解产物明显升高,血浆中低水平的纤溶酶原激动抑制因子Ⅱ与重度子痫前期及FGR有关。肾、胎盘免疫荧光技术亦证实肾和胎盘局部DIC改变,但DIC和妊娠期高血压疾病的因果关系尚待阐明。

另一个重要因素是血小板、血小板的活性因子(PAF),血小板颗粒膜蛋白(GMP-140)的变化、活性增加与妊娠期高血压疾病发生及病情有关。有研究提出,用流式细胞仪测定血小板活化可预测子痫前期的发生,测定 CD63 表达增加是发生子痫前期的危险因素,但这种方法仍处于研究状态。血小板内皮细胞黏附分子-Ⅰ表达增强是鉴别妊娠期高血压疾病与正常妊娠最好的标志物。

(七)DDAH/ADMA/L-arg-NO 系统

近年来,有学者开始关注到一氧化氮合酶抑制物及其水解酶在子痫前期发病中的作用。有研究结果提示:一氧化氮合酶抑制物 L-精氨酸的同系物—非对称性二甲基精氨酸(asymmetric-dimethylarginine,ADMA)是 NOS 的内源性抑制剂,可与 L-精氨酸竞争性地抑制 NOS,减少 NO 合成。同时研究提示ADMA不是通过肾脏滤过清除,而是主要由 NO 合酶抑制的水解酶分解代谢,此种酶称为二甲基精氨酸二甲胺水解酶(dimethylarginine dimethylaminohydrolase,DDAH)。DDAH 广泛存在于人的血管内皮细胞和其他组织细胞。DDAH 有两种异构体:1 型和 2 型。DDAh 1 型主要存在于表达 nNOS 的组织中,DDAH$_2$ 型则在表达 eNOS 的组织中占优势,在胎儿组织中高度表达。DDAH$_2$ 表达或活性的改变可能是内皮细胞局部或机体全身性 ADMA 浓度变化的重要机制。现研究已证实改变 DDAH 活性可影响ADMA的水平。

国外最新研究认为 NO 合成减少受到 DDAH/ADMA/NOS 途径的调节。ADMA 抑制 NOS 的生物活性,而 ADMA 主要由 DDAH 代谢降解,子痫前期患者 DDAH 的表达减少,使血浆 ADMA 的分解代谢减少;血浆 ADMA 水平升高,导致 eNOS 的活性降低,使 NO 的生物合成减少,体内血管舒缩因子的平衡失调,血管收缩因子占优势,机体的小血管发生收缩,外周血管阻力增加,而产生子痫前期的病理改变。

有研究显示子痫前期血小板 L-arg-NO 通路损伤,引起血小板聚集和黏附增强,呈一种血栓状态,血栓状态不仅仅是子痫前期的特征,而且可能是其发病原因。有学者研究见抑制 NO 合成时,孕鼠血浆内皮素、血栓素、TXA$_2$、血管紧张素Ⅱ水平升高,而前列环素、PGI$_2$ 则降低,提示 NOS 的抑制剂 ADMA 通过抑制 NOS 的合成,影响孕鼠的血管调节因子,造成内皮细胞损伤,可能是妊娠期高血压疾病的病因。

另一方面DDAH$_2$ 的低表达也可能导致血管内皮生长因子-mRNA 表达下调,引起胎盘血管构建的改变,使血管内膜的完整性受到损害,并影响内皮细胞的生长分化,致使胎盘新生血管的生成减少,胎盘血流灌注不足,而进一步加重血管内膜的损伤,使血管舒缩因子失衡,引起小动脉痉挛,发生子痫前期的病理生理改变。ADMA 不仅可以抑制 NOS 活性,而且还可以在内皮细胞膜的转运过程中与 L-精氨酸竞争,降低 L-精氨酸的转运率,NOS 作用的底物 L-精氨酸减少,使 NO 的合成减少,导致血压升高,基于对ADMA在高血压及子痫前期等血管内皮损伤性疾病发病中重要作用的认识,启发了人们应用L-精氨酸及 NO 释放剂治疗原发性高血压和子痫前期,并获得了较好的疗效。

有学者报道了子痫前期与 DDAH/ADMA/NOS 系统的研究,提示此途径失调可能是子痫前期发病的重要因素。该研究结果见子痫前期组与正常妊娠组比较胎盘中 DDAH$_2$-mRNA 的表达明显降低;相反血浆 ADMA 水平升高;胎盘中 eNOS 含量呈低表达。推测子痫前期发病与 DDAH-ADMA-NOS 失调有关。

二、病理生理

妊娠期高血压疾病的病理生理改变广泛而复杂,由于不正常的滋养细胞浸润和螺旋动脉重铸失败,使胎盘损害。各种损伤因子通过血管内皮细胞受体,引起内皮细胞损伤;使全身血管痉挛、凝血系统的激活,止血机制异常、前列环素与血栓素比值改变等。这些异常改变导致视网膜、肝、肾、脑血液等多器官系统的病理性损害。

(一)子宫胎盘病理改变

正常妊娠时,滋养层细胞浸润蜕膜及子宫肌层内 1/3 部分的螺旋动脉,螺旋动脉的生理及形态改变,使子宫胎盘动脉血管床变成低阻、低压、高流量系统。而妊娠期高血压疾病时,螺旋动脉生理改变仅限于子宫蜕膜层,肌层的血管没有扩张,子宫螺旋动脉直径仅为正常妊娠的 40%。并出现胎盘血管急性粥样病变。电镜下观察发现,妊娠期高血压患者子宫胎盘血管有广泛的血管内皮细胞超微结构损伤。临床上常见有胎儿发育迟缓、胎盘早剥、胎死宫内。

(二)肾脏改变

妊娠高血压疾病时,由于肾小动脉痉挛,使肾血流量减少 20%,GFR 减少 30%。低的过滤分数,肾小球滤过率和肾的灌注量下降,尿酸清除率下降在子痫前期是一个重要的标志。肾小球血管内皮增殖是妊娠期高血压疾病特征性肾损害,肾小球毛细血管内皮细胞肿胀,体积增大、血流阻滞。肾小球可能有梗死,内皮下有纤维样物质沉积,使肾小球前小动脉极度狭窄,肾功能改变。在妊娠期高血压疾病早期血尿酸即增高,随着妊娠期高血压疾病的发展,尿素氮和肌酐均增高。严重者少尿(日量≤400 mL),无尿(日量≤100 mL)及急性肾衰竭。

(三)中枢神经系统改变

脑部损害在子痫前期很多见,临床表现包括头痛、视力模糊和皮质盲,所有改变是瞬时的,是受血压和树突状的传递控制。出血是由于血管痉挛和缺血,血管被纤维蛋白渗透,导致水肿、血管破裂。脑血流灌注有自身调节,在较大血压波动范围内仍能保持正常血流,当脑动脉血管痉挛,血压超过自身调节上限值或痉挛导致脑组织水肿、血管内皮细胞间的紧密连接就会断裂,血浆以及红细胞渗透到血管外间隙,引起脑内点状出血,甚至大面积渗出血,脑功能受损。脑功能受损表现为脑水肿、抽搐、昏迷,甚至脑出血、脑疝。有资料说 MABP≥18.7 kPa(140 mmHg)时脑血管自身调节功能丧失而易致脑出血。

最近,用 MRI 检查发现在重度子痫前期和子痫的脑出血有 2 种类型,大多数是遍及脑部的分散性出血和枕叶皮层,与收缩压和舒张压严重升高有关。在许多脑出血继发死亡的病例,与不少脑血管破裂的原因与脑深部微小动脉穿透有关,称夏科-布沙尔瘤,特别是在基底结、丘脑和深白质多见,并发现这种脑血管微小动脉瘤的破裂直接与血压升高有关。

(四)心血管系统改变

一些临床研究报道,妊娠高血压疾病患者有左室重量增加与舒张功能不全的迹象,在子痫前期心排血量和血浆容量是下降的。胎盘灌注减少导致产妇血管内皮细胞广泛功能障碍,胎盘灌注不良和缺氧时合成和释放大量的因子如 sFlt-1 和 sFng。这些因子在产妇肾脏和其他器官引起广泛的氧化激活或血管内皮细胞功能障碍,最终导致高血压。血管系统的抵抗力增加是由于 PGI_2/TXA_2 的增加,内皮依赖性舒张受损。冠状动脉痉挛,可引起心肌缺血、间质水肿及点状出血与坏死,偶见毛细血管内栓塞,心肌损害严重可引起妊娠期高血压疾病性心脏病、心功能不全甚至心力衰竭、肺水肿。急性心力衰竭肺水肿患者的临床上可见肺淤血、肺毛细血管压增高、肺间质水肿、肺泡内水肿。心力衰竭的临床表现有脉率速、呼吸困难、胸闷、肺部啰音,甚至端坐呼吸。对全身水肿严重的患者,虽无端坐呼吸,应警惕右心衰竭。扩容治疗使用不当可产生医源性左心衰竭、肺水肿。

（五）肝脏改变

病情严重时肝内小动脉痉挛与舒张,肝血管内层突然充血,肝静脉窦的内压力骤然升高,门静脉周围组织内可能发生出血。若肝血管痉挛收缩过久,肝血管内纤维蛋白的沉积和缺血,引起的肝周围和区域的坏死,则可导致肝实质细胞不同程度损害。妊娠期高血压疾病致肝细胞缺血、缺氧、细胞肿胀,可单项转氨酶增高,轻度黄疸,胆红素可超过 51.3 mmol/L。严重者甚至出现肝区毛细血管出血,可致肝被膜下血肿。

（六）微血管病性溶血

妊娠期高血压疾病时由于微循环淤血,可并发微血管病性溶血,其发生的原因是:①红细胞变形力差;②血管内皮受损,血小板被激活,血小板计数下降;③细胞膜饱和脂肪酸多于不饱和脂肪酸,比值失衡,细胞易裂解;肝细胞内 SGOT 释放至血循环。

1982 年 Weinstein 报道了重度子痫前期并发微血管病性溶血,并根据其临床 3 个主要症状:①溶血性贫血;②转氨酶高;③血小板减少,命名为 HELLP 综合征。临床表现有上腹痛、肠胃症状、黄疸等。严重者发展为 DIC,有 DIC 的临床及实验指标。这些病理改变发生在肾脏可出现由于肾血管内广泛性纤维蛋白微血栓形成所致的产后溶血性尿毒症性综合征。

（七）眼部改变

由于血管痉挛可发生视网膜剥离或皮质盲。视力模糊至双目失明,视网膜水肿至视网膜剥离失明,或大脑后动脉严重的血管痉挛性收缩致视觉皮层中枢受损失明。

（八）血流动力学改变

正常妊娠是心排血量(CO)随心率及搏出量增加而增加,系统血管阻力(SVR)则下降,而肺血管阻力(PVR)、中心静脉压(CVP)、肺毛细血管楔压(PCWP)以及平均动脉压都没有明显改变,左心室功能保持正常水平,但未治疗的子痫前期患者,CO、PCWP 下降,SVR 可以正常或增高显示低排高阻的改变。

三、临床监测

（一）一般临床症状

过去通常将高血压、蛋白尿、水肿认为是妊娠期高血压疾病三大症状,作为监测主要项目。随着对妊娠高血压疾病病理生理的进一步认识,认为应将脏器损害的有关症状,特别是将心、肺、肾、脑、视觉、肝及血液系统损害的有关症状作为常规重点监测。

1.血压

血压升高是妊娠期高血压疾病诊断的重要依据,血压升高至少应出现两次以上,间隔6 h。基础血压较前升高,但血压低于 18.7/12.0 kPa(140/90 mmHg)不作为诊断标准,必要时监测24~48 h 的动态血压。

2.尿蛋白

尿蛋白是指 24 h 内尿液中的蛋白含量≥300 mg 或在至少相隔 6 h 的两次随机尿液检查中尿蛋白浓度为 0.1 g/L(定性＋)。尿蛋白通常发生在高血压之后,与病情及胎儿的病率和死亡率有密切相关,以24 h尿蛋白总量为标准。

3.水肿

水肿是妊娠期高血压疾病的早期症状,但不是特有的症状,1 周体重增加超过 2.5 kg 是妊娠期高血压疾病的明显症状。

4.心率和呼吸

休息时心率≥110次/分钟,呼吸≥20次/分钟,肺底细湿啰音,是早期心力衰竭的表现。

5.肾脏

肾小动脉痉挛在妊娠期高血压疾病患者是很常见的,在肾活检中有85%存在小动脉痉挛或狭窄,肾活检有助于鉴别诊断。

6.神经系统症状

头痛、头晕、眼花、耳鸣、嗜睡和间歇性突发性抽搐是常见的。在重度妊娠期高血压疾病,这些症状是由于脑血流灌注不足或脑水肿所致。

7.视觉

视力模糊、复视、盲点、失明,这些病变是由于视网膜小动脉痉挛,水肿,其病理变化可以是枕部皮质局部缺血和出血所致。

8.消化系统症状

恶心、呕吐、上腹部或右上腹部疼痛和出血可能是由于肝纤维囊水肿和出血,是子痫前期的严重症状,可以发生肝破裂和抽搐。

(二)实验室检查

根据症状、体征及实验室检查判定疗效及病情,主要实验室检查有以下几个方面。

1.血液及出凝血功能

常规检查血常规、网织红细胞、外周血涂片异常变形红细胞、红细胞碎片。凝血功能检查包括凝血酶原时间(PT)、活性部分凝血酶原时间(APTT)、纤维蛋白原和纤维蛋白原降解产物、D-二聚体。血液黏稠度检测包括血黏度、血细胞比容、血浆黏度等。血小板计数对子痫的监测非常重要;血小板减少是严重妊娠期高血压疾病的特征,血小板计数少于$100\times10^9/L$可能是HELLP综合征的症候之一。重度子痫前期常见有血小板减少,纤维蛋白降解产物升高,凝血酶原时间延长,提示可能有弥漫性血管内凝血(DIC)存在。无论何种原因,全身溶血的证据如血红蛋白血症,血红蛋白尿或高胆红素血症都是疾病严重的表现,可能是由于严重血管痉挛引起的微血管溶血所致。

2.肾功能

肌酐清除率应列为肾功能常规检查,是检测肾小球滤过率的很有价值的指标。肌酐清除率降低表示妊娠期高血压疾病严重性增加。血清尿酸、肌酐和尿素氮也是评价肾功能的有价值的试验。

3.肝功能

血清天冬氨酸氨基转移酶(SGOT)、谷丙转氨酶(SGPT)和乳酸脱氢酶升高是重度子痫前期和HELLP综合征的主要症状之一。肝功能异常,转氨酶升高提示有肝细胞损害、坏死,严重者可有肝包膜下血肿和急性肝破裂的可能。

4.脑电图、脑血流图、脑部计算机断层扫描等检查常有异常表现

脑损害主要的提示是水肿、充血、局部缺血、血栓和出血。子痫发作后常有异常发现。最常见的发现是皮质区的低密度,这些表现是大脑缺血和瘀点伴皮层下损害的结果。昏迷患者的CT检查或MRI常见有广泛性的脑水肿,散在脑出血。

5.心脏

心脏和超声心电图可了解心血管系统的情况。子痫患者常伴随血流动力学变化。在评价心功能时注意4个方面:①前负荷,舒张末期压力和心腔容积;②后负荷,心肌收缩张力或射血的阻

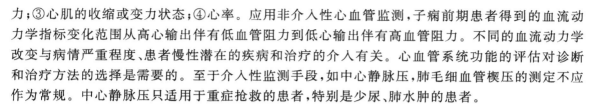

力;③心肌的收缩或变力状态;④心率。应用非介入性心血管监测,子痫前期患者得到的血流动力学指标变化范围从高心输出伴有低血管阻力到低心输出伴有高血管阻力。不同的血流动力学改变与病情严重程度、患者慢性潜在的疾病和治疗的介入有关。心血管系统功能的评估对诊断和治疗方法的选择是需要的。至于介入性监测手段,如中心静脉压,肺毛细血管楔压的测定不应作为常规。中心静脉压只适用于重症抢救的患者,特别是少尿、肺水肿的患者。

介入性监测的指征可参考:①不明原因的肺水肿;②少尿,输液后无变化;③应用肼屈嗪及强降压药后仍难以治疗的高血压;④有其他需血流动力学监测的医学指标。至于肺毛细血管楔状压测定的指征尚未建立。

6.眼底检查

眼底检查应作为常规检查,常见有视网膜痉挛、水肿、出血及视网膜剥离。失明有时是由于脑部缺血和出血所致,称皮质盲。CT 检查可显示。

7.电解质

妊娠期高血压疾病患者电解质浓度与正常孕妇比较无明显差异,但应用了较强的利尿剂、限制钠盐和大量催产素液体以致产生抗利尿作用而致低钾、低钠。子痫发作后乳酸性酸中毒和代偿性的呼出二氧化碳,重碳酸盐的浓度降低,导致酸中毒。酸中毒的严重程度与乳酸产生量和代谢速率有关,也与二氧化碳呼出的速率有关。因而,在妊娠期高血压疾病患者,特别是重度子痫前期患者作血电解质测定及血气分析检查非常必要。

8.胎儿宫内状况监测

妊娠期高血压疾病患者因血管痉挛导致胎盘灌注受损,是围生儿病率和死亡率升高的原因。因此对胎儿宫内情况监测很重要。胎儿宫内状况监测包括:妊娠图、宫底高度、胎动监测、电子胎心监护。

胎盘功能监测包括 24 h 尿雌激素/肌酐(E/C)比值、雌三醇 E_3。胎肺成熟度测定包括卵磷脂/鞘磷脂(L/S)、磷脂酰甘油(PG)、泡沫试验。B 超检查包括羊水量、胎儿生长发育情况、胎盘成熟度、胎盘后血肿、脐血流及胎儿大脑中动脉血流频谱、生物物理几项评分等。

四、预测

子痫前期是妊娠期特有的疾病,常在妊娠 20 周后出现症状,此时严重影响母婴健康,然而在出现明显症状前,患者往往已有生化方面的改变,近年来许多学者都在研究预防子痫前期的方法,旨在降低子痫前期的发生率,目前预测方法主要有:生化指标的预测,生物指标的预测,但在预测准确度上差异很大。

(一)生化指标

1.血 β-HCG

现认为妊娠期高血压疾病为一血管内皮损伤性疾病,胎盘血管受累时胎盘绒毛血供减少,绒毛变性坏死,促使新的绒毛滋养层细胞不断形成,而 β-HCG 值升高。孕 15~18 周 β-HCG 值≥2 倍正常孕妇同期 β-HCG 中位数时,其预测妊娠期高血压疾病的特异度为 100%,灵敏度为50%。孕中期血 β-HCG 升高的妇女,其孕晚期妊娠期高血压疾病发生率明显增加,故认为孕中期测 β-HCG 预测妊娠期高血压疾病具有一定的实用价值。近年研究结果提示,妊娠早期滋养细胞侵蚀性侵入过程中,HCG 的主要形式是高糖基化 HCG(HHCG),以正常人群 HHCG 中位数倍数 MoM 作为检验结果的标准,正常人群为 1.0 MoM。在妊娠 14~21 周,妊娠期高血压疾病患者尿 HHCG 均值明显低于正常妊娠;当 HHCG≤0.9 MoM,相对危险度为 1.5;当 HHCG≤0.1 MoM 时,相对危险度上升至 10.42。

2.类胰岛素样生长因子连接蛋白-1(IGFBF-1)

IGFBF-1 是蜕膜基底细胞分泌的一种蛋白质,其水平高低可反映滋养层侵入深度。有研究结果认为类胰岛素生长因子连接蛋白-1 在合体滋养细胞、细胞滋养细胞和蜕膜中高表达,但在胎盘的纤维组织中低表达。有研究发现在重度子痫前期血循环中的胰岛素生长因子接连蛋白-1 水平是(428.3±85.9)ng/mL,而正常对照组是(76.6±11.8)ng/mL(P=0.0007)。血液胰岛素样生长因子水平是(80.9±17.2)ng/mL。而正常对照组是(179.4±28.2)ng/mL(P=0.1001)。认为低水平的类胰岛素生长因子-1 和高水平的类胰岛素生长因子连接蛋白质可能造成胎盘和胎儿发育迟缓。

3.纤维连接蛋白(Fn)

Fn 广泛存在于机体各系统中,为网状内皮系统的调理素,当血管内皮受损时,功能失调,Fn 过度分泌入血,故血浆 Fn 升高可反映血管内皮受损情况。一般是在血压升高前 4 周就有 Fn 增高,有人认为 Fn 水平升高是预测妊娠期高血压疾病较为敏感的指标。当其<400 μg/L 时不可能发生子痫前期,阴性测值 96%。

4.尿钙

目前研究认为,妊娠期高血压疾病时肾小球过滤率降低,而肾小管重吸收钙正常,其尿钙水平明显低于正常孕妇或非孕妇。尿 Ca/Cr 比值≤0.04 时预测价值大,现认为此种预测方法是简单实用的方法。

5.尿酸

尿酸由肾小管排泄,当肾小管损害时血中尿酸水平增高,妊娠期高血压疾病肾小管损害甚于肾小球的损害。尿酸水平和病变发展程度有关,亦是监测妊娠期高血压疾病的主要指标之一。

6.血浆非对称二甲基精氨酸(ADMA)水平测定

近年来国外有学者研究结果认为 NO 合酶抑制物-ADMA 是 NOS 的内源性抑制物,可与 L-精氨酸竞争性地抑制 NOS,减少 NO 合成。国内学者研究显示,在子痫前期患者孕期外周血 ADMA 的浓度比正常孕晚期有显著升高;分别是(17.9±7.25)μg/mL vs.(10.27±1.6)μg/mL(P<0.01),认为外周血 ADMA 浓度或动态变化可作为妊娠期高血压疾病预测。最近,国外许多研究都认为在 23~25 周的孕妇 ADMA 浓度增加可随后发展为子痫前期。在早发型子痫前期 ADMA 明显增高。

7.血管生长因子

近年国外学者研究认为抗血管生成因子 sFIt-1 和抗血管生长因子 Endoglin 是子痫前期发生中的关键因素,与缺氧诱导蛋白与细胞增生和一氧化氮信号相关,可作为妊娠期高血压疾病的预测。孕中期 sFLt-1 的水平增高是预测子痫前期的敏感指标。

8.预测子痫前期新方法

最近两年,基于对妊娠高血压疾病病因学研究的进展,美国提出应用新的生物标志物和物理标志物单独或联合预测子痫前期的发生,这些标志物包括:血清胎盘生长因子(PLGF)、酪氨酸激酶-1 受体(sFIt-1)、血清抗血管生长因子、胎盘蛋白-13、子宫动脉多普勒测量及尿足突状细胞排泄等。最近几个报道提出以下几个预测方法。

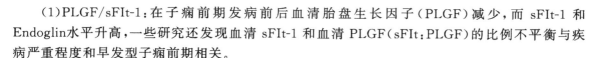

(1)PLGF/sFIt-1:在子痫前期发病前后血清胎盘生长因子(PLGF)减少,而 sFIt-1 和 Endoglin水平升高,一些研究还发现血清 sFIt-1 和血清 PLGF(sFIt:PLGF)的比例不平衡与疾病严重程度和早发型子痫前期相关。

(2)胎盘蛋白13(PP-13):PP-13 是胎盘产生的,认为它参与胎盘血管重塑和种植。Chafetz 及同事进行了一项前瞻性巢式病例对照研究,有学者发现,子痫前期孕 3 个月时 PP-13 中位数水平明显降低。他们建议孕 3 个月产妇筛查 PP-13 水平可能预测子痫前期。

(3)尿足突状细胞排泄:足突状细胞存在于各种急性肾小球疾病患者的尿中,子痫前期的特点是急性肾小球损伤。Garovic 等研究 44 例子痫前期和 23 例正常孕妇测定血清血管生成因子,尿足突细胞和尿 PLGF100%,子痫前期患者出现尿足迹突状细胞,其特异性为 100%,预测价值优于血管生成因子,临床应用效果仍需进一步深入研究。

(二)生物指标

1.心血管特异性的测定

利用血压动态监测系统对孕妇进行血压监测,当孕 20 周后血压基线仍随孕周增加而无暂时下降趋势者,提示有妊娠期高血压疾病。

2.子宫胎盘血液循环的观察

妊娠早期,位于内膜的胚泡在发育的同时,滋养层细胞继续侵蚀血管,子宫螺旋动脉使管壁肌肉消失,管腔扩大,失去收缩能力,血管阻力下降。妊娠期间,子宫动脉分离出近百条螺旋动脉分布在子宫内膜中,血液充满了绒毛间隙,形成了子宫胎盘局部血供的"高流低阻"现象。在妊娠高血压疾病患者,滋养层细胞对螺旋小动脉的侵蚀不够,血管阻力不下降,或下降较少,舒张期子宫胎盘床血供不足,子宫胎盘循环高阻力。因此,用超声多普勒测量子宫胎盘的循环状态,可预测妊娠高血压疾病。常用的方法主要有两种。①脐动脉血流速度波形测定:测定动脉血流收缩期高峰与舒张高峰比值(S/D),在孕≤24 周时 S/D≥4,孕后期 S/D<3。凡脐动脉 S/D 比值升高者,妊娠期高血压疾病的发生率为 73%。②子宫动脉多普勒测量:观察是否存在舒张早期切迹,当双侧子宫动脉都存在舒张早期切迹,预测妊娠高血压疾病的敏感性、特异性较高,孕 24 周时敏感度为 76.1%,特异性为 95.1%。

3.孕中期平均动脉压(MABP)

孕 22～26 周 MABP≥11.3 kPa(85 mmHg)时,妊娠期高血压疾病发生率为 13%(一般人群为5%～8%)[MABP=(收缩压+2×舒张压)÷3]。

4.翻身试验

血压反应阳性,其中 93% 的孕妇以后可能发生妊娠期高血压疾病。测定方法为:孕妇左侧卧位测血压直至血压稳定后,翻身仰卧 5 min,再测血压,若仰卧舒张压较左侧卧位≥2.7 kPa(20 mmHg),提示有发生子痫前期的倾向。

5.血液流变学试验

低血容量(HCT≥0.35)及高血黏度,全血黏度比值≥3.6,血浆黏度比值≥1.6 者,提示孕妇有发生妊娠期高血压疾病倾向。

五、预防

目前对妊娠高血压疾病缺乏有效的治疗措施,预防工作对降低疾病的发生发展显得更重要。预防工作主要包括以下几方面。

(一)围产期保健

(1)建立健全的三级保健网,开展围妊娠期和围产期保健工作。

(2)坚持左侧卧位,增加胎盘和绒毛的血液供应,避免胎盘灌注不良和缺血、缺氧。

(3)针对高危因素进行预防,保持合理的体重指数,肥胖妇女适当减肥,避免多胎妊娠、高龄妊娠和低龄妊娠、捐赠精子、卵子的怀孕;有复发性流产史;抗心磷脂抗体综合征、易栓症等妊娠高血压疾病危险性增加。

(二)药物、微量元素、营养素的预防作用

1.阿司匹林和其他抗血小板药物

阿司匹林可以选择性抑制环氧合酶,减少血栓素 TXA_2 的合成。在 20 世纪 80 年代一些临床试验也取得可喜的成果;于孕 22 周以前预防性使用低剂量的阿司匹林 $50\sim100$ mg 可使该病的风险度下降,阿司匹林治疗 23 周后妊娠不能预防先兆子痫。然而,至 20 世纪 90 年代 3 个独立的大规模的调查,认为阿司匹林不能降低妊娠高血压疾病的发生率,反而增加胎盘早剥的发生率。一个大型的多中心研究,其中包括2 539 例高风险的妇女,包括糖尿病、慢性高血压、多胎妊娠或先兆子痫,使用低剂量的阿司匹林(60 mg)没有降低子痫前期发生率。现在阿司匹林不建议常规使用预防子痫前期,而应该个体化。对高危患者选择性用药是可以接受的。

2.妊娠期补钙

补钙可稳定细胞膜的结构,控制膜离子的通透性,减少钙离子内流的积聚,可预防妊娠高血压疾病的发生。国外有学者报道从妊娠 $20\sim24$ 周/$24\sim28$ 周开始服用钙元素 1 200 mg 增至 2 g,经观察不补钙组妊娠高血压疾病的发病率为 18%,补钙不足 2 g 组妊娠高血压疾病发病率为 7%$\sim$9%,补钙 2 g 组发病率为 4%,效果最佳,对母婴无不良影响。

3.抗氧化剂维生素 C 和维生素 E 的补充

多个中心随机试验结果显示,孕期补充维生素 C 和维生素 E 不能降低子痫前期的发生。

4.左旋精氨酸(L-Arginine,L-Arg)的补充

L-Arg 是合成一氧化氮(NO)的底物,它可以刺激血管内皮细胞的 NO 合成酶(NOS),而增加NO 的合成和释放,减轻微血管的损伤,改善子宫胎盘的血流。已有报道用于妊娠高血压疾病的治疗和预防;用 A-Lrg 口服 4 g/d,连用 2 周,可以延长孕周和降低低体重儿的发生率。虽然左旋精氨酸在预防子痫前期的发生方面还缺乏大样本的研究,但随着人们对 NO 了解的逐步深入,L-Arg 在临床应用将更加广泛,用于预防妊娠高血压疾病已初露前景。

5.中医中药在妊娠高血压疾病预防中的应用

自 20 世纪 80 年代起,我国已有关于应用中药丹参、川芎、小剂量熟大黄等中药预防妊娠高血疾病。其中以丹参研究较多;丹参的有效成分丹参酮,有抗血小板聚集、保护内皮细胞的功能,可增强子宫胎盘的血液灌注,在预防和辅助治疗子痫前期中有一定效果。

我国学者段涛对妊娠高血压疾病提出三级预防措施:一级预防——针对高危因素的预防;二级预防——药物、微量元素、营养素的补充;三级预防——良好的产前检查,及早发现高危因素和早期临床表现,及早处理。

六、治疗

(一)治疗目的

(1)预防抽搐,预防子痫发生。

（2）预防合并脑出血、肺水肿、肾衰竭、胎盘早期剥离和胎儿死亡。

（3）降低孕产妇及围产儿病率、死亡率及严重后遗症,延长孕周,以对母儿最小创伤的方式终止妊娠。

对其治疗基于以下几点:①纠正病理生理改变;②缓解孕妇症状,及早发现并治疗,保证母亲安全;③监测及促进胎儿生长,治疗方法尽量不影响胎儿发育;④以解痉、降压、镇静、适时终止妊娠为原则。

（二）一般治疗

（1）左侧卧位、营养调节休息(但不宜过量)。

（2）每天注意临床征象的发展,包括头痛、视觉异常、上腹部痛和体重增加过快。

（3）称体重,入院后每天一次。

（4）测定尿蛋白,入院后至少每 2 d 一次。

（5）测定血肌酐、转氨酶、血细胞比容、血小板、测定的间隔依高血压的程度而定,经常估计胎儿的宫内情况。

（三）降压治疗

1.治疗时机

长期以来学者认为降压药虽可使血压下降,但亦可同时降低重要脏器的血流量,还可降低子宫胎盘的血流量,对胎儿有害。故提倡当 SBP＞21.3 kPa(160 mmHg)或 DBP≥14.7 kPa(110 mmHg)时,为防止脑血管意外,方行降压治疗。近年循证医学分析,表明降低血压不改善胎儿的结局,但减少严重高血压的发生率,并不会加重子痫前期恶化。因此,认真血压控制和适当的生化和血液系统的监测,在妊娠期高血压疾病的治疗中是需要的。

2.轻中度高血压处理

（1）甲基多巴:可兴奋血管运动中枢的 α 受体,抑制外周交感神经而降低血压。作为降压剂尽管疗效有限,但仍是孕期长期控制血压的药物。甲基多巴是唯一的没有影响胎儿胎盘循环的降压药。常用剂量 250 mg,口服,每天 3 次。

（2）β 受体阻滞剂:α、β 受体阻滞剂如盐酸拉贝洛尔,能降低严重的高血压发生率,可能通过降低产妇心排血量,降低外周阻力。不影响肾及胎盘的血流量,有抗血小板聚集作用,并能促胎肺成熟。常用剂量 100 mg,口服,每天 2 次,轻中度高血压的维持量一般为每天 400～800 mg。其他 β 受体阻滞剂,尤其是阿替洛尔减少子宫胎盘灌注可导致胎儿宫内生长受限。

（3）硝苯地平:为钙通道阻滞剂,具有抑制钙离子内流的作用,直接松弛血管平滑肌,可解除血管痉挛,扩张周围小动脉,可选择性的扩张脑血管。研究表明硝苯地平能够有效地降低脑动脉压。用法:10 mg口服,每天 3 次,24 h 总量不超过 60 mg。孕妇血压不稳定可使用长效硝苯地平;常用氨氯地平(Norvasc),一般剂量为 5 mg,每天一次或每 2 次。硝苯地平控释片(nifedipine GITS,拜新同,拜心同),常用剂量 30 mg,每天 1 次。

（4）尼莫地平:钙通道阻滞剂,选择性扩张脑血管。用法:20～60 mg,口服,每天 2～3 次。

3.重度高血压处理

血压＞22.7/14.7 kPa(170/110 mmHg)的结果是直接血管内皮损伤,当血压水平为 24.0～25.3/16.7～17.3 kPa(180～190/120～130 mmHg)时脑血管自动调节功能失衡,从而增加脑出血的危险,也增加胎盘早剥或胎儿窘迫的风险。因此,血压＞22.7/14.7 kPa(170/110 mmHg)迫切需要处理。应选用安全有效、不良反应较少的药物,既能将孕妇血压降低到安全水平,又不会造成突然血压下降,因这可能减少子宫胎盘灌注,导致胎儿缺氧。严重急性高血压管理应是一对一护理;连续血压、心率监测,至少每 15 min 一次。

(1)肼屈嗪:直接动脉血管扩张剂,舒张周围小动脉血管,使外周阻力降低,从而降低血管压。并能增加心搏出量、肾血流量及子宫胎盘血流量。降压作用快,舒张压下降明显,是妊娠高血压疾病最常用的控制急性重度高血压的药物。用法如下。①静脉注射:先给 1 mg 静脉缓注试验剂量,如 1 min 后无不良反应,可在 4 min 内给 4 mg 静脉缓慢注射。以后根据血压情况每 20 min 用药 1 次,每次 5～10 mg 稀释缓慢静脉注射,10～20 min 内注完,最大剂量不超过 30 mg。一般以维持舒张压在 12.0～13.3 kPa(90～100 mmHg)之间为宜,以免影响胎盘血流量。静脉注射方法比较烦琐,且难以监测,较少采用。②静脉滴注:负荷量 10～20 mg,加入 5%葡萄糖 250 mL,从 10～20 滴/分开始;将血压降低至安全水平,再给予静脉滴注 1～5 mg/h,需严密监测血压。③或 40 mg 加入 5%葡萄糖 500 mL 内静脉滴注。④口服:25～50 mg,每天 3 次。有妊娠期高血压疾病性心脏病、心力衰竭者不宜应用此药。常见不良反应有头痛、心慌、气短、头晕等。但最近 Meta 分析发现,肼屈嗪比硝苯地平或拉贝洛尔更容易发生产妇低血压、胎盘早剥、剖宫产和胎心率变化等不利因素。多年来在国外一般选用肼屈嗪,但目前在欧洲、南非等地区肼屈嗪已不作为治疗子痫前期的一线药物。

(2)拉贝洛尔:拉贝洛尔又称柳胺苄心定,结合 α 和 β-肾上腺素受体拮抗剂,已成为最常用治疗急性重症高血压的药物。用药方案有以下几种方法可参考:①首次剂量可给口服,20 mg,若 10 min 内无效后再给予 40 mg,10 min 后仍无效可再给 80 mg,总剂量不能超过 240 mg。②静脉用药首剂可给 20～40 mg,稀释后 10～15 min 静脉缓慢推注,随后静脉滴注 20 mg/h。根据病情调整滴速、剂量,每天剂量控制在 200～240 mg。③也可用拉贝洛尔 200 mg 加入生理盐水 100 mL,以输液泵输入,从 0.1～0.2 mg/min 低剂量开始,5～10 min 根据血压调整剂量,每次可递增 0.1～0.2 mg/min,用药时需严密监测血压,24 h 总量不超过 220 mg。④血压平稳后改为口服,100 mg,每 8 h 1 次。心脏及肝、肾功能不全者慎用,给药期间患者应保持仰卧位,用药后要平卧 3 h。不良反应有头晕、幻觉、乏力,少数患者可发生直立性低血压。

(3)硝苯地平:钙通道阻滞剂,是有效的口服控制急性重症高血压药,在怀孕期间不能舌下含服,以免引起血压急剧下降,减少子宫胎盘血流,造成胎儿缺氧。此药商品名为"心痛定",在急性高血压时首剂用 10 mg,30 min 后血压控制不佳再给 10 mg,每天总量可用 60 mg。亦可考虑用长效硝苯地平,口服,5～10 mg,每天 1 次。不良反应包括头痛、头晕、心悸。

(4)防止惊厥和控制急性痉挛药物:镁离子作为一种外周神经肌肉连接处兴奋阻滞剂,抑制运动神经末梢释放乙酰胆碱,阻断神经肌肉接头间的信息传导,可作为 N-甲基右旋天门冬氨酸受体拮抗剂发挥抗惊厥作用。镁离子竞争结合钙离子,使平滑肌细胞内钙离子水平下降,从而解除血管痉挛,减少血管内皮损伤。镁离子刺激血管内皮细胞合成前列环素,抑制内皮素合成,降低机体对血管紧张素 Ⅱ 的反应,从而缓解血管痉挛状态。随机对照试验比较使用硫酸镁治疗重度子前期防止惊厥,表明在重度子痫前期硫酸镁预防与安慰剂相比会大大降低子痫的发病率。

硫酸镁用药指征:①控制子痫抽搐及防止再抽搐;②预防重度子痫前期发展为子痫;③子痫前期临产前用药预防抽搐。

硫酸镁用药方法:根据 2001 年我国妊高征协作组及中华医学会推荐治疗方案如下。①首次负荷剂量:静脉给药,25%硫酸镁 2.5～4 g 加于 10%葡萄糖 20～40 mL,缓慢静脉注入,10～15 min 推完。或用首剂 25%硫酸镁 20 mL(5 g)加入 10%葡萄糖 100～200 mL 中,1 h 内滴完。

②维持量:继之 25％硫酸镁 60 mL 加入 5％葡萄糖液 500 mL 静脉滴注,滴速为 1～2 g/h,用输液泵控制滴速。③根据病情严重程度,决定是否加用肌内注射,用法为 25％硫酸镁 10～20 mL (2.5～5 g),臀肌深部注射,注射前先于肌内注射部位注射 2％利多卡因 2 mL。第 1 个 24 h 硫酸镁总量为 25 g,之后酌情减量。24 h 总量控制在 22.5～25 g。

有医院自 20 世纪 80 年代初使用硫酸镁静脉滴注治疗重度子痫前期,硫酸镁用量在第 1 个 24 h 用 22.5～25.0 g,用法:①硫酸镁 2.5 g,稀释在 5％的葡萄糖溶液 20 mL 中缓慢静脉注射。②或者不用静脉注射,改用硫酸镁 5 g 加入 5％葡萄糖液 100～200 mL 中静脉滴注,1 h 内滴完。这样既可使血镁迅速达止惊的有效浓度,又可避免高浓度的硫酸瞬时进入心脏引起房室传导阻滞,致心搏骤停。③继之以硫酸镁 15 g 加入 5％葡萄糖液 500～1 000 mL 静脉滴注,1.5～2.0 g/h。④夜间(约晚上 10pm)肌内注射硫酸镁 2.5～5.0 g,一般在静脉用药后经 5～6 h,或前次用药经 5～6 h 始能加用肌内注射,因硫酸镁的半衰期为 6 h。⑤用药经 1～2 d,若病情稳定,而孕周未达 34 周,胎儿未成熟,需延长孕周者,可用硫酸镁 15 g 加入 5％葡萄糖液 500～1 000 mL 静脉滴注,1.5～2.0 g/h,用药天数酌情而定。

我国学者丛克家研究各种治疗方案患者血中镁浓度,硫酸镁用量每天浓度 20.0～22.5 g,在不同时间段血镁浓度均达有效浓度(1.73～2.96 mmol),用首剂负荷量后血镁浓度迅速上升至 1.76 mmol/L,达到制止抽搐的有效血镁浓度。静脉滴注后 5 h,血镁浓度已下降到 1.64 mmol/L,接近基础值,药效减弱,故主张静脉滴注后加用肌内注射。我院也曾监测血镁浓度,按上述我院的使用方法,在用药 2～4 h 后,血镁浓度达 4.8～5 mEq/L,在连续静脉滴注 6 h 后血镁浓度 4.6 mEq/L,能维持有效治疗量。我院硫酸镁用量多控制在 20 g/d 左右,亦收到治疗效果,未发生过镁中毒反应。我国南方人、北方人体重差异较大,用药时注意按患者体重调整用量。我们认为,国外学者提出的硫酸镁每天用量可达 30 g 以上,甚至更高,不适合亚洲低体重人群,临床中应注意,以免引起镁毒性反应。

硫酸镁主要是防止或控制抽搐,用于紧急处理子痫或重度子痫前期患者,用药天数视病情而定,治疗或防止抽搐有效浓度为 1.7～2.96 mmol/L,若血清镁离子浓度超过 3 mmol/L,即可发生镁中毒。正常人血镁浓度为 1 mmol/L 左右,当血镁≥3 mmol/L 膝反射减弱,≥5 mmol/L 可发生呼吸抑制,≥7 mmol/L 可发生传导阻滞,心跳骤然。硫酸镁中毒表现首先是膝反射减弱至消失,全身张力减退,呼吸困难、减慢,语言不清,严重者可出现呼吸肌麻痹,甚至呼吸、心跳停止,危及生命。曾有因硫酸镁中毒,呼吸抑制而死亡之病例发生。应引起临床医师的高度重视,严格掌握硫酸镁用药的指征、剂量、持续时间,严密观察,使既达疗效,又能防毒性反应的发生。

硫酸镁用药注意事项:用药前及用药中需定时检查膝反射是否减弱或消失;呼吸不少于 16 次;尿量每小时不少于 25 mL;或每 24 h 不少于 600 mL。硫酸镁治疗时需备钙,一旦出现中毒反应,应立即静脉注射 10％葡萄糖酸钙 10 mL。我国近 20 年来,广泛应用硫酸镁治疗重度子痫前期及子痫。但大剂量的硫酸镁(22.5～25.0 g)稀释静脉滴注,必然会增加患者细胞外组织液、明显水肿和造成血管内皮通透性增加,可导致肺水肿。在应用硫酸镁的同时应控制液体输入量,每小时不应超过 80 mL,在使用硫酸镁静脉滴注期间应记录每小时尿量,如果患者尿少,需要仔细评定原因,并考虑中心静脉压(CVP)/肺毛细血管压监测。根据病情结合 CVP 调整液体的出入量。如果出现肺水肿的迹象,应给予 20 mg 的呋塞米。

(5)血管扩张剂:血管扩张剂硝酸甘油、硝普钠、酚妥拉明,是强有力的速效的血管扩张剂,扩张周围血管使血压下降,可应用于妊娠期高血压疾病,急进性高血压。

具体用法如下。①硝酸甘油:硝酸甘油为静脉扩张剂,常用 20 mg 溶于 5% 葡萄糖 250 mL 静脉滴注,滴速视血压而调节,血压降至预期值时调整剂量至 10~15 滴/分,或输液泵调节滴速,为 5~20 μg/min。或用硝酸甘油 20 mg 溶于 5% 葡萄糖 50 mL 用微量泵静脉推注,开始为 5 μg/min,以后每 3~5 min 增加 5 μg,直至 20 μg/min,即有良好疗效。用药期间应每 15 min 测一次血压。②酚妥拉明:酚妥拉明为小动脉扩张剂,可选择性扩张肺动脉,常用 10~20 mg 溶于 5% 葡萄糖液 250 mL 中静脉滴注,以 0.04~0.1 mg/min 速度输入,严密观察血压,根据血压调节滴速。或用 10~20 mg 溶于 5% 葡萄糖液 50 mL 中用微量泵静脉推注。先以 0.04~0.1 mg/min 速度输入,根据血压调整滴速。酚妥拉明有时会引起心动过速,心律异常,特别是用静脉泵静脉推注,现已少用。③硝普钠:硝普钠兼有扩张静脉和小动脉的作用,常用 25~50 mg 加入 5% 葡萄糖液 500 mL 中静脉滴注(避光)或 25 mg 溶于 5% 葡萄糖液 50 mL 中用微量泵静脉注射。开始剂量为 8~16 μg/min,逐渐增至 20 μg/min,视血压与病情调整剂量。用药期间严密观察病情和血压。每个剂量只用 6 h,超过 6 h 需更换新药液。24 h 用药不超过 100 mg,产前用药不超过 24 h,用药不超过 5 d,仅用于急性高血压或妊娠高血压疾病合并心力衰竭的患者。硝普钠能迅速通过胎盘进入胎儿体内,其代谢产物氰化物对胎儿有毒性作用,不宜在妊娠期使用。

(6)利尿:利尿剂仅在必要时应用,不常规使用。

利尿指征:①急性心力衰竭、肺水肿、脑水肿。②全身性水肿。③慢性血管性疾病如慢性肾炎、慢性高血压等。④血容量过高,有潜在性肺水肿发生者。

药物:①呋塞米(速尿)。20~40 mg 溶于 5% 葡萄糖液 20~40 mL 中缓慢静脉注射(5 min 以上)。必要时可用呋塞米 160~200 mg 静脉滴注,可同时应用酚妥拉明 10~20 mg 静脉滴注。适用于肺水肿、心、肾衰竭。②甘露醇:20% 甘露醇 250 mL 静脉滴注(30 min 滴完)。仅适用于脑水肿,降低脑内压、消除脑水肿。心功能不全者禁用。

(7)镇静:镇静剂兼有镇静及抗惊厥作用,不常规使用,对于子痫前期和子痫,或精神紧张、睡眠不足时可选择镇静剂。①地西泮(安定):具有较强的镇静和止惊作用。用法:10 mg 肌内注射或静脉注射(必须在 2 min 以上),必要时可重复一次,抽搐过程中不可使用。②冬眠药物:一般用氯丙嗪、异丙嗪各 50 mg,哌替啶 100 mg 混合为一个剂量,称冬眠Ⅰ号。一般用 1/3~1/2 量肌内注射或稀释静脉注射,余下 2/3 量作静脉缓慢滴注,维持镇静作用。用异丙嗪 25 mg、哌替啶 50 mg 配合称“杜非合剂”,肌内注射有良好的镇定作用,间隔 12 h 可重复一次。氯丙嗪可使血压急剧下降,导致肾及子宫胎盘供血不足,胎儿缺氧,且对母亲肝脏损害,目前仅用于应用安定、硫酸镁镇静无效的患者。③苯巴比妥:100~200 mg 肌内注射,必要时可重复使用。用于镇静口服剂量 30~60 mg,3 次/天,本药易蓄积中毒,最好在连用 4~5 d 停药 1~2 d。目前已较少用。

(8)抗凝和扩容:子痫前期存在血凝障碍,某些患者血液高凝,呈慢性 DIC 改变,需进行适当的抗凝治疗。

抗凝参考指征:①多发性出血倾向。②高血黏度血症,血液浓缩。③多发性微血管栓塞之症状、体征,如皮肤皮下栓塞、坏死及早期出现的肾、脑、肺功能不全。④胎儿宫内发育迟缓、胎盘功能低下、脐血流异常、胎盘梗死、血栓形成的可能。⑤不容易以原发病解释的微循环衰竭与休克。⑥实验室检查呈 DIC 高凝期,或前 DIC 改变:如血小板 $<100\times10^9$/L 或进行性减少;凝血酶原时间比正常对照延长或缩短 3 s;纤维蛋白原低于 1.5 g/L 或呈进行性下降或超过 4 g/L;3P 试验

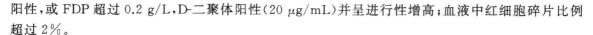

阳性,或 FDP 超过 0.2 g/L,D-二聚体阳性(20 μg/mL)并呈进行性增高;血液中红细胞碎片比例超过 2%。

推荐用药:①丹参注射液 12~15 g 加入 5%葡萄糖液 500 mL 静脉滴注。②川芎嗪注射液 150 mg 加入 5%葡萄糖液滴注。以上二药适用于高血黏度、血液浓缩者,或胎儿发育迟缓,病情较轻者。③低分子量肝素:分子量<10 000 的肝素称低分子量肝素,即 LMH0.2 mL(1 支)皮下注射。适用于胎儿宫内发育迟缓、胎盘功能低下、胎盘梗死,或重度子痫前期、子痫有早期 DIC (前-DIC)倾向者。④小剂量肝素:普通肝素 12.5~25 mg 溶于 5%葡萄糖液 250 mL 内缓慢静脉滴注,或 0.5~1.0 mg/kg,加入葡萄糖溶液 250 mL 分段静脉滴注,每 6 h 为一时间段。滴注过程中需监测 DIC 指标,以调剂量。普通肝素用于急性及慢性 DIC 患者。产前 24 h 停用肝素,产后肝素慎用、量要小,以免产后出血。⑤亦可用少量新鲜冰冻血浆 200~400 mL。

液体平衡:20 世纪 70~80 年代研究认为,妊娠高血压疾病,特别是重度子痫前期患者,存在血液浓缩,胎盘有效循环量下降,故提出扩充血容量稀释血液疗法。多年来,在临床实践中发现,有因液体的过多注入,加重心脏负担诱发肺水肿的报道。产妇的死亡率与使用过多的侵入性液体相关。对于有严重低蛋白血症贫血者,可选用人血清蛋白、血浆、全血等。对于某些重度子痫前期、子痫妇女,有血液浓缩,有效循环量下降、胎盘血流量下降或水、电解质紊乱情况,可慎重的使用胶体或晶体液。现一般不主张用扩容剂,认为会加重心肺负担,若血管内负荷严重过量,可导致脑水肿与肺水肿。多项调查结果表明,扩容治疗不利于妊娠高血压疾病患者。尿量减少的处理应采用期待的方法,必要时用 CVP 监测,而不要过多的液体输入。重度子痫前期患者,施行剖宫产术麻醉前不必输入过多的晶体液,因没有任何证据表明晶体液可以预防低血压。

4.子痫的治疗原则

(1)控制抽搐:①安定 10 mg 缓慢静脉推注;继之以安定 20 mg 加入 5%葡萄糖 250 mL 中缓慢静脉滴注,根据病情调整滴速。②亦可选用冬眠合剂Ⅰ号(氯丙嗪、异丙嗪各 50 mg、哌替啶 100 mg)1/3~1/2 量稀释缓慢静脉注射,1/2 量加入 5%葡萄糖 250 mL 中缓慢静脉滴注,根据病情调整速度。③或用硫酸镁 2.5 g 加 5%葡萄糖 40 mL 缓慢静脉推注;或 25%硫酸镁 20 mL 加入 5%葡萄糖 100 mL 中快速静脉滴注,30 min 内滴完,后继续静脉滴注硫酸镁,以 1~2 g/h 速度维持。注意硫酸镁与镇静剂同时应用时,对呼吸抑制的协同作用。

(2)纠正缺氧和酸中毒:保持呼吸道通畅,面罩给氧,必要时气管插管,经常测血氧分压,预防脑缺氧;注意纠正酸中毒。

(3)控制血压:控制血压方法同重度子痫前期。

(4)终止妊娠:抽搐控制后未能分娩者行剖宫产。

(5)降低颅内压:20%甘露醇 0.5 mL/kg,静脉滴注,现已少用,因会加重心脏负担。现常用呋塞米 20 mg 静脉注射,能快速降低颅内压。

(6)必要时做介入性血流动力学监测(CVP),特别在少尿及有肺水肿可能者。

(7)其他治疗原则同重度子痫前期。Richard 子痫昏迷治疗方案:①立即用硫酸镁控制抽搐,舒张压>14.7 kPa(110 mmHg),加用降压药。②24 h 内常规用地塞米松 5~10 mg,墨菲管内滴注,以减轻脑水肿。③监测血压、保持呼吸道通畅、供氧,必要时气管插管。④经常测血氧分压,预防脑缺氧。⑤终止妊娠,已停止抽搐 4~6 h 不能分娩者急行剖宫产。⑥置患者于 30°角半卧位,降低颅内静脉压。⑦产后如仍不清醒,无反应,注意与脑出血鉴别,有条件医院作 CT 检查。⑧神经反射监护。⑨降低颅内压,20%甘露醇 0.5 mL/kg 静脉滴注降低颅内压。

（8）终止妊娠：因妊娠期高血压疾病是孕产妇特有的疾病，随着妊娠的终止可自行好转，故适时以适当的方法终止妊娠是最理想的治疗途径。

终止妊娠时机：密切监护母亲病情和胎儿宫内健康情况，监测胎盘功能及胎儿成熟度，终止妊娠时机：①重度子痫前期积极治疗 2～3 d，为避免母亲严重并发症，亦应积极终止妊娠。②子痫控制 6～12 h 的孕妇，必要时子痫控制 2 h 后亦可考虑终止妊娠。③有明显脏器损害，或严重并发症危及母体者应终止妊娠。④孕 34 周前经治疗无效者，期待治疗延长孕周虽可望改善围产儿的死亡率，但与产妇死亡率相关。对早发型子痫前期孕 32 周后亦可考虑终止妊娠。⑤重度子痫经积极治疗，于孕 34 周后可考虑终止妊娠。

终止妊娠指征：多主张以下几点。①重度子痫前期患者经积极治疗 24～72 h 仍无明显好转；病情有加剧的可能，特别是出现严重并发症者。②重度子痫前期患者孕周已超 34 周。③子痫前期患者，孕龄不足 34 周，胎盘功能减退，胎儿尚未成熟，可用地塞米松促胎肺成熟后终止妊娠。④子痫控制后 2 h 可考虑终止妊娠。⑤在观察病情中遇有下列情况应考虑终止妊娠：胎盘早剥、视网膜出血、视网膜剥离、皮质盲、视力障碍、失明、转氨酶明显升高、血小板减少、少尿、无尿、肺水肿、明显腹水、胎儿窘迫；胎心监护出现重度变异减速、多个延长减速和频发慢期减速等提示病情严重的症候时应考虑终止妊娠。

终止妊娠的方法：①阴道分娩。病情稳定，宫颈成熟，估计引产能够成功已临产者，不存在其他剖宫产产科指征者，可以选用阴道分娩。②剖宫产。病情重，不具备阴道分娩条件者，宜行剖宫产术。子痫前期患者使用麻醉方式是有争议的，但是如果母亲凝血功能正常，没有存在低血容量，使用硬膜外麻醉是安全、有效的，不会引起全身麻醉所致的血压升高。

产褥期处理：重症患者在产后 24～72 h，尤其是 24 h 内，仍有可能发生子痫，需继续积极治疗，包括应用镇静、降压、解痉等药物。产后检查时，应随访血压、蛋白尿及心肾功能情况，如发现异常，应及时治疗，防止后遗症发生。

（9）其他药物治疗。

心钠素：是人工合成的心钠衍化物，为心肌细胞分泌的活性物质，具有很强的降压利尿作用。主要作用是增加肾血流量，提高肾小球滤过率，降低血管紧张素受体的亲和力，可对抗 A Ⅱ 的缩血管作用。具有强大的利钠、利尿及扩张血管活性。20 世纪 80 年代有报道，经临床应用人心钠素 Ⅲ 治疗妊娠期高血压疾病并发心力衰竭，心力衰竭可获得控制，血压下降，水肿消退，蛋白尿转阴，是治疗妊娠期高血压疾病引起心力衰竭的理想药物，近年应用较少，临床资料报道不多。

抗凝血酶（AT-Ⅲ）：抗凝血酶对各种凝血机制中的酶具有抑制作用，实验证明抗凝血可以预防妊娠期高血压疾病动物模型上的血压升高和蛋白尿的发生，因此 AT-Ⅲ 很可能可以有效地处理子痫前期患者的临床症状和体征。重度子痫前期时 AT-Ⅲ 下降，如 AT-Ⅲ/C 下降 70% 以下则有出现血栓的危险。一般可静脉滴注，AT-Ⅲ 1 000～3 000 U，血中 AT-Ⅲ/C 上升至 130%～140%。如同时应用小剂量肝素可提高抗凝效果。

血管紧张素转换酶（ACE）抑制剂：卡托普利或厄贝沙坦，其作用是抑制血管紧张素转换酶（ACE）活性，阻止血管紧张素 Ⅰ 转换成血管紧张素 Ⅱ，有明显降低外周阻力，增加肾血流量的作用。但这些药物可导致胎儿死亡、羊水少、新生儿无尿、肾衰竭、胎儿生长迟缓、新生儿低血压和动脉导管未闭，因此任何妊娠妇女均禁忌用血管紧张素转换酶（ACE）抑制剂，孕期禁止使用。

L-精氨酸（L-Arginine，L-Arg）：最近的报道认为 NO 和前列环素的减少可能是妊娠期高血压疾病发病机制的主要原因，与血管舒张因子和收缩因子的不平衡有关。L-Arg 是合成 NO 的底物,它可以刺激血管内皮细胞的 NO 合成酶(NOS)而增加 NO 的合成和释放,通过扩张外周血管发挥降压作用。随着人们对 NO 的了解逐步深入,L-Arg 在临床和基础的研究和应用更加广泛。近年来国外已有应用L-Arg治疗或辅助治疗高血压的报道。

国内有学者报道:高血压患者静脉滴注 L-Arg(20 g/150 mL/30 min)5 min 后血压开始下降,15 min达稳定值,平均动脉压以 15.3~1.3 kPa(115.4±9.9)mmHg 降至 1.1~1.1 kPa(88.5±7.6)mmHg。2007 年国外有学者对尿蛋白阴性的妊娠高血压患者及尿蛋白>300 mg/24 h的子痫前期患者各 40 例用 L-Arg 治疗;L-Arg 20 g/500 mL 静脉滴注,每天 1 次,连续用 5 d,再跟随 4 g/d,口服 2 周,或用安慰剂治疗。结果见在用 L-Arg 治疗组的患者收缩压与安慰剂组相比有明显下降,认为应用L-Arg治疗有希望可以延长孕周和降低低体重儿的发生率。但左旋精氨酸在预防子痫前期的发生方面还缺乏大样本的研究。

2006 年 Rytiewski 报道,应用 L-Arginine 治疗子痫前期,口服 L-arginine3 g/d(L-Arg 组)40 例,安慰剂组 41 例。结果提示应用 L-Arg 组病例的胎儿大脑中动脉的灌注量增加,脑-胎盘血流量比率增加,分娩新生儿 Apgar 评分较高,提供口服 L-Arg 治疗子痫前期的患者似乎有希望延长孕周改善新生儿结局。但还需要大样本的研究以进一步得到证实。总的认为,对子痫前期患者给予 L-Arg 治疗可能通过增加内皮系统和 NO 的生物活性降低血压,认为应用 L-Arg 治疗可能改善子痫前期患者内皮细胞的功能,是一种新的、安全、有效的治疗预防子痫前期的方法。

硝酸甘油(NG):用于治疗心血管疾病已多年,随着 NO 的研究不断深入,其作用机制得到进一步的认识,目前认为 NG 在体内代谢和释放外源性 NO,促进血管内生成一氧化氮,通过一系列信使介导,改变蛋白质磷酸化产生平滑肌松弛作用。由于有强大的动静脉系统扩张作用,使其对其相关的组织器官产生作用。NG 还能有效地抑制血小板聚集。在先兆子痫患者应用 NG 能降低患者血压和脐动脉搏动指数(PI)。

有学者曾于 2004 年报道应用 NG 治疗子痫前期,用硝酸甘油 20 mg 加入生理盐水 50 mL用静脉泵推注,注速 5~20 μg/min,5~7 d,与用 MgSO₄ 病例比较,见前者 SBP、DBP、MAP 均较后者低,新生儿低 Apgar 评分,新生儿入 NICU 数 NG 组较 MgSO₄ 组低。母亲急性心衰竭、肺水肿的发生率 NG 组较MgSO₄组明显降低。但硝酸甘油作用时间短,停药后数分钟降压作用消失,故宜与长效钙通道阻滞剂合用。

也有学者应用 NG 治疗没有并发症的子痫前期,方法为硝酸甘油 25 mg 加入 5% 葡萄糖20~30 mL用静脉泵推注,以 5~20 μg/min,5~7 d 后改用缓释的钙通道阻滞剂拜心酮口服,直至分娩,平均治疗时间为 2 周。由于孕周延长,新生儿低 Apgar 评分,入 NICU 的病例比用 MgSO₄ 治疗组低,母婴预后较好,母体无严重并发症发生。

多项研究认为,NG 治疗子痫前期不仅可扩张母体血管,还可明显降低脐-胎盘血管阻力,有助于改善宫内环境,而且未发现胎心有变化;但 NG 是否会对胎儿的血管张力、血压、外周血管阻力和血小板、左旋精氨酸功能产生不良影响以及其确切疗效,尚有待于进一步的研究。

(10)免疫学方面的治疗:目前研究认为先兆子痫是胎盘免疫复合物的产生超过消除能力而引发的炎症反应,促使大量滋养层细胞凋亡、坏死和氧化应邀。这观点引起新的治疗方案的产生,目前针对免疫学的治疗有以下几点研究进展:①抑制补体活化、调整补体治疗炎症反应:认为单克隆抗体 C₃ 抑制剂、多抑制素、C₅ 结合抗体、C₅ₐ 受体拮抗剂可能是预防和治疗先兆子痫的理想药物。②降低免疫复合物的产生:在先兆子痫最有效减少免疫复合物的产生自然方法是娩出胎盘。理论上,减少免疫复合物水平的药物治疗,可以减少患者体内抗体的产生。目前研究认为,通过 CD20 单克隆抗体实现中断 B 细胞抗体产生,美国有研究者用一种治疗自身免疫性疾病的药物——单克隆抗体用于先兆子痫的治疗,推测此单克隆抗体可减少 B 细胞抗体水平,以减少免疫复合物的产生。③免疫炎症反应的调控:控制先兆子痫免疫反应的方法包括抗炎症药物(如地塞米松)及单克隆抗细胞因子抗体,如肿瘤坏死因子(TNF)-α 抗体可溶性肿瘤坏死因子受体(抑制性肿瘤坏死因子);白细胞介素-1(IL-1)受体拮抗剂已用于试验治疗脓毒症的全身炎症反应。有研究报道指出先兆子痫存在胎盘功能和血清抑制性细胞因子水平如 IL-10 的不足。因此,抑制细胞因子可能对治疗有效。④抑制粒细胞活性:免疫复合物直接活化效应细胞,参与错综复杂的炎症结局过程,在这过程中粒细胞 Fcγ 受体起关键性作用,有研究认为,抑制性受体 FcγⅡB 上调,提高免疫复合物刺激阈从而与 IgG 抗体反应抑制了炎症反应。临床上有使用静脉注射免疫球蛋白(IVIG)诱导抑制 FcγⅡB 受体的表达,从而提高免疫复合物激活 FcγⅡ 受体的刺激阈。Branch 等人研究初步确定了 IVIG 对抗磷脂综合征妊娠妇女及其新生儿的治疗有显著效果。

七、并发症的诊断和治疗

(一)妊娠期高血压疾病并发心功能衰竭

1.妊娠期高血压疾病并发心力衰竭的诱因及诊断

妊娠期高血压疾病时冠状动脉痉挛,可引起心肌缺血、间质水肿及点状出血与坏死,偶见毛细血管内栓塞,心肌损害严重可引起妊娠期高血压疾病性心脏病,心功能不全,甚至心力衰竭、肺水肿。不适当的扩容、贫血、肾功能损害、肺部感染等常为心力衰竭的诱发因素。心力衰竭的临床表现可有脉率快,部分患者可听到舒张期奔马律、肺动脉瓣区 P2 亢进、呼吸困难、胸肺部啰音、颈静脉充盈、肝脏肿大,甚至端坐呼吸。对全身水肿严重的患者,虽无端坐呼吸,应警惕右心衰竭。心电图提示心肌损害,有 T 波改变、减低或倒置,有时呈现 ST 倒置或压低。X 线检查可见心脏扩大及肺纹理增加,甚至肺水肿表现。

妊娠期高血压疾病并发心力衰竭需与各科原因所致心力衰竭鉴别。包括孕前不健康的心脏:如先天性心脏病、风湿性心脏病、贫血、甲亢心、胶原组织性疾病引起的心肌损害;如红斑狼疮等。孕前健康的心脏,如围产期心肌病、羊水栓塞或肺栓塞可根据不同病史及心脏特征加以鉴别。围产期心肌病易与妊娠期高血压疾病性心脏病混淆。妊娠期高血压疾病时全身小动脉痉挛,影响冠脉循环,心脏供血不足、间质水肿,致心功能受损,是发生围产期心脏病的原因之一,发生率为27.2%,为正常孕妇的 5 倍。国外报道发生率高达60%,说明两者有密切相关。围产期心肌病患者可能会有中度血压升高,中度蛋白尿常诊断为妊娠期高血压疾病。鉴别主要依靠病史及心脏体征。围产期心肌病除有心衰的临床表现外,主要体征包括两肺底湿啰音、奔马律及第三心音、二尖瓣区有收缩期杂音。超声心动图检查所有病例均有左室扩大,腔内径增大,以左室腔扩大最为显著。部分病例由于心腔内附壁血栓脱落,可导致肺动脉栓塞,病情急剧恶化。有学者报道曾有一例重度子痫前期合并围产期心肌病患者,产后第 4 d 死于肺栓塞。妊娠期高血压疾病心力衰竭临床表现有较严重高血压、蛋白尿、水肿,当血压显著升高时,冠状动脉痉挛导致心肌缺血,甚至灶性坏死而诱发心功能不全,但无心脏显著扩大,无严重心律失常,常伴有肾损害。妊娠期高血压疾病心力衰竭患者的预后较好。

2.妊娠期高血压疾病心力衰竭的治疗

(1)积极治疗妊娠期高血压疾病:解除小动脉痉挛,纠正低排高阻,减轻心脏前后负荷。

（2）可选用以下一种或两种血管扩张剂：酚妥拉明，10 mg 加入 5% 葡萄糖液 250 mL 内，静脉滴注，0.1～0.3 mg/min；硝酸甘油 10 mg，加入 5% 葡萄糖 25～50 mL 内，微量泵静脉推注，5～20 μg/min，根据血压调整速度；硝普钠 25～50 mg，加入 5% 葡萄糖 50 mL 内，微量泵静脉推注，10～20 μg/min，根据血压调整速度。扩血管治疗后能迅速降压，降低心脏的后负荷，改善心肌缺氧，是治疗妊娠高血压疾病心力衰竭的主要手段。

（3）增强心脏收缩力：用毛花苷 C 0.4 mg，加入 5% 葡萄糖液 20 mL 内，稀释缓慢静脉注射。也可用地高辛，每天 0.125～0.25 mg，口服。非洋地黄类正性肌力药物，如多巴胺、多巴酚丁氨、前列腺素 E（米力农）、门冬氨酸钾镁等。血压高者慎用多巴胺类药物或用小剂量，并与血管扩张剂合用。

（4）利尿剂：呋塞米 20～40 mg，加入 5% 葡萄糖液 20 mL，静脉注射，快速利尿。

（5）有严重呼吸困难，可用吗啡 3～5 mg，稀释，皮下注射。

（6）心力衰竭控制后宜终止妊娠。

（7）限制液体入量。

（二）HELLP 综合征

1982 年 Weinstein 报道了重度子痫前期并发微血管病性溶血，并根据其临床 3 个主要症状：溶血性贫血、转氨酶升高、血小板减少命名为 HELLP 综合征。

（三）溶血性尿毒症性综合征（HUS）

溶血性尿毒症性综合征是以急性微血管病性溶血性贫血、血小板减少及急性肾衰竭三大症状为主的综合征。其发病机制是由于妊娠期，特别是妊娠期高血压疾病时血液处于高凝状态，易有局限性微血栓形成，当红细胞以高速度通过肾小球毛细血管及小动脉时，受血管内纤维网及变性的血管壁内膜的机械性阻碍，红细胞变形、破裂，造成血管内溶血与凝血活酶的释放，促进了血管内凝血的进行。由于纤维沉积于肾小球毛细血管与小动脉内，减少了肾小球的血流灌注量，最终肾衰竭。另外免疫系统的变化及感染因素可诱发 HUS。

1.诊断

（1）临床表现：溶血性贫血、黄疸、阴道流血和瘀斑、瘀点，有些患者会发生心律不齐、心包炎、心力衰竭、心肌梗死、支气管肺炎、抽搐发作等。同时有一过性血尿及血红蛋白尿，尿少，可发展到急性肾衰竭至少尿、无尿。

（2）实验室检查：①末梢血常规显示贫血、红细胞异常、出现形态异常、变形的红细胞及红细胞碎片、网织红细胞增多。②血小板减少，常降至 100×10^9/L 以下。③黄疸指数升高：血清胆红素及肝功能 SGPT 增高。④乳酸脱氢酶（HPL）升高达 600 μg/L 以上，表示体内有凝血存在。⑤血红蛋白尿或血尿，尿蛋白及各种管型。⑥氮质血症：血尿素氮、肌酐及非蛋白氮增高。

2.鉴别诊断

（1）单纯性妊娠期高血压疾病：不出现 HUS 的进行性溶血、血小板下降、血红蛋白尿等临床表现和实验室结果。

（2）HELLP 综合征：HUS 和 HELLP 综合征均可在妊娠期高血压疾病患者中出现。而 HUS 以肾损害表现为主，急性肾功能损害和血红蛋白尿。而 HELLP 综合征常以肝损害为主。以肝功能转氨酶升高、溶血性黄疸为主。根据临床及实验室检查可以鉴别。

（3）与系统性红斑狼疮性肾炎及急性脂肪肝引起的肾衰竭应予以区别。

(三)HUS肾衰竭治疗原则

(1)积极治疗妊娠期高血压疾病。

(2)保持肾功能,血管扩张药物应用,新利尿合剂:酚妥拉明10～20 mg、呋塞米100 mg各自加入5%葡萄糖250 mL静脉滴注(根据病情调整剂量)。

(3)严重少尿、无尿可用快速利尿剂。

(4)终止妊娠。

(5)透析:应早期透析,如少尿、无尿,血钾升高＞5.5 mmol/L;尿素氮＞17.8 mmol/L(50 mg/L);血肌酐＞442 μmol/L(50 mg/L),需用透析治疗,或用连续性肾滤过替代治疗(CRRT)、静脉-静脉连续滤过(CVVH)。

(四)弥漫性血管内凝血(DIC)

子痫前期、子痫与DIC关系密切,重度子痫前期时,全身血管明显痉挛,血液黏度升高,全身组织器官血流量减少,血管内皮损伤引起血管内微血栓形成,患者血液中凝血因子消耗多引起凝血因子减少。子痫前期、子痫本身是一种慢性DIC状态。严重DIC或产后即会发生出血倾向,如血尿、产后出血等。

1.子痫前期、子痫并发DIC的早期诊断

子痫前期、子痫并发DIC的临床表现常见有:①多发性出血倾向如血尿、牙龈出血、皮肤瘀斑、针眼出血、产后出血等。②多发性微血管血栓之症状体征,如皮肤皮下栓塞、坏死及早期出现的肾、脑、肺功能不全。

子痫前期、子痫并发DIC实验室检查包括:①血小板减少＜100×10⁹/L或呈进行性减少。②凝血酶原时间比正常延长或缩短3 s。③纤维蛋白低于1.5 g/L(150 mg/dL)或呈进行性下降或超过4 g/L。④D-二聚体阳性,FDP超过0.2 g/L(20 μg/mL),血液中的红细胞碎片超过2%。⑤有条件可查抗凝血酶Ⅲ(ATⅢ)活性。

2.妊娠期高血压疾病并发DIC的治疗

妊娠期高血压疾病并发DIC的早期表现主要是凝血因子改变,若能及早检查这些敏感指标,即可早期发现慢性DIC。及早处理,预后良好。妊娠期高血压疾病合并严重DIC发生率不高。治疗以积极治疗原发病,控制子痫前期及子痫的发展,去除病因,终止妊娠为主。根据病情可适当使用新鲜冰冻血浆,低分子肝素或小剂量的肝素(25～50 mg/d),血压过高时不适宜使用肝素,以免引起脑出血。子痫前期、子痫并发DIC多较轻,积极治疗后终止妊娠,多能治愈。

(五)胎盘早期剥离

妊娠期高血压疾病患者的子宫底蜕膜层小动脉痉挛而发生急性动脉粥样硬化,毛细血管缺血坏死而破裂出血,产生胎盘后血肿,引起胎盘早期剥离。有人认为在胎盘早期剥离患者中69%有妊娠期高血压疾病,可见妊娠期高血压疾病与胎盘早期剥离关系密切。

胎盘早期剥离诊断并不困难,根据腹痛、子宫肌张力增高、胎心消失、阴道少量出血、休克等典型症状可做出诊断。然而典型症状出现时,母婴预后较差。而B超往往可早期发现胎盘后血肿存在,而早期诊断胎盘剥离,故妊娠期高血压疾病患者必须常规做腹部B超检查,以早期做出有无合并胎盘早期剥离的诊断。

胎盘早剥引起弥漫性血管内凝血一般多在发病后6 h以上,胎盘早剥时间越长,进入母体血循环内的促凝物质越多。被消耗的纤维蛋白原及其他凝血因子也越多。因此早期诊断及时终止妊娠对预防及控制DIC非常重要,治疗原则以积极治疗妊娠期高血压疾病、终止妊娠去除病因、输新鲜血、新鲜冰冻血浆、补充凝血因子(包括纤维蛋白原)等措施,可阻断 DIC 的发生、发展。

(六)脑血管意外

脑血管意外包括脑出血、脑血栓形成、蛛网膜下腔出血和脑血栓,是妊娠期高血压疾病最严重的并发症,也是妊娠期高血压疾病最主要的死亡原因。脑血管灌注有自身调节,在较大血压波动范围内仍能保持正常血流。当脑血管痉挛,血压超过自身调节上限值或痉挛导致脑组织水肿、脑血管内皮细胞间的紧密连接就会断裂,血浆及红细胞会渗透到血管外间隙引起脑内点状出血,甚至大面积渗血,脑功能受损。当 MABP≥18.7 kPa(140 mmHg)时脑血管自身调节功能消失。脑功能受损的临床表现为脑水肿、抽搐、昏迷、呼吸深沉、瞳孔缩小或不等大、对光反射消失、四肢瘫痪或偏瘫。应做仔细的神经系统检查。必要时做脑 CT 或 B 超可明确诊断。

脑水肿、脑血管意外的处理:有怀疑脑出血或昏迷者应做 CT 检查、脑水肿可分次肌内注射或静脉注射地塞米松 20～30 mg/d,减轻脑血管痉挛和毛细血管的通透性,改善意识状态,并可使用快速利尿剂,降低颅内压。大片灶性脑出血在脑外科密切配合下行剖宫产,结束妊娠后遂即行开颅术,清除血肿、减压、引流,则有生存希望。

(陈翠丽)

第十三章

正常分娩与产程处理

第一节 分娩动因

人类分娩发动的原因仍不清楚。目前认为人类分娩的发动是一种自分泌因子/旁分泌因子及子宫内组织分子信号相互作用的结果,使得子宫由静止状态成为活动状态,其过程牵涉复杂的生化和分子机制。

一、妊娠子宫的功能状态

妊娠期子宫可处于 4 种功能状态。

(一)静止期

在一系列抑制因子作用下,子宫肌组织在妊娠期 95% 的时间内处于功能静止状态。这些抑制因子包括孕激素、前列环素(PGI_2)、松弛素、一氧化氮(NO)、甲状旁腺素相关肽(PTH-rP)、降钙素相关基因肽、促肾上腺素释放激素(CRH)、血管活性肠肽及人胎盘催乳激素等,它们以不同方式增加细胞内的 cAMP 水平,继而减少细胞内钙离子水平并降低肌球蛋白轻链激酶(MLCK,肌纤维收缩所需激酶)的活性,从而降低子宫肌细胞的收缩性。实验证实胎膜可以产生抑制因子,通过旁分泌作用维持子宫静止状态。

(二)激活期

子宫收缩相关蛋白(CAP)基因表达上调,CAP 包括缩宫素受体、前列腺素受体、细胞膜离子通道相关蛋白及细胞间隙连接的重要组成元素结合素-43(connexin-43)等。细胞间隙连接的形成是保证子宫肌细胞协调一致收缩的重要前提。

(三)刺激期

子宫对宫缩剂的反应性增高,在缩宫素、前列腺素(主要为 PGE_2 和 $PGF_{2\alpha}$)的作用下产生协调规律的收缩,娩出胎儿。

(四)子宫复旧期

这一时期缩宫素发挥主要作用。分娩发动主要是指子宫组织由静止状态向激活状态的转化。

二、妊娠子宫转向激活状态的生理变化

(一)子宫肌细胞间隙连接增加

间隙连接(gap junction,GJ)是细胞间的一种跨膜通道,可允许分子量<1 000的分子通过,如钙离子。间隙连接可使肌细胞兴奋同步化,协调肌细胞的收缩活动,增强子宫收缩力,并可增加肌细胞对缩宫素的敏感性。妊娠早、中期细胞间隙连接数量少,且体积小;妊娠晚期子宫肌细胞具有逐渐丰富的间隙连接,并持续增加至整个分娩过程。间隙连接的表达、降解及其多孔结构由激素调节,孕酮是间隙连接形成的强大抑制剂,妊娠期主要通过孕酮抑制间隙连接的机制维持了子宫肌的静止状态。

(二)子宫肌细胞内钙离子浓度增加

子宫肌细胞的收缩需要肌动蛋白、磷酸化的肌浆球蛋白和能量的供应。子宫收缩本质上是电位控制的,当动作电位传导至子宫肌细胞时,肌细胞发生去极化,胞膜上电位依赖的钙离子通道开放,细胞外钙离子内流入细胞内,降低静息电位,活化肌原纤维,进而诱发肌细胞收缩。故细胞内的钙离子浓度增加是肌细胞收缩不可缺少的。

三、妊娠子宫功能状态变化的调节因素

(一)母体内分泌调节

1.前列腺素类

长期以来认为前列腺素在人类及其他哺乳动物分娩发动中起了重要的作用。在妊娠任一阶段引产、催产或药物流产均可应用前列腺素发动子宫收缩;相反,给予前列腺素生物合成抑制剂可延迟分娩及延长引产的时间。临产前,蜕膜及羊膜含有大量前列腺素前身物质花生四烯酸、前列腺素合成酶及磷脂酶 A_2,促进释放游离花生四烯酸并合成前列腺素。PGF_2 和 TXA_2 引起平滑肌收缩,如血管收缩和子宫收缩。PGE_2、PGD_2 和 PGI_2 引起血管平滑肌松弛和血管扩张。PGE_2 在高浓度时可抑制腺苷酸环化酶或激活了磷脂酶 C,增加子宫肌细胞内钙离子浓度,引起子宫收缩。子宫肌细胞内含有丰富的前列腺素受体,对前列腺素敏感性增加。前列腺素能促进肌细胞间隙连接蛋白合成,改变膜通透性,使细胞内 Ca^{2+} 增加,促进子宫收缩,启动分娩。

2.缩宫素

足月孕妇用缩宫素成功引产已有很长历史,但缩宫素参与分娩发动的机制仍不完全清楚。缩宫素结合到子宫肌上的缩宫素受体,激活磷脂酶 C,从膜磷脂释放出三磷酸肌醇和二酯酰甘油,升高细胞内钙的水平,使子宫收缩;缩宫素能促进肌细胞间隙连接蛋白的合成;此外,足月时缩宫素刺激子宫内前列腺素生物合成,通过前列腺素驱动子宫收缩。

3.雌激素和孕激素

人类在妊娠期处于高雌激素状态。妊娠末期,孕妇体内雌激可增加间隙连接蛋白和宫缩素受体合成;促进钙离子向细胞内转移;激活蜕膜产生大量细胞因子,刺激蜕膜及羊膜合成与释放前列腺素,促进宫缩及宫颈软化成熟。雌激素通过上述机制促进子宫功能状态转变。而在大多数哺乳动物,维持妊娠期子宫相对静止状态需要孕酮。孕酮可抑制子宫肌间隙连接蛋白的形成。早在 20 世纪 50 年代就有学者提出,分娩时母体血浆内出现孕酮撤退。现在认为分娩前雌/孕激

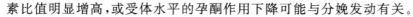

素比值明显增高,或受体水平的孕酮作用下降可能与分娩发动有关。

4.内皮素

内皮素是子宫平滑肌的强诱导剂,子宫平滑肌内有内皮素受体。妊娠晚期在雌激素作用下,兔和鼠的子宫肌内皮素受体表达增加,但在人类中尚未肯定。孕末期,羊膜、胎膜、蜕膜及子宫平滑肌含有大量内皮素,能提高肌细胞内 Ca^{2+} 浓度,前列腺素合成,诱发宫缩;内皮素还能加强有效地降低引起收缩所需的缩宫素阈度。

5.血小板激活因子(platelet-activiting factor,PAF)

PAF 是一种强效的子宫收缩物质和产生前列腺素的刺激剂。随着临产发动,羊膜中 PAF 浓度增高。孕酮可增高子宫组织中的 PAF 乙酰水解酶,而雌激素及炎症细胞因子可降低此酶水平,这些研究提示宫内感染炎症过程使 PAF 增高,促进了子宫收缩。

(二)胎儿内分泌调节

研究显示,人类分娩信号也来源于胎儿。随着胎儿成熟,胎儿丘脑-垂体-肾上腺轴的功能逐渐建立,在促肾上腺皮质激素(ACTH)的作用下,胎儿肾上腺分泌的皮质醇和脱氢表雄酮(DHEA)增加,刺激胎盘的 17-α 水解酶减少孕激素的产生,并增加雌激素的生成,从而使雌激素/孕激素的比值增加;激活蜕膜产生大量细胞因子,如 IL-1、IL-6、IL-8、GCSF、TNF-α、TGF-β 及 EGF 等;还能通过加强前列腺素的合成和分泌,刺激子宫颈成熟和子宫收缩。孕激素生成减少而雌激素生成增加也促进子宫平滑肌缩宫素受体和间隙连接的形成;同时还可促进钙离子向细胞内转移,加强子宫肌的收缩,促使分娩发动。

(三)母-胎免疫耐受失衡

从免疫学角度看,胎儿对母体而言是同种异体移植物,母体却对胎儿产生特异性的免疫耐受使妊娠得以维持。对母-胎免疫耐受机制有大量研究,提出的学说主要包括:①主要组织相容性复合物 MHC-Ⅰ抗原缺乏;②特异的 HLA-G 抗原表达;③Fas/FasL 配体系统的作用;④封闭抗体的作用;⑤Th_1/Th_2 改变等。

一旦以上因素改变,引起母-胎间免疫耐受破坏,可导致母体对胎儿的排斥反应。研究发现,母体对胎儿的免疫反应是流产发生的主要原因之一。因此足月分娩中可能存在同样的机制,即由于母胎间免疫耐受的解除,母体启动分娩,将胎儿排出。

四、机械性理论

尽管内分泌系统的变化及分子的相互作用在分娩发动中占有极其重要的地位,无可否认,其最终是通过影响子宫收缩来达到促使胎儿娩出的目的。故有人认为:随着妊娠的进展,子宫的容积不断增加,且胎儿的增长速度渐渐超过子宫的增大速度使得子宫内压不断增强;此外,在妊娠晚期,胎儿先露部分可以压迫到子宫的下段和宫颈。上述两部分因素使得子宫肌壁和蜕膜明显受压,肌壁上的机械感受器受刺激(尤其是压迫子宫下段和宫颈),这种机械性扩张通过交感神经传递至下丘脑,使得神经垂体释放缩宫素,引起子宫收缩。羊水过多、双胎妊娠容易发生早产是这一理论的佐证。但机械因素并不是分娩发动的始动因素。

(孙　芳)

第二节　决定分娩的因素

决定分娩的要素有 4 个：即产力、产道、胎儿及精神因素。产力为分娩的动力，但受产道、胎儿及精神因素制约。产力可因产道及胎儿的异常而异常或转为异常；产力也可受到产妇精神因素的直接影响。比如：产程开始后，由于胎位异常，宫缩表现持续微弱，或开始良好继而出现乏力；在产妇对分娩有较大的顾虑时，可能从分娩发动之初宫缩就表现为不规律或持续在微弱状态。骨盆大小、形状和胎儿大小、胎方位正常时，彼此不产生不良影响；但如果胎儿过大、某些胎儿畸形或胎位异常，或骨盆径线小于正常或骨盆畸形，则即便产力正常，仍可能导致难产。

一、产力

产力是分娩过程中将胎儿及其附属物逼出子宫的力量，包括宫缩（子宫收缩力）、腹压（腹壁肌肉即膈肌收缩力）和肛提肌收缩力。

（一）子宫收缩力

子宫收缩力是临产后的主要产力，贯穿于整个分娩过程中。临产后的宫缩能迫使宫颈管短缩直至消失，宫口扩张，胎先露部下降、胎儿和胎盘胎膜娩出。

临产后的正常宫缩具有以下特点。

1.节律性

节律性宫缩是临产的重要标志之一。正常宫缩是子宫体部不随意的、有节律的阵发性收缩。每次阵缩总是由弱渐强（进行期），维持一定时间（极期），随后由强渐弱（退行期），直至消失进入间歇期（图 13-1），间歇期子宫肌肉松弛。阵缩如此反复出现，贯穿分娩全过程。

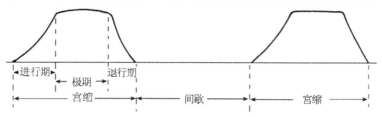

图 13-1　临产后正常节律性宫缩示意图

临产开始时，宫缩持续 30 s，间歇期为 5～6 min。随着产程进展，宫缩持续时间逐渐增长，间歇期逐渐缩短。当宫口开全之后，宫缩持续时间可长达 60 s，间歇期可缩短至 1～2 min，宫缩强度也随产程进展逐渐增加，子宫腔内压力于临产初期升高至 3.3～4.0 kPa（25～30 mmHg），于第一产程末可增至 5.3～8.0 kPa（40～60 mmHg），于第二产程可高达 13.3～20.0 kPa（100～150 mmHg），而间歇期宫腔压力仅为 0.8～1.6 kPa（6～12 mmHg）。宫缩时子宫肌壁血管及胎盘受压，致使子宫血流量减少，但于子宫间歇期血流量又恢复到原来水平，胎盘绒毛间隙的血流量重新充盈，这对胎儿十分有利。

2.对称性和极性

正常宫缩起自两侧子宫角部，以微波形式迅速向子宫底中线集中，左右对称，此为宫缩的对称性;然后以每秒约 2 cm 的速度向子宫下段扩散,约 15 s 均匀协调地遍及整个子宫,此为宫缩的极性(图 13-2)。

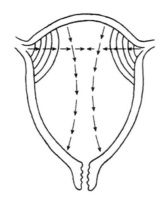

图 13-2　子宫收缩的对称性和极性

宫缩以宫底部最强、最持久,向下则逐渐减弱,子宫底部收缩力的强度几乎是子宫下段的两倍。这一子宫源性控制机制的基础是子宫肌中的起步细胞的去极化。

3.缩复作用

子宫体部的肌肉在宫缩时,肌纤维缩短、变宽,收缩之后,肌纤维虽又重新松弛,但不能完全恢复原状而是有一定的程度缩短,这种现象称为缩复作用或肌肉短滞。缩复作用的结果,使子宫体变短、变厚,使宫腔容积逐渐缩小,迫使胎先露不断下降,而子宫下段逐渐被拉长、扩张,并将子宫向外上方牵拉,颈管逐渐消失、展平。

(二)腹肌及膈肌收缩力(腹压)

腹肌及膈肌收缩力是第二产程时娩出胎儿的重要辅助力量。当宫口开全后,胎先露部已下降至阴道。每当宫缩时前羊水囊或胎先露部压迫盆底组织及直肠,反射性地引起排便感,产妇主动屏气,腹肌和膈肌收缩使腹压升高,促使胎儿娩出。腹压必须在第二产程尤其是第二产程末期宫缩时运用最有效,过早用腹压不但无效,反而易使产妇疲劳和宫颈水肿,致使产程延长。在第三产程胎盘剥离后,腹压还可以促使胎盘娩出。

(三)肛提肌收缩力

在分娩过程中,肛提肌收缩力可促使胎先露内旋转。当胎头枕部露于耻骨弓下缘时,由于宫缩向下的产力和肛提肌收缩产生的阻力,两者的合力使胎头仰伸和胎儿娩出。

二、产道

产道是胎儿娩出的通道,分骨产道和软产道两部分。

(一)骨产道

骨产道是指真骨盆,其后壁为骶、尾骨,两侧为坐骨、坐骨棘、坐骨切迹及其韧带,前壁为耻骨联合。骨产道的大小、形状与分娩关系密切。骨盆的大小与形态对分娩有直接影响。因此对于分娩预测首先了解骨盆情况是否异常。

(1)骨盆各平面及其径线。

(2)骨盆轴。

(3)产轴。

（4）骨盆倾斜度。

（5）骨盆类型：有时会对分娩过程产生重要影响。目前国际上仍沿用1933年考-莫氏分类法。按X线摄影的骨盆入口形态，将骨盆分为4种基本类型：女型、扁平型、类人猿型和男型（图13-3）。但临床所见多为混合型。

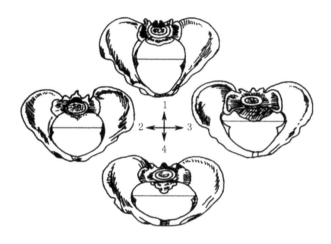

1.类人猿型骨盆；2.女性型骨盆；3.男性型骨盆；4.扁平型骨盆

图13-3　骨盆类型

（二）软产道

软产道是由子宫下段、宫颈、阴道和盆底软组织构成的管道。在分娩过程中需克服软产道的阻力。

1.子宫下段的形成

子宫下段由非孕时长约1 cm的子宫峡部形成。妊娠12周后，子宫峡部逐渐扩展成为子宫腔的一部分，妊娠末期逐渐被拉长形成子宫下段。临产后进一步拉长达7～10 cm，肌层变薄成为软产道的一部分。由于肌纤维的缩复作用，子宫上段的肌壁越来越厚，下段的肌壁被牵拉越来越薄，由于子宫上下段肌壁的厚、薄不同，在子宫内面两者之交界处有一环形隆起，称为生理性缩复环（图13-4）。

2.宫颈的变化

（1）宫颈管消失：临产前的宫颈管长约2 cm，初产妇较经产妇稍长。临产后由于宫缩的牵拉及胎先露部支撑前羊水囊呈楔形下压，致使宫颈管逐渐变短直至消失，成为子宫下段的一部分。初产妇宫颈管消失于宫颈口扩张之前，经产妇因其宫颈管较松软，则两者多同时进行。

（2）宫口扩张：临产前，初产妇的宫颈外口仅容一指尖，经产妇则能容纳一指。临产后宫口扩张主要是宫缩及缩复向上牵拉的结果。此外前羊水囊的楔形下压也有助于宫颈口的扩张。胎膜多在宫口近开全时自然破裂，破膜后胎先露部直接压迫宫颈，扩张宫口的作用更明显。随着产程的进展，宫口开全（10 cm）时，妊娠足月的胎头方能娩出（图13-5）。

3.骨盆底、阴道及会阴的变化

在分娩过程中，前羊水囊和胎先露部逐渐将阴道撑开，破膜后先露部下降直接压迫骨盆底，软产道下段形成一个向前弯的长筒，前壁短后壁长，阴道外口开向前上方，阴道黏膜皱襞展平使腔道加宽。肛提肌向下及向两侧扩展，肌束分开，肌纤维拉长，使 5 cm 厚的会阴体变成 2～4 mm 薄的组织，以利胎儿通过。阴道及骨盆底的结缔组织和肌纤维，于妊娠晚期增生肥大，血管变粗，血流丰富。于分娩时，会阴体虽然承受一定的压力，若保护不当，也容易造成裂伤。

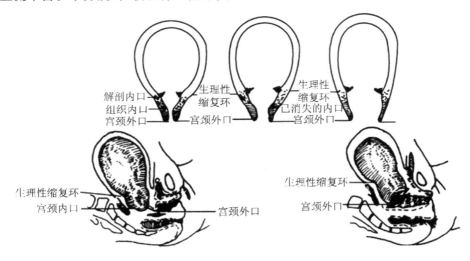

图 13-4　生理性缩复环

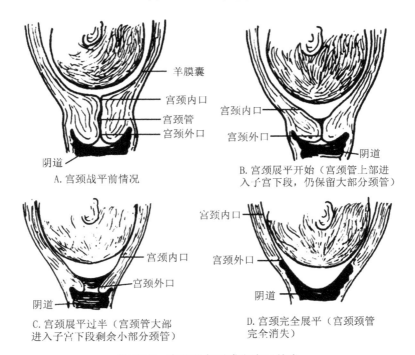

A. 宫颈战平前情况

B. 宫颈展平开始（宫颈管上部进入子宫下段，仍保留大部分颈管）

C. 宫颈展平过半（宫颈管大部进入子宫下段剩余小部分颈管）

D. 宫颈完全展平（宫颈颈管完全消失）

图 13-5　宫颈下段形成和宫口扩张

三、胎儿

　　足月胎儿在分娩过程必须为适应产道表现出一系列动作，使之能顺利通过产道这一特殊的圆柱形通道：骨盆入口呈横椭圆形，而在中骨盆及骨盆出口则呈前后椭圆形。在分娩过程中，胎头是最重要的因素,只要头能顺利通过产道,一般分娩可以顺利完成,除非胎儿发育过大,则肩或躯干的娩出可能困难。

(一)胎头

为胎儿最难娩出的部分,受压后缩小程度小。胎儿头颅由 3 个主要部分组成:颜面、颅底及颅顶。颅底由两块颞骨、蝶骨及筛骨所组成。颅顶骨由左右额骨、左右顶骨及枕骨所组成。这些骨缝之间由膜相连接,故骨与骨之间有一定活动余地甚至少许重叠,从而使胎头具有一定适应产道的可塑性,有利于胎头娩出。

胎头颅缝及囟门名称如下(图 13-6):①额缝,居于左右额骨之间的骨缝。②矢状缝,左右顶骨之间的骨缝,前后走向,将颅顶分为左右两半,前后端分别连接前、后囟门。通过前囟与额缝连接,通过后囟与人字缝连接。③冠状缝,为顶骨与额骨之间的骨缝,横行,在前囟左右两侧。④人字缝,位于左右顶骨与枕骨之间,自后囟向左右延伸。⑤前囟,位于胎儿颅顶前部,为矢状缝、额缝及冠状缝会合之处,呈菱形,2 cm×3 cm大。临产时可用于确定胎儿枕骨在骨盆中的位置。分娩后可持续开放 18 个月之久才完全骨化,以利脑的发育。⑥后囟,为矢状缝与人字缝连接之处,呈三角形,远较前囟小,产后 8~12 周内骨化。

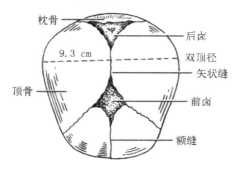

图 13-6　胎头颅缝及囟门

胎儿头颅顶可分为以下各部:①前头,亦称额部,为颅顶前部。②前囟,菱形。③顶部,为前后囟线以上部分。④后囟,三角形。⑤枕部,在后囟下方,枕骨所在地。⑥下颌,胎儿下颌骨。

胎头主要径线(图 13-7):径线命名以解剖部位起止点为度。在分娩过程,胎儿头颅受压,径线长短随之发生变化。

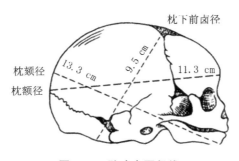

图 13-7　胎头主要径线

(1)胎头双顶径(biparietal diameter,BPD):为双侧顶骨隆起间径,为胎儿头颅最宽径线,妊娠足月平均为 9.3 cm。

（2）枕下前囟径：枕骨粗隆下至前囟中点的长度。当胎头俯屈，颏抵胸前时，胎头以枕下前囟径在产道前进，为头颅前后最小径线，妊娠足月平均为 9.5 cm。

（3）枕额径：枕骨粗隆至鼻根部的距离。在胎头高直位时胎头以此径线在产道中前进，平均 11.3 cm，较枕下前囟长。

（4）枕颏径：枕骨粗隆至下颌骨中点间径。颜面后位时，胎头以此径前进，平均为 13.3 cm，远较枕下前囟径长，足月胎儿不可能在此种位置下自然分娩。

（5）颏下前囟径：胎儿下颌骨中点至前囟中点，颜面前位以此径线在产道通过，平均为 10 cm。故颜面前位一般能自阴道分娩。

（二）胎姿势

指胎儿各部在子宫内所取之姿势。在正常羊水量时，胎儿头略前屈，背略向前弯、下颌抵胸骨。上下肢屈曲于胸腹前，脐带位于四肢之间。在妊娠期间，如果子宫畸形、产妇腹壁过度松弛或胎儿颈前侧有肿物，胎头可有不同程度仰伸，从而无法以枕下前囟径通过产道而导致头位难产。

（三）胎产式

指胎儿纵轴与产妇纵轴的关系，可分为纵产式、斜产式与横产式 3 种。横产式或斜产式为胎儿纵轴与产妇纵轴垂直或交叉，产妇腹部呈横椭圆形，胎头胎臀各在腹部一侧。纵产式为胎儿纵轴与产妇纵轴平行，可以是头先露或臀先露（图 13-8）。

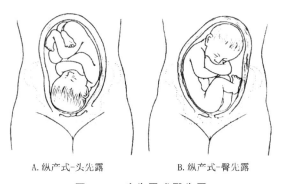

A. 纵产式-头先露　　　　　B. 纵产式-臀先露

图 13-8　头先露或臀先露

（四）胎先露及先露部

胎先露指胎儿最先进入骨盆的部分；最先进入骨盆的部分称为先露部。先露部有 3 种，即头、臀、肩。纵轴位为头先露或臀先露，横轴位或斜轴位为肩先露。如果胎头与胎手同时进入骨盆称为复合先露（图 13-9）。

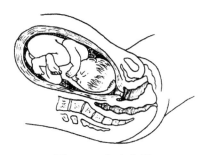

图 13-9　复合先露

1.头先露

头先露占足月妊娠分娩的 96％。由于胎头俯屈和仰伸程度不同，可有四种先露部，即枕先露、前囟先露、额先露及面先露。

（1）枕先露：最常见的胎先露部，此时胎头呈俯屈状，胎头以最小径（枕下前囟径）及其周径通过产道（图 13-10）。

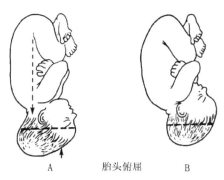

A　　　　胎头俯屈　　　　B

图 13-10　枕先露

（2）前囟先露：胎头部分俯屈，胎头矢状缝与骨盆入口前后径一致，前囟近耻骨或骶骨（高直位）（图 13-11）。分娩多受阻。

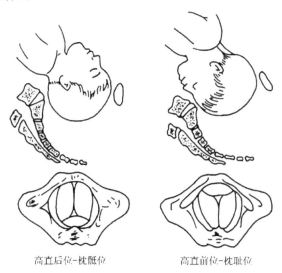

高直后位-枕骶位　　　　　高直前位-枕耻位

图 13-11　胎头高直位

（3）额先露：胎头略仰伸，足月活胎不可能以额先露经阴道分娩。多数人认为，前顶与额先露为分娩过程中一个过渡表现，不能认为是一种肯定的先露，当分娩进展时，胎头俯屈就形成顶先露，仰伸即为面先露。但实际上确有前顶先露与额部先露存在，故还应作为胎先露的一种（图 13-12）。

（4）面先露：胎头极度仰伸，以下为颏及面为先露部（图 13-13）。

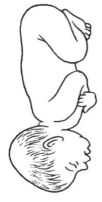

图 13-12　额先露

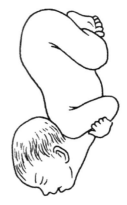

图 13-13　面先露

2.臀先露

臀先露为胎儿臀部先露(图 13-14)。由于先露部不同,可分为单臀先露、完全臀先露及不完全臀先露数种。

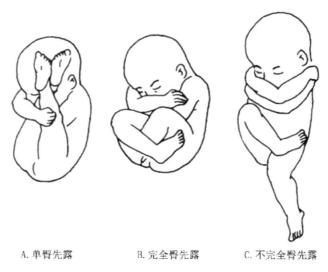

A.单臀先露　　　　B.完全臀先露　　　　C.不完全臀先露

图 13-14　臀先露

(1)单臀先露:为髋关节屈,膝关节伸,先露部只为臀部。

(2)完全臀先露:为髋关节及膝关节皆屈,以至胎儿大腿位于胎儿腹部,小腿肚贴于大腿背侧,阴道检查时可触及臀部及双足。

(3)不完全臀先露:包括足先露和膝先露。足先露为臀先露髋关节伸,一个膝关节或两个膝关节伸,形成单足或双足先露。膝先露为髋关节伸膝关节屈曲。

3.肩先露

胎儿横向,肩为先露部。临产一段时间后往往一只手先脱出,有时也可以是胎儿背、胎儿腹部或躯干侧壁被迫逼出。

(五)胎位或胎方位

胎位为先露部的指示点在产妇骨盆的位置,亦即在骨盆的四相位——左前、右前、左后、右后。枕先露的代表骨为枕骨(occipital,缩写为O);臀先露的代表骨为骶骨(sacrum,缩写为S);面先露时为下颏骨(mentum,缩写为M);肩先露时为肩胛骨(scapula,缩写为Sc)。

胎位的写法由三方面来表明:①指示点在骨盆的左侧(left,缩写为L)或右侧(right,缩写为R),简写为左或右。②指示点的名称,枕先露为"枕",即"O";臀先露为"骶",即"S";面先露为"颏",即"M";肩先露为"肩",即"Sc";额位即高直位很少见,无特殊代表骨,只写额位及高直位便可。③指示点在骨盆之前、后或横。

如枕先露,枕骨在骨盆左侧,朝前,则胎位为左枕前(LOA),为最常见之胎位。若枕骨位于骨盆左侧边(横),则名为左枕横(LOT),表示胎头枕骨位于骨盆左侧,既不向前也不向后。肩先露时肩胛骨只有左右(亦即胎头所在之侧)或上、下和前、后定位:左肩前、右肩前、左肩后和右肩后。肩先露以肩胛骨朝上或朝后来定胎位。朝前后较易确定,朝上下不如左右易表达,左右又以胎头所在部位易于确定。如左肩前表示胎头在骨盆左侧,(肩胛骨在上),肩(背)朝前。左肩后,胎头在骨盆左侧(肩胛骨在下),肩(背)朝后。

各胎位缩写如下。

(1)枕先露可有6种胎位:左枕前(LOA)、左枕横(LOT)、左枕后(LOP)、右枕前(ROA)、右枕横(ROT)、右枕后(ROP)(图13-15)。

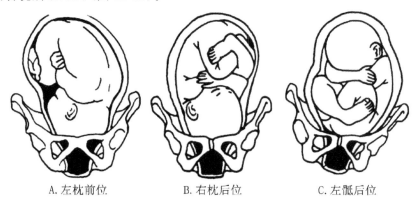

A.左枕前位　　　　B.右枕后位　　　　C.左骶后位

图13-15　左枕前位、右枕后位、左骶后位

(2)臀先露也有6种胎位:左骶前(LSA)、左骶横(LST)、左骶后(LSP)(图13-15)、右骶前(RSA)、右骶横(RST)、右骶后(RSP)。

(3)面先露也有6种胎位:左颏前(LMA)、左颏横(LMT)、左颏后(LMP)、右颏前(RMA)、右颏横(RMT)、右颏后(RMP)。

(4)肩先露也有4种胎位:左肩前(LScA)、左肩后(LScP)、右肩前(RScA)、右肩后(RScP)。

枕、骶、肩胛位置与胎儿背在同一方向,其前位,背亦朝前;颏与胎儿腹在同一方向,其前位,胎背向后。

(六)各种胎先露及胎位发生率

近足月或者已达足月妊娠时,枕先露占95%、臀先露3.5%、面先露0.5%、肩先露0.5%。有的报道臀先露在3%～8%,目前我国初产妇比例很大,经产妇,尤其是多产妇很少,所以横产发生率很少。在枕先露中,2/3枕骨在左侧,1/3在右侧。臀位在中期妊娠及晚期妊娠的早期比数远较3%～4%为高,尤其是经产妇。但其中约1/3的初产妇和2/3经产妇在近足月时常自然转成头位。

胎头虽然较臀体积大,但臀部及屈曲于躯干前的四肢的总体积显然大于胎头。由于子宫腔似梨形,上部宽大、下部狭小,故为适应子宫的形状,足月胎儿头先露发生比例远高于臀先露。在妊娠 32 周前,羊水量相对较多,胎体受子宫形态的束缚较小,因而臀位率相对较高些,以后羊水量相对减少,胎儿为适应宫腔形状而取头先露。若胎儿脑积水,臀产比例也较高,表明宽大的宫体部较适合容纳较大的胎头。某些子宫畸形,如双子宫、残角子宫中发育好的子宫,宫体部有纵隔形成者,也容易产生臀先露。经产妇反复为臀产者应想到子宫有某种畸形的可能。

(七)胎先露及胎方位的诊断

有 4 种方法:腹部检查、阴道检查、听诊及超声影像检查。

1.腹部检查

为胎先露及胎方位的基本检查方法,简单易行,在大部分产妇可获得正确诊断,但对少见的异常头先露,往往不易确诊。

2.阴道检查

临产前此法不易查清胎先露及胎方位,所以有可能不能确诊;临产后,宫颈扩张,先露部大多已衔接,始能对先露部有较明确了解。阴道检查应在消毒情况下进行,以中、食指查先露部是头、是臀、还是肩部。如为枕先露,宫颈有较大扩张时,可触及骨缝、囟门以明确胎位(颜面位等异常头先露特点及臀位特点在有关难产节中介绍)。宫颈扩张程度越大,胎位检查越清楚。检查胎方位最好先查出矢状缝走向,手指左右横扫,上下触摸可查出一较长骨缝。矢状缝横置则为枕右或枕左横位,如为斜置或前后置,则为枕前位或后位。如前囟在骨盆前部很易摸到,表示枕骨在骨盆后位。前囟在骨盆左前方,为枕右后位;前囟在骨盆右前方为枕左后位。前囟如果在骨盆后面,阴道检查不易触及,尤其是胎头下降、胎头俯屈必然较重,后囟较小,用手不易查清。胎头受挤压严重时,骨片重叠,骨缝、囟门也不易触清。另一可靠确定胎方位方法为用手触摸胎儿耳郭,耳郭方向指向枕部,这只有在宫颈口完全扩张时方能实行。

阴道检查时还应了解先露部衔接程度。胎头衔接程度在正常情况下随产程进展而加深。胎头下降程度为判断是否能经阴道分娩的重要指标。胎头下降速度在第一产程比较缓慢,而在第二产程胎头继续下降,速度快于第一产程。一般胎头下降程度是以坐骨棘平面来描述。胎儿头颅骨质部平坐骨棘平面时称为"0"位,高于坐骨棘水平时称为"-"位,如高 1 cm,则标为"-1"直到"-3",再高则表示胎头双顶径尚未进入骨盆入口平面,因为骨盆入口平面至坐骨棘平面约为 5 cm,胎头双顶径至胎头顶部约为 3 cm,所以胎头最低骨质部如在坐骨棘平面以上 3 cm,显然胎头双顶径最多是平骨盆入口平面。胎头最低骨质部通过了坐骨棘平面,胎头位置称为"+"位,低于坐骨棘平面 1 cm 称为"+1""+3"时,胎头最低点已接近骨盆出口,即在阴道下部,因为坐骨棘平面距离骨盆出口亦约为 5 cm(图 13-16)。在正常女性骨盆坐骨棘并不突出于骨盆侧壁,需经反复检查取得经验方能较准确定位。故可考虑另一较简单而大体可了解胎头衔接程度的方法,即用手指经阴道测胎头骨质最低部距阴道处女膜环的距离。如距离为 5 cm 则表示胎头在坐骨棘水平,低于此为正值,高于此为负值。

3.听诊

胎心音位置本身并非诊断胎方位的可靠依据,但可加强触诊的准确性。在枕先露和臀先露,躯干微前屈,胎背较贴近于子宫壁,利于胎心音传导,故在胎儿背部所接触之宫壁处胎心音最强。在颜面位,胎背反屈。胎儿胸部较贴近宫壁,故胎心音在胎儿胸壁侧听诊较清晰。

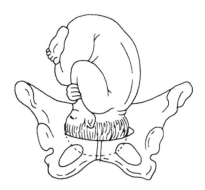

图 13-16　胎头衔接程度

在枕前位,胎心音一般位于脐与髂前上棘连接中点。枕后位胎心音在侧腹处较明显,有时在小肢体侧听得也清楚。臀位则在脐周围。横位胎心音在枕前位的稍外侧。

4.超声检查

在腹壁厚、腹壁紧张以及羊水过多的情况下,腹部检查等查不清胎先露及胎方位时,超声扫描检查可清楚检查出胎头、躯干、四肢等的部位和形象以及胎心情况,不但有助于胎先露、胎方位的诊断,也有助于胎儿畸形及大小的诊断。

(八)临产胎儿应激变化

胎头受压情况下,阵缩时给予胎头的压力增高,尤其是破膜之后,在第二产程宫腔内压力可高达 26.7 kPa(200 mmHg)。颅内压为 5.3～7.3 kPa(40～55 mmHg)时,胎心率就可减慢,其原因系中枢神经缺氧,反射性刺激迷走神经之故。有时胎头受压而无胎心率变慢乃系胎膜未破,胎头逐渐受压而在耐受阈之内,这种阵发性改变对胎儿无损。

四、精神心理因素

随着医学模式的改变,人们已经开始关注社会及心理因素对分娩过程的影响。亲朋好友间关于分娩的负面传闻、电影中的恐惧场面使相当数量的初产妇进入临产后精神处于高度紧张,甚至焦虑恐惧状态。研究表明,产妇在分娩过程中普遍焦虑和恐惧倾向导致去甲肾上腺素减少,可使宫缩减弱而对疼痛的敏感性增加,强烈的宫缩有加重产妇的焦虑,从而造成恶性循环导致产妇体力消耗过大,产程延长。抑郁情绪与活跃期、第二产程延长及产后出血有一定的相关性。所以在分娩过程中产妇的精神心理状态可明显地影响产程进展,应予以足够的重视。

（孙　芳）

第三节　枕先露的分娩机制

分娩机制是指胎先露为适应骨盆各平面的不同形态,进行一系列转动,以最小径线通过产道的全过程。以枕左前的分娩机制为例详加说明。胎头的一连串转动可分解如下 7 个动作,即衔接、下降、俯屈、内旋转、仰伸、复位及外旋转、胎儿娩出(图 13-17)。

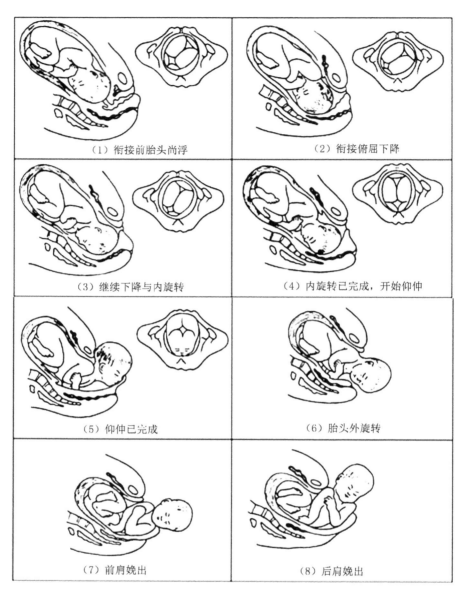

（1）衔接前胎头尚浮

（2）衔接俯屈下降

（3）继续下降与内旋转

（4）内旋转已完成，开始仰伸

（5）仰伸已完成

（6）胎头外旋转

（7）前肩娩出

（8）后肩娩出

图 13-17　分娩机制示意图

一、衔接

胎头双顶径进入骨盆入口平面，胎头颅骨最低点达到或接近坐骨棘水平，称为衔接。初产妇胎头衔接可发生于预产期前 1～2 周，若初产妇分娩开始而胎头仍未衔接，应警惕有无头盆不称。经产妇多在临产后胎头衔接。

胎头呈半俯屈状态进入骨盆入口，以枕额径衔接，由于枕额径大于骨盆入口前后径，胎头矢状缝坐落在骨盆入口右斜径上，胎头枕骨在骨盆左前方。

二、下降

胎头沿骨盆轴前进的动作称为下降。下降贯穿于整个分娩过程,与俯屈、内旋转、仰伸、复位及外旋转等动作相伴随。下降动作呈间歇性,促进胎头下降的 4 个因素:①宫缩时通过羊水传导的压力,由胎轴传到胎头;②宫缩时子宫底直接压迫胎臀,压力传至胎头;③胎体由弯曲而伸直、伸长,有利于压力向下传递,促使胎头下降;④腹肌收缩,使腹腔压力增加,经子宫传至胎儿。初产妇胎头下降因宫颈口扩张缓慢和盆底软组织阻力大而较经产妇慢。临床上将胎头下降的程度,作为判断产程进展的重要标志之一。

三、俯屈

胎头下降遇到阻力时(骨盆不同平面的不同径线、扩张中的宫颈、骨盆壁和骨盆底),处于半俯屈状态的胎头借杠杆作用进一步俯屈,使下颏紧贴胸部,并使衔接时的枕额径(11.3 cm)变为枕下前囟径(9.5 cm),以胎头最小径线适应产道,有利于胎头继续下降。

四、内旋转

当胎头到达中骨盆时,胎头为适应骨盆纵轴而旋转,使其矢状缝与中骨盆前后径相一致,此过程称为内旋转。因中骨盆前后径大于横径,枕先露时,胎头枕部位置最低,到达骨盆底,肛提肌收缩将胎头枕部推向阻力小、空间较宽的前方,枕左前的胎头向中线旋转 45°,后囟转至耻骨弓下方,使胎头最小径线与骨盆的最大径线相一致,于第一产程末胎头完成内旋转动作。

五、仰伸

胎头完成旋转后,胎头下降达阴道外口时,宫缩和腹压继续迫使胎头下降,而肛提肌收缩力又将胎头向前推进,两者的共同作用(合力)使胎头沿产轴向前向上,胎头枕骨下部达耻骨联合下缘时,以耻骨弓为支点使胎头逐渐仰伸,胎头的顶、额、鼻、口、颏相继娩出。当胎头仰伸时,胎儿双肩径沿左斜径进入骨盆入口。

六、复位及外旋转

胎头娩出时,胎儿双肩径沿骨盆入口左斜径下降。胎儿娩出后,为使胎头与胎肩恢复正常关系,胎头枕部向原方向(向左旋转)45°,称为复位。胎肩在骨盆腔内继续下降,前(右)肩向前向中线旋转 45°使胎儿双肩径转成与出口前后径一致的方向,胎头枕部需在外继续向左旋转 45°,以保持胎头与胎肩的垂直关系,称为外旋转。

七、胎儿娩出

胎儿完成外旋转后,胎儿前(右)肩在耻骨弓下先娩出,随即胎体侧屈,后(左)肩也由会阴前缘娩出,胎儿双肩娩出后,胎体及胎儿下肢随之顺利娩出,至此胎儿娩出的全过程完成。

(孙　芳)

第四节 先兆临产及临产的诊断

当孕妇出现先兆临产时,应及时送至医院,不能因可能为假临产致使时间耽误而错过接产时机;而如果错误地诊断临产,则可能导致不适当的干涉而加强产程,造成孕妇及新生儿损害。

一、先兆临产

分娩发动之前,出现的一些预示孕妇不久将临产的症状称先兆临产。

(一)假临产

孕妇在分娩发动前,由于子宫肌层敏感性增强,常出现不规律宫缩。假临产的特点:①宫缩持续时间短且不恒定,间歇时间长且不规律,宫缩强度不增加;②常在夜间出现而于清晨消失;③宫缩时只能引起下腹部轻微胀痛;④宫颈管不缩短,宫口扩张不明显;⑤给予镇静药物能抑制宫缩。

(二)胎儿下降感

胎儿下降感又称为轻松感、释重感。由于胎先露部下降进入骨盆入口,使宫底位置下降,孕妇感觉上腹部受压感消失,进食量增多,呼吸轻快。

(三)见红

在临产前 24~48 h,由于成熟的子宫下段及宫颈不能承受宫腔内压力而被迫扩张,使宫颈内口附着的胎膜与该处的子宫壁分离,毛细血管破裂而少量出血,与宫颈管内的黏液相混合并排出,称为见红,是分娩即将开始的比较可靠征象。若阴道流血超过平时月经量,则不应视为见红,应考虑是否有异常情况出现如前置胎盘及胎盘早剥等。

(四)阴道分泌物增多

分娩前 3 周左右,孕妇因体内雌激素水平升高,盆腔充血加剧,子宫颈腺体分泌增加,使阴道排出物增多,一般为水样,易与破水相混淆。

二、临产的诊断

临产开始的重要标志为有规律且逐渐增强的子宫收缩,持续时间 30 s 或 30 s 以上,间歇 5~6 min,同时伴随进行性宫颈管消失、宫口扩张和胎先露部下降。用镇静药物不能抑制宫缩。

应连续观察宫缩,每次观察时间不能太短,至少要观察 3~5 次宫缩。既要严密观察宫缩的频率,持续时间及强度。同时要在无菌条件下行阴道检查,了解宫颈的软度、长度、位置、扩张情况及先露部的位置。国际上常用 BISHOP 评分法判断宫颈成熟度(表 13-1),估计试产的成功率,满分为 13 分,>9 分均成功,7~9 分成功率为 80%,4~6 分成功率为 50%,≤3 分均失败。

表 13-1　Bishop **宫颈成熟度评分法**

指标	分数			
	0	1	2	3
宫口开大(cm)	0	1～2	3～4	≥5
宫颈管消退(%)(未消退为 2～3 cm)	0～30	40～50	60～70	≥80
先露位置(坐骨棘水平=0)	−3	−2	−1～0	+1～+2
宫颈硬度	硬	中	软	
宫口位置	朝后	居中	朝前	

（孙　芳）

第五节　正常产程和分娩的处理

分娩全过程是从开始出现规律宫缩到胎儿、胎盘娩出为止,称分娩总产程,整个产程如下。

第一产程(宫颈扩张期):从间歇 5～6 min 的规律宫缩开始,到宫颈口开全(10 cm)。初产妇宫颈较紧,宫口扩张较慢,需 11～12 h,经产妇宫颈较松,宫口扩张较快,需 6～8 h。

第二产程(胎儿娩出期):从宫口开全到胎儿娩出。初产妇需 1～2 h,经产妇一般数分钟即可完成,但也有长达 1 h 者,但不超过 1 h。

第三产程(胎盘娩出期):从胎儿娩出后到胎盘娩出,需 5～15 min,不超过 30 min。

一、第一产程及其处理

(一)临床表现

第一产程的产科变化主要为规律宫缩、宫口扩张、胎头下降及胎膜破裂。

1.规律宫缩

第一产程开始,出现伴有疼痛的子宫收缩,习称"阵痛"。开始时宫缩持续时间较短(20～30 s)且弱,间歇期较长(5～6 min)。随着产程的进展,持续时间渐长(50～60 s)且强度增加,间歇期渐短(2～3 min)。当宫口近开全时,宫缩持续时间可达 1 min 以上,间歇期仅 1 min 或稍长。

2.宫口扩张

宫口扩张是临产后规律宫缩的结果。在此期间宫颈管变软、变短、消失,宫颈展平和逐渐扩大。宫口扩张分两期:潜伏期及活跃期。潜伏期是从临产后规律宫缩开始,至宫口扩张到 3 cm。此期宫颈扩张速度较慢,一般 2～3 h 扩张 1 cm,需 8 h,超过 16 h 为潜伏期延长。活跃期是指从宫口扩张 3 cm 至宫口开全。此期宫颈扩张速度显著加快,约需 4 h,超过 8 h 为活跃期延长。活跃期又分为加速期、最大加速期和减速期(图 13-18)。加速期是指宫颈扩张 3～4 cm,约需1.5 h;最大加速期是指宫口扩张 4～9 cm,约需 2 h,在产程图上宫口扩张曲线呈直线倾斜上升;减速期是指宫口扩张 9～10 cm,约需 30 min。宫口开全后,宫口边缘消失,与子宫下段及阴道形成产道。

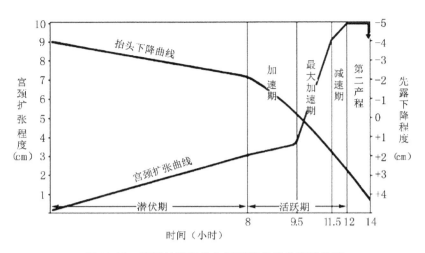

图 13-18　宫颈扩张与胎先露下降曲线分期的关系

3.胎头下降

胎头能否顺利下降,是决定能否经阴道分娩的重要观察项目。胎头下降程度以胎头颅骨最低点与坐骨棘平面的关系标明;胎头颅骨最低点平坐骨棘平面时,以"0"表示;在坐骨棘平面上1 cm时,以"-1"表示;在坐骨棘平面下 1 cm 时,以"+1"表示,余依此类推(图 13-19)。一般初产妇在临产前胎头已经入盆,而经产妇临产后胎头才衔接。随着产程的进展,先露部也随之下降。胎头于潜伏期下降不明显,于活跃期下降加快,平均每小时下降 0.86 cm。

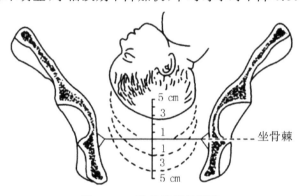

图 13-19　胎头高低的判定

4.胎膜破裂

简称破膜,胎儿先露部衔接后,将羊水分隔成前、后两部分,在胎先露部前面的羊水,称前羊水,约100 mL,其形成的囊称前羊水囊。宫缩时前羊水囊楔入宫颈管内,有助于扩张宫口。随着宫缩继续增强,羊膜腔内压力更高,当压力增加到一定程度时胎膜自然破裂。胎膜多在宫口近开全时破裂。

(二)产程观察及处理

入院后首先了解和记录孕妇的病史,全身及产科情况,初步得出是否可以阴道试产或需进行某些处理;外阴部应剃除阴毛,并用肥皂水和温开水清洗;对初产妇及有难产史的经产妇应行骨盆外测量;有妊娠合并症者应给予相应的治疗等。在整个分娩过程中,既要观察产程的变化,也要观察母儿的安危。及时发现异常,尽早处理。

1.子宫收缩

产程中必须连续定时观察并记录宫缩规律性、持续时间、间歇时间及强度。

(1)触诊法:助产人员将手掌放于产妇腹壁上直接检查,宫缩时宫体部隆起变硬,间歇期松弛变软。并记录下宫缩持续时间、强度、规律性及间歇期时间。每次至少观察 3～5 次宫缩,每隔 1～2 h 观察一次。

(2)电子胎心监护仪:可客观反映宫缩情况,分为外监护和内监护两种类型。①外监护:临床最常用,适用于第一产程任何阶段。将宫缩压力探头固定在产妇腹壁宫体近宫底部,每隔 1～2 h 连续描记 30 min 或通过显示屏连续观察。外监护容易受运动、体位改变、呼吸和咳嗽的影响,过于肥胖的孕妇不适用。外监护可以准确地记录宫缩曲线,测到宫缩频率和每次宫缩持续的时间,但所记录的宫缩强度不完全代表真正的宫内压力。②内监护:适用于胎膜已破,宫口扩张 1 cm 及以上。将充满生理盐水的塑料导管通过宫颈口越过胎头置入羊膜腔内,外端连接压力探头记录宫缩产生的压力,测定宫腔静止压力及宫缩时压力变化。内监护可以准确测量宫缩频率、持续时间及真正的宫内压力。但宫内操作复杂,有造成感染的可能,故临床上较少应用。

良好的宫缩应是间隔逐渐缩短,持续时间逐渐延长,同时伴有宫颈相应的扩张。国外建议用 Montevideo 单位(MU)来评估有效宫缩。其计算方法是:计数 10 min 内每次宫缩峰值压力 (mmHg)减去基础宫内压力(mmHg)后的压力差之和;或取宫缩产生的平均压力(mmHg)乘以宫缩频率(10 min 内宫缩次数)。该法同时兼顾了宫缩频率及宫缩产生的宫内压力,使宫缩强度的监测有了量化标准。如产程开始时宫缩强度一般为 80～100 MU,相当于 10 min 内有 2～3 次宫缩,每次宫缩平均宫内压力约为 5.3 kPa(40 mmHg);至活跃期正常产程平均宫缩强度可达 200～250 MU,相当于 10 min 内有 4～5 次宫缩,平均宫内压力则为 6.7 kPa(50 mmHg);至第二产程在腹肌收缩的协同下,宫缩强度可进一步升到 300～400 MU,仍以平均宫缩频率 5 次计算,平均宫内压力可达 8.0～10.7 kPa(60～80 mmHg);而从活跃期至第二产程每次宫缩持续时间相应增加不明显,宫缩强度主要以宫内压力及宫缩频率增加为主,用此方法评估宫缩不仅使产妇个体间的比较有了可比性,也使同一个体在产程不同阶段的变化有了更合理的判定标准。活跃期后当宫缩强度＜180 MU 时,可诊断为宫缩乏力。

2.宫口扩张及胎头下降

描记宫口扩张曲线及胎头下降曲线,是产程图中重要的两项内容,是产程进展的重要标志和指导产程处理的主要依据。可通过肛门检查或阴道检查的方法测得。在国内一般采用肛门检查的方法,当肛门检查有疑问时可消毒外阴做阴道检查。但在国外皆用阴道检查来了解产程进展情况。

(1)肛门检查(简称肛查)。①方法:产妇取仰卧位,两腿屈曲分开,检查前用消毒纸遮盖阴道口避免粪便污染阴道。检查者站于产妇右侧,以戴指套的右手示指蘸取润滑剂后,轻轻置于直肠内,拇指伸直,其余各指屈曲以利示指深入。示指向后触及尾骨尖端,了解尾骨活动度,再触摸两侧坐骨棘是否突出并确定胎头高低,然后用指端掌侧探查宫口,摸清其四周边缘,估计宫颈管消退情况和宫口扩张厘米数。未破膜者在胎头前方可触到有弹性的前羊水囊;已破膜者能直接触到胎头,若无胎头水肿,还能扪清颅缝及囟门位置,确定胎方位。②时间与次数:适时在宫缩时进行,潜伏期每 2～4 h 查一次;活跃期每 1～2 h 查一次。同时也要根据宫缩情况和产妇的临床表现,适当的增减检查的次数。过频的肛门检查可增加产褥感染的机会。研究提示,肛门检查次数

≥10 次的产妇,其阴道细菌种数及计数均显著提高,且肛门检查与阴道细菌变化密切相关,即细菌种数及其计数随肛门检查次数的增加而增加。而检查次数过少在产程进展十分迅速时则可能失去准备接生的时间,这在经产妇尤其应注意。③检查内容:宫颈软硬度、位置、厚薄及宫颈扩张程度;是否破膜;骶尾关节活动度,坐骨棘是否突出,坐骨切迹宽度,骶棘韧带的弹性、韧度及盆底组织的厚度;确定胎先露、胎方位以及胎头下降程度。

(2)阴道检查。①适应证:于肛查胎先露、宫口扩张及胎头下降程度不清时;疑有脐带先露或脱垂;疑有生殖道畸形;轻度头盆不称经阴道试产 4~6 h 产程进展缓慢者。对产前出血者应慎重,须严格无菌操作,并在检查前做好输液、输血的准备。②方法:产妇排空膀胱后,取截石位,消毒外阴和阴道。检查者戴好口罩,消毒双手,戴无菌手套,铺无菌巾后用左(右)手拇指和示指将阴唇分开,右(左)手示指、中指蘸消毒润滑剂,轻轻插入产妇阴道,注意防止手指触及肛门及大阴唇外侧。因反复阴道检查可增加感染机会,故每次检查应尽量检查清楚,避免反复插入阴道。③内容:测量骨盆对角径、坐骨棘间径、骶骨弧度、耻骨弓和坐骨切迹情况等;胎方位及先露下降程度;宫口扩张程度,软硬度及有无水肿情况;阴道伸展度,有无畸形;会阴厚薄和伸展度等,以决定其分娩方式。

肛查对于了解骨盆腔内的情况比阴道检查更清楚,但肛门检查对宫口、胎先露、胎方位、骨盆入口等情况的了解不及阴道检查直接明了。每次肛查或阴道检查所得的宫颈扩张大小及先露高度的情况均应做详细记录,并绘于产程图上。用红色"○"表示宫颈扩张程度,蓝色"×"表示先露下降水平,每次检查后用红线连接"○",用蓝线连接"×",绘成两条曲线。产程图横坐标标示时间,以小时为单位,纵坐标标示宫颈扩张及先露下降程度,以厘米为单位。正常情况下宫口开大与胎头下降是并行的,但胎头下降略为滞后。宫口开大的最大加速期是胎头下降的加速期,而胎头下降的最大加速期是在第二产程。对大多数产妇,尤其是初产妇,在宫口开全时胎头应达坐骨棘平面以下。但应指出,有相当一部分产妇胎头下降与宫口开大并不平行。因此,在宫口近开全时,胎头未下降到坐骨棘水平并不意味着不能经阴道分娩。有些产妇在破膜以后胎头才迅速下降,在经产妇尤为常见。1972 年 Philpott 介绍了在产程图上增加警戒线和处理线,其原理是根据活跃期宫颈扩张率不得小于 1 cm 进行产程估算,如果产妇入院时宫颈扩张为 1 cm,按宫颈扩张率每小时 1 cm 计算,预计 9 h 后宫颈将扩张到 10 cm,因此在产程坐标图上 1 cm 与 10 cm 标志点之处时间相距 9 h 画一斜行连线,作为警戒线,与警戒线相距 4 h 之处再画一条与之平行的斜线作为处理线,两线间为警戒区。临床上实际是以宫颈扩张 3 cm 作为活跃期的起点,因此可以宫颈扩张 3 cm 标志点处取与之相距 4 cm 的坐标 10 cm 的标志点处画一斜行连线,作为警戒线,与警戒线相距 4 h 之处再画一条与之平行的斜线作为处理线(图 13-20)。两线之间为治疗处理时期,宫颈扩张曲线越过警戒线者应进行处理,一般难产因素可纠正者的产程活跃期不超过正常上限,活跃期经过处理仍超过上限时,常提示难产因素不易纠正,需要再行仔细分析,并及时估计能否从阴道分娩。

3.胎膜破裂及羊水观察

胎膜多在宫口近开全或开全时自然破裂,前羊水流出。一旦胎膜破裂,应立即听胎心,并观察羊水性状、颜色和流出量,记录破膜时间。

羊水粪染与胎儿宫内窘迫的关系目前还有争论。对羊水粪染的发病机制大致可归纳为两种观点,即胎儿成熟理论及胎儿宫内窘迫理论。传统认为羊水粪染是胎儿缺血、缺氧的结果。当胎儿缺血、缺氧时,机体为了保证心、脑等重要脏器的血供,体内循环重新分配,消化系统的血供减少,胃肠道蠕动增加,肛门括约肌松弛,胎粪排出。胎儿成熟理论则认为羊水粪染是一种生理现象。随着妊娠周数增加,胎儿迷走神经张力渐强,胃肠道蠕动渐频,胎粪渐多,羊水粪染率渐增加。

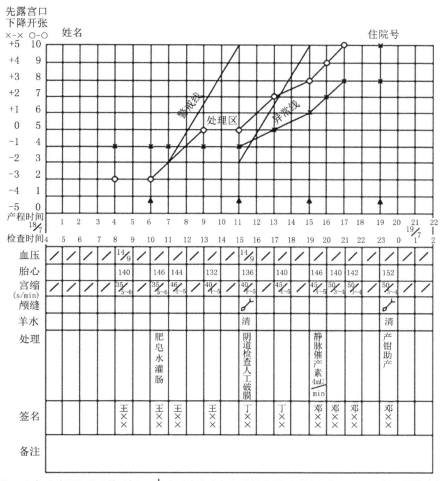

图 13-20　产程图表

注:↑表示重要处理开始时间;🖊表示大小卤与矢状缝位置以示胎方位; **×─×** 表示阴道助产

羊水粪染的分度:Ⅰ度,羊水淡绿色、稀薄;Ⅱ度,羊水深绿色且较稠或较稀,羊水内含簇状胎粪;Ⅲ度,羊水黄褐色、黏稠状且量少。Ⅰ度羊水粪染一般不伴有胎儿宫内窘迫,Ⅱ～Ⅲ度羊水粪染考虑有胎儿宫内缺氧的存在。对羊水粪染者应做具体分析,既不要过高估计其严重性,也不要掉以轻心,重要的是应结合其他监测结果,明确诊断,及时处理,以降低围生儿的窒息率。在首次发现羊水粪染时,不论其粪染程度如何,均应作电子胎心监护。若 CST 阳性或者 NST 呈反应型而 OCT 又是阳性,提示胎儿宫内缺氧。如能配合胎儿头皮血 pH 测定而 pH<7.2 时,提示胎儿处于失代偿阶段,需要立即结束分娩。如 CST 为阴性、pH 正常,可暂不过早干预分娩,但必须在电子胎心监护下严密观察产程进展,一旦出现 CST 阳性,则应尽快结束分娩。

4.胎心

临产后应特别注意胎心变化,可用听诊法、胎心电子监护或胎儿心电图等方法观察。在观察胎心时,应注意胎心的频率、规律性和宫缩之后胎心率的变化及恢复的速度等。胎心的规律性和宫缩对胎心的影响较胎心率的绝对数更重要。

(1)听诊器听取:有普通听诊器、木质听诊器和电子胎心听诊器3种,现在通常使用电子胎心听诊器。胎心听取应在宫缩间歇时,宫缩时听诊不能听到胎心。潜伏期应每隔1 h听胎心一次,活跃期宫缩较频时,应每15~30 min听胎心一次,每次听诊1 min。如遇有胎心异常,应增加听诊的次数。此法能方便获得每分钟胎心率,但不能分辨胎心率变异、瞬间变化及其与宫缩、胎动的关系。

(2)胎心电子监护:多用外监护描记胎心曲线。将测量胎心的探头置于胎心音最响亮的部分,固定于腹壁上;将测量宫压的探头置于产妇腹壁宫体近宫底部,亦固定于腹壁上。观察胎心率变异及其与宫缩、胎动的关系,每次至少记录20 min,有条件者可应用胎儿监护仪连续监测胎心率。此法能较客观地判断胎儿在宫内的状态,如脐带受压、胎头受压、胎儿缺氧和/或酸中毒等。值得注意的是,在胎头入盆、破膜、阴道检查、肛查及做胎儿内监护安放胎儿头皮电极时,可以发生短时间的早期减速,这是由于胎头受骨盆或宫缩压迫所致。

(3)胎儿心电图:分为直接法和间接法,因直接法需宫口开大到一定程度而且破膜后才能进行,并有增加感染的可能性,故较少采用。目前较多采用非侵入性的间接法,一般用3个电极,两个放在产妇的腹壁上,另一个置于产妇的大腿内侧。在分娩过程中如出现PR间期明显缩短、ST段偏高和T波振幅加大,是胎儿缺氧的表现。胎儿发生严重的酸中毒时,则T波变形。有研究发现,第二产程的胎儿心电图监测与产后胎儿脐动脉血pH及血气含量明显相关。

5.胎儿酸血症的监测

胎儿头皮血pH与产时异常胎心率的出现,分娩后新生儿脐血pH及Apgar评分间存在着良好的相关性。因此胎儿头皮血pH被认为是判断胎儿是否存在宫内缺氧的最准确方法。胎儿头皮血pH正常值为7.25~7.35。如pH为7.20~7.24为胎儿酸血症前期,应警惕有胎儿窘迫可能,此时应给孕妇吸氧。pH<7.20则表示重度酸中毒,是胎儿危险的征兆,应尽快结束分娩。胎儿头皮血血气分析值在正常各产程中的变化见表13-2。

表13-2 胎儿头皮血血气分析值在正常各产程中的变化

类别	第一产程早期	第一产程末期	第二产程
pH	7.33±0.03	7.32±0.02	7.29±0.04
PCO_2(mmHg)	44.00±4.05	42.00±5.10	46.30±4.20
PO_2(mmHg)	21.80±2.60	21.30±2.10	17.00±2.00
HCO_3(mmol/L)	20.10±1.20	19.10±2.10	17.00±2.00
BE(mmol/L)	3.90±1.90	4.10±2.50	6.40±1.80

胎儿的pH还受母体pH水平的影响。产程中母体饥饿、脱水、体力消耗可致代谢性酸中毒,过度通气可致呼吸性碱中毒,均可影响胎儿。为消除母源性酸中毒对胎儿头皮血血气分析的影响,可根据母胎间血气的差异进行判断。

(1)母子间血气pH差值(△pH):<0.15表示胎儿无酸中毒,0.15~0.20为可疑,>0.20为胎儿酸中毒。

(2)母子间碱短缺值:2.0~3.0 mEq/L表示胎儿正常,>3.0 mEq/L为胎儿酸中毒。

(3)母子间Hb 5 g/dL时的碱短缺值:<0或由正值变为负值表示胎儿酸中毒。

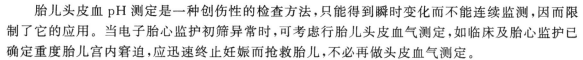

胎儿头皮血 pH 测定是一种创伤性的检查方法,只能得到瞬时变化而不能连续监测,因而限制了它的应用。当电子胎心监护初筛异常时,可考虑行胎儿头皮血气测定,如临床及胎心监护已确定重度胎儿宫内窘迫,应迅速终止妊娠而抢救胎儿,不必再做头皮血气测定。

6.母体情况观察

(1)生命体征:测量产妇的血压、体温、脉搏和呼吸频率并记录。一般第一产程期间宫缩时血压升高 0.7~1.3 kPa(5~10 mmHg),间歇期恢复原状。应每隔 4~6 h 测量一次。发现血压升高应增加测量次数。

(2)饮食:鼓励产妇少量多次进食,吃高热量易消化食物,并注意摄入足够水分,以保证充沛的精力和体力。

(3)活动与休息:宫缩不强且未破膜时,产妇可在室内适当活动,有助于产程进展和减轻产痛。待产时产妇的体位应以产妇感到舒适为准。已破膜者应该卧床,如果胎头已衔接,取平卧位即可,如胎头未衔接或臀位、横位时,应取臀高位,以免发生脐带脱垂。如产妇精神过度紧张,宫缩时喊叫不安,应安慰产妇,在宫缩时指导做深呼吸动作,也可用双手轻揉下腹部或腰骶部。产时镇痛可适当地应用哌替啶 50~100 mg 及异丙嗪 25 mg,可 3~4 h 肌内注射一次。也可选择连续硬膜外麻醉镇痛。

(4)排尿与排便:应鼓励产妇每 2~4 h 排尿一次,以免膀胱充盈影响宫缩及胎头下降。因胎头压迫引起排尿困难者,必要时可导尿。初产妇宫口扩张<4 cm,经产妇宫口扩张<2 cm 时可行温肥皂水灌肠,既能避免分娩时粪便污染,又能反射作用刺激宫缩加速产程进展。但胎膜早破、阴道流血、胎头未衔接、胎位异常、有剖宫产史、宫缩很强估计 1 h 内将分娩者或患严重产科并发症、合并症(如心脏病等),均不宜灌肠。

二、第二产程及其处理

(一)临床表现

宫口开全后仍未破膜,常影响胎头的下降,应行人工破膜。破膜后宫缩常暂时停止,产妇略感舒适,随后宫缩重现且较前增强,每次持续时间可达 1 min,间歇期仅 1~2 min。当胎头降至骨盆出口压迫盆底组织时,产妇有排便感,不由自主向下屏气。随着产程进展,会阴会渐渐膨隆和变薄,肛门松弛。于宫缩时胎头露于阴道口,且露出部分不断增大;在宫缩间歇期又缩回阴道内,称为胎头拨露。随产程进展,胎头露出部分逐渐增多,宫缩间歇期胎头不再缩回,称为胎头着冠,此时胎头双顶径超过骨盆出口。会阴极度扩张,应注意保护会阴,娩出胎头。随后胎头复位和外旋转,前肩、后肩和胎体相继娩出,后羊水随之涌出。经产妇第二产程短,有时仅需几次宫缩即可完成胎头娩出。胎儿娩出后产妇顿感轻松。

(二)产程的观察和处理

1.密切监护胎心及产程进展

第二产程宫缩频且强,应密切观察子宫收缩有无异常及胎先露的下降情况。警惕病理性缩复环及强直性子宫收缩的出现,同时密切观察胎心的变化,每 5~10 min 听胎心一次(或间隔2~3 次宫缩听一次胎心),如有胎心异常则增加听胎心的次数,有条件者应使用胎心电子监护。尤其应注意观察胎心与宫缩的关系,若第二产程在胎头娩出前,由于脐带受压或受到牵引,可出现变异减速,除非反复多次出现中、重度变异减速,否则不被认为对胎儿有害。如出现胎心变慢且在宫缩后不恢复和恢复慢,应尽快结束分娩。发现第二产程延长,应及时查找原因,采取相应措施尽快结束分娩,避免胎头长时间受压,引起胎儿窘迫、颅内出血等并发症发生。

2.指导产妇用力

宫口开全后,医护人员应指导产妇正确用力。方法是让产妇双膝屈曲外展,双脚蹬在产床上,双手握住产床的把手。一旦出现宫缩,产妇深吸气屏住,并向上拉把手,使身体向下用力如排便状,以增加腹压。子宫收缩间期时,产妇呼气,全身肌肉放松,安静休息。当宫缩再次出现时再用同样的屏气用力动作,以加速产程的进展。当胎头着冠后,宫缩时不应再令产妇用力,以免胎头娩出过快而使会阴裂伤。

指导产妇正确用力十分重要,若用力不当使产妇消耗体力或造成不应有的软产道裂伤。尤其应注意的是宫口尚未开全,不可过早屏气用力,因当胎头位置低已深入骨盆到达盆底时,也可使产妇产生排便感并不自觉地用力。但此时用力非但不利于加速产程的进展,反而使宫颈被挤压在骨盆和胎头之间,从而使宫颈循环障碍而造成宫颈水肿,影响宫口开大而造成难产。

3.接产准备

初产妇宫口开全,经产妇宫口扩张 4 cm 且宫缩规律有力时,应将产妇送至产房做好接产准备工作。让产妇仰卧于产床上(或坐于特制的产椅上),两腿屈曲分开,露出外阴部,在臀下放一便盆或塑料布,用消毒纱布球蘸肥皂水擦洗外阴部,顺序是大小阴唇、阴阜、大腿内上 1/3、会阴及肛门周围(图 13-21)。然后用温开水冲掉肥皂水,为防止冲洗液流入阴道,用消毒干纱布盖住阴道口,最后以 0.1%新洁尔灭冲洗或涂以碘伏进行消毒,随后取下阴道的纱布球和臀下的便盆或塑料布,铺以消毒巾于臀下。接产者按无菌操作常规洗手后穿手术衣及戴手套,打开产包,铺好消毒巾,准备接产。

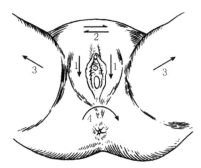

图 13-21　外阴消毒顺序

4.接产的要领

产妇必须与接产者充分合作;保护会阴的同时协助胎头俯屈,让胎头以最小的径线(枕下前囟径)在宫缩间歇时缓慢地通过阴道口,是预防会阴撕裂的关键;控制胎肩娩出速度,胎肩娩出时也要注意保护会阴。

5.产妇的产位

分娩时产妇的体位可分为仰卧位和坐位两种。

(1)仰卧位分娩:目前国内多数产妇分娩取仰卧位。

其优点:①有利于经阴道助产手术的操作如会阴切开术、胎头吸引术、产钳术等;②对新生儿处理较为便利。

但从分娩的生理来说,并非理想体位。

其缺点:①妊娠子宫压迫下腔静脉,使回心血量减少,产妇可出现仰卧位低血压;②仰卧位使骨盆的可塑性受限,且宫缩的效率较低,从而增加难产的机会;③胎儿的重力失去应有的作用,并导致产程延长;④增加产妇的不安和产痛等。

基于上述原因,仰卧位分娩时继发性宫缩乏力和胎儿窘迫的发生率较坐位分娩高,异常分娩也较多。所以它不是理想的分娩体位。

(2)坐位分娩。

其优点:①可提高宫缩效率,缩短产程。由于胎儿的纵轴和产轴一致,故能充分发挥胎儿的重力作用,可使抬头对宫颈的压力增加。②由于子宫胎盘的血供改善,也可使宫缩加强,胎儿窘迫和新生儿窒息的发生率降低。③可减少骨盆的倾斜度,有利于胎头入盆和分娩机制的顺利完成。④X线检查表明,由于仰卧位改坐位时,可使坐骨棘间距平均增加0.76 cm。骨盆出口前后径增加1~2 cm,骨盆出口面积平均增加28%。⑤产妇分娩时感觉较舒适,由于产妇在分娩过程中可以环视周围的一切,并与医护人员保持密切联系,可减轻其紧张和不安的情绪。

其缺点:①分娩时间不宜过长,否则易发生阴部水肿;②坐位分娩时胎头娩出较快,易造成新生儿颅内出血及阴道、会阴裂伤;③接生人员需保护会阴和新生儿处理不便,这也是目前坐位分娩较少采用的主要原因。

自20世纪80年代以来,已对坐式产床做了不少的改进,其基本的构造包括靠背、座椅、扶手和脚踏板等部分。产床的靠背部分是可调节的,在分娩过程中可根据宫缩的情况和胎头下降的程度适当地调整靠背的角度。在胎头即将娩出时可将靠背放平使产妇改为仰卧位,以便于助产者保护会阴和控制胎头娩出的速度。初产妇宫口开全或近开全,经产妇宫口开大8 cm时,在坐式产床上就坐,靠背角度为60°~80°。在上坐式产床后一小时内分娩最好,时间过长容易引起会阴水肿。

6.接产步骤

接产者站在产妇的右侧,当胎头拨露使阴唇后联合紧张时,开始保护会阴。具体方法如下:在会阴部盖上一块消毒巾,接产者右肘支在产床上,右手拇指与其余四指分开,每当宫缩时以手掌大鱼际肌向内上方托住会阴部,同时左手应轻轻下压胎头枕部,协助胎头俯屈且使胎头缓慢下降。宫缩间歇期,保护会阴的右手应当松弛,以免压迫过久引起会阴部水肿。当胎头枕部在耻骨弓下露出时,左手应按分娩机制协助胎头仰伸。此时若宫缩强,应嘱产妇张口哈气以缓解腹压的作用,让产妇在宫缩间歇期使稍向下屏气,以使胎头缓慢娩出。胎头娩出后,右手仍需保护会阴,不要急于娩出胎肩,而应先以左手自其鼻根向下颌挤压,挤出口、鼻内的黏液和羊水,然后协助胎头复位及外旋转,使胎儿双肩径与骨盆出口前后径相一致。接产者的左手将胎儿颈部向下轻压,使前肩自耻骨弓下先娩出,继之再托胎颈向上,使后肩从会阴前缘缓慢娩出。双肩娩出后,保护会阴的右手方可离开会阴部。最后双手协助胎体和下肢相继以侧位娩出,并记录胎儿娩出时间(图13-22)。

胎儿娩出后1~2 min断扎脐带。若当胎头娩出时,见脐带绕颈一周且较松时,可用手将脐带顺胎肩推下或从胎头滑下。若脐带绕颈过紧或绕颈两周或两周以上,可先用两把血管钳将脐带一段夹住并从中间剪断,注意勿伤及胎儿颈部,待松弛脐带后协助胎肩娩出(图13-23)。

7.会阴裂伤的诱因及预防

(1)会阴裂伤的诱因:会阴水肿、会阴过紧缺乏弹力,耻骨弓过低,胎儿过大,胎儿娩出过快等,均易造成会阴撕裂。

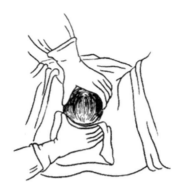

A.保护会阴，协助胎头俯屈

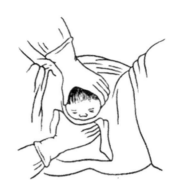

B.协助胎头仰伸

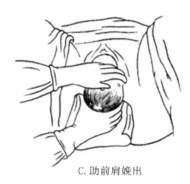

C.助前肩娩出

D.助后肩娩出

图 13-22　接产步骤

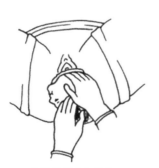

A.将脐带顺肩部推上

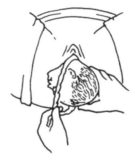

B.把脐带从头上退下

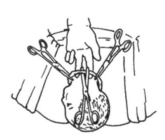

C.用两把血管钳夹住，从中间剪断

图 13-23　脐带绕颈的处理

（2）会阴裂伤的预防：①指导产妇分娩时正确用力，防止胎儿娩出过快。②及时发现会阴、产道的异常，选择合适的分娩方式。如会阴坚韧、水肿或瘢痕形成，估计会造成严重裂伤时，可作较大的会阴切开术或改行剖宫产术。③提高接生操作技术，正确保护会阴。④初产妇行阴道助产前应作会阴切开，切开大小根据胎儿大小及会阴组织的伸展性。助产时术者与助手要密切配合，要求胎头以最小径线通过会阴且不能分娩过快、过猛。

8.会阴切开

（1）会阴切开的指征：会阴过紧或胎儿过大，产钳或吸引器助产，估计分娩时会阴撕裂不可避免者,或母儿有病理情况急需结束分娩者。

(2)会阴切开的时间:①一般在宫缩时可看到胎头露出外阴口 3～4 cm 时切开,可以防止产后盆底肌松弛,避免膀胱膨出,直肠膨出及尿失禁;②也有主张胎头着冠时切开,可以减少出血;③决定手术助产时切开。过早切开不仅无助于胎儿的娩出,反而会导致出血量的增加。

(3)会阴切开术:包括会阴后-侧切开术和会阴正中切开。常用以下两种术式。①会阴左侧后-侧切开术:阴部神经阻滞及局部浸润麻醉生效后,术者于宫缩时以左手食中两指伸入阴道内撑起左侧阴道壁,右手用钝头剪刀自会阴后联合中线向左侧 45°,在宫缩开始时剪开会阴 4～5 cm。若会阴高度膨隆则需外旁开 60°～70°。若会阴体短则以阴唇后联合上 0.5 cm 处为切口起点。会阴侧切时切开球海绵体肌,会阴深、浅横肌及部分肛提肌,切开后用纱布压迫止血。此法可充分扩大阴道口,适于胎儿较大及辅助难产手术,其缺点为出血多,愈合后瘢痕较大。②会阴正中切开术:局部浸润麻醉后,术者于宫缩时沿会阴后联合正中垂直剪开 2 cm。此法切开球海绵体肌及中心腱,出血少,术后组织肿胀疼痛轻微。但切口有自然延长撕裂肛门括约肌危险,胎儿大或接产技术不熟练者不宜采用。

(4)会阴缝合:一般在胎盘娩出后,检查软产道有无裂伤,然后缝合会阴切口。会阴缝合的关键必须彻底止血,重建解剖结构。缝合完毕后亦行肛指检查缝线是否穿过直肠黏膜,如确有缝线穿过黏膜,则应拆除重缝。

三、第三产程及其处理

(一)胎盘剥离的机制

胎儿娩出后,子宫底降至脐平,产妇有轻松感,宫缩暂停数分钟后再次出现。由于子宫腔容积突然明显缩小,而胎盘不能相应的缩小而与子宫壁发生错位而剥离,剥离面出血,形成胎盘后血肿。由于子宫继续收缩,剥离面积继续扩大,直至胎盘完全剥离而娩出。

(二)胎盘剥离的征象

(1)子宫体变硬呈球形,胎盘剥离后降至子宫下段,下段被扩张,子宫体呈狭长形被推向上,宫底升高达脐上。

(2)剥离的胎盘降至子宫下段,使阴道口外露的一段脐带自行延长。

(3)若胎盘从边缘剥离时有少量阴道流血,若胎盘从中间剥离时则无阴道流血。

(4)用手掌尺侧在产妇耻骨联合上方轻压子宫下段时,子宫体上升而外露的脐带不再回缩(图 13-24)。

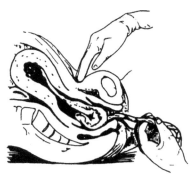

图 13-24　胎盘剥离后在耻骨联合上方压子宫,脐带不再回缩

(三)胎盘娩出方式

胎盘剥离和娩出的方式有两种。

1.胎儿面娩出式

胎儿面娩出式即胎盘以胎儿面娩出。胎盘从中央开始剥离,然后向周围剥离,剥离血液被包于胎膜内。其特点是胎盘先娩出,随后见少量的阴道流血。这种娩出方式多见。

2.母体面娩出式

母体面娩出式即胎盘以母体面娩出。胎盘从边缘开始剥离,血液沿剥离面流出,最后整个胎盘反转娩出。其特点是先有较多的阴道流血随后胎盘娩出,这种方式较少。

(四)第三产程的处理

1.协助胎盘胎膜娩出

正确处理胎盘娩出,可减少产后出血的发生率。为了使胎盘迅速剥离减少出血,可在胎肩娩出后,静脉注射缩宫素 10 U。接产者切忌在胎盘尚未完全剥离之前,用手按揉、下压宫底或牵拉脐带,以免引起胎盘部分剥离出血或拉断脐带,甚至造成子宫内翻。当确认胎盘完全剥离时,于宫缩时以左手握住宫底(拇指置于子宫前壁,其余四指放在子宫后壁)并按压,同时右手轻拉脐带、协助娩出胎盘(图 13-25)。

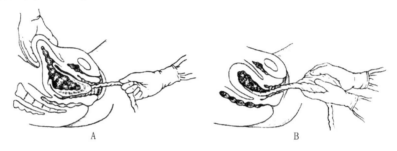

图 13-25　协助胎盘胎膜娩出

当胎盘娩出至阴道口时,接产者用双手捧住胎盘,向一个方向旋转并缓慢向外牵拉,协助胎膜完整剥离娩出。若在胎盘娩出过程中,发现胎膜部分断裂,可用血管钳夹住断裂上端的胎膜,再继续向原方向旋转,直至胎膜完全娩出。胎盘胎膜娩出后,按摩子宫刺激其收缩以减少出血。在按摩子宫的同时注意观察出血量。

2.检查胎盘胎膜

将胎盘铺平,先检查胎盘母体面的胎盘小叶有无缺损,疑有缺损时可用 Küstener 牛乳测试法(从脐静脉注入牛乳,若见牛乳自胎盘母体面溢出,则溢出部位为胎盘小叶缺损部位)。然后将胎盘提起,检查胎膜是否完整。再检查胎盘胎儿面边缘有无血管断裂,以便及时发现副胎盘。副胎盘为另一个小胎盘与正常的胎盘分离,但两者间有血管相连(图 13-26)。若有副胎盘、部分胎盘残留或大块胎膜残留,应无菌操作伸手入宫腔内取出残留组织。若仅有少量胎膜残留,可给予子宫收缩剂待其自然排出。详细记录胎盘娩出时间,方式,以及胎盘大小和重量。胎盘娩出后子宫应呈强直性收缩,硬如球状,阴道出血很少。

3.检查软产道

胎盘娩出后,应仔细检查软产道(包括会阴、小阴唇内侧、尿道口周围、前庭、阴道和宫颈)有无裂伤。如有裂伤应立即按原来的解剖位置或层次逐层缝合。

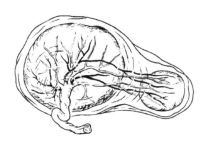

图 13-26　副胎盘

4.预防产后出血

正常分娩出血量多不超过 300 mL。对既往有产后出血史或易发生产后出血的产妇(如分娩次数≥5 次的多产妇、多胎妊娠、羊水过多、滞产等),可在胎儿前肩娩出后静脉注射麦角新碱 0.2 mg,或缩宫素 10 U 加于 25％葡萄糖液 20 mL 内静脉注射,也可在胎儿娩出后立即经胎盘部脐静脉快速注入加入 10 U 缩宫素的生理盐水 20 mL,均能促使胎盘迅速剥离减少出血。若胎盘尚未完全剥离而阴道出血多时,应行手取胎盘术。若胎儿已娩出 30 min,胎盘仍未排出,出血不多时,应排空膀胱,再轻轻按压子宫及静脉注射缩宫素,仍不能使胎盘排出时,再行手取胎盘术。若胎盘娩出后出血多时,可经下腹部直接注入宫体肌壁内或肌内注射麦角新碱 0.2～0.4 mg,并将缩宫素 20 U 加于 5％葡萄糖液 500 mL 内静脉滴注。

手取胎盘时若发现宫颈内口较紧者,应肌内注射阿托品 0.5 mg 及哌替啶 100 mg。术者需更换手术衣及手套,外阴再次消毒后,将一手手指并拢呈圆锥状直接伸入宫腔。手掌面向着胎盘母体面,手指并拢以手掌尺侧缘缓慢将胎盘从边缘开始逐渐自子宫壁分离,另一手在腹部压宫底(图 13-27)。待确认胎盘已全部剥离方可取出胎盘,取出后立即肌内注射子宫收缩剂。注意操作必须轻柔,避免暴力强行剥离或用手抓挖宫壁,防止子宫破裂。若找不到疏松的剥离面,不能分离者,可能是植入性胎盘,不应强行剥离。取出的胎盘立即检查是否完整,若有缺损应再次以手伸入宫腔清除残留胎盘及胎膜,应尽量减少进出宫腔次数。必要时可用大刮匙刮宫。

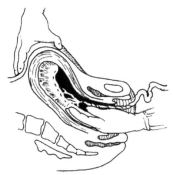

图 13-27　手取胎盘术

5.产后观察

分娩结束后应仔细收集并记录产时的出血量。产妇应继续留产房观察 2 h,注意产妇的一般情况、子宫收缩、子宫底高度、膀胱充盈情况、阴道流血量、会阴及阴道有无血肿等,发现异常情况及时处理。产后 2 h 后,将产妇和新生儿送回病房。

(孙　芳)

第六节　常用助产术

一、胎头吸引助产术

(一)胎头吸引器使用的适应证和禁忌证

1.使用胎头吸引器患者的术前评估

即使是在有明确的使用胎头吸引器适应证存在时,术前评估也是非常重要的。在使用胎头吸引器助产之前应充分评估一些可能对助产结局产生重要影响的因素,这些相关因素包括以下4方面:妊娠和分娩期合并症及并发症,孕妇的心理状态,胎儿的状况,操作者的技能。

(1)在使用胎吸助产前应充分评估孕妇在妊娠期及分娩期是否存在可能影响阴道分娩的高危因素,如产前出血、妊娠合并心肺疾病、糖尿病等。其次应评估第一产程和第二产程的时间和进展,近年来由于无痛分娩的广泛应用,第二产程的时间都有所延长,但如果整个产程进展都不很顺利,无论用哪种方式助产,母儿的不良并发症都将明显增加。

(2)应评价母亲的全身状况以及母亲是否愿意配合接生者使用胎头吸引器:在使用胎头吸引器助产时,孕妇本人的屏气用力是非常重要的辅助力量,孕妇用力越好,牵引所需的力量越小,可能造成的损伤也相应减少。此外,在鼓励孕妇用力的同时,适当应用小剂量缩宫素加强宫缩也是必不可少的。

(3)应评价胎儿的状况,包括胎位、胎心以及胎儿体重。在做胎吸助产之前应做详细的阴道检查,排除明显的头盆不称。阴道检查对胎儿的评估应包括胎先露的高低,胎方位,胎头塑形程度,胎头水肿的范围和程度。胎先露部高低强调为骨质部分最低点,有时由于产瘤大,在阴道口看到胎发,先露骨质部分却在坐骨棘上1~2 cm以上,此时若误上胎头吸引器,可能造成吸引器滑脱失败。胎头塑形反应胎头受压的程度,并可分为轻、中、重度,两侧顶骨在矢状缝并拢但不重叠为轻度塑形,顶骨重叠但可以被手指轻轻推开复位称为中度塑形,如果重叠的颅骨不能复位,为重度塑形。当胎头发生重度塑形时,常存在胎头俯屈不好或不均倾,此时使用胎吸助产可能增加颅骨损伤的机会。同时应再次了解骨盆的情况。胎心和胎儿估计体重也是接生者在决定使用胎吸助产时应考虑的因素之一,若估计胎儿体重过大(>4 500 g),应考虑发生肩难产的可能,此时应以剖宫产结束分娩为宜。

(4)操作者使用胎吸的技巧及熟练程度是决定胎吸是否成功的重要因素。既往人们对这个因素对手术助产成功与否的影响不够重视,但现在已逐渐意识到其重要性。加强对年轻医师手术助产技能的培训应该是提高手术助产成功率的重要措施之一。

2.使用胎头吸引器的必备条件

(1)无明显头盆不称。

(2)只能用于顶先露,不适用于面先露、额先露或臀位。

(3)宫口已开全或接近开全。

(4)双顶径已达坐骨棘水平以下,先露部已达盆底。

(5)胎膜已破。

（6）排空膀胱。

（7）术前已向产妇及家属交代可能的并发症,取得知情同意。

（8）若胎吸失败有条件立即施行剖宫产。

（9）接生者已掌握胎吸助产的技能。

3.使用胎头吸引器的适应证

（1）第二产程延长,包括持续性枕横位,持续硬膜外麻醉致产妇用力差。

（2）需要缩短第二产程,如产妇有高血压、心脏病、哮喘或其他全身性疾病,以及有胎儿宫内窘迫者。

（3）子宫瘢痕,有剖宫产史或子宫手术史,不宜在第二产程过度用力。

（4）轻度头盆不称,胎头内旋转受阻者。

4.使用胎头吸引器的禁忌证

（1）头盆不称。

（2）异常胎位如臀位、面先露或胎位不清,胎头未衔接。

（3）无阴道分娩条件如骨盆狭窄,软产道畸形、梗阻。

（4）子宫脱垂或尿瘘修补术后。

（5）巨大儿。

（6）早产（＜34周）,怀疑胎儿有凝血功能障碍。

（7）产钳助产失败后。

（8）宫口未开全,除外双胎第二胎顶先露（小胎儿）或由于胎心率异常以及大出血需尽快结束分娩等原因,这时需要经验丰富的医师来完成操作。

（二）胎吸助产的手术操作和注意事项

1.麻醉选择

因为腰麻和硬膜外麻醉都可能影响产妇屏气用力,故在胎吸助产中不推荐使用。一般采用双侧阴部神经阻滞麻醉或局部麻醉,在紧急情况下也可不用麻醉。

2.术前准备

（1）检查吸引器有无损坏、漏气,橡皮套是否松动,将导管接在吸引杯上并连接好负压装置。

（2）取膀胱截石位,外阴准备同正常接生。

（3）导尿排空膀胱。

（4）行双侧阴部神经阻滞麻醉,初产妇需常规做会阴侧切口。

（5）阴道检查排除头盆不称等禁忌证,明确胎先露的位置和胎方位。

3.手术步骤

（1）放置吸引器:在吸引器胎头端涂消毒液状石蜡或肥皂冻,左手分开两侧小阴唇,暴露阴道外口,以左手中、示指掌侧向下撑开阴道后壁,右手持吸引器将胎头端向下压入阴道后壁前方,然后左手中、示指掌面向上,分开阴道壁右侧,使吸引器自右侧缘滑入阴道内,继而手指转向上,提拉阴道前壁,使吸引器上缘滑入阴道内,最后拉开左侧阴道壁,使吸引器完全滑入阴道内并与胎头顶部紧贴（图13-28、图13-29）。

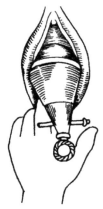

图 13-28　胎头吸引器的放置(正面观)

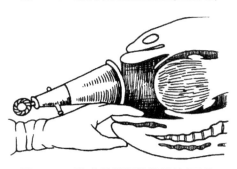

图 13-29　胎头吸引器的放置(侧面观)

在放置胎头吸引器时应注意以下几个问题:①胎头吸引器的中心应位于胎头的"俯屈点"。胎头俯屈点是指矢状缝上,后囟前方二横指(约 3 cm)处。胎头吸引器的中心应位于这个俯屈点上,在牵引时才能让胎头更好地俯屈并沿骨盆轴方向娩出(图 13-30)。②吸引器的纵轴应与胎头矢状缝一致,并可作为旋转的标志。③牵引前应检查吸引器附着位置。左手扶持吸引器,并稍向内推压,使吸引器始终与胎头紧贴,右手中、示指伸入阴道内,沿吸引器胎头端与胎头衔接处摸 1 周,检查二者是否紧密连接,有无阴道壁或宫颈软组织夹入吸引器与胎头之间,若有,将其推开。

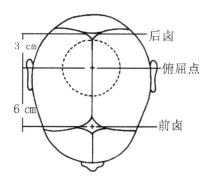

图 13-30　放置胎头吸引器的俯屈点

(2)抽吸负压。

1)电动吸引器抽气法:将吸引器牵引柄气管上的橡皮管与电动吸引器的橡皮管相连,然后开动吸引器抽气,胎头位置低可用40.0 kPa(300 mmHg)负压,胎头位置高或胎儿较大,估计分娩困难者可用60.0 kPa(450 mmHg)负压,一般情况选用51.0 kPa(380 mmHg)负压。

2)注射器抽吸法:术者左手扶持吸头器,不可滑动,由助手用50 mL空针逐渐缓慢抽气,一般抽出空气150 mL左右,如胎头位置较高,可酌情增加抽气量,负压形成后用血管钳夹紧橡皮导管,然后取下空针。

无论采用上述哪种方式形成负压,都应注意负压形成一定要缓慢,时间一般不要少于3 min,使胎头在由小到大的负压作用下,逐渐形成一产瘤,以避免损伤胎头微血管,造成头皮血肿。

3)牵引:先用右手中指、示指轻轻握持吸引器的牵引柄,左手中指、示指顶住胎头枕部,先轻轻缓慢适当用力试牵引,了解吸引器与胎头是否衔接正确,不漏气。牵引方向应根据先露所在平面,循产道轴所取的方向在宫缩时进行,先向下向外协助胎头俯屈下降,当胎头枕部抵达耻骨联合下方时,逐渐向上向外牵引,使胎头逐渐仰伸,直至双顶径娩出。在宫缩间歇期应停止牵引,但应保持吸引器不随胎头回缩而回缩。在枕左/右前或枕横位时,牵引同时应顺势旋转胎头,若为枕后位,最好用手旋转胎位至枕前位后再行胎吸助产,每次宫缩旋转45°为宜,旋转时助产应在腹部行外倒转以协助。

4)取下吸引器:当可触及胎儿颌骨时,即应拔开橡皮管或放开气管夹,消除吸引器内的负压,取下吸引器,按正常机转娩出胎儿。

(三)手术操作技巧及特殊情况的处理

1.手术操作技巧

(1)吸引器的放置:吸引器的中心一定要放在胎头的俯屈点上。吸引器放置不正确可以导致牵引失败。在正枕前位时吸引器的正确放置较容易,但若助产的指征是胎位不正(枕左/右前或枕横位)导致胎头不下降,吸引器的放置会比较困难,且不易牵引成功。

(2)在开始抽吸负压和牵引之前,一定要仔细检查吸引器的边缘,若吸引器中嵌入母体组织,可导致母体组织裂伤和出血,同时也可导致吸引器滑脱,牵引失败。

(3)胎吸助产时吸引器的牵引应该是间歇性的,与宫缩及孕妇的屏气用力相配合,在宫缩间歇应放松。拉力方向应与吸引器胎头端的横断面垂直,这样才能保持拉力与产道轴方向一致,只有保持沿产道轴方向用力才能用最小的牵拉而使产程进展最大。牵引用力要均匀,不可过大,牵引过程中禁忌左右摇摆,以防吸引器漏气滑脱。

(4)连接吸引器牵引柄一端的橡皮管,要求质量好,不应过软,否则在达到要求的压力之前,管会被吸扁。管长要求20 cm,管子过长或过软均会影响负压形成。

(5)关于吸引持续时间和次数,大多数文献报道胎吸助产的牵引次数应不超过3次,持续时间不超过20 min,但最近澳大利亚的Vacca提出一个新的观点即"3加3次牵引"。该学者认为只要牵引力量适度,每次牵引都有胎头下降,可以牵引6次。前面3次牵引使胎头更好地俯屈下降至盆底,后面3次牵引协助胎头娩出。牵引总时间控制在30 min以内,这种方法可以让会阴充分地扩张,避免会阴撕伤及会阴切口延长的发生。

(6)牵引滑脱的处理:牵引时若发生滑脱,应查找原因。若因放置困难或负压维持不满意等技术失误导致滑脱可换由经验丰富的医师再次尝试胎吸助产或改用产钳。因产钳可以提供更大的牵引力,吸引器失败后产钳助产有可能成功,但如果没有经验丰富的人员在场,最好改行剖宫产结束分娩。若吸引器放置满意和负压维持良好情况下发生滑脱,应高度考虑相对头盆不称、不均倾或巨大儿而需更大牵引力,此时建议改行剖宫产结束分娩。

(7)吸引器的选择:硅胶或软塑料头的吸引器易于安放,对产妇及胎儿的损伤小,是低位或出口助产的理想选择,金属头的吸引器因拉力较大而适用于需要辅助胎头旋转的情况,但同时它可能增加严重头颅损伤的风险,因此需要特殊训练和具有一定经验才能使用。

2.特殊情况的处理

(1)胎位不正时应用胎头吸引器:据文献报道,在枕横位和枕后位采用胎吸助产的成功率为96%,仅有个别病例在胎吸后又改用产钳助产。胎吸助产的一大优点为可以在牵引的同时旋转胎头,尤其是在枕横位时。在吸引器牵拉下,胎头顶下降压迫到盆底,此后胎儿可以找到最有利的平面自动内旋转到枕前位分娩。虽然有学者仍倾向于在胎位不正时采用 Barton 或 Kielland 产钳助产,但若正确使用胎吸助产处理胎位不正,母儿并发症明显低于产钳助产。

(2)剖宫产术中应用胎头吸引器:有文献报道在剖宫产术中使用胎头吸引器取得良好效果。和产钳以及手术医师的手相比,胎头吸引器所占的空间更小,更有利于胎头的娩出,尤其是在胎头高浮时,同时也不易造成子宫切口的撕伤。

(3)双胎分娩中应用胎头吸引器:在双胎阴道分娩时采用胎头吸引器协助第二胎娩出是非常有效的方法,尤其是在宫口未完全开全、胎头高浮时运用胎吸助产可以协助宫口的扩张及胎儿的娩出。此时应用胎头吸引器明显优于徒手牵引或内倒转。

(四)胎头吸引的并发症及其处理

1.产妇并发症

(1)宫颈裂伤:宫颈裂伤多因宫口未开全造成,阴道检查时应确认宫口已开全。若裂口较浅(不超过 0.5 cm),无活动性出血,可不必缝合,超过 1.0 cm 的裂伤可用 1-0 可吸收线缝合,恢复宫颈正常的解剖形态。

(2)外阴阴道裂伤:外阴阴道裂伤多因会阴阴道壁组织弹性差,会阴切口过小所致,术前应行充分的会阴侧切术。在胎盘娩出后应依次进行缝合,先阴道后外阴,对有活动性出血的部位,应先结扎止血,以免失血过多。

(3)阴道血肿:阴道血肿可因阴道壁被吸入吸引器所致,也可因阴道壁撕伤所致。放置吸引器后必须仔细检查,排除软组织受压。

(4)远期并发症:盆底组织损伤、尿失禁是胎头吸引助产术的远期并发症。胎头吸引助产术可能造成盆底肌肉及软组织的损伤,造成产后尿失禁,大多数患者症状不是十分明显,但仍可能对其生活质量发生影响。和产钳助产术相比,胎吸助产所导致的尿失禁要轻微一些,但仍应注意这部分患者产后盆底肌肉功能的恢复和训练,减少尿失禁的发生。

2.胎儿并发症

(1)头皮水肿(产瘤):胎吸助产的胎儿头皮均有水肿,产瘤形成,但大多为一过性的,产后12～24 h 自行吸收消退,对胎儿无不良影响。

(2)头皮擦伤或撕伤:胎吸助产所致的胎儿头皮擦伤和撕伤发生率大约为10%,大多为轻度的浅表的损伤。其原因多系吸引器放置位置不正确,过长时间的牵引以及吸引器突然滑脱,在操作时应注意避免上述错误发生。

(3)头皮血肿:头皮血肿是由于牵引导致骨膜下血管破裂,血液积留在骨膜下形成。因颅骨处骨膜与骨粘连紧密,故血肿易局限,不超越骨缝,边界清楚。小的头皮血肿数天内可自行吸收、消退,不需特殊处理。大的头皮血肿可导致黄疸或贫血,需数周才能被吸收,需给予对症特殊处理。

(4)帽状腱膜下血肿:帽状腱膜下血肿是由于外力作用导致连接头皮静脉,颅内板障静脉及颅内静脉窦的血管破裂出血并沿颅骨外膜与帽状腱膜之间的腱膜下间隙蔓延形成的血肿,因出血发生在疏松的组织内,无骨缝限制,故出血量多,易于扩散,可造成严重的贫血和失血性休克。胎吸助产所致的帽状腱膜下血肿的发生率约为 1%,但若未及时处理其病死率高达 25%。因此对所有胎吸助产分娩的新生儿均应随访观察,警惕帽状腱膜下血肿的发生。

(5)视网膜出血:文献报道胎吸助产新生儿发生视网膜出血的概率比产钳助产及自然分娩的新生儿高,具体机制不十分明确。但这种视网膜出血多为一过性的,不会造成远期的视网膜损伤的后果。

(6)新生儿黄疸:新生儿黄疸在胎吸助产新生儿中发生概率较高,但需要光疗的重度新生儿黄疸在胎吸助产和产钳助产新生儿中的发生率无明显差异。新生儿黄疸的发生与头皮血肿及帽状腱膜下血肿有关。

3.吸引器助产术后的护理

应仔细检查产妇及新生儿有无创伤。若有软产道损伤,应逐层止血缝合。新生儿常规肌内注射维生素 K 4 mg,局限性的产瘤和小的头皮血肿一般是在产后 24~48 h 消失,无须特殊处理,要高度警惕帽状腱膜下血肿的发生。

二、产钳助产术

(一)概述

产钳助产术是指在产妇进入第二产程后,由产科医师借助产钳对胎头进行牵引而帮助胎儿娩出。多数学者认为产钳助产术具备剖宫产术和胎头吸引术不能具有的独特优点,非其他产科手术所能完全取代,在产科临床工作中具有一定的地位。

Chamberlen 家族于 1600 年前后首次发明并使用产钳。直到 18 世纪,产钳及其应用才被世人广泛知晓。

根据助产时胎儿骨质部所到的位置,美国妇产科协会(ACOG)2 000 年的分类标准如下。

1.出口产钳

(1)在阴道口不用分开阴唇就可以看到胎儿头皮。

(2)胎儿骨质部已到达盆底。

(3)矢状缝位于骨盆前后径上,或为左枕前、右枕前或左枕后、右枕后。

(4)胎头位于或在会阴体上。

(5)胎头旋转不超过 45°。

2.低位产钳

(1)胎头骨质部最低点位于或超过坐骨棘水平下 2 cm,但未达盆底。

(2)旋转 45°或少于 45°(左枕前或右枕前转至枕前位,或左枕后或右枕后转至枕后位)。

(3)旋转超过 45°。

3.中位产钳

胎头衔接但先露在坐骨棘水平下 2 cm 以上。

4.高位产钳

在上述分类中未包括的。

(二)术前评估及术前准备

1.施行产钳助产术应具备的条件

(1)宫口必须开全、胎心存在、阴道检查产道无异常、明确胎方位、胎头双顶径平面已通过宫颈口,确定所需用助产产钳的种类。

(2)胎膜已破。

(3)胎头已经衔接,无明显头盆不称,即胎头已降入骨盆腔达到盆底,在耻骨联合上方扪不到胎头,阴道检查胎头颅骨无明显重叠,其矢状缝已与骨盆下口前后径平行或接近。

(4)胎先露已达 S+3 或以下(即胎头骨质部达坐骨棘平面以下 3 cm),胎头无明显变形。

(5)胎方位明确,先露部应是枕先露、面先露的颏前位或者用于臀位后出头。

(6)术时取膀胱截石位,置放钳叶前导尿排空膀胱,行双侧会阴阻滞麻醉或持续性硬膜外麻醉,为避免会阴撕伤,可行会阴切开术。

(7)术前与产妇及其委托人充分沟通,告知实施产钳术的原因及可能导致的母胎并发症,征得患方的知情同意选择及签字后方能实施。

(8)所在单位具备新生儿复苏的人员及设备的支持。

2.产钳术适应证

(1)产妇患有各种合并症及并发症,需缩短第二产程,如心脏病心功能 Ⅰ～Ⅱ级、哮喘、妊娠期高血压疾病等。

(2)宫缩乏力,第二产程延长。

(3)胎儿窘迫。

(4)剖宫产胎头娩出困难者、臀位后出头困难者。

(5)胎头吸引术失败者,经检查可行产钳者用产钳助娩,否则改行剖宫产。

(6)早产。

3.产钳术禁忌证

(1)不具备产钳助产条件者。

(2)异常胎方位如颏后位、额先露、高直位或其他异常胎位。

(3)胎儿窘迫,估计短时间不能结束分娩者。

(三)手术方法

1.Simpson 产钳使用方法

(1)产妇取膀胱截石位。

(2)常规消毒外阴,铺消毒巾,导尿。

(3)阴道检查:再次阴道检查,确定宫口已开全,触摸囟门位置和产瘤大小、胎方位及先露下降平面,再次排除头盆不称。

(4)行会阴侧切。

(5)放置产钳左叶:左手以握毛笔方式握左叶钳柄,钳叶垂直向下,右手伸入胎头与阴道壁之间做引导,使左叶产钳沿右手掌慢慢进入胎头与阴道壁之间,直至到达胎头左侧顶颞部,钳叶与钳柄在同一水平位,钳柄内面正向产妇左侧,将左钳柄交助手握住并保持原位不变。

(6)放置产钳右叶:右手垂直握右钳柄如前述,以左手中、示指伸入阴道后壁与胎头之间诱导右钳叶(在左产钳上面)缓缓滑向胎头右侧方到达与左侧对称的位置。

(7)合拢钳柄,两个产钳放置在正确位置后,左右产钳锁扣恰好吻合,左右钳柄内面自然对合。

（8）检查钳叶位置：再次检查产钳位置，钳叶与胎头之间有无夹持宫颈组织。

（9）扣合锁扣，阵缩来临时指导产妇屏气，并用右手保护会阴，左手向外、向下牵引胎头，当先露部拨露时，应逐渐将钳柄向上旋转使胎头逐渐仰伸而娩出。

（10）取出产钳：当胎头双顶径露出会阴口时应取出产钳。按照放置产钳的相反方向先取出右叶产钳，再取出左叶产钳，随后娩出胎体。

2.后进胎头产钳术

后进胎头产钳术即 Piper 产钳术。Piper 产钳特点为产钳钳柄比较长，钳柄弯曲与骨盆弯曲方向相反，独特的结构给钳叶提供了较大的扩展空间，从而减少了胎头所受的压力（图 13-31）。

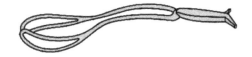

图 13-31　后进胎头产钳（Piper 产钳）

该方法适用于臀位分娩后进胎头娩出困难或手法娩出胎头失败者。使用前提条件是胎儿上肢已经娩出，胎头已经入盆并转正。

其优点在于实施过程中 Piper 产钳下垂的钳柄使得产钳可以直接放置于胎头两侧，而不必过高地上举胎体，以避免损伤胎儿颈部。缺点在于 Piper 产钳钳叶的骨盆弯曲曲度小，在实施过程中容易引起会阴部的损伤。操作方法如下。

（1）胎儿上肢及胎肩娩出后，胎头已经入盆且为枕后位时，方能使用 Piper 产钳。放置产钳前，应再次确定胎头的方位。

（2）施术时助手使用手术巾包裹并提起胎体，同时将胎体移向母体的右侧，移动过程中胎体保持成水平位，术者采取跪式或低坐位，左手执产钳左叶，沿骨盆左侧上置产钳左叶于胎儿左耳上。

（3）助手将胎体移向母体的左侧，移动过程中胎体保持成水平位，术者以右手沿骨盆右侧壁置入产钳右页至胎儿左耳上。

（4）合拢锁扣，钳柄置于术者右手手掌上，中指放于钳胫之间的空隙中，向下牵引，至会阴口显现枕部后，边牵引边向上抬高钳柄以顺应骨盆轴的弯曲弧度。牵引的同时，术者右手的拇指在钳柄上方要抓住胎儿的股部，左手的示、中指下压胎儿枕骨下区域，固定胎儿颈部。

（5）向上抬高钳柄接近水平位，俯曲牵引娩出胎头。

3.Kielland 产钳术

Kielland 产钳有胎头的钳叶弯曲，无向上的骨盆轴弯曲，钳叶瘦长而薄，左叶的钳锁可以与右叶钳胫的任何一点扣合，上下滑动，放置骨盆任何径线可以旋转，故对胎头位置较高或倾势不均时具有特殊作用。当放置呈不均倾时，仍能扣合而挟持胎头，适用于旋转胎头。

Kielland 产钳操作方法分为 5 个步骤：上钳、合锁、旋转、牵引、下钳。

较 Simpson 产钳相比，其优势为：不用手转胎头，不易头位脐带脱垂，对产妇的软产道损伤小，伤口延裂血肿少，胎儿损伤小，不易伤及眼。既有旋转胎头，又有牵引胎头的双重功能，适用于持续性枕后位及持续性枕横位时旋转胎头，胎头位置较高或者是倾势不均时。但操作难度、所要求的操作技巧及经验均大于 Simpson 产钳，不适合基层医院临床推广。

4.面先露的产钳助产术

产钳适用于颏前位的手术助产。钳叶沿枕颏径方向置于胎头侧,此时盆弯指向胎儿颈部,向下牵引,待颏部出现在耻骨联合下时,钳柄向上牵引,随后鼻、眼、眉及枕部顺序娩出。在颏后位,不能应用产钳助产,该种胎方位无法行阴道分娩。

5.剖宫产术中产钳助产术

剖宫产手术当中胎头高浮或胎头较深入盆腔时,用手娩出胎头会遇到困难,需用剖宫产术所用的短柄产钳娩出胎头。

剖宫产所用产钳因柄短,钳叶仅有胎头弯曲,现主要用于横切口,子宫切口较低、胎头高浮者。通常是用双叶产钳娩出胎头,也有单叶产钳。剖宫产产钳见图 13-32。

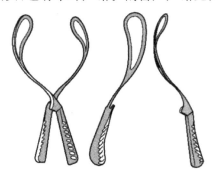

图 13-32　剖宫产术中产钳

(1)双叶产钳术:①用右手检查确定胎头方位,如为持续性枕后位时,以右手示指伸入胎儿口内,使胎面转向宫壁切口,拭去胎儿鼻腔内羊水;②产钳放置在胎头两侧枕颏径上,产钳的弯面朝向骨盆,先向上牵引产钳使胎头仰伸,直至颏部完全显露于子宫切口外,然后将产钳柄向母体腹部方向压,使胎头屈曲,便于牵出胎头。

(2)单叶产钳术:当胎头双顶径在子宫切口稍上方或胎头双顶径已达切口,可选用单叶产钳滑在胎儿顶额部或面额部与子宫壁之间,直至产钳滑到其头弯位于胎头的一侧后,始于宫缩时轻轻将胎头撬出,助手可推压宫底以协助。

6.瘢痕子宫产钳助产术

对于有剖宫产史的孕妇试产应特别注意了解上次剖宫产术指征、术式、胎儿体重、胎儿是否健存、胎儿或新生儿死亡原因以及术后是否有异常发热、感染等情况。如上次剖宫产原因为绝对指征如骨盆明显狭窄、畸形、软产道异常,或上次手术指征此次又复存在,或此次又有新的剖宫产适应证,或妊娠晚期、临产后原手术瘢痕处有明显压痛或有子宫先兆破裂征兆者,均应再次剖宫产。

如产妇无以上情况,本次孕期产前检查正常,距上次手术时间＞2 年,估计本次胎儿体重不超过上次,且胎位正常者可考虑阴道试产,产程中需认真观察产妇和胎儿的情况,尤其应注意瘢痕部有无压痛,如产程进展顺利亦应缩短第二产程,应用低位产钳助产是比较妥当的分娩方式。

(四)并发症防治

1.母体并发症

(1)产道损伤:产道损伤常见,主要是软产道的撕裂伤,如会阴裂伤、阴道壁裂伤、宫颈裂伤。严重时发生会阴Ⅲ度及以上裂伤,会阴Ⅲ度及Ⅳ度裂伤可达 8%～12%。大部分情况下实施产

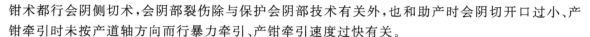

钳术都行会阴侧切术,会阴部裂伤除与保护会阴部技术有关外,也和助产时会阴切开口过小、产钳牵引时未按产道轴方向而行暴力牵引、产钳牵引速度过快有关。

阴道壁裂伤多为沿会阴侧切口黏膜向上延伸,而在中位产钳时可深达穹隆部,因此术后常规的软产道检查和处理是十分重要的,特别是瘢痕子宫的产钳助产术,一定要检查子宫瘢痕的情况,防止瘢痕破裂导致产妇严重的并发症。Hagadorn-Freathy 等人报道,13%的出口产钳发生Ⅲ度到Ⅳ度的会阴撕伤,低位产钳旋转<45°者中的发生率为 22%,旋转>45°者中的发生率为44%,而在中位产钳者中的发生率为 37%。

(2)阴道壁血肿:阴道壁血肿由裂伤出血所致,向上可达阔韧带及腹膜后,向下可达会阴深部。

(3)感染:由于阴道检查、会阴切开、产钳放置、牵引时损伤产道等,均可增加感染机会。

(4)产后出血:产道的损伤增加了产后的出血量。

(5)伤口裂开:伤口裂开多与术前多次阴道检查及切口裂伤较深、缝合时间过长等有关。

(6)远期后遗症:术时盆底软组织损伤,可后遗膀胱、直肠膨出或子宫脱垂等。严重的损伤还可以有生殖道瘘及骨产道的损伤。

目前已废弃高中位产钳,这种损伤已少见。

2.新生儿并发症

(1)头皮血肿:头皮血肿较常见,发生率可达 1%~12%。

(2)头面部皮肤擦伤:头面部皮肤擦伤常见,发生率达 10%。

(3)新生儿窒息:文献报道新生儿窒息发生率达 10.88%,低位产钳和出口产钳的新生儿窒息率与正常分娩比较差异无显著性,而中位产钳的新生儿窒息率与正常分娩比较差异有显著性。

(4)颅内出血:胎头位置较高的中位产钳术或产钳旋转不当,均可造成颅内出血,严重者可致新生儿死亡,存活者可发生瘫痪、行为异常、智能低下、脑积水等后遗症。

(5)其他:面瘫、臂丛神经损伤、颅骨骨折、锁骨骨折、新生儿死亡等。

(五)手术难点与技巧

产钳术技术要求高,较难掌握,要求施术者具备一定的经验和技术操作技巧,同时要熟悉其所用标准器械的适应性、安全性和有效性以及恰当的应用时机。掌握好适应证,熟练而正确地施行产钳助产术,是比较安全而实用的助产方法,在一定程度上可降低剖宫产率,并在降低母儿发病率和新生儿病死率方面起一定的作用。产钳助产不当则可导致母儿严重创伤。在具体实施过程中应注意以下几点。

(1)根据不同情况选择适宜的产钳。Simpson 产钳适用于枕前位牵引娩出,Kielland 产钳适用于枕横位、枕后位的牵引和旋转,而 Piper 产钳则适用于臀位后出头的助产。

(2)施行产钳助产术前应进行严格的术前评估,包括手术的必备条件、适应证、禁忌证等,确定施术的必要性和合理性。经评估是属出口产钳或低位产钳可行产钳术;同时,在产程中如出现危及母儿情况,选择产钳不能增加母儿危险性,否则应选择剖宫产术。

(3)放置钳叶后发现钳柄难于合拢或易滑脱时,应取出产钳,行内诊复查,无明显异常者,重新放置产钳,试行牵引,如再次失败应及时改行剖宫产术。

(4)牵引应在阵缩时进行,宜持续缓慢加力,方向要遵循骨盆轴方向,切忌暴力牵引及左右摇摆钳柄。

(5)胎头娩出时注意保护会阴,缓慢娩出胎头,避免严重会阴撕伤。

（6）术毕仔细检查会阴、阴道、子宫颈等处有无裂伤；胎儿有无损伤；并再次导尿和肛诊，观察有无膀胱、尿道、直肠损伤，如有损伤，立即处理。

（7）产后酌情使用抗生素预防感染。

（六）手术相关问题的研究与探讨

（1）产钳术的优势与胎吸助产术相比，产钳术所引致的新生儿并发症如头皮血肿、视网膜出血等明显减少，助产成功率高，适用于早产分娩的助产，但对母体软产道的损伤明显高于胎吸助产。

（2）以下特殊情况不宜行产钳助产：①施术者无实施产钳的经验；②胎位不明确，胎头未入盆、胎方位异常，如面先露、额先露等；③腹部及盆腔检查疑为头盆不称；④胎儿存在某些病理情况时，选择产钳助产应慎重；胎儿存在骨折的潜在因素，如患有成骨不全症等；胎儿已被诊断或疑患有出血性疾病如血友病、免疫性血小板减少症等。

（3）针对不同个体情况做出个性化的治疗选择，充分评估实施产钳助产的利弊，施术前征得产妇及监护人的书面同意。

（4）实施产钳助产前，要充分考虑使用产钳的先决条件，综合评估产妇及胎儿情况、在实施过程中所能得到的产科及新生儿医护人员的支持、施术者使用产钳的熟练度、实施产钳术失败后有无条件改行急诊剖宫产术、对并发症如肩难产、软产道撕伤的修补、产后出血等的处理能力等。评价可行性后宜谨慎使用产钳，并选用最适宜产妇状态的产钳类型，将母婴的并发症降到最低程度。严格掌握产钳助产术适应证和必备条件。放置钳叶后发现钳柄难于合拢或易滑脱时，应取出产钳，行内诊复查，重新放置后试行牵引，如再次失败应及时改行剖宫产术。牵引应在宫缩时进行，持续缓慢加力，切忌暴力牵引及左右摇摆钳柄。

三、肩难产助产术

肩难产是一种发病率低（0.6%～1.4%）的急性难产，如果处理不当，会发生严重的母婴并发症，导致严重后果，给患者和家属带来极大的痛苦，引起医患纠纷。因此，从事分娩接生的医护人员应熟知肩难产的高危因素，熟练掌握紧急情况下解除胎肩嵌顿的技能，随时做好处理这种产科急症的准备。

（一）定义

国内文献常将肩难产定义为：胎头娩出后，胎儿前肩嵌顿于耻骨联合后上方，用常规手法不能娩出胎儿双肩的少见急性难产。而国外文献中广泛采用的定义为：胎头娩出后除向下牵引和会阴切开之外，还需其他手法娩出胎肩者称为肩难产。并强调胎肩娩出困难，不仅仅发生于前肩，也并不一定是嵌顿于耻骨联合后方，胎儿后肩被母体骶骨岬嵌顿时也可发生肩难产。

Spong 等（1995）为使肩难产诊断标准化进行了一系列研究表明：在正常分娩，胎头躯体分别娩出的时间间隔为 24 s，而肩难产该时间为 79 s。该学者建议将肩难产定义为：胎头至胎体娩出的时间间隔等于或＞60 s，和/或需要任何辅助手法协助胎肩娩出者为肩难产。Beall 等（1998）对这一定义方式进行了前瞻性分析，结果表明这种定义方法无论在肩难产诊断的实用性或有效性上均较传统定义好，有一定的临床应用价值。

（二）危险因素

肩难产的发生与产前和产时的危险因素有关。

1.巨大儿

目前公认巨大儿为肩难产的主要因素,肩难产发生率随胎儿体质量增加而明显增加。新生儿体重在4 000～4 250 g肩难产的发生率为5.2%,新生儿体重为4 250～4 500 g肩难产的发生率为9.1%,新生儿体重为4 500～4 750 g肩难产的发生率为21.1%。

2.糖尿病

因高血糖与高胰岛素的共同作用,胎儿常过度生长,由于肩部结构对胰岛素更敏感,胎肩异常发育使胎肩成为胎儿全身最宽的部分,加之胎儿过重、胎体体型改变使糖尿病患者存在肩难产双重危险性。研究显示,糖尿病女性在无干预分娩中,新生儿体重为4 000～4 250 g肩难产的发生率为8.4%,新生儿体重为4 250～4 500 g肩难产的发生率为12.3%,新生儿体重为4 500～4 750 g肩难产的发生率为19.9%,新生儿体重>4 750 g肩难产的发生率为23.5%。因此,糖尿病女性较非糖尿病孕妇的肩难产发生率高。孕期重视对高危人群行血糖筛查,及时发现糖尿病,及时治疗就显得尤为重要。

3.肩难产病史

有肩难产病史的孕妇再次发生肩难产的概率为11.9%～16.7%。这可能与再次分娩胎儿体重超过前次妊娠、母亲肥胖或合并糖尿病等因素有关。但这并不意味着有肩难产病史的患者,再次分娩则必须以剖宫产结束分娩,此类患者再次分娩方式仍应综合考虑患者产前、产时的高危因素,与患者及家属充分沟通后,再做决定。

(三)预测

肩难产是一种令人恐惧的产科急症,围生儿病死率及新生儿严重并发症高,近50年来逐渐受到产科界的普遍关注,国内外一直在研究肩难产发生的相关因素以及预防手段,希望能够预测或预防发生,提出了各种可能对肩难产有预测价值的因素,但通过对这些临床研究的循证医学评价(American college of obstetricians and gynecologists,ACOG)显示,由于缺乏准确识别肩难产的方法,很难确定哪一个胎儿会发生肩难产,因而肩难产无法预测和预防。一些预测方法理论上推测可能有效,或部分专家认为有效,但临床上效果如何仍有待进一步研究。尽管没有循证医学的证据支持,但仍希望这些方法能够有助于临床工作。

1.预防性引产是否能预防肩难产

糖尿病和巨大儿均为肩难产发生的主要危险因素。理论上,适时终止妊娠将阻止胎儿继续生长,减低剖宫产和肩难产的危险性。Boulvain(2001)对糖尿病孕妇中因怀疑巨大儿进行选择性分娩的文献进行了Meta分析,结果显示,预防性引产确实降低了胎儿体重,但是并没有降低肩难产发生,亦没有改善母儿结局。Irion(2 000)对非糖尿病孕妇中"怀疑巨大儿,而行预防性引产"的文献进行了Meta分析,结果显示:预防性引产并没有降低剖宫率、产钳助产率,亦没有减少肩难产发生率。

ACOG(美国妇产科协会2002年)和RCOG(英国皇家妇产科协会2005年)的指南均提出:目前证据尚不支持对怀疑巨大儿的孕妇进行早期引产。

2.选择性剖宫产是否能预防肩难产

现有资料表明巨大儿为肩难产的主要因素,肩难产发生率随胎儿体重增加而明显增加。但值得注意的是:①50%～60%的肩难产发生在新生儿体重低于4 000 g的分娩中,Necon等曾报道了1例2 260 g新生儿发生肩难产;②即使新生儿出生体重超过4 000 g,肩难产的发生率也仅仅是3.3%。因此人们对可能分娩巨大儿的孕妇是否应行预防性剖宫产产生了质疑。Rouse等研究显示,对于胎儿体重＞4 500 g,而非糖尿病的孕妇每预防一例永久性臂丛神经瘫痪,需进行3 695例选择性剖宫产。对所有巨大儿均选择性剖宫产使剖宫产率至少上升5～6倍。ACOG对既往研究进行循证医学评价中也提出,对所有怀疑巨大儿的孕妇行剖宫产是不恰当的,除非非糖尿病孕妇新生儿出生体重估计＞5 000 g和糖尿病患者新生儿出生体重估计＞4 500 g。

目前国内选择性剖宫产比例较国外要大得多,主要表现在以下几个方面:①国内巨大儿的诊断标准为"新生儿体重达到或超过4 000 g",而国外对巨大儿的诊断尚无统一标准,ACOG对巨大儿的描述为:"巨大儿"只是对那些出生时体重达到或超过4 500 g胎儿的一个适当的名称。②国内学者认为胎儿体重是可以预测的,但是ACOG有关巨大儿预测的指南却对可疑巨大儿行选择性剖宫产时指出,可以足够精确预测巨大儿并能够帮助临床处理的公式还没有得出。并指出妊娠晚期非选择性常规进行超声检查,对筛选巨大儿或降低发病率并无好处。③国内学者仅仅从医学的角度出发来选择处理措施,没有关注到选择性剖宫产所带来的"利"是否大于其在社会、人文、经济等方面所产生的"弊"等。④国内举证倒置的医疗环境导致医护人员承受着难以想象的心理负担,导致剖宫产率明显高于国外医疗机构。但是,这种高剖宫产率的医疗形式是否能够降低肩难产的发生率,是否又导致了产后出血等母儿并发症的增加等问题,仍有待分析国内大样本临床观察及循证医学资料后才能得出结论。

3.产时预测

分娩期与难产有关的表现如产程延长、停滞、胎先露下降缓慢,尤其伴第二产程延长应视为肩难产的预警信号,结合孕妇并发症、胎儿体重分析,理论上应该可以预测肩难产的发生。但是Mcfarland对照研究却提示,第一产程、第二产程延长并不能预测肩难产。

(四)处理

肩难产基本上无法预测也无法预防,所以肩难产的处理就格外重要。接产过程中一旦发生肩难产,应避免惊慌,迅速通知相关人员,详细阴道检查,明确诊断,孕妇充分供氧,迅速清理婴儿口鼻黏液、吸氧,并准备新生儿复苏。

1.处理流程

制定常规:肩难产常出现得很突然,死产及新生儿死亡秘密调查协会(CESDI)报道47%的新生儿会在胎头娩出后5 min死亡。若要做到紧急情况下仍能准确无误地做好每一项操作,最重要的就是制定抢救流程,对医院所有可能参与肩难产抢救的人员进行培训,反复训练及考核,使所有医护人员能够各尽其职。只有这样,才能为紧迫的肩难产抢救赢得时间。

美国妇产科学会介绍处理肩难产的口诀——"HELPERR"。

(1)Help:请求帮助,请产科高年资医师、助产士、麻醉科、儿科医师迅速到位,导尿排空膀胱。

(2)Episiotony:做会阴侧切,以利手术操作及减少软组织阻力。

(3)Leg McRobert:手法,协助孕妇大腿向腹壁屈曲。

(4)Pressure:耻骨联合上方加压配合接生者牵引胎头。

(5)Eenter:旋肩法。

(6)Remove:牵后臂法。

(7)Roll:如以上方法失败,采用Gasbin法,孕妇翻身,取双手掌、双膝着床呈跪式。

每项操作所用时间应为30～60 s。要注意虽然口诀有先后顺序,但是操作不一定按照口诀的先后顺序完成,可以同时应用多项操作,有效且合理地使用每项操作比按部就班地完成口诀要重要。

2.预防性处理

对于有危险因素的产妇,考虑可能发生肩难产,"高级产科生命支持"(ALSO)建议用"头肩操作法"经"连续分娩"娩出胎肩,即助产士在胎头娩出后立即娩出胎肩,而不应中断操作去吸口咽的黏液,以维持胎儿先前的冲力。但是,另外一种观点却认为,胎肩娩出前应给予短暂的停顿,以利于胎头娩出复位和外旋转,双肩径转到斜径,便于胎肩娩出。但是究竟哪种方法更利于预防肩难产的发生,目前尚无随机对照的临床研究。

关于会阴侧切的必要性目前尚有很大争议,部分学者认为对于所有可能发生肩难产的病例,均需要行会阴侧切,但是,另外一部分学者的研究却表明,会阴侧切术并不降低臂丛神经损伤的风险,不影响肩难产患者分娩结局。产科急症管理小组(managing obstetric emergencies and trauma,MOET)建议有选择性地行会阴侧切,在实施"旋肩法"或"牵后臂法"时方可使用。

(五)操作方法

1.McRoberts法

1985年由Gonik等首先提出的McRoberts法,因其简单、有效,已被公认为是处理肩难产的首选方法。操作方法是让孕妇大腿极度屈曲并压向腹部。该方法并不能改变孕妇骨盆的确切尺寸,但是可使骶骨连同腰椎展平,使原阻塞产道的骶岬变平,并使胎儿脊柱弯曲,使后肩越过骶岬,进一步下降到骶骨窝内;并且缩小了骨盆倾斜度,使母体用力的方向与骨盆上口平面垂直。同时耻骨向母体头部方向靠拢,使受压的前肩松解。当操作有效时,正常的牵引就可以娩出胎儿。McRoberts法在处理肩难产的成功率为$42\%\sim58\%$。然而,McRoberts法也是有风险的。在严重肩难产时反复尝试McRoberts法会增加臂丛损伤的风险。另外,亦有McRoberts法导致产妇耻骨联合分离和暂时的股神经病变的个案报道。因此,在操作过程中要警惕屈曲过度和母亲大腿在腹部的过度外展。

2.压前肩法

助手在孕妇耻骨联合上方触及胎儿前肩,按胎肩使胎肩内收或向前压下通过耻骨联合。压前肩法常与McRoberts手法同时应用。最初应持续加压,如果无法娩出胎儿,则应改为间断加压,使胎肩通过耻骨联合。应该注意的是:应避免在实施处理肩难产操作过程中加腹压,因为孕妇直接用力已经不能娩出胎儿,增加腹压仅仅是重复这种力量,并且只会进一步冲击耻骨联合后的胎肩,而加剧嵌顿;另外,增加腹压还可以增加新生儿Erb-Duchenne麻痹、胸髓损伤的风险。

3.旋肩法

旋肩法包括Rubin法和Woods法。

(1)Rubin法:其为由Rubin于1964年首次报道并命名的操作手法。将一只手的手指伸入阴道内,放在胎儿前肩或后肩的背侧将肩膀向胸侧推动。

(2)Woods法:其为由Woods于1963年首次报道并命名的操作手法。将一只手从胎儿一侧进入到胎儿后肩处,向胎儿后肩前表面施压外展后肩。

如未能起效,还可以尝试采用Rubin法和Woods法联用。术者一只手放在胎儿前肩背侧向胸侧压前肩(Rubin法),另一只手从胎儿前方进入胎儿后肩处向背侧压后肩(Woods法)。两手协同使胎肩在耻骨联合下转动,像转动螺丝钉一样将胎肩娩出。

需要注意的是肩难产时胎肩嵌顿在耻骨联合下,阴道内充满了胎体,常很难将手指插入阴道。在旋转过程中,注意勿转胎儿颈部及胎头,以免损伤臂丛神经,旋肩法不宜牵拉胎头,以减少胎儿损伤。

4.牵后臂法

1945 年 Barnum 首次报道了牵后臂法。该操作是将后臂拉出,以腋肩径代替双肩峰径,使胎儿降到骨盆陷凹内而使前肩内收从前方解脱嵌顿的手法。术者一手进入阴道,找到胎儿后臂,并使胎儿手臂肘关节屈曲,紧接着将胎儿后臂掠过胎儿胸部,以"洗脸"的方式使后臂从胸前娩出。通常先拉出手,然后是胳膊,最后是肩膀。当手臂被拉出时,胎儿呈螺旋样旋转。前肩转至耻骨联合下方,然后娩出。

注意:①有时候是需要旋转胎体使后臂转至前面以利于牵出;②正确的受力点应作用于后臂肘窝处,使肘关节屈曲,再使其从胎儿胸前滑出。不能紧握和直接牵拉胎儿上肢,以免造成骨折。

5.手-膝位(Gasbin 法)

手-膝位以最早从危地马拉土著人处学习到这一技术并加以推广的美国助产士 Gasbin 的名字命名,又称"四肢着床"操作法,是处理肩难产的一种安全、快速而有效的操作方法。Bruner 等报道了 82 例通过这种"四肢着床"体位来处理肩难产的病例,其中 68 名产妇(83%)没有借助额外的措施成功分娩,也没有母婴增加并发症发生率。国内已有多名医师采用此法成功娩出肩难产胎儿。

将孕妇由仰卧位转为双手掌和双膝着床,呈趴在床上的姿势。向下的重力和增大的骨盆真结合径和后矢状径可以使部分胎肩从耻骨联合下滑出,如无效,可先借助重力轻轻向下牵拉,先娩出靠近尾骨的后肩;如胎肩仍然无法娩出,Gasbin 法还可以与上文所提到的肩难产的操作手法(除压前肩法)相结合进行助产。其中最常用到的就是 Gasbin 法+牵后臂法,当患者翻转后,后肩变成了前肩,但是应该注意体位改变后,一般医护人员会不适应这种体位,常发生接生者对胎儿定向错误。正确的操作手法是:不再行会阴保护,操作者从胎儿面部、胸一侧,将同侧手掌进入阴道(如胎儿面部朝向术者右侧则进入右手,否则术者左手进入阴道),找到胎儿在母体骶尾关节下方的手臂(多选择后臂,此时后肩已变成前肩),并使胎儿手臂肘关节屈曲,紧接着将胎儿后臂掠过胎儿胸部呈洗脸式并通过会阴娩出。通常先拉出后臂的手,然后是胳膊,最后是肩膀,当手臂被拉出时,前肩就会解除嵌顿,然后娩出。该方法极其有效,建议推广应用。

6.Walcher 体位

Walcher 体位是 McRoberts 体位的倒转形式,大腿要过伸,可导致耻骨联合向下增加 1~1.5 cm。Walcher 体位在一些比较旧的文献中提到可作为一种方法来缓解肩难产,而最近的文献没有报道它的用法并且在最新的美国妇产科学会关于肩难产的公告中也没有被提到。

7.锁骨切断法

锁骨切断法大部分是在比较旧的文献中有所提及,在靠着母亲耻骨支的方向折断锁骨。尽管这样可以减小胎儿双肩周径,但损伤臂丛和肺脉管系统的风险明显增加。此外,国外尚有文献报道锁骨切断术,用刀片或剪刀将锁骨切断,这种在胎儿皮肤上形成永久性瘢痕且可能会导致胎儿宫内死亡,因此,国内有专家不提倡用器械行锁骨切断法,在万不得已的情况下也应实施三指法压断锁骨。

8.Zavanelli 法

Zavanelli 法即指胎头复位剖宫产。对于困难的肩难产,胎头复位,子宫切开术,耻骨联合切开术是最后可求助的手段。Zavanelli 法是一种必要的分娩过程的逆转,那时胎儿颈部是俯屈的,复位就是逆转,胎头旋转回复到枕前位,应用指压使胎头在宫腔内回复。宫缩抑制剂可与氟烷或其他麻醉剂联合应用使手法成功完成,然后剖宫产结束分娩。O'Leary 报道的 59 例尝试用胎头复位的病例中,只有 6 例(10.2％)未成功。Sandberg 回顾了 12 年的关于 Zavanelli 手法文献,报道有 92％的成功率。而 Sandberg 提到这些婴儿的多数损伤是由于行 Zavanelli 手法之前的操作和延长了缺氧造成的。报道的母亲并发症包括子宫和阴道破裂,但是再一次强调这些损伤不能直接归因于 Zavanelli 法。他总结道"在大部分的胎头复位的病例中,Zavanelli 法表明是简单及成功的,即使没有以前的经验"。尽管这些评论,美国妇产科学会仍强调 Zavanelli 手法与明显增加的胎儿发病率、病死率及母亲病死率相关,Zavanelli 手法只有在严重的肩难产其他常规方法无效的情况下才能使用。这种方法在国外文献报道较多,国内尚未见报道。

9.耻骨联合切开术

耻骨联合切开术与膀胱颈损伤、感染等产妇并发症明显相关,因此,只能在尝试挽救胎儿生命时才能使用。要施行耻骨联合切开术,患者应置于过度外展的膀胱截石位体位,放置导尿管。局部麻醉后,医师切开或剪开耻骨联合。Goodwin 等报道了一系列病例,分别是在出现肩难产后大约 12、13 和 23 min 实施紧急耻骨联合切开术,不幸的是 3 例婴儿均因重度缺氧而死亡。因此 Goodwin 提出,由于操作者经验不足及产妇合并症的担忧,紧急耻骨联合切开术对抢救肩难产中的价值仍不明确。此外,学者强调由于从做出决定开始这个操作至少需要 2 min,因此在胎头娩出后 5～6 min 应立即进行该项操作。这项操作在国内应用尚未见报道。

10.子宫切开术

严重肩难产时,全身麻醉后行剖宫产术。术者经腹部在子宫切口内以类似于 Woods 旋转手法转动胎肩,另一位医师经阴道牵拉出胎儿。

(六)肩难产操作中严禁使用的方法

有报道肩难产操作过程中加腹压会进一步压迫胎肩进入骨盆并增加宫腔内压力,因此增加了永久性神经损伤的风险和骨损伤。Hankins 报道了一个病例,当肩难产时加腹压导致了胎儿下胸段脊髓永久性损伤。美国妇产科学会关于肩难产的实践公告也指出:"在宫底加腹压可加重肩部的嵌塞可能导致子宫破裂"。因此,在肩难产时应避免在宫底加压。

任何脐带绕颈,仅胎头娩出,胎体未娩出前都不应该切断或钳夹脐带。即使伴有脐带绕颈的肩难产,胎体娩出前仍有一些脐带血液循环会继续,一旦剪断脐带,因仅有胎头娩出,胎体挤压在阴道内新生儿无法建立正常有效的呼吸,加重胎儿缺氧和低血压。Iffy 和 Varandi 报道了 5 例肩难产胎儿娩出前剪断脐带的病例,断脐至分娩延迟时间间隔 3 到 7 min,结果所有 5 例婴儿均为脑瘫。

(七)产后处理

肩难产是产科医疗诉讼的 4 个常见的原因之一,资料显示因肩难产导致的医疗诉讼占所有产科诉讼的 10％以上。如何提高医疗质量,减少母儿并发症,减少医疗诉讼,如何处理因肩难产导致的医疗诉讼是产科医师面临的难题。在所有难产中,对于医疗诉讼比较重要的信息是:①胎儿娩出后立即进行脐静脉血气测量;②与孕妇及其家属进行告知;③翔实准确地记录分娩过程。

Acker 推荐肩难产干预措施的记录应该包括以下信息。

(1)难产被诊断的时间及方法。

(2)产程(活跃期和第二产程)。

(3)胎头位置及旋转。

(4)会阴切开术的记录。

（5）麻醉方法。

（6）牵拉力量的估计。

（7）所使用的手法的顺序，持续时间和结果。

（8）肩难产的持续时间。

（9）在开始分娩诱导和加强前充分的骨盆测量的记录。

（10）胎儿娩出后新生儿评分。

（11）分娩前及肩难产发生后告知孕妇出现肩难产的信息。

（八）肩难产常见的并发症及处理

肩难产发生于胎头娩出后，情况紧急，如处理不当会发生严重的母婴并发症，甚至会导致新生儿重度窒息和新生儿死亡。

母体并发症包括：重度会阴撕伤、血肿，产后出血感染、子宫破裂、泌尿道损伤及生殖道瘘等。

婴儿并发症包括：新生儿窒息、臂丛神经损伤、锁骨骨折、颅内出血、吸入性肺炎，甚至膈神经麻痹死亡。远期后遗症有神经精神心理发育障碍、语言功能障碍、口吃等。常见并发症如下。

1.产后出血、会阴伤口感染

注意仔细检查软产道。对产程较长者及时留置导尿管，及早发现泌尿道损伤，如有泌尿道损伤应及时请相关科室会诊，决定治疗方案。会阴伤口严重撕伤、可能发生伤口感染者，宜采用碘伏或甲硝唑注射液冲洗伤口，会阴皮肤切口宜采用丝线全层缝合，术后注意会阴部的清洁、预防感染。

2.子宫破裂

宫腔内旋转胎肩，牵拉后臂、特别是 Zavanelli 法常易导致子宫破裂。胎肩嵌顿于耻骨联合上导致分娩梗阻，使子宫下段过度拉长、变薄，形成上、下段间的病理性缩复环，加上阴道内操作，上推胎肩易导致子宫破裂。子宫破裂表现为急腹痛，常伴有低血容量性休克的症状。检查孕妇时可发现腹部有压痛，尤其是耻骨联合上区，子宫下极形状可不规则，或上、下段之间有病理性缩复环。随着病程的进展，全腹都可有压痛、反跳痛、肌紧张、肠鸣音消失等腹膜刺激症状。子宫破裂后，胎先露从骨盆上口处消失，胎儿部分易扪及，胎心音消失。孕妇有贫血及休克的体征，血压进行性下降、脉快，下段子宫破裂累及膀胱时，尿中可有血或胎粪。一旦发现子宫破裂应迅速准确估计患者情况：查血型、配血、输血输液，尽快补充血容量。如患者情况尚可耐受手术，需立即剖腹探查，立即进入腹腔，迅速探查止血，取出胎盘及胎儿。注意探查膀胱有无损伤。阔韧带血肿需清除血肿，结扎子宫动脉，注意输尿管及膀胱的损伤。术后需给广谱抗生素预防或控制感染。

3.新生儿窒息

产时预测有肩难产的发生应立即准备新生儿复苏，及时请儿科、麻醉科医师配合，降低窒息的发生。

4.分娩性臂丛神经损伤

分娩性臂丛神经损伤又称产瘫，是指在分娩过程中胎儿的一侧或双侧臂丛神经因受到头肩分离牵力作用而发生的牵拉性损伤。肩难产时，过度向一侧牵拉胎头；或臀位分娩胎头尚未娩出时，用力向下牵拉胎肩，均可致臂丛神经损伤。对疑有臂丛神经损伤的患儿应早认识、早诊断并给以适当的处理。对所有新生儿进行详细查体，并请新生儿重症监护科、骨科、康复科医师会诊，协助诊断，制定详细的康复锻炼计划，尽快恢复新生儿神经功能。

总之,肩难产是一种发生率很低并难以预料的产科急症,目前尚无准确方法预测肩难产发生,肩难产易引起母儿产生严重并发症,形成终身残疾,甚至发生新生儿、孕产妇死亡等;肩难产目前尚无准确的预测方法,难以有效预防,因此,应提高肩难产处理能力,对各级医师应加强产科技术培训,提高接生技术,特别是对突发难产紧急处理,平时在模型上练习肩难产操作手法、预防臂丛神经损伤;同时与相关科室合作建立产科急救小组,并与孕妇及家属保持沟通,取得配合与理解,及时做好各种记录,争取尽量减少肩难产及各种相关并发症的发生。

(孙　芳)

第十四章

异 常 分 娩

第一节 胎 位 异 常

胎位异常是造成难产的常见因素之一。分娩时枕前位约占90%,而胎位异常约占10%。其中胎头位置异常居多。有因胎头在骨盆内旋转受阻的持续性枕横位、持续性枕后位。有因胎头俯屈不良呈不同程度仰伸的面先露、额先露;还有高直位、前不均倾位等。总计占6%～7%,胎产式异常的臀先露占3%～4%,肩先露极少见。此外还有复合先露。

一、持续性枕横位

在分娩过程中,胎头以枕后位或枕横位衔接,在下降过程中,强有力的宫缩多能使胎头向前转135°或90°,转成枕前位而自然分娩。如胎头持续不能转向前方,直至分娩后期,仍然位于母体骨盆的后方或侧方,致使发生难产者,称为持续性枕后位(图14-1)或持续性枕横位(persistent occipito transverse position,POTP),持续性枕后位(persistent occipito posterior position,POPP)。

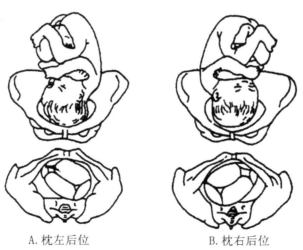

A. 枕左后位　　　　　　B. 枕右后位

图14-1　持续性枕后位

（一）原因

1.骨盆狭窄

男人型骨盆或类人猿型骨盆,其特点是入口平面前半部较狭窄,后半部较宽大,胎头较容易以枕后位或枕横位衔接,又常伴中骨盆狭窄,影响胎头在中骨盆平面向前旋转,致使成为持续性枕后位或持续性枕横位。

2.胎头俯屈不良

如胎头以枕后位衔接,胎儿脊柱与母体脊柱接近,不利于胎头俯屈,胎头前囟成为胎头下降的最低部位,而最低点又常转向骨盆前方,当前囟转至前方或侧方时,胎头枕部转至后方或侧方,形成持续性枕后位或持续性枕横位。

（二）诊断

1.临床表现

临产后,胎头衔接较晚或俯屈不良,由于枕后位的胎先露部不易紧贴宫颈和子宫下段,常导致宫缩乏力及宫颈扩张较慢;因枕骨持续位于骨盆后方压迫直肠,产妇自觉肛门坠胀及排便感,致使宫口尚未开全时,过早使用腹压,容易导致宫颈前唇水肿和产妇疲劳,影响产程进展,常导致第二产程延长。

2.腹部检查

头位胎背偏向母体的后方或侧方,母体腹部的 2/3 被胎体占有,而肢体占 1/3 者为枕前位,胎体占1/3而肢体占 2/3 为枕后位。

3.阴道（肛门）检查

宫颈部分扩张或开全时,感到盆腔后部空虚,胎头矢状缝位于骨盆斜径上,前囟在骨盆右前方,后囟（枕部）在骨盆左后方为枕左后位,反之为枕右后位;当发现产瘤（胎头水肿）、颅骨重叠,囟门触不清时,需借助胎儿耳郭及耳屏位置及方向判定胎位。若耳郭朝向骨盆后方,则可诊断为枕后位;若耳郭朝向骨盆侧方,则为枕横位。

4.B 超检查

根据胎头颜面及枕部的位置,可以准确探清胎头位置以明确诊断。

（三）分娩机制

胎头多以枕横位或枕后位衔接。如在分娩过程中,不能转成枕前位时,可有以下两种分娩机制。

1.枕左后（枕右后）

胎头枕部到达中骨盆向后行 45°内旋转,使矢状缝与骨盆前后径一致,胎儿枕部朝向骶骨成枕后位。其分娩方式有两种。

（1）胎头俯屈较好:当胎头继续下降至前囟抵达耻骨弓下时,以前囟为支点,胎头俯屈,使顶部和枕部自会阴前缘娩出,继之胎头仰伸,相继由耻骨联合下娩出额、鼻、口、颏。此种分娩方式为枕后位经阴道分娩最常见的方式（图 14-2A）。

（2）胎头俯屈不良:当鼻根出现在耻骨联合下缘时,以鼻根为支点,胎头先俯屈,从会阴前缘娩出前囟、顶及枕部,然后胎头仰伸,使鼻、口、颏部相继由耻骨联合下娩出（图 14-2B）。因胎头以较大的枕额周径旋转,胎儿娩出困难,多需手术助产。

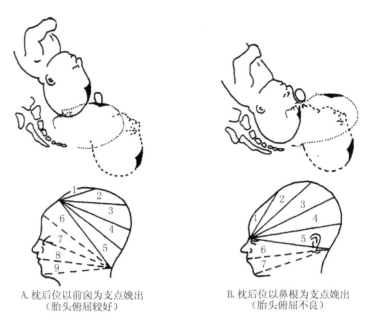

A.枕后位以前囟为支点娩出　　　　　B.枕后位以鼻根为支点娩出
（胎头俯屈较好）　　　　　　　　　　（胎头俯屈不良）

图 14-2　枕后位分娩机制

2.枕横位

部分枕横位于下降过程中无内旋转动作,或枕后位的胎头枕部仅向前旋转 45°成为持续性枕横位,多数需徒手将胎头转成枕前位后自然或助产娩出。

(四)对母儿的影响

1.对产妇的影响

常导致继发宫缩乏力,产程延长,常需手术助产;且容易发生软产道损伤,增加产后出血及感染的机会;如胎头长时间压迫软产道,可发生缺血、坏死、脱落,形成生殖道瘘。

2.对胎儿的影响

由于第二产程延长和手术助产机会增多,常引起胎儿窘迫和新生儿窒息,使围生儿发病率和死亡率增高。

(五)治疗

1.第一产程

严密观察产程,让产妇朝向胎背侧方向侧卧,以利胎头枕部转向前方。如宫缩欠佳,可静脉滴注缩宫素。宫口开全之前,嘱产妇不要过早屏气用力,以免引起宫颈水肿而阻碍产程进展。如果产程无明显进展,或出现胎儿窘迫,需行剖宫产术。

2.第二产程

如初产妇已近 2 h,经产妇已近 1 h,应行阴道检查,再次判断头盆关系,决定分娩方式。当胎头双顶径已达坐骨棘水平面或更低时,可先行徒手转儿头,待枕后位或枕横位转成枕前位,使矢状缝与骨盆出口前后径一致,可自然分娩,或阴道手术助产(低位产钳或胎头吸引器);如转成枕前位有困难时,也可向后转成正枕后位,再以低产钳助产,但以枕后位娩出时,需行较大侧切,以免造成会阴裂伤。如胎头位置较高,或疑头盆不称,均需行剖宫产术,中位产钳禁止使用。

3.第三产程

因产程延长,易发生宫缩乏力,故胎盘娩出后立即肌内注射宫缩剂,防止产后出血;有软产道损伤者,应及时修补。新生儿重点监护。手术助产及有软产道裂伤者,产后给予抗生素预防感染。

二、高直位

胎头以不屈不仰姿势衔接于骨盆入口,其矢状缝与骨盆入口前后径一致,称为高直位。是一种特殊的胎头位置异常:胎头的枕骨在母体耻骨联合的后方,称高直前位,又称枕耻位(图14-3);胎头枕骨位于母体骨盆骶岬前,称高直后位,又称枕骶位(图14-4)。

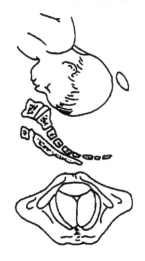 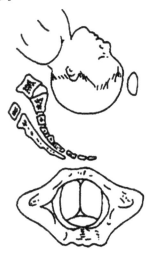

图 14-3　高直前位(枕耻位)　　　　　　图 14-4　高直后位(枕骶位)

(一)诊断

1.临床表现

临产后胎头不俯屈,胎头进入骨盆入口的径线增大,胎头迟迟不能衔接,胎头下降缓慢或停滞,宫颈扩张也缓慢,致使产程延长。

2.腹部检查

枕耻位时,胎背靠近腹前壁,不易触及胎儿肢体,胎心位置稍高在腹中部听得较清楚;枕骶位时,胎儿小肢体靠近腹前壁,有时在耻骨联合上方,可清楚地触及胎儿下颏。

3.阴道检查

阴道检查发现胎头矢状缝与骨盆前后径一致,前囟在耻骨联合后,后囟在骶骨前,为枕骶位,反之为枕耻位。由于胎头紧嵌于骨盆入口处,妨碍胎头与宫颈的血液循环,阴道检查时常可发现产瘤,其范围与宫颈扩张程度相符合。一般直径为 3～5 cm,产瘤一般在两顶骨之间,因胎头有不同程度的仰伸所致。

(二)分娩机制

1.枕耻位

如胎儿较小,宫缩强,可使胎头俯屈、下降,双顶径达坐骨棘平面以下时,可能经阴道分娩;但胎头俯屈不良而无法入盆时,需行剖宫产。

2.枕骶位

胎背与母体腰骶部贴近,妨碍胎头俯屈及下降,使胎头处于高浮状态,迟迟不能入盆。

(三)治疗

1.枕耻位

可给予试产,加速宫缩,促使胎头俯屈,有望阴道分娩或手术助产,如试产失败,应行剖宫产。

2.枕骶位

一经确诊,应行剖宫产。

三、枕横位中的前不均倾位

头位分娩中,胎头不论采取枕横位、枕后位或枕前位通过产道,均可发生不均倾势(胎头侧屈),枕横位时较多见,枕前位与枕后位时较罕见。而枕横位的胎头(矢状缝与骨盆入口横径一致)如以前顶骨先入盆则称为前不均倾。

(一)诊断

1.临床表现

因胎头迟迟不能入盆,宫颈扩张缓慢或停滞,使产程延长,前顶骨紧嵌于耻骨联合后方压迫尿道和宫颈前唇,导致尿潴留,宫颈前唇水肿及胎膜早破。胎头受压过久,可出现胎头水肿,又称产瘤。左枕横时产瘤于右顶骨上;右枕横时产瘤于左顶骨上。

2.腹部检查

前不均倾时胎头不易入盆(图14-5)。临产早期,于耻骨联合上方可扪到前顶部,随产程进展,胎头继续侧屈使胎头与胎肩折叠于骨盆入口处,因胎头折叠于胎肩之后,使胎肩高于耻骨联合平面,于耻骨联合上方只能触到一侧胎肩而触不到胎头。

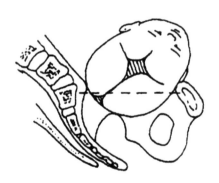

图 14-5　前不均倾位

3.阴道检查

胎头矢状缝在骨盆入口横径上,向后移靠近骶岬,同时前后囟一起后移,前顶骨紧紧嵌于耻骨联合后方,致使盆腔后半部空虚,而后顶骨大部分嵌在骶岬之上。

(二)分娩机制

以枕横位入盆的胎头侧屈,多数以后顶骨先入盆,滑入骶岬下骶骨凹陷区,前顶骨再滑下去,至耻骨联合成为均倾姿势;少数以前顶骨先入盆,由于耻骨联合后面平直,前顶骨受阻,嵌顿于耻

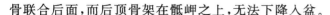

骨联合后面,而后顶骨架在骶岬之上,无法下降入盆。

(三)治疗

一经确诊为前不均倾位,应尽快行剖宫产术。

四、面先露

面先露多于临产后发现。系因胎头极度仰伸,使胎儿枕部与胎背接触。面先露以颏为指示点,有颏左前、颏左横、颏左后、颏右前、颏右横和颏右后六种胎位。以颏左前和颏右后多见,经产妇多于初产妇。

(一)诊断

1.腹部检查

因胎头极度仰伸入盆受阻,胎体伸直,宫底位置较高。颏左前时,在母体腹前壁容易扪及胎儿肢体,胎心由胸部传出,故在胎儿肢体侧的下腹部听得清楚。颏右后时,于耻骨联合上方可触及胎儿枕骨隆突与胎背之间有明显的凹陷,胎心遥远而弱。

2.阴道(肛门)检查

阴道检查可触到高低不平、软硬不均的颜面部,如宫口开大时,可触及胎儿的口、鼻、颧骨及眼眶,并根据颏部所在位置确定其胎位。

(二)分娩机制

1.颏左前

胎头以仰伸姿势入盆、下降,胎儿面部达骨盆底时,胎头极度仰伸,颏部为最低点,故转向前方。胎头继续下降并极度仰伸,当颏部自耻骨弓下娩出后,极度仰伸的胎颈前面处于产道的小弯(耻骨联合),胎头俯屈时,胎头后部能够适应产道的大弯(骶骨凹),使口、鼻、眼、额、前囟及枕部自会阴前缘相继娩出(图 14-6),但产程明显延长。

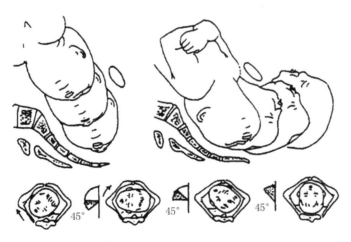

图 14-6　颜面位分娩机制

2.颏右后

胎儿面部达骨盆底后,有可能经内旋转 135°以颏左前娩出(图 14-7A)。如因内旋转受阻,成为持续性颏右后,胎颈极度伸展,不能适应产道的大弯,足月活胎不能经阴道娩出(图 14-7B)。

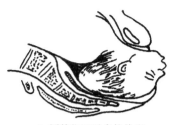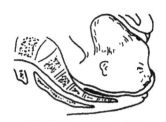

A.额前位可以自然娩出　　　　　　　　B.持续性额后位不能自然娩出

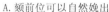

图 14-7　额前位及额后位分娩示意图

(三)对母儿的影响

1.对产妇的影响

额左前时因胎儿面部不能紧贴子宫下段及宫颈,常引起宫缩乏力,致使产程延长,颜面部骨质不能变形,易发生会阴裂伤。额右后可发生梗阻性难产,如不及时发现,准确处理,可导致子宫破裂,危及产妇生命。

2.对胎儿和新生儿的影响

胎儿面部受压变形,颜面皮肤青紫、肿胀,尤以口唇为著,影响吸吮,严重时会发生会厌水肿影响呼吸和吞咽。新生儿常于出生后保持仰伸姿势达数天之久。

(四)治疗

1.额左前

如无头盆不称,产力良好,经产妇有可能自然分娩或行产钳助娩;初产妇有头盆不称或出现胎儿窘迫征象时,应行剖宫产。

2.额右后

应行剖宫产术。如胎儿畸形,无论额左前或额右后,均应在宫口开全后,全麻下行穿颅术结束分娩,术后常规检查软产道,如有裂伤,应及时缝合。

五、臀先露

臀先露是最常见的异常胎位,占妊娠足月分娩的 3%～4%。因胎头比胎臀大,且分娩时后出胎头无法变形,往往娩出困难;加之脐带脱垂较常见,使围生儿死亡率增高,为枕先露的 3～8 倍。臀先露以骶骨为指示点,有骶左前、骶左横、骶左后、骶右前、骶右横和骶右后 6 种胎位。

(一)原因

妊娠 30 周以前,臀先露较多见,妊娠 30 周以后,多能自然转成头先露。持续为臀先露原因尚不十分明确,可能的因素有以下几种。

1.胎儿在宫腔内活动范围过大

羊水过多,经产妇腹壁松弛以及早产儿羊水相对偏多,胎儿在宫腔内自由活动形成臀先露。

2.胎儿在宫腔内活动范围受限

子宫畸形(如单角子宫、双角子宫等)、胎儿畸形(如脑积水等)、双胎、羊水过少、脐带缠绕致脐带相对过短等均易发生臀先露。

3.胎头衔接受阻

狭窄骨盆、前置胎盘、肿瘤阻塞盆腔等,也易发生臀先露。

(二)临床分类

根据胎儿两下肢的姿势分为以下几种。

1.单臀先露或腿直臀先露

胎儿双髋关节屈曲,双膝关节直伸。以臀部为先露,最多见。

2.完全臀先露或混合臀先露

胎儿双髋关节及膝关节均屈曲,有如盘膝坐,以臀部和双足为先露,较多见。

3.不完全臀先露

胎儿以一足或双足、一膝或双膝或一足一膝为先露,膝先露是暂时的,随产程进展或破水后发展为足先露,较少见。

(三)诊断

1.临床表现

孕妇常感肋下有圆而硬的胎头,由于胎臀不能紧贴子宫下段及宫颈,常导致宫缩乏力,宫颈扩张缓慢,致使产程延长。

2.腹部检查

子宫呈纵椭圆形,胎体纵轴与母体纵轴一致,在宫底部可触到圆而硬、按压有浮球感的胎头;而在耻骨联合上方可触到不规则、软且宽的胎臀,胎心在脐左(或右)上方听得最清楚。

3.阴道(肛门)检查

在肛查不满意时,阴道检查可扪及软而不规则的胎臀或触到胎足、胎膝,同时了解宫颈扩张程度及有无脐带脱垂发生。如胎膜已破,可直接触到胎臀,外生殖器及肛门,如触到胎足时,应与胎手相鉴别(图 14-8)。

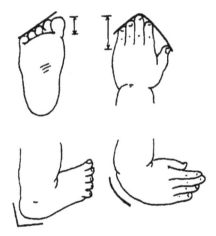

图 14-8　胎手与胎足的区别

4.B 型超声检查

B超能准确探清臀先露类型与胎儿大小,胎头姿势等。

(四)分娩机制

在胎体各部中,胎头最大,胎肩小于胎头,胎臀最小。头先露时,胎头一经娩出,身体其他部分随即娩出,而臀先露时则不同,较小而软的胎臀先娩出,最大的胎头则最后娩出。为适合产道的条件,胎臀、胎肩、胎头需按一定机制适应产道条件方能娩出,故需要掌握胎臀、胎肩及胎头三

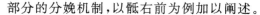

部分的分娩机制,以骶右前为例加以阐述。

1.胎臀娩出

临产后,胎臀以粗隆间径衔接于骨盆入口右斜径上,骶骨位于右前方,胎臀继续下降,前髋下降稍快,故位置较低,抵达骨盆底遭到阻力后,前髋向母体右侧行 45°内旋转,使前髋位于耻骨联合后方,此时粗隆间径与母体骨盆出口前后径一致。胎臀继续下降,胎体侧屈以适应产道弯曲度,后髋先从会阴前缘娩出,随即胎体稍伸直,使前髋从耻骨弓下娩出,继之,双腿双足娩出,当胎臀及两下肢娩出后,胎体行外旋转,使胎背转向前方或右前方。

2.胎肩娩出

当胎体行外旋转的同时,胎儿双肩径衔接于骨盆入口右斜径或横径上,并沿此径线逐渐下降,当双肩达骨盆底时,前肩向右旋转 45°转至耻骨弓下,使双肩径与骨盆中、出口前后径一致。同时胎体侧屈使后肩及后上肢从会阴前缘娩出。继之,前肩及前上肢从耻骨弓下娩出。

3.胎头娩出

当胎肩通过会阴时,胎头矢状缝衔接于骨盆入口左斜径或横径上,并沿此径线逐渐下降,同时胎头俯屈,当枕骨达骨盆底时,胎头向母体左前方旋转 45°,使枕骨朝向耻骨联合。胎头继续下降。当枕骨下凹到达耻骨弓下缘时,以此处为支点,胎头继续俯屈,使颏、面及额部相继自会阴前缘娩出,随后枕部自耻骨弓下娩出。

(五)对母儿的影响

1.对产妇的影响

胎臀不规则,不能紧贴子宫下段及宫颈,容易发生胎膜早破或继发性宫缩乏力,增加产褥感染与产后出血的风险,如宫口未开全强行牵拉,容易造成宫颈撕裂,甚至延及子宫下段。

2.对胎儿和新生儿的影响

胎臀高低不平,对前羊膜囊压力不均匀,常致胎膜早破,脐带脱垂,造成胎儿窘迫甚至胎死宫内。由于娩出胎头困难,可发生新生儿窒息、臂丛神经损伤及颅内出血等。

(六)治疗

1.妊娠期

妊娠 30 周前,臀先露多能自行转成头位,如妊娠 30 周后仍为臀先露应注意寻找形成臀位原因。

2.分娩期

分娩期应根据产妇年龄、胎次、骨盆大小、胎儿大小、臀先露类型以及有无并发症,于临产初期做出正确判断,决定分娩方式。

(1)择期剖宫产的指征:狭窄骨盆、软产道异常、胎儿体重大于 3 500 g、儿头仰伸、胎儿窘迫、高龄初产、有难产史、不完全臀先露等。

(2)决定阴道分娩的处理:可根据不同的产程分别处理。

第一产程:产妇应侧卧,不宜过多走动,少做肛查,不灌肠,尽量避免胎膜破裂。一旦破裂,立即听胎心。如胎心变慢或变快,立即肛查,必要时阴道检查,了解有无脐带脱垂。如脐带脱垂,胎心好,宫口未开全,为抢救胎儿,需立即行剖宫产术。如无脐带脱垂,可严密观察胎心及产程进展。如出现宫缩乏力,应设法加强宫缩,当宫口开大 4～5 cm 时胎足即可经宫口娩出阴道。为了使宫颈和阴道充分扩张,消毒外阴之后,使用"堵"外阴方法。当宫缩时,用消毒巾以手掌堵住阴道口让胎臀下降,避免胎足先下降。待宫口及阴道充分扩张后才让胎臀娩出。此法有利于后出胎头的顺利娩出。在堵的过程中,应每隔 10～15 min 听胎心 1 次,并注意宫口是否开全。宫口已开全再堵易引起胎儿窘迫或子宫破裂。宫口近开全时,要做好接生和抢救新生儿窒息的准备。

第二产程:接生前,应导尿,排空膀胱。初产妇应做会阴侧切术。可有 3 种分娩方式。①自然分娩:胎儿自然娩出,不做任何牵拉,极少见,仅见于经产妇、胎儿小、产力好、产道正常者。②臀助产术:当胎臀自然娩出至脐部后,胎肩及后出胎头由接生者协助娩出。脐部娩出后,胎头娩出最长不能超过 8 min。③臀牵引术:胎儿全部由接生者牵引娩出。此种手术对胎儿损伤大,不宜采用。

第三产程:产程延长,易并发子宫乏力性出血。胎盘娩出后,应静脉推注或肌内注射缩宫素防止产后出血。手术助产分娩于产后常规检查软产道,如有损伤,应及时缝合,并给抗生素预防感染。

六、肩先露

胎体纵轴和母体纵轴相垂直为横产式,胎体横卧于骨盆入口之上,先露部为肩,称为肩先露。肩先露占妊娠足月分娩总数的 0.1%～0.25%,是对母儿最不利的胎位。除死胎和早产儿肢体可折叠娩出外,足月活胎不可能经阴道娩出。如不及时处理,容易造成子宫破裂,威胁母儿生命。根据胎头在母体左(右)侧和胎儿肩胛朝向母体前(后)方,分为肩左前、肩右前、肩左后和肩右后四种胎位。

(一)原因

与臀先露发生原因类似,初产妇肩先露首先必须排除狭窄骨盆和头盆不称。

(二)诊断

1.临床表现

先露部胎肩不能紧贴子宫下段及宫颈,缺乏直接刺激,容易发生宫缩乏力,胎肩对宫颈压力不均匀,容易发生胎膜早破,破膜后羊水迅速外流,胎儿上肢或脐带容易脱出,导致胎儿窘迫,甚至胎死宫内。随着宫缩不断加强,胎肩及胸廓一部分被挤入盆腔内,胎体折叠弯曲,胎颈被拉长,上肢脱出于阴道口外,胎头和胎臀仍被阻于骨盆入口上方,形成嵌顿性或忽略性肩先露(图 14-9)。

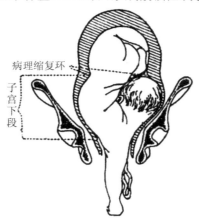

图 14-9　忽略性肩先露

宫缩继续加强,子宫上段越来越厚,子宫下段被动扩张越来越薄,由于子宫上下段肌壁厚薄相差悬殊,形成环状凹陷,并随宫缩逐渐升高,甚至可达脐上,形成病理缩复环,是子宫破裂的先兆。如不及时处理,将发生子宫破裂。

2.腹部检查

子宫呈横椭圆形,子宫底高度低于妊娠周数,子宫横径宽,宫底部及耻骨联合上方较空虚,在母体腹部一侧可触到胎头,另侧可触到胎臀。肩左前时,胎背朝向母体腹壁,触之宽大平坦。胎心于脐周两侧听得最清楚。根据腹部检查多可确定胎位。

3.阴道(肛门)检查

胎膜未破者,因胎先露部浮动于骨盆入口上方,肛查不易触及胎先露部;如胎膜已破,宫口已扩张者,阴道检查可触到肩胛骨或肩峰、肋骨及腋窝。腋窝尖端示胎儿头端,据此可决定胎头在母体左(右)侧,肩胛骨朝向母体前(后)方,可决定肩前(后)位。例如,胎头于母体右侧,肩胛骨朝向后方,则为肩右后位。胎手若已脱出阴道口外,可用握手法鉴别是胎儿左手或右手,因检查者只能与胎儿同侧手相握。例如,肩右前位时左手脱出,检查者用左手与胎儿左手相握。余类推。

4.B超检查

B超检查能准确探清肩先露,并能确定具体胎位。

(三)治疗

1.妊娠期

妊娠后期发现肩先露应及时矫正。可采用胸膝卧位或试行外倒转术转成纵产式(头先露或臀先露)并包扎腹部以固定产式。如矫正失败,应提前入院决定分娩方式。

2.分娩期

根据胎产式、胎儿大小、胎儿是否存活、宫颈扩张程度、胎膜是否破裂、有无并发症等决定分娩方式。

(1)足月,活胎,未临产,择期剖宫产术。

(2)足月,活胎,已临产,无论破膜与否,均应行剖宫产术。

(3)已出现先兆子宫破裂或子宫破裂征象,无论胎儿存活,均应立即剖宫产,术中如发现宫腔感染严重,应将子宫一并切除(子宫次全切除术或子宫全切术)。

(4)胎儿已死,无先兆子宫破裂征象,如宫口已开全,可在全麻下行断头术或毁胎术。术后应常规检查子宫下段、宫颈及阴道有无裂伤。如有裂伤应及时缝合。注意预防产后出血,并需应用抗生素预防感染。

七、复合先露

胎先露部(胎头或胎臀)伴有肢体(上肢或下肢)同时进入骨盆入口,称为复合先露。临床以头与手的复合先露最常见,多发生于早产者,发生率为 $1.43‰ \sim 1.60‰$。

(一)诊断

当产程进展缓慢时,做阴道检查发现胎先露旁有肢体而明确诊断。常见胎头与胎手同时入盆。应注意与臀先露和肩先露相鉴别。

(二)治疗

(1)无头盆不称,让产妇向脱出的肢体对侧侧卧,肢体常可自然缩回。脱出的肢体与胎头已入盆,待宫口开全后于全麻下上推肢体,将其回纳,然后经腹压胎头下降,以低位产钳助娩,或行内倒转术助胎儿娩出。

(2)头盆不称或伴有胎儿窘迫征象,应行剖宫产术。

(侯　晓)

第二节 产 道 异 常

产道包括骨产道(骨盆腔)与软产道(子宫下段、宫颈、阴道、外阴),是胎儿经阴道娩出的通道。产道异常可使胎儿娩出受阻,临床上以骨产道异常多见。

一、骨产道异常

骨盆径线过短或形态异常,致使骨盆腔小于胎先露部可通过的限度,阻碍胎先露部下降,称骨盆狭窄。狭窄骨盆可以为一个径线过短或多个径线同时过短,也可为一个平面狭窄或多个平面同时狭窄。当一个径线狭窄时要观察同一个平面其他径线的大小,再结合整个骨盆腔大小与形态进行综合分析,做出正确判断。

(一)分类

1.骨盆入口平面狭窄

骨盆入口平面狭窄以扁平骨盆为代表,主要为入口平面前后径过短。狭窄分3级:Ⅰ级(临界性),绝大多数可以自然分娩,骶耻外径18 cm,真结合径10 cm;Ⅱ级(相对性),经试产来决定可否经阴道分娩,骶耻外径16.5~17.5 cm,真结合径8.5~9.5 cm;Ⅲ级(绝对性),骶耻外径≤16.0 cm,真结合径≤8.0 cm,足月胎儿不能经过产道,必须行剖宫产终止妊娠。在临床中常遇到的是前两种,我国妇女常见以下两种类型。

(1)单纯扁平骨盆:骨盆入口前后径缩短而横径正常。骨盆入口呈横扁圆形,骶岬向前下突。

(2)佝偻病性扁平骨盆:骨盆入口呈肾形,前后径明显缩短,骨盆出口横径变宽,骶岬前突,骶骨下段变直向后翘,尾骨呈钩状突向骨盆出口平面。髂骨外展,髂棘间径≥髂嵴间径,耻骨弓角度增大(图14-10)。

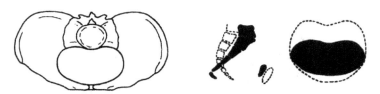

图14-10 佝偻病性扁平骨盆

2.中骨盆及骨盆出口平面狭窄

狭窄分3级:Ⅰ级(临界性),坐骨棘间径10 cm,坐骨结节间径7.5 cm;Ⅱ级(相对性),坐骨棘间径8.5~9.5 cm,坐骨结节间径6.0~7.0 cm;Ⅲ级(绝对性),坐骨棘间径≤8.0 cm,坐骨结节间径≤5.5 cm。我国妇女常见以下两种类型。

(1)漏斗骨盆:骨盆入口各径线值均正常,两侧骨盆壁向内倾斜似漏斗得名。其特点是中骨盆及骨盆出口平面均明显狭窄,使坐骨棘间径、坐骨结节间径均缩短,耻骨弓角度<90°。坐骨结节间径与出口后矢状径之和<15 cm。

(2)横径狭窄骨盆:骨盆各横径径线均缩短,各平面前后径稍长,坐骨切迹宽,测量骶耻外径值正常,但髂棘间径及髂嵴间径均缩短。中骨盆及骨盆出口平面狭窄,产程早期无头盆不称征象,当胎头下降至中骨盆或骨盆出口时,常不能顺利地转成枕前位,形成持续性枕横位或枕后位造成难产。

3.均小骨盆

骨盆外形属女型骨盆,但骨盆各平面均狭窄,每个平面径线较正常值小2 cm或更多,称均小骨盆。多见于身材矮小、体形匀称的妇女。

4.畸形骨盆

骨盆失去正常形态称畸形骨盆。

(1)骨软化症骨盆:现已罕见,是因为缺钙、磷、维生素D以及紫外线照射不足使成人期骨质矿化障碍,被类骨质组织所代替,骨质脱钙、疏松、软化。由于受躯干重力及两股骨向内上方挤压,使骶岬向前,耻骨联合前突,坐骨结节间径明显缩短,骨盆入口平面呈凹三角形(图14-11)。严重者阴道不能容两指,一般不能经阴道分娩。

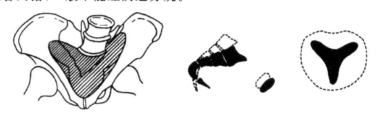

图14-11　骨软化症骨盆

(2)偏斜型骨盆:系骨盆一侧斜径缩短,一侧髂骨翼与髋骨发育不良所致骶髂关节固定,以及下肢及髋关节疾病(图14-12)。

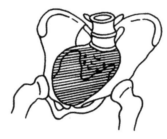

图14-12　偏斜型骨盆

(二)临床表现

1.骨盆入口平面狭窄的临床表现

(1)胎头衔接受阻:一般情况下初产妇在妊娠末期,即预产期前1~2周或临产前胎头已衔接,即胎头双顶径进入骨盆入口平面,颅骨最低点达坐骨棘水平。若入口狭窄,即使已经临产,胎头仍未入盆,经检查胎头跨耻征阳性。胎位异常,如臀先露、面先露或肩先露的发生率是正常骨盆的3倍。

(2)若已临产,根据骨盆狭窄程度、产力强弱、胎儿大小及胎位情况不同,临床表现也不一样。①骨盆临界性狭窄:若胎位、胎儿大小及产力正常,胎头常以矢状缝在骨盆入口横径衔接,多取后不均倾势,即后顶骨先入盆,后顶骨逐渐进入骶凹处,再使前顶骨入盆,则于骨盆入口横径上成头盆均倾势。临床表现为潜伏期活跃早期延长,活跃后期产程进展顺利。若胎头迟迟不入盆,此时常出现胎膜早破,其发生率为正常骨盆的4~6倍。由于胎膜早破母儿可发生感染。胎头不能紧贴宫颈内口诱发宫缩,常出现继发性宫缩乏力。②骨盆绝对性狭窄:若产力、胎儿大小及胎位均正常,但胎头仍不能入盆,常发生梗阻性难产,这种情况可出现病理性缩复环,甚至子宫破裂。如胎先露部嵌入骨盆入口时间长,血液循环障碍,组织坏死,可形成泌尿生殖道瘘。在强大的宫缩压力下,胎头颅骨重叠,可出现颅骨骨折及颅内出血。

2.中骨盆平面狭窄的临床表现

(1)胎头能正常衔接:潜伏期及活跃早期进展顺利,当胎头下降达中骨盆时,由于内旋转受阻,胎头双顶径被阻于中骨盆狭窄部位之上,常出现持续性枕横位或枕后位,同时出现继发性宫缩乏力,活跃后期及第二产程延长甚至第二产程停滞。

(2)胎头受阻于中骨盆:有一定可塑性的胎头开始变形,颅骨重叠,胎头受压,异常分娩使软组织水肿,产瘤较大,严重时可发生脑组织损伤、颅内出血、胎儿窘迫。若中骨盆狭窄程度严重,宫缩又较强,可发生先兆子宫破裂及子宫破裂。强行阴道助产可导致严重软产道裂伤及新生儿产伤。

(3)骨盆出口平面狭窄的临床表现:骨盆出口平面狭窄与中骨盆平面狭窄常同时存在。若单纯骨盆出口平面狭窄,第一产程进展顺利,胎头达盆底受阻,第二产程停滞,继发性宫缩乏力,胎头双顶径不能通过出口横径,强行阴道助产可导致软产道、骨盆底肌肉及会阴严重损伤,胎儿严重产伤,对母儿危害极大。

(三)诊断

在分娩过程中,骨盆是个不变因素,也是估计分娩难易的一个重要因素。狭窄骨盆影响胎位和胎先露部的下降及内旋转,也影响宫缩。在估计分娩难易时,骨盆是首先考虑的一个重要因素。应根据胎儿的大小及骨盆情况尽早做出有无头盆不称的诊断,以决定适当的分娩方式。

1.病史

询问有无佝偻病、脊髓灰质炎、脊柱和髋关节结核以及骨盆外伤等病史。对经产妇应详细询问既往分娩史,如有无难产史或新生儿产伤史等。

2.一般检查

测量身高,孕妇身高＜145 cm 时应警惕均小骨盆。观察孕妇体型、步态,有无下肢残疾,有无脊柱及髋关节畸形,米氏菱形窝是否对称。

3.腹部检查

观察腹型,检查有无尖腹及悬垂腹,有无胎位异常等。骨盆入口异常,因头盆不称、胎头不易入盆常导致胎位异常,如臀先露、肩先露。中骨盆狭窄则影响胎先露内旋转而导致持续性枕横位、枕后位等。部分初产妇在预产期前 2 周左右,经产妇于临产后胎头均应入盆。若已临产胎头仍未入盆,应警惕是否存在头盆不称。检查头盆是否相称具体方法:孕妇排空膀胱后,取仰卧,两腿伸直。检查者用手放在耻骨联合上方,将浮动的胎头向骨盆腔方向推压。若胎头低于耻骨联合,表示胎头可入盆(头盆相称),称胎头跨耻征阴性;若胎头与耻骨联合在同一平面,表示可疑头盆不称,称胎头跨耻征可疑阳性;若胎头高于耻骨联合,表示头盆明显不称,称胎头跨耻征阳性。对出现此类症状的孕妇,应让其取半卧位两腿屈曲,再次检查胎头跨耻征,若转为阴性,提示为骨盆倾斜度异常,而不是头盆不称。

4.骨盆测量

(1)骨盆外测量:骶耻外径＜18 cm 为扁平骨盆。坐骨结节间径＜8 cm,耻骨弓角度＜90°为漏斗骨盆。各径线均小于正常值2 cm 或以上为均小骨盆。骨盆两侧斜径(以一侧髂前上棘至对侧髂后上棘间的距离)及同侧直径(从髂前上棘至同侧髂后上棘间的距离)相差>1 cm 为偏斜骨盆。

(2)骨盆内测量:对角径<11.5 cm,骶骨岬突出为入口平面狭窄,属于扁平骨盆。应检查骶骨前面弧度。坐骨棘间径<10 cm,坐骨切迹宽度<2 横指,为中骨盆平面狭窄。如坐骨结节间径<8 cm,则应测量出口后矢状径及检查骶尾关节活动度,如坐骨结节间径与出口后矢状径之和<15 cm,为骨盆出口平面狭窄。

(四)对母儿影响

1.对产妇的影响

骨盆狭窄影响胎头衔接及内旋转,容易发生胎位异常、胎膜早破、宫缩乏力,导致产程延长或停滞。胎先露压迫软组织过久导致组织水肿、坏死形成生殖道瘘。胎膜早破、肛查或阴道检查次数增多及手术助产增加产褥感染机会。剖宫产及产后出血者增多,严重梗阻性难产若不及时处理,可导致子宫破裂。

2.对胎儿及新生儿的影响

头盆不称易发生胎膜早破、脐带脱垂,脐带脱垂可导致胎儿窘迫甚至胎儿死亡。产程延长、胎儿窘迫使新生儿容易发生颅内出血、新生儿窒息等并发症。阴道助产机会增多,易发生新生儿产伤及感染。

(五)分娩时处理

处理原则:根据狭窄骨盆类别和程度、胎儿大小胎心率、宫缩强弱、宫口扩张程度、胎先露下降情况、破膜与否,结合既往分娩史、年龄、产次有无妊娠合并症及并发症决定分娩方式。

1.一般处理

在分娩过程中,应使产妇树立信心,消除紧张情绪和恐惧心理。保证能量及水分的摄入,必要时补液。注意产妇休息,监测宫缩、胎心,观察产程进展。

2.骨盆入口平面狭窄的处理

(1)明显头盆不称(绝对性骨盆狭窄):胎头跨耻征阳性者,足月胎儿不能经阴道分娩。应在临产后行剖宫产术结束分娩。

(2)轻度头盆不称(相对性骨盆狭窄):胎头跨耻征可疑阳性,足月活胎估计体重<3 000 g,胎心正常及产力良好,可在严密监护下试产。胎膜未破者可在宫口扩张 3 cm 时行人工破膜,若破膜后宫缩较强,产程进展顺利,多数能经阴道分娩。试产过程中若出现宫缩乏力,可用缩宫素静脉滴注加强宫缩。试产2~4 h胎头仍迟迟不能入盆,宫口扩张缓慢,或伴有胎儿窘迫征象,应及时行剖宫产术结束分娩。若胎膜已破,为了减少感染,应适当缩短试产时间。

(3)骨盆入口平面狭窄的试产:必须以宫口开大 3~4 cm,胎膜已破为试产开始。胎膜未破者在宫口扩张 3 cm 时可行人工破膜。宫缩较强,多数能经阴道分娩。试产过程中如果出现宫缩乏力,可用缩宫素静脉滴注加强宫缩。若试产 2~4 h,胎头不能入盆,产程进展缓慢,或伴有胎儿窘迫征象,应及时行剖宫产术。如胎膜已破,应适当缩短试产时间。骨盆入口平面狭窄,主要为扁平骨盆的妇女,妊娠末期或临产后,胎头矢状缝只能衔接于骨盆入口横径上。胎头侧屈使其两顶骨先后依次入盆,呈不均倾势嵌入骨盆入口,称为头盆均倾不均。前不均倾为前顶骨先嵌入,矢状缝偏后。后不均倾为后顶骨先嵌入,矢状缝偏前(图14-13)。当胎头双顶骨均通过骨盆入口平面时,即可顺利地经阴道分娩。

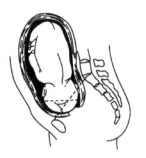

图 14-13 胎头嵌入骨盆姿势——后不均倾

3.中骨盆平面狭窄的处理

在分娩过程中,胎儿在中骨盆平面完成俯屈及内旋转动作。若中骨盆平面狭窄,则胎头俯屈及内旋转受阻,易发生持续性枕横位或持续性枕后位,产妇多表现为活跃期或第二产程延长及停滞、继发性宫缩乏力等。若宫口开全,胎头双顶径达坐骨棘平面或更低,可经阴道徒手旋转胎头为枕前位,待其自然分娩。宫口开全,胎心正常者可经阴道助产分娩。胎头双顶径在坐骨棘水平以上,或出现胎儿窘迫征象,应行剖宫产术。

4.骨盆出口平面狭窄的处理

骨盆出口平面是产道的最低部位,应于临产前对胎儿大小、头盆关系做出充分估计,决定能否经阴道分娩,诊断为骨盆出口平面狭窄者,不能进行试产。若发现出口横径狭窄,耻骨弓角度变锐,耻骨弓下三角空隙不能利用,胎先露部后移,利用出口后三角空隙娩出。临床上常用出口横径与出口后矢状径之和来估计出口大小。出口横径与出口后矢状径之和>15 cm 时,多数可经阴道分娩,有时需阴道助产,应做较大的会阴切开。若两者之和<15 cm 时,不应经阴道试产,应行剖宫产术终止妊娠。

5.均小骨盆的处理

胎儿估计不大,胎位正常,头盆相称,宫缩好,可以试产,通常可通过胎头变形和极度俯屈,以胎头最小径线通过骨盆腔,可能经阴道分娩。若有明显头盆不称,应尽早行剖宫产术。

6.畸形骨盆的处理

根据畸形骨盆种类、狭窄程度、胎儿大小、产力等综合判断。如果畸形严重、明显头盆不称者,应及早行剖宫产术。

二、软产道异常

软产道包括子宫下段、宫颈、阴道及骨盆底软组织构成的弯曲管道。软产道异常所致的难产较少见,临床上容易被忽视。在妊娠前或妊娠早期应常规行双合诊检查,了解软产道情况。

(一)外阴异常

1.外阴白色病变

皮肤黏膜慢性营养不良,组织弹性差,分娩时易发生会阴撕裂伤,宜做会阴后一侧切开术。

2.外阴水肿

某些疾病如重度子痫前期、重度贫血、心脏病及慢性肾炎孕妇若有全身水肿,可同时伴有重度外阴水肿,分娩时可妨碍胎先露部下降,导致组织损伤、感染和愈合不良等情况。临产前可用

50％硫酸镁液湿热敷会阴,临产后仍有严重水肿者,在外阴严格消毒下进行多点针刺皮肤放液;分娩时行会阴后一侧切开;产后加强会阴局部护理,预防感染,可用50％硫酸镁液湿热敷,配合远红外线照射。

3.会阴坚韧

会阴坚韧尤其多见于35岁以上高龄初产妇。在第二产程可阻碍胎先露部下降,宜做会阴后一侧切开,以免胎头娩出时造成会阴严重裂伤。

4.外阴瘢痕

瘢痕挛缩使外阴及阴道口狭小,且组织弹性差,影响胎先露部下降。如瘢痕的范围不大,可经阴道分娩,分娩时应做会阴后一侧切开。如瘢痕过大,应行剖宫产术。

(二)阴道异常

1.阴道横隔

阴道横隔多位于阴道上段或中段,较坚韧,常影响胎先露部下降。因在横隔中央或稍偏一侧常有一小孔,常被误认为宫颈外口。在分娩时应仔细检查。

(1)阴道分娩:横隔被撑薄,可在直视下自小孔处将横隔做"X"形切开。横隔被切开后因胎先露部下降压迫,通常无明显出血,待分娩结束再切除剩余的隔,用可吸收线将残端做间断或连续锁边缝合。

(2)剖宫产:如横隔较高且组织坚厚,阻碍先露部下降,需行剖宫产术结束分娩。

2.阴道纵隔

(1)伴有双子宫、双宫颈时,当一侧子宫内的胎儿下降,纵隔被推向对侧,阴道分娩多无阻碍。

(2)当发生于单宫颈时,有时胎先露部的前方可见纵隔,可自行断裂,阴道分娩无阻碍。纵隔厚时应于纵隔中间剪断,用可吸收线将残端缝合。

3.阴道狭窄

产伤、药物腐蚀、手术感染可导致阴道瘢痕形成。若阴道狭窄部位位置低、狭窄程度轻,可经阴道分娩。狭窄位置高、狭窄程度重时宜行剖宫产术。

4.阴道尖锐湿疣

分娩时,为预防新生儿患喉乳头瘤,应行剖宫产术。病灶巨大时可能造成软产道狭窄,影响胎先露下降时,也宜行剖宫产术。

5.阴道壁囊肿和肿瘤

(1)阴道壁囊肿较大时,会阻碍胎先露部下降,可行囊肿穿刺,抽出其内容物,待分娩后再选择时机进行处理。

(2)阴道内肿瘤大妨碍分娩,且肿瘤不能经阴道切除时,应行剖宫产术,阴道内肿瘤待产后再行处理。

(三)宫颈异常

1.宫颈外口黏合

宫颈外口黏合多在分娩受阻时发现。宫口为很小的孔,当宫颈管已消失而宫口却不扩张,一般用手指稍加压力分离,黏合的小孔可扩张,宫口即可在短时间内开全。但有时需行宫颈切开术,使宫口开大。

2.宫颈瘢痕

因孕前曾行宫颈深部电灼术或微波术、宫颈锥切术、宫颈裂伤修补术等所致。虽可于妊娠后软化,但宫缩很强时宫口仍不扩张,应行剖宫产。

3.宫颈坚韧

宫颈组织缺乏弹性,或精神过度紧张使宫颈挛缩,宫颈不易扩张,多见于高龄初产妇,可于宫颈两侧各注射 0.5% 利多卡因 5～10 mL,也可静脉推注地西泮 10 mg。如宫颈仍不扩张,应行剖宫产术。

4.宫颈水肿

宫颈水肿多见于扁平骨盆、持续性枕后位或滞产,宫口没有开全而过早使用腹压,致使宫颈前唇长时间被压于胎头与耻骨联合之间,血液回流受阻引起水肿,影响宫颈扩张。多见于胎位异常或滞产。

(1)轻度宫颈水肿:①可以抬高产妇臀部。②同宫颈坚韧处理。③宫口近开全时,可用手轻轻上托水肿的宫颈前唇,使宫颈越过胎头,能够经阴道分娩。

(2)严重宫颈水肿:经上述处理无明显效果,宫口扩张<3 cm,伴有胎儿窘迫,应行剖宫产术。

5.宫颈癌

宫颈硬而脆,缺乏伸展性,临产后影响宫口扩张,若经阴道分娩,有发生大出血、裂伤、感染及肿瘤扩散等危险,不应经阴道分娩,应考虑行剖宫产术,术后手术或放疗。

6.子宫肌瘤

较小的肌瘤没有阻塞产道可经阴道分娩,肌瘤待分娩后再行处理。子宫下段及宫颈部位的较大肌瘤可占据盆腔或阻塞于骨盆入口,阻碍胎先露部下降,宜行剖宫产术。

(侯　晓)

第三节　产力异常

产力包括子宫收缩力、腹肌和膈肌收缩力以及肛提肌收缩力,其中以宫缩力为主。在分娩过程中,子宫收缩(简称宫缩)的节律性、对称性及极性不正常或强度、频率有改变时,称为子宫收缩力异常。临床上多因产道或胎儿因素异常造成梗阻性难产,使胎儿通过产道阻力增加,导致继发性产力异常。产力异常分为子宫收缩乏力和子宫收缩过强两类。每类又分协调性宫缩和不协调性宫缩(图 14-14)。

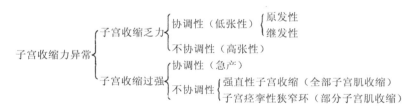

图 14-14　子宫收缩力异常的分类

一、子宫收缩乏力

(一)原因

子宫收缩乏力多由几个因素综合引起。

1.头盆不称或胎位异常

胎先露部下降受阻,不能紧贴子宫下段及宫颈,因此不能引起反射性宫缩,导致继发性子宫收缩乏力。

2.子宫因素

子宫发育不良,子宫畸形(如双角子宫)、子宫壁过度膨胀(如双胎、巨大胎儿、羊水过多等),经产妇的子宫肌纤维变性或子宫肌瘤等。

3.精神因素

初产妇尤其是高龄初产妇,精神过度紧张、疲劳均可使大脑皮层功能紊乱,导致子宫收缩乏力。

4.内分泌失调

临产后,产妇体内的雌激素、缩宫素、前列腺素的敏感性降低,影响子宫肌兴奋阈,致使子宫收缩乏力。

5.药物影响

产前较长时间应用硫酸镁,临产后不适当地使用吗啡、哌替啶、巴比妥类等镇静剂与镇痛剂;产程中不适当应用麻醉镇痛等均可使宫缩受到抑制。

(二)临床表现

根据发生时期可分为原发性和继发性两种。原发性宫缩乏力是指产程开始即宫缩乏力,宫口不能如期扩张,胎先露部不能如期下降,产程延长;继发性宫缩乏力是指活跃期即宫口开大3 cm及以后出现宫缩乏力,产程进展缓慢,甚至停滞。子宫收缩乏力有两种类型,临床表现不同。

1.协调性子宫收缩乏力(低张性子宫收缩乏力)

宫缩具有正常的节律性、对称性和极性,但收缩力弱,宫腔压力低(<2.0 kPa),持续时间短,间歇期长且不规律,当宫缩达极期时,子宫体不隆起和变硬,用手指压宫底部肌壁仍可出现凹陷,产程延长或停滞。由于宫腔内压力低,对胎儿影响不大。

2.不协调性子宫收缩乏力(高张性子宫收缩乏力)

宫缩的极性倒置,宫缩不是起自两侧宫角。宫缩的兴奋点来自子宫的一处或多处,节律不协调,宫缩时宫底部不强,而是体部和下段强。宫缩间歇期子宫壁不能完全松弛,表现为不协调性子宫收缩乏力。这种宫缩不能使宫口扩张和胎先露部下降,属无效宫缩。产妇自觉下腹部持续疼痛,拒按,烦躁不安,产程长,可导致肠胀气,排尿困难,胎儿胎盘循环障碍,常出现胎儿窘迫。检查时,下腹部常有压痛,胎位触不清,胎心不规律,宫口扩张缓慢,胎先露部下降缓慢或停滞。

3.产程曲线异常

子宫收缩乏力可导致产程曲线异常(图 14-15)。常见有以下 4 种。

(1)潜伏期延长:从临产规律宫缩开始至宫口扩张 3 cm 称为潜伏期,初产妇潜伏期约需8 h,最大时限为 16 h。超过 16 h 称为潜伏期延长。

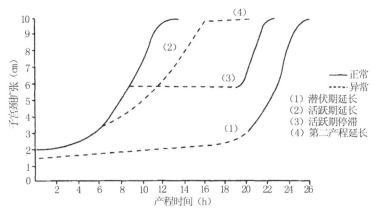

图 14-15　异常的宫颈扩张曲线

（2）活跃期延长：从宫口扩张 3 cm 至宫口开全为活跃期。初产妇活跃期正常约需 4 h，最大时限 8 h，超过 8 h 为活跃期延长。

（3）活跃期停滞：进入活跃期后，宫颈口不再扩张达 2 h 以上，称为活跃期停滞，根据产程中定期阴道（肛门）检查诊断。

（4）第二产程延长：第二产程初产妇超过 2 h，经产妇超过 1 h 尚未分娩，称为第二产程延长。以上 4 种异常产程曲线，可以单独存在，也可以合并存在。当总产程超过 24 h 称为滞产。

（三）对母儿影响

1.对产妇的影响

产程延长，产妇休息不好，精神疲惫与体力消耗，可出现疲乏无力、肠胀气、排尿困难等，还可影响宫缩，严重时还引起脱水、酸中毒。又由于产程延长，膀胱受压在胎头与耻骨联合之间，导致组织缺血、水肿、坏死，形成瘘，如膀胱阴道瘘或尿道阴道瘘。另外，胎膜早破以及产程中多次阴道（肛门）检查均可增加感染机会；产后宫缩乏力，易引起产后出血。

2.对胎儿的影响

宫缩乏力影响胎头内旋转，增加手术机会。不协调子宫收缩乏力不能使子宫壁完全放松，影响子宫胎盘循环。胎儿在宫内缺氧，胎膜早破，还易造成脐带受压或脱垂，造成胎儿窘迫，甚至胎死宫内。

（四）治疗

1.协调性宫缩乏力

无论是原发性或继发性，一旦出现，首先寻找原因，如判断无头盆不称和胎位异常，估计能经阴道分娩者，考虑采取加强宫缩的措施。

（1）第一产程：消除精神紧张，产妇过度疲劳，可给予地西泮（安定）10 mg 缓慢静脉注射或哌替啶 100 mg 肌内注射或静脉注射，经过一段时间，可使宫缩力转强；对不能进食者，可经静脉输液，10％葡萄糖液 500～1 000 mL 内加维生素 C 2 g，伴有酸中毒时可补充 5％碳酸氢钠。经过处理，宫缩力仍弱，可选用下列方法加强宫缩。

人工破膜：宫颈口开大 3 cm 以上，无头盆不称，胎头已衔接者，可行人工破膜。破膜后，胎头紧贴子宫下段及宫颈，引起反射性宫缩，加速产程进展。Bishop 提出用宫颈成熟度评分法估计加强宫缩措施的效果。如产妇得分在≤3 分，加强宫缩均失败，应改用其他方法。4～6 分成功率约为 50%,7~9 分的成功率约为 80%,≥9 分均成功。

缩宫素静脉滴注:适用于宫缩乏力、胎心正常、胎位正常、头盆相称者。将缩宫素 1 U 加入 5%葡萄糖液 200 mL 内,以 8 滴/分,即 2.5 mU/min 开始,根据宫缩强度调整滴速,维持宫缩强度每间隔 2~3 min,持续 30~40 s。缩宫素静脉滴注过程应有专人看守,观察宫缩,根据情况及时调整滴速。经过上述处理,如产程仍无进展或出现胎儿窘迫征象,应及时行剖宫产术。

(2)第二产程:第二产程如无头盆不称,出现宫缩乏力时也可加强宫缩,给予缩宫素静脉滴注,促进产程进展。如胎头双顶径已通过坐骨棘平面,可等待自然娩出,或行会阴侧切后行胎头吸引器或低位产钳助产;如胎头尚未衔接或伴有胎儿窘迫征象,均应立即行剖宫产术结束分娩。

(3)第三产程:为预防产后出血,当胎儿前肩露出于阴道口时,可给予缩宫素 10 U 静脉注射,使宫缩增强,促使胎盘剥离与娩出及子宫血窦关闭。如产程长,破膜时间长,应给予抗生素预防感染。

2.不协调宫缩乏力

处理原则是镇静,调节宫缩,恢复宫缩极性。给予强镇静剂哌替啶 100 mg 肌内注射,使产妇充分休息,醒后多能恢复为协调宫缩。如未能纠正,或已有胎儿窘迫征象,立即行剖宫产术结束分娩。

(五)预防

(1)应对孕妇进行产前教育,解除孕妇思想顾虑和恐惧心理,使孕妇了解妊娠和分娩均为生理过程,分娩过程中医护人员热情耐心,家属陪产均有助于消除产妇的紧张情绪,增强信心,预防精神紧张所致的子宫收缩乏力。

(2)分娩时鼓励及时进食,必要时静脉补充营养。

(3)避免过多使用镇静药物,产程中使用麻醉镇痛应在宫口开全前停止给药,注意及时排空直肠和膀胱。

二、子宫收缩过强

(一)协调性子宫收缩过强

宫缩的节律性、对称性和极性均正常,仅宫缩过强、过频,如产道无阻力,宫颈可在短时间内迅速开全,分娩在短时间内结束,总产程不足 3 h,称为急产,经产妇多见。

1.对母儿影响

(1)对产妇的影响:宫缩过强过频,产程过快,可致宫颈、阴道以及会阴撕裂伤。接生时来不及消毒,可致产褥感染。产后子宫肌纤维缩复不良易发生胎盘滞留或产后出血。

(2)对胎儿和新生儿的影响:宫缩过强影响子宫胎盘的血液循环,易发生胎儿窘迫、新生儿窒息甚或死亡;胎儿娩出过快,胎头在产道内受到的压力突然解除,可致新生儿颅内出血;来不及消毒接生,易致新生儿感染;如坠地可致骨折,外伤。

2.处理

(1)有急产史的产妇:在预产期前 1~2 周不宜外出远走,以免发生意外,有条件应提前住院待产。

(2)临产后不宜灌肠,提前做好接生和抢救新生儿窒息的准备。胎儿娩出时勿使产妇向下屏气。

(3)产后仔细检查软产道,包括宫颈、阴道、外阴,如有撕裂,及时缝合。

（4）新生儿处理：肌内注射维生素 K_1 每天 2 mg 日，共 3 d，以预防新生儿颅内出血。

（5）如属未消毒接生，母儿均给予抗生素预防感染，酌情接种破伤风免疫球蛋白。

（二）不协调性子宫收缩过强

1.强直性宫缩

强直性宫缩多因外界因素造成，如临产后分娩受阻或不适当应用缩宫素，或胎盘早剥血液浸润子宫肌层，均可引起宫颈内口以上部分子宫肌层出现强直性痉挛性宫缩。

（1）临床表现：产妇烦躁不安，持续性腹痛，拒按，胎位触不清，胎心听不清，有时还可出现病理缩复环、血尿等先兆子宫破裂征象。

（2）处理：一旦确诊为强直性宫缩，应及时给予宫缩抑制剂，如25％硫酸镁 20 mL 加入5％葡萄糖液 20 mL 缓慢静脉推注。如属梗阻原因，应立即行剖宫产术结束分娩。

2.子宫痉挛性狭窄环

子宫壁某部肌肉呈痉挛性不协调性收缩所形成的环状狭窄，持续不放松，称为子宫痉挛性狭窄环。多在子宫上下段交界处，也可在胎体某一狭窄部，以胎颈、胎腰处常见（图 14-16）。

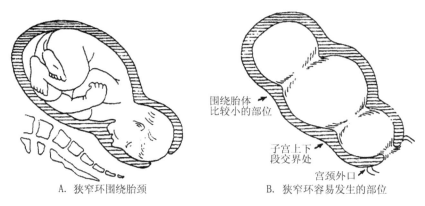

围绕胎体
比较小的部位

子宫上下
段交界处

宫颈外口

A. 狭窄环围绕胎颈　　　　B. 狭窄环容易发生的部位

图 14-16　子宫痉挛性狭窄环

（1）原因：多因精神紧张、过度疲劳以及不适当地应用宫缩剂或粗暴地进行产科处理所致。

（2）临床表现：产妇出现持续性腹痛，烦躁不安，宫颈扩张缓慢，胎先露下降停滞。胎心时快时慢，阴道检查可触及狭窄环。子宫痉挛性狭窄环特点是此环不随宫缩上升。

（3）处理：认真寻找原因，及时纠正。禁止阴道内操作，停用缩宫素。如无胎儿窘迫征象，可给予哌替啶 100 mg 肌内注射，一般可消除异常宫缩。当宫缩恢复正常，可行阴道手术助产或等待自然分娩。如经上述处理，狭窄环不缓解，宫口未开全，胎先露部高，或已伴有胎儿窘迫，应立即行剖宫产术。如胎儿已死亡，宫口开全，则可在全麻下经阴道分娩。

（侯　晓）

第十五章

分娩并发症

第一节　子宫破裂

子宫破裂是指妊娠期子宫破裂即子宫体或下段于妊娠时期或分娩期发生的子宫裂伤。子宫破裂发生率不同的地区有很大的差异,城乡妇幼保健网的建立和健全的程度不同,其发挥的作用也有明显差异,子宫破裂在城市医院已很少见到,而农村偏远地区时有发生。子宫破裂按发生时间可分为产前和产时,按程度可分为完全性和不完全性破裂,还可根据破裂的原因分为自发性和创伤性子宫破裂。

一、病因

主要因为子宫曾经手术或有过损伤和高龄多产妇。

(一)子宫自然破裂

1.阻塞性难产

阻塞性难产为常见的和最主要的原因。胎先露下降受阻,如骨盆狭窄,胎位异常,胎儿畸形,软产道畸形,以及盆腔肿瘤阻塞产道等均可造成胎先露下降受阻。临产后子宫上段强烈收缩,向下压迫胎儿,子宫下段被迫过度伸展过度而变薄,造成子宫破裂。

2.损伤性子宫破裂

不适当的实行各种阴道助产手术,如宫口未开全做产钳助娩或臀牵引术手法粗暴,忽略性横位,不按分娩机制,强行做内倒转术;或做破坏性手术如毁胎术,胎盘植入人工剥离胎盘等由于操作用力不当,损伤子宫。暴力压腹压助产即人工加压子宫底部促使胎儿娩出,也可使子宫破裂。

3.催产素应用不当

产程延长,未查明原因即滥用催产素,或宫颈未成熟应用催产素强行引产,有时胎儿从阴道前或后穹隆排出,造成子宫破裂。

4.子宫发育异常

如残角子宫,双角子宫,子宫发育不良在妊娠后期或分娩期发生破裂。

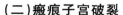

(二)瘢痕子宫破裂

1.剖宫产术或其他原因子宫切开术

如子宫畸形整形术、子宫穿孔或肌瘤剔除进宫腔修补术。妊娠晚期子宫膨大,分娩过程中瘢痕自发破裂。

2.子宫破裂以剖宫产瘢痕破裂

最为常见,与前次剖宫产的术式有关,子宫切口分为下段横切口或纵切口,一般术式选为下段横切口,妊娠晚期子宫下段拉长、变薄,易切开及缝合,易愈合,若子宫下段未充分伸展而施行手术,术中不能选子宫下段横切口而行子宫纵切口,子宫肌层相对厚,缝合对合不齐,使切口愈合不良,易发生子宫破裂及产后晚期出血。与前次剖宫产缝合技术有关,无论子宫下段横切口或纵切口,如果切口缝线太密、太紧,影响血运,边缘对合不齐或将内膜嵌入肌层、感染等因素使切口愈合不良,再次妊娠分娩易发生子宫破裂。

(三)本次妊娠的影响

1.胎盘的位置

因滋养叶细胞有侵袭子宫肌层的作用,若胎盘位置于瘢痕处,可造成瘢痕的脆弱。

2.妊娠间隔的时间

瘢痕子宫破裂与妊娠间隔有一定的关系,有资料表明,瘢痕子宫破裂最短为 1 年,最长为 10 年,一般 2 年之内子宫破裂为多。

3.妊娠晚期子宫膨大

如双胎、羊水过多、巨大儿等,一般孕周达 38 周胎头入骨盆,子宫下段撑薄,易发生子宫瘢痕破裂。

4.产力的影响

临产后子宫收缩牵拉瘢痕,易发生瘢痕的破裂。

二、临床表现

根据子宫破裂的发展过程,可分为先兆子宫破裂与子宫破裂两种。先兆破裂为时短暂,若无严密观察产程往往被忽略,发展为破裂。尤其为前次剖宫产史,常见于瘢痕破裂,有时在手术时才发现子宫肌层裂开。

(一)先兆破裂

(1)多见与产程延长与先露下降受阻,产妇突然烦躁不安,疼痛难忍,呼吸急促,脉搏细速。

(2)子宫肌层过度收缩与缩复而变厚,子宫下段逐渐变长、变薄。腹部检查时子宫上下段明显出现病理缩复环即此环每次宫缩时逐渐上升,阵缩时子宫呈葫芦形,子宫下段有明显压疼。

(3)胎动活跃,胎心变慢或增快。提示胎儿宫内窘迫。

(4)产妇往往不能自解小便,膀胱因过度压迫而发生组织损伤,导致血尿。

(二)破裂

子宫破裂发生一刹那,产妇感到剧烈的疼痛。宫缩停止,腹痛稍感轻些,此后产妇出现的全身情况与破裂的性质(完全或不完全)、出血的多少有关。完全破裂,内出血多,患者血压下降,很快出现休克,胎动停止,胎心消失。出血和羊水的刺激有腹膜刺激症状,如压疼反跳痛及肌紧张等,不完全破裂症状可不典型,但在破裂处有固定的压痛。典型的子宫破裂诊断不困难,但若破裂发生在子宫后壁或不完全破裂则诊断较困难。

三、诊断

(一)病史、体征

依靠病史、体征可做出初步诊断。

(二)腹部检查

腹部检查全腹压痛和反跳痛,腹肌紧张,可叩及移动性浊音,腹壁下胎体可清楚扪及,子宫缩小,位于胎儿一侧,胎动停止,胎心消失。

(三)阴道检查

子宫破裂后,阴道检查可发现胎先露的上移,宫颈口缩小,可有阴道流血,有时可触到破裂口;但若胎儿未出宫腔,胎先露不会移位,检查动作要轻柔,有时会加重病情。

(四)B超诊断

可见胎儿游离在腹腔内,胎儿的一边可见收缩的子宫,腹腔的积液。

(五)腹腔或后穹隆穿刺

可明确腹腔内有无出血。

四、鉴别诊断

(一)胎盘早剥与子宫破裂

均有发病急,剧烈腹部疼痛,腹腔内出血,休克等症状,但前者患有妊高征,B超提示胎盘后血肿,子宫形状不变,亦不缩小。

(二)难产并发感染

个别难产病例,经多次阴道检查后感染,出现腹痛症状和腹膜炎刺激征,类似子宫破裂征象,阴道检查宫颈口不会回缩,胎儿先露不会上升,子宫亦不会缩小。

五、治疗

(一)先兆子宫破裂

早期诊断,及时恰当处理,包括输液、抑制宫缩的药物及抗生素的应用。一旦诊断子宫先兆破裂,希望能挽救胎儿,同时为了避免发展成子宫破裂,应尽快剖宫产术结束分娩。

(二)子宫破裂

一方面输液、输血、氧气吸入等抢救休克,同时准备剖腹手术,子宫破裂时间在12 h以内,破口边缘整齐,无明显感染,需保留生育功能者,可考虑修补缝合破口。破口大或撕裂不整齐,且又感染可能,考虑行次子宫全切术。破裂口不仅在下段,且沿下段至宫颈口考虑行子宫全切术。如产妇已有活婴,同时行双侧输卵管结扎术。

(三)开腹探查子宫破裂外的部位

仔细检查阔韧带内、膀胱、输尿管、宫颈和阴道,如发现有损伤,及时行修补术。

六、预防与预后

做好孕期检查,正确处理产程,绝大多数子宫破裂可以避免。孕产期发生子宫破裂的预后与早期诊断、抢救是否及时、破裂的性质有关。减少孕产妇及围生儿的死亡率。

(1)建立健全的妇幼保健制度,加强围产期保健检查,凡有剖宫产史,子宫手术史,难产史,产前检查发现骨盆狭窄,胎位异常者,应预产期前 2 周入院待产。充分做好分娩前的准备,必要时择期剖宫产。

(2)密切观察产程,及时发现异常,出现病理缩复环或其他先兆子宫破裂征象时应及时行剖宫产。

(3)严格掌握催产素和其他宫缩剂的使用适应证:胎位不正,头盆不称,骨盆狭窄禁用催产素。双胎,胎儿偏大,剖宫产史,多胎经产妇慎用或不用催产素。无禁忌证的产妇,应用催产素应稀释后静脉滴注,由专人负责观察产程。禁止在胎儿娩出之前肌内注射催产素。

(4)严格掌握各种阴道手术的指征:遵守手术操作规程困难的阴道检查:如产钳,内倒转术后,剖宫产史及子宫手术史,产后应常规探查宫颈和宫腔有无损伤。

(5)严格掌握剖宫产指征:近年来,随着剖宫产率的不断上升,瘢痕子宫破裂的比例随之上升。因此,第一次剖宫产时,必须严格掌握剖宫产的指征。术式尽可能采取子宫下段横切口。

(侯 晓)

第二节 子宫翻出

子宫翻出又称子宫内翻是指子宫底部向宫腔内陷入,甚至自宫颈翻出的病变,这是一种分娩期少见而严重的并发症。多数发生在第三产程,如处理不及时,往往因休克、出血,产妇可在 3～4 h 内死亡。国内报道子宫翻出病死率可达 62%。

一、发生率

子宫翻出是一种罕见的并发症,其发生率各家报道不一,Shan-Hosseini 等(1989 年)报道子宫翻出发生率约为 1:6 400 次分娩,Platt 等(1981 年)报道发生率约为 1:2 100 次分娩。陈晨等报道北京市红十字会朝阳医院 1982—1996 年间子宫翻出发生率为 1:16 473;湖南株洲市二院1961—1981年间发生率为1:4 682;山东淄博市妇幼保健院 1984—1986 年间发生率为 1:1 666;广州市白云区妇幼保健院2004—2009 年间发生率为 1:10 359。

二、病因

引起急性子宫翻出的病因较多,常常是多种因素共同作用的结果,但其先决条件必须有子宫壁松弛和子宫颈扩张,其中第三产程处理不当(占 60%),胎儿娩出后,过早干预,按压子宫底的手法不正确,强行牵拉脐带等,导致子宫底陷入宫腔,黏膜面翻出甚至脱垂于阴道口外。其促成子宫翻出的因素有以下几点。

(1)胎盘严重粘连、植入子宫底部,同时伴有子宫收缩乏力或先天性子宫发育不良,助产者在第三产程处理时,强拉附着于子宫底的胎盘脐带的结果,此时如脐带坚韧不从胎盘上断裂,加上用力挤压松弛的子宫底就可能发生子宫翻出。

(2)脐带过短或缠绕:胎儿娩出过程中由于脐带过短或脐带缠绕长度相对过短,过度牵拉脐带也会造成子宫翻出。

(3)急产宫腔突然排空:由于产程时间短,子宫肌肉尚处于松弛状态,在产程中因咳嗽或第二产程用力屏气,腹压升高,也会导致子宫翻出。

(4)产妇站立分娩:因胎儿体重对胎盘脐带的牵拉作用而引起子宫翻出。

(5)妊娠高血压疾病时:使用硫酸镁时使子宫松弛,也会促使子宫翻出;有人报道植入性胎盘也会促使子宫翻出。

三、分类

(一)按发病时间分类

1.急性子宫翻出

子宫翻出后宫颈尚未缩紧,占75%。

2.亚急性子宫翻出

子宫翻出后宫颈已缩紧,占15%。

3.慢性子宫翻出

子宫翻出宫颈回缩已经超过4周,子宫在翻出位置已经缩复但仍停留在阴道内,占10%。

(二)按子宫翻出程度分类

1.不完全子宫翻出

子宫底向下内陷,可接近宫颈口或越过但还存在部分子宫腔。

2.完全性子宫翻出

子宫底下降于子宫颈外,但还在阴道内。

3.子宫翻出脱垂

整个子宫翻出暴露于阴道口外。

四、临床表现

子宫翻出可引起迅速的阴道大量流血,处理不及时,可致产妇死亡。子宫翻出产妇突觉下腹剧痛,尤其胎盘未剥离牵拉脐带更加重腹痛,遂即产妇进入严重休克状态,有时休克与出血量不成正比,出现上述现象时,应考虑到有子宫翻出的可能。而慢性子宫翻出多因急性子宫翻出时未能及时发现,而后就诊的,此时的症状多表现如下。

(1)产后下腹坠痛,或阴道坠胀感。

(2)大小便不畅。

(3)产后流血史或月经过多。

(4)因子宫翻出感染,出现白带多而有臭味,甚至流脓液,严重者有全身感染症状,发热、白细胞升高等。

(5)因阴道流血而致继发性贫血。

五、诊断与鉴别诊断

在分娩第三产程有用手在下腹部推压子宫底或用手牵拉脐带的经过,产妇在分娩后突然下腹剧痛,出现休克,尤其与出血量不相称时,因考虑有子宫翻出的可能。当翻出子宫已脱垂于阴道口外时,诊断并不困难,但当胎盘未剥离已发生子宫翻出时有时会误诊为娩出的胎盘,再次牵拉脐带时即引起剧痛,此时应及时做阴道、腹部双合诊。

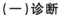

（一）诊断

1.腹部检查

下腹部摸不到宫底,或在耻骨联合后可触及一个凹陷。

2.阴道检查

在阴道内可触及一球形包块,表面为暗红色、粗糙的子宫内膜,在包块的根部可触及宫颈环。如胎盘尚未剥离而完全黏附于翻出的宫体时,常易误诊为胎儿面娩出的胎盘,牵引脐带时可引起疼痛。

根据病史及检查可做出子宫翻出的诊断。

（二）鉴别诊断

子宫翻出应与子宫黏膜下肌瘤以及产后子宫脱垂相鉴别。

1.子宫黏膜下肌瘤

其系子宫肌瘤向子宫黏膜面发展,突出于子宫腔,如黏膜下肌瘤蒂长,经子宫收缩可将肌瘤排出宫颈而脱出于阴道内。妇科检查时,盆腔内有均匀增大的子宫,如子宫肌瘤达到宫颈口处并且宫口较松,手指进入宫颈管可触及肿瘤;已经排出宫颈外者则可看见到肌瘤,表面为充血暗红色的黏膜所包裹,有时有溃疡及感染。如用子宫探针自瘤体周围可探入宫腔,其长短与检查的子宫大小相符,急性子宫翻出往往发生在分娩期,患者有疼痛、阴道流血及休克等临床表现。认真仔细观察鉴别并无困难。

2.子宫脱垂

患者一般情况良好,妇科检查时可见脱出的包块表面光滑,并可见子宫颈口,加腹压时子宫脱出更加明显,内诊检查时可触摸到子宫体。

六、治疗

明确诊断后应立即开放静脉通路、备血及麻醉医师配合下进行抢救,延迟处理可增加子宫出血、坏死和感染机会,给产妇带来极大的危险和痛苦。处理的原则为积极加强支持治疗,纠正休克,尽早实施手法复位或手术,其具体处理应视患者的全身情况、翻出的时间长短和翻出部分的病变情况、感染程度等而决定。

（一）阴道手法复位

子宫翻出早期,宫颈尚未收缩,子宫尚无淤血、肿胀,如果胎盘尚未剥离,不要急于剥离,因为此时先做胎盘剥离会大大增加出血量,加速患者进入严重休克状态;如果胎盘已经大部分剥离,则先剥离胎盘,然后进行复位,此外翻出子宫及胎盘体积过大,不能通过狭窄的宫颈环,需先剥离胎盘。应首先开放两条静脉通路,输液、备血,镇痛及预防休克。给予乙醚、氟烷、恩氟烷、芬太尼及异丙酚等麻醉下,同时给以子宫松弛剂,β-肾上腺素能药物,如利托君、特布他林或硫酸镁。待全身情况得以改善,立即行手法子宫还纳术。方法:产妇取平卧位,双腿外展并屈曲,术者左手向上托起刚刚翻出的子宫体,右手伸入阴道触摸宫颈与翻出宫体间的环状沟,用手指及手掌沿阴道长轴方向徐徐向上向宫底部推送翻出的子宫,操作过程用力要均匀一致,进入子宫腔后,用手拳压迫宫底,使其翻出的子宫完全复位。子宫恢复正常形态后立即停止使用子宫松弛剂,并开始使用宫缩剂收缩子宫,同时使子宫保持在正常位置,注意观察宫缩及阴道流血情况,直至子宫张力恢复正常,子宫收缩良好时术者仍应继续经阴道监控子宫,以免子宫再度翻出。

（二）阴道手术复位

Kuctnne 法即经阴道将宫颈环的后侧切开，将子宫还纳复位，然后缝合宫颈切口。但必须注意不能损伤直肠。

（三）经腹手术复位

Huntington 法：在麻醉下，切开腹壁进入腹腔后，先用卵圆钳或手指扩大宫颈环，再用组织钳夹宫颈环下方 2～3 cm 处的子宫壁，并向上牵引，助手同时在阴道内将子宫体向上托，这样，一边牵引，一边向上托使子宫逐渐全部复位，复位后，在阴道内填塞纱布条，并给予缩宫素，预防子宫再度翻出，若宫颈环紧而且不易扩张情况下，可先切开宫颈环后，将翻出的子宫体逐渐向上牵引，使其慢慢复位，完成复位后缝合宫颈切口（Noltain 复位法）。

（四）经腹或经阴道子宫次（全）切除术

经各种方法复位不成功、复位以后宫缩乏力伴有大出血、胎盘粘连严重或有植入、翻出时间较长合并严重感染者，视其病情程度，选择阴道或腹式手术切除子宫。

（五）其他方法

阴道热盐水高压灌注复位法：（Oqueh O 等，1997 年报道）用热盐水可使宫颈环放松，盐水压力作用于翻出的子宫壁，促使其翻出的子宫逐渐复位，此方法简单易行，适用于病程短、病情较轻、局部病变小的患者。

七、预防

预防子宫翻出的关键是加强助产人员的培训，正确处理好第三产程，在娩出胎盘的过程中，仔细观察胎盘剥离的临床症状，当确认胎盘已经完全剥离时，于子宫收缩时以左手握住宫底，拇指置于子宫前壁，其余四指放在子宫后壁并按压，同时右手轻拉脐带，协助胎盘娩出。胎盘粘连时正确手法剥离，且不能粗暴按压子宫底或强行牵拉脐带。

（侯　晓）

第十六章

计 划 生 育

第一节　女用甾体激素避孕药具

女用甾体激素避孕药具主要是由人工合成的孕激素与雌激素制成。目前国内外采用的甾体避孕药具,是以人工合成的雌、孕激素复方制剂为主,也有单孕激素制剂。现避孕药具已达数十种,但基本上可分为以下几类:复方短效口服避孕药、紧急避孕药、长效避孕针、缓释系统避孕药具(皮下埋植剂、阴道环、皮贴等)。

一、复方短效口服避孕药

目前国内外常用的复方短效口服避孕药(COC)是含有低剂量雌激素和孕激素的复合甾体激素制剂。避孕原理是通过抑制排卵、改变子宫颈黏液性状、改变子宫内膜形态及功能、改变输卵管功能等多环节共同作用。其优点是具有高效、简便、可逆等优势,且可在早期人工流产后、中期妊娠引产后或感染性流产后立即使用。正确使用时,其避孕有效率可达99%以上。

(一)适应证
要求避孕的健康育龄妇女,无使用甾体避孕药的禁忌证者,均可选用。

(二)绝对禁忌证
(1)血栓塞性疾病或病史。
(2)脑血管、心血管及其他血管疾病。
(3)高血压,血压≥21.3/13.3 kPa(160/100 mmHg)或伴血管疾病。
(4)乳腺癌。
(5)确诊或可疑雌激素依赖性肿瘤(子宫肌瘤除外)。
(6)良、恶性肝脏肿瘤。
(7)糖尿病伴肾、视网膜、神经病变及其他心血管病,或患糖尿病20年以上。
(8)重度肝硬化、病毒性肝炎急性期或活动期。
(9)妊娠。
(10)产后6周内母乳喂养。
(11)每天吸烟≥15支且年龄≥35岁的妇女。

(12)有局灶性神经症状的偏头痛,或年龄≥35 岁的妇女无局灶性神经症状的偏头痛。

(13)经历大手术且长期不能活动者。

(14)已知与凝血相关的突变者(如 V 因子雷登;凝血酶原突变,蛋白 s、蛋白 c 和抗凝血酶缺乏)。

(15)复杂性心脏瓣膜病,并发肺动脉高压、房颤及有亚急性细菌性心内膜炎病史者。

(16)系统性红斑狼疮抗磷脂抗体阳性或不清。

(17)具有冠状动脉疾病多重风险因素老龄、吸烟,糖尿病,高血压,血脂异常。

(三)相对禁忌证

(1)高血压:血压在(18.7～21.2)/(12.0～13.2) kPa[(140～159)/(90～99) mmHg]。

(2)高血压病史(不包括妊娠期高血压,目前血压测量正常)。

(3)胆道/胆囊疾病,或有与服用口服避孕药相关的胆汁瘀积症病史。

(4)吸烟每天<15 支,但年龄≥35 岁。

(5)持续的无局灶性神经症状的偏头痛、年龄<35 岁;或初发的无局灶性神经症状的偏头痛、年龄≥35 岁。

(6)服用利福平、巴比妥类及拉莫三嗪抗癫痫药。

(7)产后 42 d 内,未哺乳。

(8)哺乳:产后 6 周～6 个月。

(9)乳腺癌病史,近 5 年来未发病。

(四)药名、剂量和用法

药名、剂量和用法详见表 16-1。

(五)孕激素药理特性

孕激素药理特性详见表 16-2。

表 16-1　常用复方短效口服避孕药

药名	剂量(mg)/剂型	用法
复方炔诺酮片(口服避孕片 1 号)	炔诺酮 0.6 mg 炔雌醇0.035 mg 22 片/板	月经周期第 5 d 开始用药,一天 1 片,连服 22 d,不能间断,服完等月经来潮第 5 d 继续服药。一般停药 1～3 d 来经,如停药 7 d 月经未来,确认未妊娠后可以开始服下个周期的避孕药。如停经 2 个月以上,应做相应检查并排除妊娠
复方醋酸甲地孕酮片(口服避孕片 2 号)	醋酸甲地孕酮 1.0 mg 炔雌醇 0.035 mg 22 片/板	
复方左炔诺孕酮片	(1)左炔诺孕酮 0.15 mg 炔雌醇 0.03 mg 22 片/板	月经来潮的第 1 d 开始用药,一天 1 片,连服 21 d 含激素活性片,不能间断,再服 7 d 空白片后进入第二个服药周期(无论月经是否干净);如果月经未来,确认未妊娠后可以开始服下个周期的避孕药
	(2)激素活性片 21 片(左炔诺孕酮0.15 mg 炔雌醇 0.03 mg)空白片 7 片28 片/板	

续表

药名	剂量(mg)/剂型	用法
左炔诺孕酮炔雌醇(三相)片	黄色 6 片(第 1~6 d)左炔诺孕酮 0.05 mg 炔雌醇 0.03 mg 白色 5 片(第 7~11 d)左炔诺孕酮 0.075 mg 炔雌醇 0.04 mg 棕色 10 片(第 12~21 d)左炔诺孕酮 0.125 mg 炔雌醇 0.03 mg 21 片/板	按药品包装上面箭头所指方向服用,首次服药从月经来潮的第 3 d 开始,每晚 1 片,连续 21 d,先服黄色片 6 d,继服白色片 5 d,最后服棕色片 10 d。一般停药 1~3 d,月经来潮。停药 7 d 后,按上述顺序服用下一周期药
去氧孕烯炔雌醇片	去氧孕烯 0.15 mg 炔雌醇 0.03 mg 或 0.02 mg 21 片/板	月经来潮的第 1 d 开始,每晚服 1 片,连续服药 21 d 不间断。停药 7 d 后,接着服第 2 个周期的药
屈螺酮炔雌醇片	屈螺酮 3 mg 炔雌醇 0.03 mg 21 片/板	
屈螺酮炔雌醇片(Ⅱ)	浅粉红色 24 片屈螺酮 3 mg 炔雌醇 0.02 mg 白色 4 片(空白片)28 片/板	月经周期的第 1 d 开始,每天服用 1 片浅粉红色药片,连续服用 24 d,随后在第 25~28 d 每天服用 1 片白色无活性片。应在口服最后一片白色药片后第 2 d 开始服用浅粉红色片,无论月经周期是否已开始或仍在月经中
复方孕二烯酮片	白色 21 片孕二烯酮 0.075 mg 炔雌醇 0.03 mg 红色 7 片(空白片)28 片/板	月经来潮的第 1 d 开始,每晚服Ⅰ片白色激素药片,连续服药 21 d 后,再服 7 d 红色空白片。服空白片时月经会来潮。服完空白片后,接着服第 2 个周期的药,中间不停药

表 16-2 复方口服避孕药中不同孕激素在治疗剂量下的药理学特性

药名	药理学特性					
	孕激素活性	雌激素活性	糖皮质激素活性	雄激素活性	抗雄激素活性	抗盐皮质激素活性
天然孕酮	+	−	−	−	(+)	+
屈螺酮	+	−	−	−	+	+
孕二烯酮	+	−	−	(+)	−	(+)
去氧孕烯	+	−	−	(+)	−	−
左炔诺孕酮	+	−	−	(+)	−	−
醋酸甲地孕酮	+	−	−	−	−	−
炔诺酮	+	−	−	(+)	−	−

注:+有活性;(+)提示治疗剂量下活性可忽略;−无活性。

(六)注意事项

(1)告知可能的不良反应,权衡需求和风险后知情选择。常见的不良反应通常较轻,一般坚持正确服药几个月后可缓解或消失;严重不良反应较罕见。

(2)使用前应有相关体检,包括测量血压、体重、乳房检查、妇科检查等,必要时宫颈细胞涂片等相关实验室检查。

(3)建议每天相对固定时间服用,应注意不可随意更改服药时间,以保障避孕效果。

(4)药片潮解或有裂隙时不宜服用,需服用同样的未受损的药片,以避免影响避孕效果或引起不规则子宫出血。

(5)漏服、迟服者发生妊娠可能性增加,应及时补服。

(6)如有呕吐或腹泻,会影响药物的吸收,可能导致避孕失败,宜暂时加用其他避孕方法。

(7)使用利福平、抗惊厥药会降低复方口服避孕药的效果,如长期使用这些药物建议改用其他避孕方法;如短期使用,可在服用复方口服避孕药的同时加用其他避孕方法。

(8)不必定期停止使用,只有规律的服药才能预防妊娠。

(9)服药妇女可定期随访或常规健康体检,包括测量血压及乳房检查、妇科检查、宫颈细胞涂片检查,必要时做相关实验室检查。

(10)吸烟妇女服药,应劝告戒烟。

(11)出现可疑严重不良反应早期危险信号,包括下肢肿胀疼痛、腹痛、胸痛、头痛、眼睛问题(视力障碍、复视、视盘水肿、视网膜血管病变)等,及时停药,暂用其他避孕方法,并做相应检查,待明确诊断后再考虑是否重新开始服用。

(12)因手术或其他原因使得下肢制动1周以上,应停药(如果为择期手术,需至少提前4周),暂用其他避孕方法。恢复走动2周后可重新开始服用。

(13)服药妇女出现右上腹痛,应考虑做肝脏影像学检查及肝功能检查,发现异常,建议停药。

(14)如在服药期间妊娠,应告知目前无已知风险,是否继续妊娠自行决定。

(15)相对禁忌证者,服药期间应加强随访,如有异常及时诊治。

(七)漏服或迟服处理

漏服或迟服处理详见表16-3。

表 16-3　迟服或漏服复方口服避孕药的处理

迟服或漏服情况		处理
延迟服用 1 片含激素药物 <24 h	在任 1 周迟服	尽快补服 1 片含激素药物并继续每天 1 片用药直至本周期用药结束
漏服 1 片以上含激素药物	在第 1 周,漏服≥1 片	尽快补服 1 片含激素药物并继续每天 1 片用药直至本周期用药结束。使用备用避孕方法 7 d,如果近 5 d 内有无保护性生活,考虑紧急避孕
	在第 2 或第 3 周,漏服<3 片	尽快补服 1 片含激素药物并继续每天 1 片用药直至本周期用药结束。丢弃所有不含激素药物,开始新的一个服药周期
	在第 2 或第 3 周,漏服≥3 片	尽快补服 1 片含激素药物并继续每天 1 片用药直至本周期用药结束。丢弃所有不含激素药物,开始新的一个服药周期。使用备用避孕方法 7 d,如果反复或持续漏服,可考虑紧急避孕

注:1.漏服被定义为在使用复方口服避孕药的既定时间 24 h 后或以上服用。

2.尽快补服复方口服避孕药,意味着同一天可能口服 2 片。

3.由于激素代谢可能存在相当大的个体间差异,不同妇女在漏服复方口服避孕药后是否会发生避孕失败也存在差异。

(八)不良反应及处理

复方口服避孕药是由人工合成的雌激素和孕激素组成。目前,复方口服避孕药中的雌激素

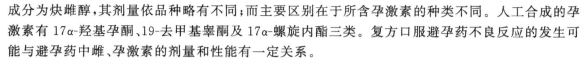

成分为炔雌醇,其剂量依品种略有不同;而主要区别在于所含孕激素的种类不同。人工合成的孕激素有 17α-羟基孕酮、19-去甲基睾酮及 17α-螺旋内酯三类。复方口服避孕药不良反应的发生可能与避孕药中雌、孕激素的剂量和性能有一定关系。

1.雌激素引起的不良反应

(1)临床表现:恶心、呕吐、乳房胀痛、乳房增大(导管和脂肪组织)、水钠潴留引起的周期性体重增加、白带多、头痛、头晕等类早孕反应,常在服药第 1~2 周期发生,随服药时间延长而改善;也可引起蝴蝶斑样色素沉着。

(2)治疗原则:类早孕反应轻微者常随服药时间延长而改善。伴有蝴蝶斑的妇女避免或减少日光浴,做好防晒,严重者可停药。

2.孕激素引起的不良反应

(1)临床表现:随避孕药中不同的孕激素而异,如炔诺酮等雄激素的活性相对较强,会产生如食欲增加、体重增加、抑郁、乏力、性欲、性快感减退或亢进、痤疮、脂溢性皮炎、乳房不适、血压升高等。研究证明年龄、肥胖及家族高血压史是高血压的独立危险因素。

(2)治疗原则:乳房触痛、头痛、乏力、嗜睡等症状,轻者不必处理;或者换用含屈螺酮或去氧孕烯的复方短效口服避孕药,较重者建议停用。痤疮者可改用含屈螺酮的口服避孕药。血压超过 18.7/12.0 kPa(140/90 mmHg),建议停药观察。

3.突破性出血

(1)临床表现:多发生在服药前三周期,尤其是第一周期及漏服之后。大多数出血量少,淋漓,少数出血量可达月经量。

(2)治疗原则:一般无须处理,坚持每天相对固定的时间服用,症状可以缓解甚至消失。重者可换用雌激素含量更高的口服避孕药或其他避孕方法。

4.经量减少、停经

(1)临床表现:服避孕药常可出现月经减少,甚至少数停药后无撤退性出血(即停经)。

(2)治疗原则:经量减少一般不需处理,应向服药者说明药物抑制内膜生长,这是服药后的正常反应,对健康无影响。服药后无撤退性出血在排除妊娠后可按期服药,如在服药过程中连续停经 3 个月,应停药,改用其他避孕措施。停药后如持续性闭经,应查明原因,给予相应治疗。

5.严重不良反应

甾体激素避孕药严重不良反应发生率很低,比较罕见,一旦发生以下罕见不良反应必须积极抢救,即使为药品不良事件,尚未确定与避孕药的因果关系,亦应建议停止使用。

(1)静脉血栓:属罕见不良反应。风险比未服药或非妊娠妇女高 2~3 倍,以使用第一年期间,特别是初用的 3 个月内风险最高。可发生于大腿、小腿、肺或盆腔静脉。因血栓部位不同有不同的临床表现,如下肢疼痛、肿胀、皮肤发红发绀及浅表静脉扩张,胸痛、呼吸困难、咳嗽、咯血、心动过速及晕厥。

(2)卒中:属罕见不良反应。使用避孕药的女性脑血管事件的相对风险为 1.5,包括缺血性卒中与出血性卒中。可以起源于静脉或动脉。发生卒中之前可能有偏头痛史或视力障碍。卒中早期症状:①突发一侧面部或肢体麻木无力,口角歪斜流涎;②突发视力模糊或失明;③突发语言表达或理解困难;④突发严重的不明原因头痛、呕吐;⑤突发不明原因的头晕、走路不稳或突然跌倒、遗忘或记忆障碍。出现卒中早期症状,不论时间长短应及时转相关科室就诊。

(3)心肌梗死:属罕见不良反应。风险在使用第一年最高。患者常有心前区疼痛史,表现剧烈胸痛,心前区刺痛续数小时,面色苍白、焦虑不安,全身乏力、皮肤湿冷、大汗淋漓,脉搏细而快,节律不齐。

(4)乳腺癌:关于乳腺癌与口服避孕药的相关性尚无一致研究结论。目前正在使用COCs或在过去10年使用过的妇女,患乳腺癌的风险不增加或略有增加。而这些病例被诊断为癌症时常为早期,病灶往往局限于乳腺,且癌症分化比从未使用过避孕药的癌症妇女好。检查可摸到乳腺肿块。活检可确诊。

(5)宫颈癌:目前大多数研究认为,与从不使用口服避孕药的妇女相比,宫颈癌的相对风险随使用时间的增加而增加,但可能与研究方法和混杂因素有关。必须强调COC使用者如同其他妇女一样,定期进行健康体检(包括宫颈细胞学等"两癌检查")是有益的。服复方短效口服避孕药前应进行咨询和知情选择,除外禁忌证。服药后定期随访,以便及时早期发现可能的不良反应。一旦发生以上严重不良反应之一者,必须立即停服避孕药,及时诊治和报告药物不良反应。

(6)眼睛症状:眼肿或眼痛,单眼或双眼失明、复视。

二、长效避孕针

长效避孕针是甾体激素避孕剂。其优点是使用方便,效果可靠,无须口服给药。制剂类型有油剂、微晶混悬液,原理皆为药物储存于局部,缓慢释放后吸收维持长效作用。长效避孕针是以强效孕激素为主,复方长效避孕针中加有少量雌激素。肌内注射1支可以避孕1个月,甚至3个月,避孕有效率达99%以上。

(一)复方雌-孕激素避孕针

1.适应证

(1)必须采取高效的避孕方法控制生育,并愿意选择注射方式避孕者。

(2)不能耐受或不能坚持服用口服避孕药,及放置宫内节育器易脱落者。

(3)不宜妊娠的慢性病者,注射避孕针对已有疾病无不良影响,并与治疗无相关作用,如结核病、智力低下等。

(4)贫血又需避孕者,对贫血有改善作用。

2.禁忌证

(1)绝对禁忌证:①停药后1～2个月内计划妊娠者。②不愿意或不可能按时接受注射者。③甾体激素依赖性恶性肿瘤者,应听取肿瘤医师建议。其余参照复方短效口服避孕药。

(2)相对禁忌证:参照复方短效口服避孕药。

3.种类及使用方法

种类及使用方法见表16-4。

4.注意事项

(1)用药前应仔细向咨询对象说明针剂的优缺点及可能出现的不良反应。

(2)如发生严重头痛、黄疸、视物模糊等症状,应及时就诊。

(3)使用中应定期做乳房检查,出现肿块,立即停药。

(4)首次注射后,需要观察15 min以上,无特殊情况方可离开,以防变态反应。有变态反应者应停药。

(5)抽取药液时,应将药物摇匀并吸净。

表16-4 复方雌-孕激素避孕针种类和用法

名称	成分	剂量	用法
复方甲地孕酮	雌二醇	3.5 mg	初次使用时,于月经来潮的第5 d肌内注射2支(或在月经来潮的第5 d和第12 d各注射1支),以后每个月在月经来潮的第10 d或第12 d注射1支(月经周期短者,在月经来潮后第10 d注射;月经周期长者,在月经来潮后第12 d注射)。如果注射后未来月经,可相隔28 d注射1次
避孕针	甲地孕酮	25 mg	
复方庚酸炔诺酮注射液	戊酸雌二醇	5 mg	
	庚酸炔诺酮	50 mg	

(二)单纯孕激素避孕针

1.适应证

(1)产后哺乳者6周后、产后未哺乳者3周后、吸烟者、轻度子宫内膜异位症需避孕者。

(2)余同复方雌-孕激素避孕针。

2.禁忌证

(1)绝对禁忌证:同皮下埋植避孕剂。

(2)相对禁忌证:月经初潮至18岁前,>45岁。余同皮下埋植避孕剂。

3.种类及使用方法

醋酸甲羟孕酮注射液(DMPA)为进口制剂,内含醋酸甲羟孕酮150 mg。使用方法:注射第1针的时间在月经周期的头5 d内,以后每3个月注射1针。

4.注意事项

同复方雌-孕激素避孕针。

(三)不良反应及处理

长效避孕针剂有单方孕激素针剂和复方雌、孕激素针剂。通常为脂溶性或水混悬液,肌内注射后药物贮存于局部,缓慢释放,发挥长效避孕的作用。因此可避免药物由消化道吸收在肝脏的首过效应,消化道反应较轻微。避孕针剂虽然安全有效,但它如每一种药物一样可因药物种类、剂量、用药时间,以及个体差异等出现不同不良反应。

1.月经紊乱

(1)临床表现:复方雌孕激素避孕针剂可引起月经量增多、点滴出血、不规则阴道出血和月经稀发。而单方孕激素针剂对月经周期控制较差,容易发生月经紊乱,常引起不规则阴道出血、多量阴道出血、点滴出血和闭经。

(2)治疗原则:①严格按照适应证和禁忌证选择使用对象,重视用药前咨询,充分做好知情选择,加强随访,以提高注射避孕针剂的可接受性,提高使用率。②不规则出血:向使用者说明在使用复方雌、孕激素避孕针剂时,许多人会发生不规则出血,但并无伤害。通常是在最初几个月,随着使用时间延长可减少或消失。为了在短期内适度地缓解不规则出血,在不规则出血开始,可使用布洛芬,每次800 mg,每天3次,连用5 d;或使用其他非甾体抗炎药。非甾体抗炎药对皮下埋植剂、单纯孕激素避孕药和IUD引起的不规则出血有一定的缓解作用,对复方雌、孕激素针剂可能也有帮助。如果不规则出血持续或在正常几个月后又有发生,或闭经应排除其他疾病。③多量出血;治疗方法与不规则出血相似。单纯孕激素避孕针:为了在短期内适度地缓解大量的或时间延长的出血,妇女可在大量出血的开始,服用口服避孕药,每次1片,每天1次,连服21 d,或炔雌醇,每次50 μg,每天一次,连服21 d。如果出血对健康造成了威胁或妇女希望改用选择其他避孕方法。④月经稀少:不需处理。⑤闭经:对健康并无伤害,强调用药前咨询,充分解释,随访时消除顾虑。

2.体重变化

(1)临床表现:用单方孕激素避孕针的妇女可能产生体重增加,主要是体内脂肪增加而不是液体潴留。据 WHO 主持的三个 DMPA 150 mg 每3个月注射一针的多中心研究,使用1年后体重增加的范围是1.48～2 kg。

(2)治疗原则:可调整饮食结构、适当控制饮食,加强体育锻炼,以咨询为主,不需服用药物。个别体重增加过多,一般停药后可逐渐恢复。

3.头痛、头晕

(1)临床表现:注射避孕针后头痛、头晕、神经过敏、失眠。一般症状较轻微,个别使用者发生严重头痛或偏头痛,甚至出现复视或视力模糊。

(2)治疗原则:症状较轻者可对症处理,严重头痛、偏头痛伴复视、视力模糊者应停药,请相关科室专家会诊处理。

4.抑郁

应用长效避孕针发生抑郁是较少见的,长效针剂与抑郁的关系目前结论不一。

(1)临床表现:用药后发生抑郁、乏力。

(2)治疗原则:用药前严格掌握适应证,加强心理咨询,如抑郁症状加重应及时停用。

5.阴道分泌物减少、性欲下降

(1)临床表现:使用避孕针后,阴道分泌物减少,性生活感觉干涩、疼痛、不适,个别出现性冷淡及不同程度的围绝经期症状。

(2)治疗原则:加强咨询,可使用润滑剂、雌激素软膏等。

6.骨密度、脂代谢、糖代谢

长期使用避孕针剂与骨密度的关系目前结论不一,大多数研究发现妇女在使用 DMPA 期间高密度脂蛋白降低,但在停用后恢复正常。以前一直认为甾体避孕药影响脂代谢主要是雌激素的作用,近年来发现由于孕激素有拮抗雌激素的作用,且含雄激素活性,因此也可以改变正常的脂代谢。

避孕针剂对糖代谢的影响不同,研究结论不一。一般认为用药后可升高空腹血糖及对胰岛素抵抗,但未报道应用一般避孕剂量而发展为糖尿病的。即使使用大剂量 DMPA 治疗内膜癌后发生糖尿病也罕见。主要经过化验检查以确定诊断。严格掌握适应证,体检、化验检查出现异常,立即停药。

7.其他不良反应

参见复方短效口服避孕药及皮下埋植剂。

8.生育能力影响

注射避孕针停用后生育力的恢复有一个过程,比口服避孕药和 IUC 使用者停用后生育恢复的平均时间更迟,且对每个使用者而言,事前难以预料停用后的恢复时间。因此,对于停药后急于妊娠者不适合。

三、皮下埋植剂

皮下埋植剂是一种长效可逆缓释系统。皮下埋植避孕法,是在育龄妇女的上臂内侧皮下埋植含单方孕激素避孕药的硅胶囊(棒),药物以缓慢恒定的速度释放进入血液,以达到长期避孕的目的。

(一)皮下埋植剂放置

1.适应证

健康育龄妇女且无禁忌证者,特别适用于下列情况。

(1)需要长期避孕的妇女者。

(2)IUD反复脱落或带器妊娠者。

(3)生殖器官畸形、子宫肌瘤等导致宫腔变形,不宜放置IUD者。

(4)对服用含雌激素避孕药有禁忌证者。

(5)应用口服避孕药难以坚持者。

(6)已生育子女,需要长期避孕又不适宜绝育或对绝育有顾虑者。

(7)产后6周以上哺乳妇女。

2.绝对禁忌证

(1)妊娠或可疑妊娠者。

(2)不明原因的不规则阴道出血者。

(3)母乳喂养,且产后<6周者。

(4)乳腺癌患者。

(5)急慢性肝炎、肾炎、肝肾功能异常者。

(6)肝硬化失代偿期、肝细胞腺瘤、肝癌患者。

(7)现患和曾患缺血性心脏病、有脑血管意外史者。

(8)急性深静脉血栓/肺栓塞患者,抗磷脂综合征患者。

(9)偏头痛伴有局灶性神经症状者,严重头痛者。

(10)糖尿病有并发症者。

(11)凝血功能障碍或严重贫血。

3.相对禁忌证

(1)吸烟妇女,且年龄>35岁。

(2)高血压患者。

(3)深静脉血栓或肺栓塞家族史。

(4)癫痫、抑郁症。

(5)乳腺包块未明确诊断者。

(6)深静脉血栓/肺栓塞病史;正在进行抗凝治疗的深静脉血栓/肺栓塞患者。

(7)高血脂者。

(8)系统性红斑狼疮(SLE)患者。

(9)偏头痛没有局灶性神经症状者。

(10)宫颈癌患者、宫颈上皮内瘤变患者。

(11)糖尿病患者无并发症者。

(12)胆囊疾病或与COC有关的胆汁淤积症者。

(13)肝脏局灶性结节状增生。

(14)长期服用巴比妥类、抗癫痫类、利福平、苯妥英钠或四环素族抗生素等药物者。

(15)经历大手术长期不能活动者。

4.术前准备

(1)术前咨询:由专业技术人员详细介绍皮下埋植剂的避孕优点、可能出现的出血模式改变和其他不良发生,使服务对象对该避孕方法有全面、充分的了解,签署知情同意书。

(2)询问健康史、月经史和家族史。

(3)体格检查,包括体温、血压、体重、乳房和盆腔检查。

(4)做血常规、凝血功能、乙型肝炎病毒表面抗原、丙型肝炎病毒核心抗体、HIV 抗体、梅毒血清血检查。

(5)盆腔 B 超检查,宫颈细胞学检查。

(6)填写皮下埋植剂放置术接纳记录表,安排手术日期。

5.埋植剂种类

埋植剂种类详见表 16-5。

表 16-5　国内外使用的皮下埋植剂

药品名	孕激素及含量	数量(根)	避孕有效期
国外	左炔诺孕酮埋植剂	左炔诺孕酮 216 mg	6	FDA 批准 5 年
	左炔诺孕酮埋植剂	左炔诺孕酮 150 mg	2	FDA 批准 3 年 11 个国家批准 5 年
国内/国外	依托孕烯植入剂	依托孕烯 68 mg	1	FDA/SFDA 批准 3 年
国内	左炔诺孕酮硅胶棒Ⅰ型	左炔诺孕酮 216 mg	6	说明书 5 年
	左炔诺孕酮硅胶棒Ⅱ型	左炔诺孕酮 150 mg	2	说明书 4 年

目前应用:国产左炔诺孕酮(LNG)硅胶棒埋植剂Ⅰ型(6 根)每根含 LNG 36 mg,总量216 mg,有效期 7 年;左炔诺孕酮硅胶棒埋植剂Ⅱ型(2 根),每根含 LNG 75 mg,总量 150 mg,有效期 4 年。国外引进的为依托孕烯植入剂(1 根),每根含依托孕烯 68 mg,有效期 3 年。

6.埋植时间

(1)月经来潮 1~7 d 内,依托孕烯埋植剂建议在月经 1~5 d 植入。

(2)人工流产术后立即放置。

(3)母乳喂养者产后 6 周以后、非母乳喂养者产后即可埋植;月经未转经者,应排除妊娠后埋植。

7.埋植部位

左上臂内侧为宜,左利者埋于右上臂内侧。

8.麻醉

可选用 0.5%利多卡因局部浸润麻醉。

9.手术步骤

左炔诺孕酮埋植剂(6 根型、2 根型)。

(1)手术应在手术室进行。术者穿手术衣,戴帽子、口罩,戴无菌手套。

(2)受术者取平卧位,左(右)手臂外展外旋平放于托板上。

(3)打开消毒手术包。

(4)用2.5%碘酊和75%乙醇或5%碘伏消毒上臂皮肤,铺孔巾。

(5)打开皮下埋植剂的包装,置于手术台消毒巾上,清点埋植剂数目。

(6)于肘关节上6~8 cm,向上行扇形浸润麻醉。

(7)用尖刀切开皮肤真皮层,长2~3 mm。

(8)认清套管针的刻度,斜向刺入皮下组织内,轻轻将皮肤挑起,向扇形的一侧推进达第2或第3刻度处(视皮下埋植剂的类型而定),拔出针芯,放入1根埋植剂,用针芯将其推送,遇阻力时停止,并固定针芯,后退套管达第1刻度处,埋植剂即埋入皮下,6根型每根以15°角扇形排列;2根型则呈45°角排列。

(9)植完毕,拔出套管针,以创可贴封闭切口,外覆盖纱布,再用绷带包扎。依托孕烯植入剂(1根):按产品说明书操作。

10.注意事项

(1)麻醉剂须注入真皮下,分离真皮与皮下组织。

(2)套管针行进时,应将皮肤平行轻轻挑起,保证埋植剂埋植于紧贴真皮下的皮下组织内,避免误入深皮下组织或肌层。

(3)穿刺中如遇阻力,应改变方向,不可强行穿刺。

(4)每做下一次穿刺时,左手示指固定已植入的前1根胶棒,避免重叠或将其刺破。

(5)后退套管时,必须固定针芯,以免胶棒移位。

(6)术中若发现皮下出血较多,术毕应用绷带加压包扎,压迫止血。

11.术后处置

(1)填写埋植手术记录表:发放皮下埋植随访卡,相关信息包括皮下埋植类型、避孕有效期、植入时间、随访时间、需要取出和更换的时间。

(2)告知受术者注意事项:①术后休息2 d,可进行日常活动,但植入埋植剂的上肢应避免重力和过度活动。②加压包扎者术后1 h自行松解绷带。③3 d后取下绷带,5 d后取下创可贴,一周内保持伤口干燥。④伤口局部出现轻度肿胀、疼痛和轻度皮下淤血,无须特殊处理。⑤告知术后1个月随访,以后每年随访1次。⑥有以下情况时应随时就诊:可疑妊娠或已确诊为妊娠。局部明显肿胀、淤血、感染或埋植物脱出。持续性阴道多量出血。下腹剧烈疼痛或可疑异位妊娠。严重头痛、黄疸、乳房肿块、高血压或视觉障碍等特殊症状。体质量大幅度增加。到期取出或因各种原因提前取出者,应到原埋植医院或开展皮下埋植手术的医院实施手术。

(3)皮下埋植剂放置后,如发生如下情况应立即取出:①首次发生偏头痛。②反复发生异常剧烈的头痛。③急性视觉障碍。④血栓性静脉炎或血栓栓塞症。⑤因病长期卧床。⑥肝病症状。⑦血压明显升高。⑧意外妊娠或可疑异位妊娠。⑨乳腺癌。⑩缺血性心脏病或卒中。

(二)皮下埋植剂取出

1.适应证

(1)埋植剂使用期已满。

(2)计划妊娠。

(3)改换避孕措施。

(4)不需要继续避孕。

(5)因不良反应取出。

(6)避孕失败。

(7)患有其他疾病不宜继续使用。

2.禁忌证

(1)患病急性期(因皮下埋植剂引起严重不良反应例外),应待治愈或病情稳定后再取出。

(2)埋植部位皮肤感染时,先控制感染后再取出,如因埋植剂引起感染,应在抗感染同时立即取出埋植剂。

3.术前准备

(1)术前咨询并了解取出原因,需告知埋植剂取出后生育能力可立即恢复,如需要继续避孕者应采取其他避孕措施。受术者知情并签署同意书。

(2)体格检查:测量体温、体重、血压,心肺听诊。

(3)辅助检查:血常规、凝血功能、乙型肝炎病毒表面抗原、丙型肝炎病毒核心抗体、HIV 抗体、梅毒血清学检查。

4.手术步骤

手术应在手术室进行。

(1)体位同皮下埋植避孕剂放置。

(2)摸清埋植剂的分布及深浅。

(3)在埋植剂下方注入麻醉剂 2～3 mL,使埋植剂上举接近皮肤表面。

(4)于原切口处,切开皮肤,长 3～4 mm。

(5)左手指将接近切口的一根埋植剂推向切口,暴露末端,用小弯血管钳夹住,钝性或者锐性剥离埋植剂表面的纤维,埋植剂外露后,再用另一把小弯钳将其抽出。同法再取其余埋植剂,直至全部取出。如埋植剂不易被推向切口处,分离纤维膜后再抽出。

(6)局部消毒后,使用创可贴封闭伤口,纱布包扎,压迫止血。

(7)埋植剂到期,但希望继续使用埋植剂避孕时,可以在取出的同时埋植一组新的埋植剂。

5.注意事项

(1)钳夹时尽量夹住埋植剂末端,避免胶囊壁断裂,造成取出困难。

(2)取出困难时,不要勉强,必要时可行第二切口,或等 6～8 周后再行取出术。

(3)全部取出后,清点埋植剂根数,核对每根长度,并记录埋植剂的外观和有无缺损。

6.术后处置

(1)填写皮下埋植剂取出术记录。

(2)告知受术者注意事项:①术后休息 2 d。②5 d 后取下创可贴,7 d 内保持局部干燥,不浸水。③对需避孕者给予指导。

(三)皮下埋植剂不良反应及手术并发症

1.不良反应

皮下埋植剂为单孕激素缓释系统,可能出现的不良反应和其他单孕激素制剂相同,如月经模式改变、闭经、恶心、头痛、头晕、食欲改变、体重改变、哮喘、抑郁、痤疮、色素沉着以及因埋植剂引起的局部不适等。因皮下埋植剂激素用量小,除月经问题外,上述其他不良反应发生率低,症状轻,绝大部分在使用早期消失。

(1)月经模式改变:使用埋植剂后,月经模式的改变主要表现为月经频发、经期延长、经间期点滴出血或不规律出血,也可表现为经量减少、月经稀发或闭经。月经模式的改变是终止使用皮下埋植剂的主要原因,占总终止率的 70%。月经模式的改变虽很常见,但很少导致贫血。治疗

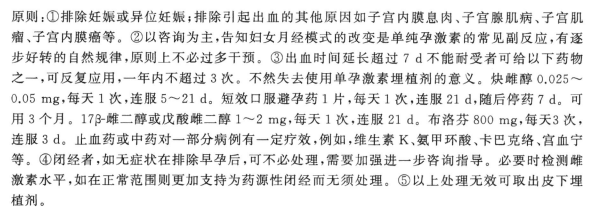

原则:①排除妊娠或异位妊娠;排除引起出血的其他原因如子宫内膜息肉、子宫腺肌病、子宫肌瘤、子宫内膜癌等。②以咨询为主,告知妇女月经模式的改变是单纯孕激素的常见副反应,有逐步好转的自然规律,原则上不必过多干预。③出血时间延长超过 7 d 不能耐受者可给以下药物之一,可反复应用,一年内不超过 3 次。不然失去使用单孕激素埋植剂的意义。炔雌醇 0.025~0.05 mg,每天 1 次,连服 5~21 d。短效口服避孕药 1 片,每天 1 次,连服 21 d,随后停药 7 d。可用 3 个月。17β-雌二醇或戊酸雌二醇 1~2 mg,每天 1 次,连服 21 d。布洛芬 800 mg,每天3次,连服 3 d。止血药或中药对一部分病例有一定疗效,例如,维生素 K、氨甲环酸、卡巴克络、宫血宁等。④闭经者,如无症状在排除早孕后,可不必处理,需要加强进一步咨询指导。必要时检测雌激素水平,如在正常范围则更加支持为药源性闭经而无须处理。⑤以上处理无效可取出皮下埋植剂。

(2)类早孕反应:如恶心、呕吐、头晕、乏力等症状发生率极低。常不需要治疗。症状明显者可应用维生素 B$_6$口服观效。

(3)乳房胀痛:发生率极低,随时间延长能自行消失。必要时试用中药改善症状。如发现乳房肿物需除外乳腺癌。

(4)体重增加:4%~9%的使用者会出现体重增加,研究的结果提示其多数与年龄增长有关。可适当控制饮食,加强体育锻炼,以控制体重增加。

(5)头痛:发生率为 1%~4%,一般为轻度、间歇性头痛。个别使用者头痛持续时间长,进行性加重,或严重头痛反复发作,或出现一过性双眼或单眼视力障碍,脉搏跳动样耳鸣,闪光幻觉及动眼球时引起疼痛。应及时取出皮下埋植剂,并进一步全面检查,包括神经科检查以除外其他疾病,如特发性颅内压增高(IIH)。

(6)功能性卵巢囊肿:一般可有直径 5~7 cm 大小的卵巢囊肿,常在盆腔超声检查时发现,部分妇女可有不适感。如确诊为功能性卵巢囊肿,则不须取出皮下埋植剂,增大的囊肿常自行萎缩或消失,不必处理。但需要定期复查观察囊肿变化,并鉴定囊肿性质,如卵巢囊肿持续长大或出现实性肿物应行腹腔镜或开腹探查术,以免延误病情。极少数妇女可能发生卵巢囊肿蒂扭转或破裂,需紧急手术处理。

2.手术并发症

(1)术后伤口感染:与手术器械消毒和操作时的无菌技术不严有密切关系。发生率低。表现为埋植部位局部红肿或发生淋巴管炎。伤口换药,局部热敷,口服或静脉注射抗生素。如感染不能控制或处理不及时引起脓肿,应取出埋植剂。埋植剂取出后,常规换药并口服抗生素,感染控制后不会留后遗症。

(2)埋植剂脱出:由于操作不熟练或操作不当,极少数情况下可发生埋植剂一部分脱出,硅橡胶棒一端裸露在表皮外,造成局部不适或感染。应将脱出的硅胶棒取出弃去,重新在原切口附近埋植一根新的相同的硅胶棒。

(3)取出困难:有一根或几根埋植剂难以被取出,埋植剂不能推至切口处。采用以下步骤可有帮助:以左手的示指及中指触及埋植剂的两端,将埋植剂推向切口。①蚊式钳伸入切口内并置于埋植剂下,同时用示指挤压埋植剂到切口部位。②蚊式钳尖端指向皮肤,放于埋植剂下。此时蚊式钳伸入切口 0.5~1 cm,用示指把埋植剂末端下压至蚊式钳,使之夹住。③此时不要急于把埋植剂拉出,使用蚊式钳夹住埋植剂末端不动,继续将埋植剂末端推向切口部位。④蚊式钳朝向受术者肩部转 180°,蚊式钳转向肩部的同时蚊式钳顺时针转 180°,使埋植剂末端能暴露于切口部位。⑤以纱布清除蚊式钳及埋植剂的周围软组织,直至能见到埋植剂。⑥以另一把蚊式钳打开包围的纤维组织,夹住埋植剂端,放开第一把蚊式钳,抽出埋植剂。⑦如一次不能立即见到埋植剂,可以重复③、④、⑤步骤。⑧如埋植剂埋植过深,手指无法触及,可以有两种方法。放射:50~55 kV 及 4~5 mA,曝光 0.03 s,可见埋植剂的阴影,如其深度不能决定,可以再次检查。超声亦可帮助定位。⑨如埋植剂中有游离,远离切口,则在其附近另做一小切口取出。

四、阴道避孕环

阴道避孕环是将甾体激素避孕药放在无活性的环形载体中,由妇女自行放置于阴道穹隆处,通过恒定释放一定剂量的避孕药物,经阴道黏膜吸收,达到避孕的目的。属药物缓释系统中的一种。

目前使用最广泛的复方阴道避孕环为核心型(贮库型)载药阴道环,环外径为 54 mm,横截面直径为 4 mm,每环内含合成孕激素依托孕烯 11.7 mg 和炔雌醇 2.7 mg,在 3 周的使用期间每天持续释放依托孕烯 120 μg 和炔雌醇 15 μg,每个环可持续使用 3 周。其避孕有效性类似于复方短效口服避孕药(COC),Pear 指数为 0.64~0.74。

(一)适应证

健康育龄妇女,对雌孕激素无禁忌证者。

(二)禁忌证

(1)雌孕激素相关禁忌证,同复方短效口服避孕药。

(2)子宫脱垂。

(3)阴道前后壁膨出。

(4)尿失禁、反复泌尿系统感染。

(5)慢性咳嗽。

(6)严重便秘,有腹内压增高。

(7)阴道宫颈炎症。

以上(2)~(6)况放置阴道避孕环时容易脱落。

(三)用法及注意事项

(1)使用前做好咨询工作,向服务对象详细介绍阴道避孕环的作用和优缺点,以及可能发生的不良反应和注意事项。

(2)于月经周期的第 1 d 用拇、中两指将阴道避孕环捏扁,向上向后置入阴道。如果感到不适,可以轻推阴道避孕环,直到不适感消失。阴道避孕环将持续使用 3 周,3 周后从阴道中取出,保持 1 周无环期,1 周后开始使用一个新的阴道避孕环。首次使用应有医务人员指导。

(3)性交时不必取出,如性交时有不适感可以取出,在性交后尽快重新放入阴道,离开阴道不能超过 3 h。

(4)新的阴道避孕环植入时间应与第一个环的植入时间相同,如果植入晚于 3 h,则在随后 7 d内应使用避孕套避孕。

(5)如果无环期超过 7 d,则在此后的 7 d 内性交时应当使用避孕套。

(6)如环脱出阴道口,可用手指推入阴道深部。如环自行脱落出阴道,可用冷开水冲洗后尽快放入阴道。如果阴道避孕环脱出阴道超过 3 h,则在随后 7 d 内应使用避孕套避孕,且阴道避孕环保持在阴道内至少 7 d。

（7）出现下列情况应警惕意外妊娠：①阴道避孕环在使用的第1周内脱出阴道且超过3 h；②无环间期超过7 d；③阴道避孕环持续在阴道内超过4周；④连续2个周期没来月经。

（四）不良反应及处理

1.不规则出血

多发生在3个月内，处理以咨询为主，一般不需特殊治疗，随着使用时间的延长多会自然好转。若持续存在则需要排除恶性疾病或妊娠。

2.环脱落、性交问题和异物感

处理见本节注意事项。

3.阴道分泌物增加

除外生殖道感染则不需治疗。

五、紧急避孕药

紧急避孕是指在无保护性交后的一定时间内，采用服药或放置含铜宫内节育器，以避免非意愿妊娠。无保护性交包括未使用任何避孕方法、避孕失败或使用失误、遭到性强暴。紧急避孕是一种补救性避孕措施。

由于应用药物紧急避孕只能对此次无保护性生活起保护作用，而本周期再发生性交时必须采用避孕套等其他避孕方法；同时研究表明，反复使用紧急避孕药的妇女比持续使用其他避孕方法的妇女更有可能发生非意愿妊娠，所以紧急避孕药不能作为常规避孕方法使用。

紧急避孕药物（ECPs）主要通过阻止或延迟排卵发挥避孕作用。目前应用种类包括单孕激素（左炔诺孕酮）、雌孕激素复合制剂（国内使用含左炔诺孕酮复方短效避孕药）、米非司酮（仅限于我国及周边少数国家使用）。

（一）适应证

（1）未采用任何避孕措施。

（2）避孕方法失败或使用不当：①避孕套破裂、滑脱或使用不当。②安全期计算错误，易受孕期禁欲失败。③阴道隔膜或宫颈帽放置位置不当、破裂、撕脱或取出过早。④体外排精失误，如阴道内或阴道口射精。⑤外用杀精剂起效前性交或性交时间超过30 min。⑥复方短效口服避孕药漏服，参见漏服药处理。⑦单纯孕激素避孕针注射时间延误2周以上，如醋酸甲羟孕酮（DMPA）。⑧雌孕激素复合避孕针注射时间延误3 d以上。⑨阴道避孕环脱落超过3 h，复方阴道避孕环未按说明使用。⑩IUC脱落。

（3）遭受性暴力的伤害。

（二）禁忌证

（1）已确诊妊娠。紧急避孕药对已妊娠的妇女无作用。

（2）左炔诺孕酮制剂紧急避孕药的禁忌证与单纯孕激素避孕药相似。

（3）紧急避孕药防止意外妊娠的作用大于对身体的潜在不利影响，但有心血管、肝脏疾病、偏头痛等情况，应在咨询后确定是否使用。频繁重复使用，建议进行评估。

（三）种类和用法

1.单方孕激素制剂

单方孕激素制剂包括左炔诺孕酮片（每片0.75 mg或1.5 mg）、左炔诺孕酮肠溶胶囊（每个胶囊0.75 mg或1.5 mg）：性交后72 h内口服0.75 mg，12 h后重复1次；或者单次口服1.5 mg。

2.雌孕激素复合剂

复方左炔诺孕酮短效口服避孕药(炔雌醇 0.03 mg＋左炔诺孕酮 0.15 mg)：首次在性交后 72 h内服用 4 片,相隔 12 h 再服用 4 片。

3.米非司酮

性交后 72 h内口服 1 片(10 mg 或 25 mg)。

(四)不良反应及处理

1.恶心和呕吐

常发生在服药 3 d 内,持续时间一般不超过 24 h。通常不必特殊处理。米非司酮的发生率最低。左炔诺孕酮肠溶胶囊可减少胃肠道不良反应。如在服药后 3 h 内呕吐,应补服 1 次。

2.乳房胀痛、头痛、头晕、乏力

常发生在服药后 1～2 d,持续时间一般不超过 24 h,通常不必特殊处理。严重者可用止痛药对症处理。

3.不规则子宫出血

通常为点滴状,一般不必特殊处理。但应让服药者了解这不是月经来潮,也不意味着紧急避孕成功,应警惕异位妊娠的风险。

4.月经提前或延迟

服用紧急避孕药物后,月经通常会在预期月经日的前后 1 周之间来潮。使用左炔诺孕酮紧急避孕药后月经提前的发生率明显高于米非司酮;而使用米非司酮紧急避孕药后月经延迟比较常见。如果月经延迟 1 周,应行妊娠试验,以明确是否为避孕失败。

(五)注意事项

(1)紧急避孕药越早使用避孕效果越好。

(2)紧急避孕药不增加异位妊娠的发生,但对紧急避孕失败者应排除异位妊娠。

(3)服用紧急避孕药的周期,不应再有无防护措施的性生活,因紧急避孕药只对距离服药最近的一次无保护性交产生避孕作用,对服药后发生的性交无避孕作用。

(4)按规定、按剂量服药,不必多服。多服或同 1 个月经周期多次服药不能提高紧急避孕的有效率,只会增加不良反应的发生率和严重程度。

(5)与常规避孕方法相比,紧急避孕药激素含量大、避孕有效率低,因此不能替代常规避孕方法。服用紧急避孕药后应尽快落实常规避孕措施。

(6)如与其他药物(尤其是苯巴比妥、苯妥英钠、卡马西平、利福平、大环内酯类抗生素、咪唑类抗真菌药、西咪替丁,以及抗病毒药等)同时使用,可能会发生药物相互作用,影响避孕效果。

(7)紧急避孕药不能治疗和预防性传播疾病。

(8)含左炔诺孕酮紧急避孕药失败的妇女可以知情选择继续妊娠。

(韩美芹)

第二节　宫内节育器具

宫内节育器具(IUC),是我国育龄妇女使用最多的避孕方法,包括宫内节育器(IUD)及宫内节育缓释器具(IUS),具有安全、高效、长效、可逆、简便、经济和不影响性生活等优点,可长期使用,取出后生育力即可恢复。为了提高 IUC 避孕效果,降低其常见的出血、疼痛等不良反应,IUC 的种类从最初的惰性 IUD 到 20 世纪 70 年代研制出的活性 IUD,以及之后的含有甾体激素的 IUS,不断改进发展。目前主要使用的 IUC 包括释放铜离子的带铜 IUD、释放孕激素 IUS,以及同时带有吲哚美辛和铜 IUD(仅为我国应用)。

一、适应证

(1)育龄妇女自愿要求放置 IUC 且无禁忌证者。

(2)用于要求紧急避孕并愿意继续以 IUD 避孕且无禁忌证者。

二、禁忌证

(一)绝对禁忌证

(1)妊娠或可疑妊娠者。

(2)生殖器官炎症,如阴道炎、急性或亚急性宫颈炎、急慢性盆腔炎、性传播感染等,未经治疗及未治愈者。

(3)3 个月以内有月经频发、月经过多(左炔诺孕酮-IUS 除外)或不规则阴道出血者。

(4)子宫颈内口过松、重度撕裂(固定式 IUD 例外)及重度狭窄者。

(5)子宫脱垂Ⅱ度以上者。

(6)生殖器官畸形,如子宫纵隔、双角子宫、双子宫者。

(7)子宫腔深度<5.5 cm,>9 cm 者(人工流产时、正常阴道分娩及剖宫产后例外)。

(8)人工流产后子宫收缩不良、出血多,有妊娠组织物残留或感染可能者。

(9)阴道分娩时或剖宫产时胎盘娩出后存在潜在感染或出血可能者。

(10)合并各种较严重的全身急、慢性疾患者。

(11)伴有铜或相关药物过敏史者。

(二)相对禁忌证

(1)产后 42 d 后,如恶露未净或会阴伤口未愈者,应暂缓放置。

(2)葡萄胎史未满 2 年者慎用。

(3)有严重痛经者慎用(左炔诺孕酮-IUS 及含吲哚美辛 IUD 例外)。

(4)生殖器官肿瘤,如子宫肌瘤、卵巢肿瘤等慎用。

(5)中度贫血,Hb<90 g/L 者慎用(左炔诺孕酮-IUS 例外)。

(6)有异位妊娠史者慎用。

三、放置时机

(1)非孕期,月经期第 3 d 起至月经干净后 7 d 内均可放置。含铜 IUD 选择月经干净后 3~7 d,左炔诺孕酮-IUS 多选择月经期放置。月经干净后应禁房事。

(2)月经延期或哺乳期闭经者,应在排除妊娠后放置。

(3)人工流产负压吸宫术和钳刮术后、中期妊娠引产流产后 24 h 内清宫术后可即时放置。早孕期药物流产当天胎囊排出后立即清宫后亦可立即放置。

(4)自然流产正常转经后、药物流产恢复 2 次正常月经后择期放置。

(5)剖宫产或阴道正常分娩胎盘娩出后即时放置。

（6）产后42d恶露已净,子宫恢复正常者。根据会阴伤口和剖宫产瘢痕愈合情况选择放置。

（7）带铜IUD用于紧急避孕,不受月经周期时间限制,需在无保护性交后5d内放置。

四、IUC选择

几种国内生产的IUD在月经后放置的参考值见表16-6,不包括仅有一种型号(大小)的IUD。

表16-6 部分IUD型号选择(参考值)

IUD种类	宫腔深度(cm)				建议使用年限(年)
	5.5～	6.0～	7.0～	7.5～9.0	
宫铜型节育器	20	22	22或24	24	10～15
TCu 220C	28	28	30	32	10～15
TCu 380A	28	28	32	32	10年以上
MCu 375母体乐	短杆型	短杆型	短杆或标准型	标准型	5～8
活性环形节育器	20	20或21	21	21或22	8～15
活性γ型节育器	24	24或26	26	28	5～8
VCu 200节育器	24	24或26	26	28	5～8
V形节育器	S	S	S	M/L	10～15

五、术前准备

（1）询问病史和月经史,特别要了解高危情况,如哺乳、多次人流史、近期人工流产或剖宫产史、长期服用避孕药物史等。

（2）做体格检查、妇科检查。进行血常规或血十四项、乙肝表面抗原和丙肝病毒抗原抗体、梅毒及HIV抗体检验、阴道分泌物检查。

（3）做好术前咨询,详细介绍该避孕方法的特点,例如,隶属长效可逆、高效的避孕方法,使用便利,不同类型IUC及预计的使用期限,放置操作和实际使用中可能发生手术风险和常见的不良反应,以及随访的重要性等。受术者知情并签署手术同意书。

（4）测量血压、脉搏、体温,术前24h内2次体温测量超过37.5℃者暂不放置。

（5）受术者术前排空膀胱。

（6）检查手术包和节育器具的有效灭菌日期。

六、手术步骤

（1）手术必须在手术室进行。术者应穿手术衣裤,戴帽子、口罩,常规刷手后戴无菌手套。

（2）受术者取膀胱截石位,常规消毒外阴及阴道。

（3）常规铺垫消毒治疗巾、套腿套、铺孔巾。

（4）妇科检查:核查子宫大小、位置,倾屈度及附件情况后,更换无菌手套。

（5）应用窥器扩张阴道,暴露阴道和宫颈,拭净阴道内黏液。

（6）消毒阴道(包括阴道穹隆部)及宫颈。子宫颈钳钳夹宫颈前唇或后唇。拭净黏液后,消毒宫颈管。

（7）子宫探针沿子宫腔走向探测宫腔深度。遇有剖宫产史和子宫颈管异常或手术史，应探查子宫颈管长度。

（8）根据宫颈口的松紧和选用 IUC 的种类与型号大小，决定是否扩张宫颈口。如宫型 IUD、γ 型 IUD、金塑铜 IUD、药铜 165 IUD 等，应扩至 5.5～6 号。

（9）撕开选用的 IUC 外包装袋，取出 IUC。有尾丝者测量尾丝总长度。将准备放置的 IUC 告知受术者，并示以实物。

（10）缓缓牵拉宫颈，适当矫正子宫轴线。

（11）置入 IUC 时参照的相应产品说明书操作。①宫铜型 IUD——使用内藏式放置器放置：手持带有宫铜型 IUD 放置器，取水平位，将套管上带有缺口的一面向下。将内杆向下拉，把 IUD 完全拉入套管内，然后缓缓上推内杆，待内杆上的小钩从缺口处自然脱落后，继续推进内杆（小钩会退入套管），使 IUD 露出套管顶端成圆钝状。将限位器上缘移至宫腔深度的位置。置入放置器达宫腔底部，固定内杆，后退套管，IUD 即置入宫腔内。放置器向上顶送 IUD 下缘后，退出放置器。②宫铜型 IUD——套管式放置叉放置：将 IUD 横臂中点的下方嵌入套管的放置叉上，IUD 露在套管外。将套管叉上的限位器上缘移至宫腔深度的位置。带 IUD 的放置器沿宫腔方向轻柔通过宫颈口达宫腔底部。固定内杆，后退外套管，同时内杆向上推出套管叉上的 IUD，IUD 即置入宫腔，退下放置器于近内口处，再用放置器向上顶送 IUD 后，撤出放置器。③TCu 220C 或 TCu 380 AIUD：将 T 形 IUD 的双横臂轻轻下折，横臂下折时间不宜超过 3 min，并将双横臂远端插入放置管内。将套管上的限位器上缘移至宫腔深度的位置。将带 IUD 的放置器沿宫腔方向，送达宫腔底部。固定内芯，后退放置套管，使 IUD 的横臂脱出套管。再将套管上推 IUD 并稍待片刻，使 IUD 处在宫腔底部。先取出内芯，然后小心取出放置套管。测量阴道内尾丝长度，以核对 IUD 是否放置到位（阴道内尾丝长度＝尾丝总长度＋IUD 长度－宫腔深度）。在宫颈外口 1.5～2 cm 处剪去多余尾丝。记录留置尾丝的长度。④母体乐（MCu 375）IUD：将 IUD 放置器上的限位器上缘移至宫腔深度的位置。将带有 IUD 的放置管按 IUD 的平面与宫腔平面平行的方向置入宫腔内，直至宫腔底部，等待 1～2 min，抽出放置管。放置后，用探针检查宫颈管，以确认 IUD 纵臂末端已进入宫腔。测量阴道内尾丝长度，以核对 IUD 是否放置到位（阴道内尾丝长度≈尾丝总长度＋IUD 长度－宫腔深度）。在宫颈外口 1.5～2 cm 处剪去多余尾丝。记录留置的尾丝长度。⑤γ 型 IUD：将套管式放置器上端弧形口的前后唇置于节育器中心硅胶处，限位器上缘移至宫腔深度的位置。将放置器沿宫腔方向快速通过宫颈内口后，轻轻送达宫腔底部，稍待片刻。固定内芯，后退套管，IUD 即置入宫腔。内芯向上顶送一次后，连同套管一起撤出放置器。⑥活性环形 IUD——一次性放置叉放置：检查带 IUD 的放置叉，IUD 的上缘应处在套管叉上，下缘应被内杆的小钩拉住，环的结头在侧方。拉下内杆至缺口处，把缺口嵌入套管下缘，使 IUD 拉成长椭圆形，便于放置。将带 IUD 的放置叉上的限位器上缘移至宫腔深度的位置。将放置叉上的 IUD 轻轻置入宫腔达宫底。上推内杆，使 IUD 的下缘从内杆钩上脱落。后退放置器至近宫颈内口处，上推 IUD 的下缘，使 IUD 保持靠近宫底部后退出放置器。⑦活性环形 IUD——金属放环（器）叉放置：避开 IUD 的结头，将 IUD 装在叉上。将放置叉上的限位器移至宫腔深度的位置。沿宫腔方向将叉偏水平位通过宫颈管后转正，将 IUD 送达宫底。然后将放置叉退至子宫内口处，再推 IUD 下缘，使 IUD 靠近宫底部后退出放置器。⑧VCu 200 IUD：将已安装 IUD 的放置器上的限位器上缘移至宫腔深度的位置。沿子宫方向置入放置器达宫底，注意使 IUD 平面和宫腔平面平行。固定内芯，后退套管。先退出内芯，后取出放置套

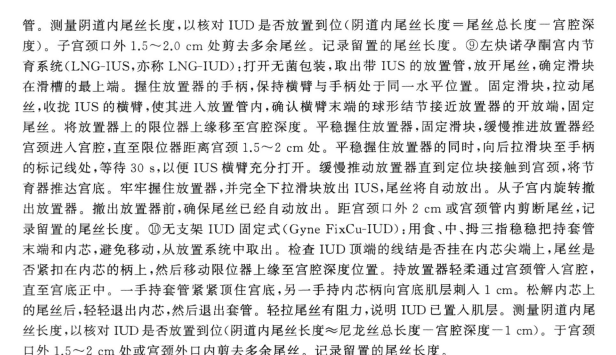

管。测量阴道内尾丝长度,以核对 IUD 是否放置到位(阴道内尾丝长度＝尾丝总长度－宫腔深度)。子宫颈口外 1.5～2.0 cm 处剪去多余尾丝。记录留置的尾丝长度。⑨左炔诺孕酮宫内节育系统(LNG-IUS,亦称 LNG-IUD):打开无菌包装,取出带 IUS 的放置管,放开尾丝,确定滑块在滑槽的最上端。握住放置器的手柄,保持横臂与手柄处于同一水平位置。固定滑块,拉动尾丝,收拢 IUS 的横臂,使其进入放置管内,确认横臂末端的球形结节接近放置器的开放端,固定尾丝。将放置器上的限位器上缘移至宫腔深度。平稳握住放置器,固定滑块,缓慢推进放置器经宫颈进入宫腔,直至限位器距离宫颈 1.5～2 cm 处。平稳握住放置器的同时,向后拉滑块至手柄的标记线处,等待 30 s,以便 IUS 横臂充分打开。缓慢推动放置器直到定位块接触到宫颈,将节育器推达宫底。牢牢握住放置器,并完全下拉滑块放出 IUS,尾丝将自动放出。从子宫内旋转撤出放置器。撤出放置器前,确保尾丝已经自动放出。距宫颈口外 2 cm 或宫颈管内剪断尾丝,记录留置的尾丝长度。⑩无支架 IUD 固定式(Gyne FixCu-IUD):用食、中、拇三指稳稳把持套管末端和内芯,避免移动,从放置系统中取出。检查 IUD 顶端的线结是否挂在内芯尖端上,尾丝是否紧扣在内芯的柄上,然后移动限位器上缘至宫腔深度位置。持放置器轻柔通过宫颈管入宫腔,直至宫底正中。一手持套管紧紧顶住宫底,另一手持内芯柄向宫底肌层刺入 1 cm。松解内芯上的尾丝后,轻轻退出内芯,然后退出套管。轻拉尾丝有阻力,说明 IUD 已置入肌层。测量阴道内尾丝长度,以核对 IUD 是否放置到位(阴道内尾丝长度≈尼龙丝总长度－宫腔深度－1 cm)。于宫颈口外 1.5～2 cm 处或宫颈外口内剪去多余尾丝。记录留置的尾丝长度。

(12)取下宫颈钳,拭净血液,撤出窥器,手术完毕。

七、注意事项

(1)严格无菌操作,在放置 IUC 的过程中,避免进入宫腔的器械和 IUC 等与阴道壁接触。

(2)如使用消毒液浸泡的 IUD,应用无菌生理盐水或注射用水冲洗。

(3)遇宫颈较紧或使用须扩张宫口的 IUD 时,均须扩张宫口。

(4)放置时如感到 IUD 未放至宫腔底部时,应取出重放。

(5)放置环形 IUD 时,放环叉应避开 IUD 的接头。

(6)手术过程中,如遇多量出血、器械落空感、宫腔深度异常、受术者突感下腹疼痛等,应立即停止操作,进一步查明原因,采取相应措施。

(7)操作应轻柔,避免发生心脑综合征、子宫损伤等并发症发生。

(8)对于具有高危因素病例的操作,例如,产后和剖宫产后、哺乳期等,应由高年资及有经验的、具有熟练技能的术者操作,以降低并发症发生的风险和避免发生。

八、术后处置

(1)填写 IUC 放置术记录。

(2)告知受术者注意事项:①术后常规建议休息 2 d。②1 周内避免过重的体力劳动和过多的下蹲动作。③2 周内不宜性交和盆浴,保持外阴清洁。④放置后可能有少量阴道出血及下腹不适感,均为正常现象;如出血多、腹痛、发热、白带异常等,应及时就诊。⑤放置 IUC 术后 3～6 个月内,在经期(尤其是经量增多)及大便后,应注意 IUC 是否脱出。⑥放置带尾丝 IUC 者,经期不使用阴道用卫生用品。⑦放置 IUC 的种类及建议使用年限,随访时间,放置术后第 1 次月经后随访,之后如无异常则应每年随访 1 次。

九、随访

倾听主诉和了解月经情况,酌情妇科检查。IUC 定位,常用超声波检查,亦可结合 X 线检查。如有异常,给予相应处理。

(韩美芹)

第三节　输卵管绝育术

采用手术方法结扎、切断、电凝、环套、输卵管夹阻断输卵管,防止精卵相遇,称为输卵管绝育术,为永久性避孕方法。目前常用的输卵管绝育手术分为经腹小切口输卵管结扎术和腹腔镜下输卵管绝育术。亦可在剖宫产、剖宫取胎术或其他开腹手术(有感染可能的手术例外)同时实施。

一、经腹小切口输卵管结扎术

(一)适应证

(1)经充分咨询,知情选择自愿要求输卵管结扎术且无禁忌者。

(2)因某种器质性疾病(如心脏、肝脏、肾脏疾病)等,以及某些遗传病不宜妊娠。

(二)禁忌证

(1)感染:如腹部皮肤感染、生殖器官感染、盆腔感染性疾病(PID)等。

(2)全身状况虚弱,不能耐受手术者:如重度贫血(Hb<60 g/L)、凝血功能障碍,休克,心、肝、肾和其他疾病的急性阶段。

(3)各种全身性急性传染性疾病。

(4)严重神经官能症者。

(5)24 h 内 2 次(间隔 4 h)测量体温,超过 37.5 ℃,暂缓手术。

(三)手术时机

(1)非孕期,月经干净后 3～7 d 内为宜。

(2)自然流产正常转经后。

(3)阴道分娩产后 7 d 内、产后闭经排除妊娠后。

(4)中期妊娠引产流产后、早孕人工流产术后(不宜用银夹法)、药物流产术后恢复两次正常月经后、IUD 取出术后 48 h 内。

(5)剖宫产、剖宫取胎或其他开腹手术(有感染可能的手术例外)同时。

(四)术前准备

与一般腹部手术相同。

(1)术前充分咨询,夫妻双方知情,签署同意书。

(2)详细询问病史,注意有无腹部手术史。

(3)一般检查:包括测量血压、脉搏、体温,全身及妇科检查。

(4)辅助检查:血常规,尿常规,肝、肾功能,凝血功能,血型,乙、丙肝炎病毒、HIV 及梅毒等血清学检查。心电图和胸部放射影像检查。宫颈液基细胞学检查(1 年内检查正常者可免查)。

(5)应用普鲁卡因麻醉者需做皮试。

(6)腹部备皮,包括脐部清洁处理。

(7)术前空腹或禁食>4 h。

(五)手术准备

(1)手术必须在手术室进行。

(2)受术者术前需排空膀胱,注意有无残余尿,伴有尿潴留者应留置导尿管。

(3)术者穿手术用衣裤,戴帽子、口罩,常规刷手后戴无菌手套。

(4)受术者取平卧位,或头低臀高位。

(5)常规消毒腹部皮肤,常规逐层铺手术单。消毒范围:上达剑突下,下至阴阜、耻骨联合及腹股沟以下,并至大腿上1/3处,两侧达腋中线。

(六)麻醉

(1)术前0.5～1 h,可以适量应用镇静剂。

(2)麻醉方式:局部浸润麻醉,静脉强化麻醉,硬膜外或椎管内麻醉,全麻。

(七)手术步骤

(1)选择纵切口或横切口,长为2～3 cm。①非孕期或早孕期人工流产术后,切口下缘距耻骨联合(上缘)2横指,即3～4 cm处。②产后或中引术后,明确宫底的高度。按摩子宫使之收缩,切口上缘在宫底下2横指。

(2)逐层切开皮肤、皮下脂肪,剪开腹直肌前鞘,钝性分离腹直肌。分离腹膜外脂肪,提起确认腹膜,将其切开后进入腹腔。常规检查双侧卵巢。

(3)寻找输卵管要稳、准、轻,可采取以下方法提取输卵管。①指板法:如子宫为后位,可先复位至前位。以示指进入腹腔触及子宫,沿子宫角部滑向输卵管后方,再将压板放入,将输卵管置于手指与压板之间,共同滑向输卵管壶腹部,一同轻提取出。②吊钩法:将吊钩沿腹前壁滑至膀胱子宫陷凹,吊钩背部紧贴子宫前壁,滑至宫底部后方,然后向一侧输卵管斜行。钩住输卵管壶腹部后,轻轻提至腹壁切口,在直视下,用无齿镊夹住输卵管轻轻提出。如吊钩提起困难或阻力较大,需辨别是否钩住相邻器官包括生殖器官韧带。③卵圆钳夹取法:如子宫后位,先复位至前位。用无齿无扣弯头卵圆钳进入腹腔后,沿前腹壁下经膀胱子宫陷凹滑过子宫体前壁至子宫角外侧,滑向输卵管,虚夹住输卵管壶腹部,并提出输卵管。

(4)须追溯到输卵管伞端,以确认输卵管无误。

(5)阻断输卵管方法有以下多种,常用抽芯近端包埋法。①抽芯近端包埋法:采用两把组织钳将输卵管峡部提起,两钳距离为2～3 cm。选择峡部无血管区,在浆膜下注射少量生理盐水,分离浆膜层与肌层。沿输卵管长轴平行切开浆膜。游离该段输卵管芯,分别用两把蚊式钳间距2 cm左右钳夹管芯,切除两钳间输卵管1～1.5 cm,丝线分别结扎两断端。缝合输卵管系膜,将输卵管近端包埋于系膜内。远端缝扎固定于输卵管浆膜外。②银夹法:将银夹安放在放置钳上,钳嘴对准提起的输卵管峡部,使峡部横径全部进入银夹的二臂环抱之中,缓缓紧压钳柄,压迫夹的上下臂,使银夹紧压在输卵管上,持续压迫1～2 s后松开放置钳。核查输卵管是否完全置于银夹内。需注意银夹避免夹在子宫角部、输卵管壶腹部或伞部,以免失败。③输卵管折叠结扎切断法(潘氏改良法):多在上述方法难以实施时采用。以鼠齿钳提起输卵管峡部,使之双折叠;在距顶端1.5 cm处用血管钳轻轻压搓输卵管约1 min。丝线贯穿"8"字缝扎压搓处输卵管,切除缝扎线以上的输卵管。必要时分别再各自缝扎一次断端。

（6）检查操作部位及腹腔和腹壁各层有无出血、血肿及组织损伤。

（7）清点纱布和器械无误,关闭腹腔,逐层缝合腹壁。

（8）用无菌纱布覆盖伤口。

(八)注意事项

（1）如妊娠或带器者要求绝育,需要先行人工流产或取出节育器等宫腔操作,然后再进行输卵管结扎术。

（2）手术时思想应高度集中,术中应避免因言语不当造成对受术者的不良刺激。

（3）严格无菌操作,以防感染。

（4）不要盲目追求小切口,应逐层切开腹壁各层。操作要稳、准、轻、细,防止损伤输卵管系膜、血管、肠管、膀胱或其他脏器。仔细结扎出血点,避免出血或血肿形成。

（5）寻找确认输卵管必须追溯到伞端,以免误扎。结扎线松紧应适宜,避免造成输卵管未完全闭合、滑脱或结扎部位瘘。

（6）关闭腹腔前应核查器械和敷料,严防异物遗留腹腔。

（7）结扎术与阑尾切除术不宜同时进行。

(九)术后处置

（1）填写输卵管结扎手术记录。

（2）可吸收线包埋缝合无须拆线。外缝线者视具体愈合状况,一般是在术后 3～5 d 拆线。

（3）告知受术者术后注意事项:①术后建议休息 21 d,同时行人工流产手术建议休息 1 个月。②鼓励受术者早期下床活动。③保持手术部位清洁卫生。非孕期 2 周内禁性交;流产后或产后者 1 个月内禁性交。④休假期内不宜进行体力劳动或剧烈运动。

（4）术后 1 个月随访。

二、经腹小切口输卵管结扎术并发症

(一)膀胱损伤

腹部输卵管结扎术膀胱损伤常发生于受术者术前未排空膀胱、手术切口过低及术者分离腹膜前脂肪层时未能清晰辨认腹膜和膀胱壁的解剖特点而误伤。膀胱损伤及时发现并修补,其预后良好。

1.诊断要点

（1）完全性损伤:膀胱壁完全被切开时,可见淡黄色尿液溢出,探查内壁光滑,切口可分为筋膜、肌层和黏膜层。误将膀胱当腹膜切开后,不能见到肠管或大网膜,触及不到盆腔的脏器。

（2）不完全性损伤:局部出血或渗血较多,组织层次不清。

2.治疗原则

（1）用生理盐水冲洗膀胱切口。

（2）请泌尿科医师协助进行膀胱修补术。

（3）术后放置导尿管并保留 5～7 d,给予抗生素预防泌尿道感染。

(二)肠管损伤

腹部小切口输卵管结扎术时肠管损伤常发生在开腹钳提腹膜时误夹部分肠管,或用有齿卵圆钳取输卵管时而误伤肠管,或在分离粘连时误伤。肠管损伤必须及时修补。

1.临床表现

(1)肠壁全层损伤：可见肠管黏膜、肌层和浆膜三层，并有肠内容物溢出于盆腔或腹腔。

(2)肠壁挫伤：肠管浆膜表面有钳夹齿印或破损伴渗血。若可疑损伤时，须仔细探查肠管的前后两面。

(3)肠系膜切开时，可见切口周围有肠管。如伤及血管则出血较多。

2.治疗原则

(1)发现肠管切开，必须及时修补。

(2)适宜请外科医师协助实施损伤修补术。

(3)存在挫伤时，应用丝线间断缝合。

(4)肠道修补术后应禁食 72 h，待肠管功能恢复后逐步进食；并预防性给予抗生素。直肠损伤则禁食 1 周，并口服肠道抗生素预防感染。

(三)输卵管系膜撕裂和卵巢门损伤

腹部输卵管结扎术中造成输卵管系膜撕裂和卵巢门损伤，较常见为提起输卵管时遇有粘连或提取困难而强行粗暴操作导致。也可以在切开输卵管系膜、游离输卵管时或在缝合系膜时穿破血管而发生出血或血肿。

1.临床表现

(1)系膜撕裂或卵巢门损伤常伴有血管损伤而引起较多出血或形成血肿。

(2)提取输卵管或手术操作过程中，腹腔内有活动性出血。

(3)结扎输卵管时可见系膜血肿，未及时缝扎且血肿有扩大趋势。

(4)卵巢门损伤见卵巢门血管出血。

2.治疗原则

(1)系膜血管损伤出血：应立即缝扎系膜内血管。

(2)卵巢门血管损伤：轻者缝扎出血点；严重损伤难以修补者，可能需要切除一侧附件。

(四)腹壁血肿

腹部小切口输卵管结扎术引起腹壁血肿，常发生在分离腹直肌或腹膜前脂肪层时，未及时止血。受术者合并血液疾病也易发生腹壁血肿。

1.临床表现

术后局部伤口渗血，局部隆起，形成包块，可能有广泛瘀斑。如处理不及时，可并发感染。

2.治疗原则

(1)血肿较小可保守治疗，加压包扎，应用抗生素预防感染。

(2)血肿较大需部分开放伤口，清除淤血，结扎出血点，重新缝合。加压包扎，必要时可放置橡皮引流条。应用抗生素。

三、腹腔镜下输卵管绝育手术

输卵管绝育是用各种方法阻断输卵管峡部，使生殖细胞不能通过输卵管，从而达到避孕目的的手术。腹腔镜手术已经成为输卵管绝育的常用方法。与开腹绝育术相比，腹腔镜下绝育方法简便、创伤小、术后恢复快、粘连形成少等优势，有利于必要时行输卵管再通术；且在复通率、妊娠率、异位妊娠发生率等方面均无明显差异。

临床常用的腹腔镜下绝育方法：高频电凝法、输卵管峡部部分切除法、机械套扎法、

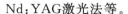

Nd：YAG激光法等。

(一)输卵管高频电凝绝育法

高频电凝绝育法是利用单极或双极电凝,将输卵管峡部组织电凝破坏,从而阻断输卵管,达到绝育目的的手术。高频电凝法方法简单易操作,但是对输卵管组织损伤重,并发症多,如再生育需行输卵管复通时,手术相对比较困难。

在输卵管近端约 1/3 处输卵管峡部水平,用单极或双极电凝输卵管管壁及其下附着的系膜,使输卵管破坏长度达 3 cm。电凝确切的表现是输卵管管壁变白,肿胀,然后萎缩,必要时可多次电凝。也可用剪刀剪断电凝部位的输卵管管腔,注意避免损伤系膜内的血管导致出血。

单极电凝所致电热损伤易向周围组织蔓延,导致周围组织损伤,现已较少采用。双极电凝减少了周围组织的损伤,手术更为安全。但因为组织破坏程度不如单极电凝,故需多次电凝以达到充分破坏输卵管管腔的目的。

(二)输卵管峡部部分切除法

输卵管峡部部分切除法是在腹腔镜下切除约 1 cm 长的输卵管峡部管壁,以达到阻断输卵管的避孕目的。此术式选择峡部无血管区切除部分输卵管,方法简单,安全,避孕效果好,对输卵管损伤较小,若有生育要求行输卵管复通时手术难度小,手术效果好,是临床常用的绝育方法。

在输卵管峡部距离子宫角 2.0 cm 处,用单极或双极电凝输卵管管壁及其下方输卵管系膜,用剪刀剪断电凝处输卵管管壁,并向输卵管远端电凝并剪断,电凝长度达 2.0 cm,剪断输卵管峡部长约 1.0 cm。同时沿切除输卵管管腔下方剪断系膜约 1.0 cm。

(三)输卵管机械套扎法

输卵管机械套扎法包括套圈结扎法、硅橡胶环法、Hulka 夹法、Filshie 夹法等。腹腔镜输卵管机械套扎法操作简单,效果可靠,损伤小,可复性好,是临床比较常用的绝育方法。

使用套圈套扎输卵管峡部,一般需要套扎 2 次,以免线圈滑脱,在距离套扎线结 0.5 cm 处剪除被套扎的输卵管峡部管壁,电凝断端以破坏输卵管管腔并预防出血。

而硅橡胶环法、Hulka 夹法、Filshie 夹法等是使用特定的器械和装置套扎或夹闭输卵管峡部阻断输卵管管腔。

四、腹腔镜下输卵管绝育手术并发症

腹腔镜下输卵管绝育术的并发症发生虽较少,但不能及时诊治也可以导致十分严重病例出现。常见制造气腹过程中的组织间气肿、穿刺针的损伤和外科手术常见的出血、损伤及失败等。电凝法的主要并发症是术时电灼辐射误伤邻近的组织或器官。有报道烧灼肠管后未及时发现引起严重腹膜炎而致死。

(一)组织间气肿

常见的是皮下气肿和网膜气肿,前者多见于手术中,气腹针没能穿刺进入腹腔或腹腔内压力较高,CO_2 自腹壁套管针穿刺处进入壁腹膜前脂肪内或皮下,严重者可扩散至胸部、颈部皮下。后者由于气腹针穿刺在网膜上充气,可见网膜鼓起呈透明球状。

1.临床表现

穿刺过程中压力表显示腔内压力一直高 2.0 kPa(15 mmHg),充气后下腹部膨隆,上腹部无气体充盈,肝浊音界不消失。充气针内注水试验阴性。局部可触及握雪感或捻发音。

2.治疗原则

如不严重可以不予处理,将气腹针开放,尽量排净已充入的气体,拔出气腹针另行穿刺。严重者应转为开腹手术,尽量缩短手术时间,以免导致高碳酸血症及纵隔气肿,术后给予吸氧,保持氧饱和度在正常范围。

出现组织间气肿后,应加强术中麻醉对呼吸管理,在人工气腹后,一般使用过度通气,以排除体内过高的 CO_2;体温的监测,调节室内温度 22 ℃~25 ℃及保暖,使体温维持在 36 ℃~37 ℃,以防体温过低,导致受术者苏醒延迟,或体温过高增加代谢。术后,应使腹腔内或人工腔隙内气体充分排出;待患者清醒、循环稳定、呼吸完全恢复、血气分析结果在正常范围方可送回病房。

3.预防

穿刺时将腹壁提高,遇到筋膜时以冲击力连续通过筋膜及腹膜,可体会到有两个层次的突破感觉。穿刺部位尽量靠近脐部,较容易进入腹腔。控制气腹压力,人工气腹应控制在 1.3~2.0 kPa(10~15 mmHg),不应超过 2.7 kPa(20 mmHg)。

(二)出血

腹腔镜绝育术术中出血多发生于电凝绝育术中,电灼的强度及范围不足所致;或套环或放置绝育夹时选择部位不当,贴近子宫宫角以致提取输卵管时牵拉过猛,导致输卵管或系膜撕裂而出血;输卵管具有轻度炎症、水肿、充血使管径较粗,套环提取过程中造成断裂或血管损伤;机械故障或技术操作不当。

1.临床表现

腹腔镜下见有活跃出血点。

2.治疗原则

(1)电凝止血。

(2)输卵管不完全断裂者可重新套扎。

(3)输卵管完全断裂或系膜损伤时,可分别套扎两个断端。

(4)必要时需开腹止血。

3.预防

(1)电凝时,掌握好电灼强度和范围。

(2)套环绝育要距子宫宫角 3 cm 以外的输卵管峡部提取输卵管。

(3)对水肿、充血的输卵管,操作要缓慢,避免损伤。

(4)套环困难时可改行输卵管夹或电灼,或改开腹小切口绝育术。

(三)环、夹脱落

腹腔镜下输卵管绝育术并发环、夹脱落多发生于使用初期。多因技术不熟练,经验不足,套扎或置夹部位不当或不充分造成。

1.临床表现

术中见"环、夹脱落"。

2.处理

脱落的环、夹可将其取出,重新操作。

3.预防

技术要熟练,操作要稳、准。

（四）手术失败

腹腔镜下输卵管绝育术失败常因腹壁过于肥厚,穿刺未成功。盆腔广泛粘连,输卵管难以暴露等。

1.临床表现

未能在腹腔镜下完成绝育手术。

2.处理

失败后可改行开腹行输卵管结扎术。

3.预防

仔细询问病史,进行术前检查,排除禁忌证。

（五）子宫穿孔

腹腔镜下输卵管绝育术中举宫器致子宫穿孔常发生在举宫器未按宫腔方向放置、哺乳期或长期服用甾体避孕药妇女子宫小、肌壁薄,容易穿孔。

1.临床表现

腹腔镜下可见举宫器的末端穿出子宫肌壁。

2.处理

先将举宫器自阴道取出,在腹腔镜直视下,观察子宫有无渗血,无渗血可不做处理,若有活跃出血则电凝止血,行局部缝合。

3.预防

术前需查清子宫方向、大小,选择合适的举宫器。

（六）脏器、腹膜后大血管及腹壁血管损伤

腹腔镜下输卵管绝育术中盆腹腔脏器损伤及腹膜后大血管损伤是严重的并发症。

盆腔脏器损伤常发生在腹腔有较广泛的粘连,穿刺时及术中易发生胃肠道、膀胱损伤等;术前未排空膀胱,膀胱充盈,套管针穿刺时偶可损伤膀胱,是严重的并发症。

腹膜后大血管损伤主要发生在第一穿刺点穿刺时,气腹针穿刺时力度失控,穿刺过深伤及腹膜后血管,是最危险、最严重的并发症。主要损伤的血管是腹主动脉、髂总动脉和左右髂血管,受术者可迅速出现失血性休克,严重者导致死亡。

腹壁血管损伤主要由于在进行操作孔穿刺时,没有辨别腹壁的血管走行及穿刺针未与腹壁成垂直角度穿刺,主要容易损伤的血管是腹壁下和腹壁浅动脉,导致局部出血,可流向腹腔内或腹壁外,亦可造成局部血肿或腹壁广泛淤血。

1.临床表现

气腹针穿刺后或术中见到的胃、肠内容物及溢出气体是胃肠道穿透损伤的确切证据,当术后出现恶心、呕吐、发热、腹痛持续且加重时,应高度怀疑肠管损伤的可能。膀胱或输尿管损伤可有尿液外溢。腹膜后血管损伤可有鲜血涌出。腹壁血管损伤可有穿刺口出血、出现血肿或淤青,腹腔镜下可见鲜血自穿刺器滴下。

2.处理

胃肠道损伤类型包括锐器的切割伤、电凝损伤、钳夹损伤等,胃肠道损伤的处理需根据损伤的部位、范围、类型等情况区别对待。一般原则是对于术中发现的新鲜的、无严重污染的伤口可当时修补,迟发的、污染严重的不宜强行修补或吻合,需行部分肠段切除或造瘘术,择期还纳。如术中膀胱损伤可行修补,术后留置导尿管 14 d 以上,穿刺中如发现有鲜血涌出,怀疑腹膜后大血

管损伤时,切忌将穿刺器械拔出,可立即关闭活塞,立即在血管外科医师协助下开腹探查,行血管修补术。

腹壁血管损伤大多数可以通过缝合、压迫等方法止血。

3.预防

对伴有多次腹部手术史者,术前应该仔细进行腹部检查。超声检查可提示粘连于脐孔周围的肠管或大网膜;在分离粘连、夹持肠管时注意操作轻柔,避免暴力撕拉,准确地使用器械进行切、凝等操作,避免错误操作导致副损伤。

腹膜后大血管及腹壁血管损伤预防的关键是熟练穿刺技术。

(七)月经改变

腹腔镜下输卵管绝育术后月经改变可能是某些手术方法干扰输卵管、卵巢血液供应或与绝育术前采用的避孕方法有关,如原用口服避孕药者一般经量减少,痛经减轻,停药后恢复原来经量或痛经;原用宫内节育器使用者常伴经量增加,取环术加腹腔镜绝育术后经量减少。

1.处理

查找可能导致的因素,对症处理。

2.预防

术前仔细询问病史,做好思想解释工作,原则上选择对卵巢供血损伤少的绝育方法。

(八)慢性盆腔疼痛

腹腔镜下输卵管绝育术后并发慢性盆腔疼痛与腹式输卵管结扎术相比,术后腹痛发生率低、持续时间短,疼痛程度也较轻。

1.临床表现

查体时腹部有压痛但无腹肌紧张。需注意与其他原因如子宫内膜异位症等导致的慢性盆腔痛鉴别。

2.处理

查找致病因素,对症处理。严重者可口服止痛药。

3.预防

仅仅套扎或置夹于输卵管峡部,避免扎、夹输卵管系膜。术时局部注入少量普鲁卡因或利多卡因有助于防止术后疼痛。

(九)术后感染

腹腔镜下输卵管绝育术后感染可分切口感染和盆腔感染。其原因除与导致腹部输卵管结扎术后感染相同外,术前脐窝部清洁消毒处理不当,也是术后切口感染原因。

1.处理

酮腹部输卵管结扎术后感染处理。

2.预防

加强无菌观念,严格按常规操作。伴有生殖器官或盆腔感染史者暂缓手术。

(十)粘连

腹腔镜下输卵管绝育术后腹腔粘连常因分离原粘连产生粗糙面或手术创面出血,腹膜及脏器浆膜层有轻度损伤,组织碎屑及其他异物残留于腹腔内。或盆腔器官原有感染灶或有手术史。

1.临床表现

镜下见到膜状、网状或与盆腔器官形成致密性包裹粘连。

2.处理

尽量分离粘连,必要时边分离边止血(电凝)。

3.预防

避免不必要的组织损伤。分离粘连时保持组织表面湿润。仔细止血,必要时术后冲洗或加用乳酸林格液,以防再粘连。

(十一)手术引起的死亡

腹腔镜下输卵管绝育术引起死亡是最严重的并发症。

1.常见病因

(1)全麻时,肺供氧不足,心跳呼吸骤停。

(2)难以控制的大出血,导致 DIC。

(3)肠管损伤继发感染、败血症。

(4)合并严重的内外科疾病,如心肌梗死、肠系膜血管栓塞等。

2.预防

(1)全麻时行气管插管。可预防心肺功能衰竭。

(2)防止灼伤肠管。

(3)严格遵守腹腔镜常规操作。

(4)对口服避孕药者在绝育术前至少停服 1 个月,并采用其他避孕措施。

(5)手术操作熟练程度是减少并发症的关键因素。

(韩美芹)

参 考 文 献

［1］黄亚哲.现代妇产科疾病基础与临床［M］.郑州：郑州大学出版社,2020.

［2］吴明秀.现代妇产科疾病临床实践［M］.北京：科学技术文献出版社,2020.

［3］白德莲.妇产科疾病诊断与治疗要点［M］.北京：科学技术文献出版社,2020.

［4］李瑛.妇产科疾病诊断与处置［M］.北京：科学技术文献出版社,2019.

［5］瞿小玲.实用妇产科疾病处置精要［M］.长春：吉林科学技术出版社,2019.

［6］于雪梅.实用妇产科疾病诊断与治疗［M］.上海：上海交通大学出版社,2020.

［7］李巧珍.精编妇产科疾病诊治要点与技巧［M］.长春：吉林科学技术出版社,2019.

［8］刘典芳.妇产科常见疾病诊断与治疗［M］.长春：吉林科学技术出版社,2019.

［9］辛秀玲.新编妇产科疾病与治疗［M］.哈尔滨：黑龙江科学技术出版社,2019.

［10］李翠香.临床妇产科疾病诊疗［M］.天津：天津科学技术出版社,2019.

［11］王芳.常见妇产科疾病诊断与治疗［M］.天津：天津科学技术出版社,2020.

［12］王艳.妇产科常见疾病诊治基础与技巧［M］.长春：吉林科学技术出版社,2019.

［13］郭孝云.妇产科疾病手术治疗［M］.南昌：江西科学技术出版社,2019.

［14］汪期明.常见妇产科疾病诊断学［M］.天津：天津科学技术出版社,2020.

［15］谭娟.妇产科疾病诊断基础与诊疗技巧［M］.北京：中国纺织出版社,2020.

［16］刘丽丽.妇产科疾病临床诊疗技术［M］.天津：天津科学技术出版社,2020.

［17］王梦娜.妇产科疾病基础与临床 上 第2版［M］.长春：吉林科学技术出版社,2019.

［18］李强.实用妇产科疾病手术学［M］.长春：吉林科学技术出版社,2019.

［19］卢慧.妇产科疾病临床诊疗实践［M］.北京：科学技术文献出版社,2020.

［20］李霞.新编妇产科疾病诊疗精要［M］.长春：吉林科学技术出版社,2020.

［21］卢建军.妇产科疾病诊断与临床治疗［M］.北京：科学技术文献出版社,2020.

［22］涂春华.新编妇产科疾病临床路径［M］.天津：天津科学技术出版社,2020.

［23］李洪国.妇产科疾病鉴别诊断与处置［M］.长春：吉林科学技术出版社,2019.

［24］温丽宏.新编妇产科疾病诊断与治疗［M］.长春：吉林科学技术出版社,2019.

［25］朱明艳,刘玉清,赵学娟.妇产科疾病诊疗学［M］.南昌：江西科学技术出版社,2019.

［26］梁金丽.临床妇产科疾病新进展［M］.天津：天津科学技术出版社,2020.

［27］许蓉.妇产科疾病基层治疗经验汇编［M］.长春：吉林科学技术出版社,2020.

[28] 李妍琳.临床妇产科疾病诊疗思维与实践[M].北京:科学技术文献出版社,2020.

[29] 胡静.妇产科疾病临床应用与进展[M].天津:天津科学技术出版社,2020.

[30] 汤继云.临床妇产科疾病诊断与治疗[M].长春:吉林科学技术出版社,2019.

[31] 郑美云,陶真兰.临床妇产科疾病诊治和急救[M].长春:吉林科学技术出版社,2019.

[32] 张启美.妇产科疾病临床诊治理论与实践[M].长春:吉林科学技术出版社,2019.

[33] 刘萍.现代妇产科疾病诊疗学[M].开封:河南大学出版社,2020.

[34] 卢俊光.探讨性激素结合球蛋白在妇产科疾病临床检验中的应用价值[J].中西医结合心血管病电子杂志,2020,8(34):128,136.

[35] 王璇,周超,张英姿.人羊膜上皮细胞在妇产科领域的研究、应用及发展[J].中国组织工程研究,2021,25(25):4070-4075.

[36] 陈含.克霉唑联合维生素D治疗孕早期念珠菌性阴道炎的疗效[J].西藏医药,2023,44(1):11-13.

[37] 董佳丽,倪建芳,朱玲,等.妊娠期念珠菌性阴道炎患者阴道微生态与早产的相关性分析[J].中国妇幼保健,2023,38(1):23-26.

[38] 隋良芝.孕前医学检查在优生优育中的应用研究进展[J].中国城乡企业卫生,2022,37(9):41-43.

[39] 孙丹,伍美容,徐大宝.宫腔镜冷刀治疗的现状和未来发展趋势[J].中国临床新医学,2023,16(2):107-111.

[40] 潘巧玲,胡晓文.宫腔镜下子宫内膜息肉切除术后两种不同方法预防复发的效果比较[J].广州医药,2023,54(2):101-104.